心脑血管疑难危重症专科大查房

顾　　问　舒　言　韩学斌

主　　编　安　健　陈　洁　王日军　陈小飞

副 主 编　王海雄　张晋欣　暴清波　张悟棠
　　　　　西　颖　郭彦青

科 学 出 版 社

北 京

内 容 简 介

本书介绍心脑血管疑难危重病例80余例。心血管病篇包括冠心病、心肌病、心律失常、重症、外周动脉疾病、高血压等，脑血管病篇包括心源性脑血管病、动脉粥样硬化性脑血管病等。每例病例分两部分进行阐述：病例报告部分详述主诉、现病史、既往史、入院查体、辅助检查等资料及临床诊断、诊疗经过、随访情况，重点介绍诊疗经过；讨论部分针对病例诊治过程进行个性化分析、点评、总结，旨在训练读者的临床思维、举一反三、拓宽视野、增长临床诊疗能力。书末附有多幅彩图。

本书病例丰富、经典，为编者团队40余年积累资料之精选、心得体会之分享，编排形式再现临床大查房场景，使人有身临其境之感，供心血管科医师、神经科医师、急诊科医师、全科医师及其他临床医师参考。

图书在版编目（CIP）数据

心脑血管疑难危重症专科大查房 / 安健等主编 .—北京：科学出版社，2022.3

ISBN 978-7-03-071741-2

Ⅰ . ①心… Ⅱ . ①安… Ⅲ . ①心脏血管疾病－疑难病－病案－汇编②脑血管疾病－疑难病－病案－汇编 Ⅳ . ① R54 ② R743

中国版本图书馆 CIP 数据核字（2022）第 037314 号

责任编辑：于 哲 / 责任校对：张 娟
责任印制：赵 博 / 封面设计：龙 岩

科 学 出 版 社 出版
北京东黄城根北街 16 号
邮政编码：100717
http://www.sciencep.com

北京通州皇家印刷厂 印刷
科学出版社发行 各地新华书店经销
*

2022 年 3 月第 一 版 开本：787×1092 1/16
2022 年 3 月第一次印刷 印张：31 插页：12
字数：720 000

定价：198.00 元
（如有印装质量问题，我社负责调换）

顾　　问	舒　言　韩学斌
主　　编	安　健　陈　洁　王日军　陈小飞
副 主 编	王海雄　张晋欣　暴清波　张悟棠
	西　颖　郭彦青
秘　　书	郭　爽　张为艳
学术指导	李运乾　刘卓敏　李　保　朱利军　王绪太
	杨超慧　房振英　张学禹　史世平　张亮清
	张丽贞　郭大璘　李小明　王敬萍　韩慧媛
编　　者	（以姓氏汉语拼音为序）

安　健　安丽荣　白子良　暴清波　柴秀琴
常慧敏　陈　洁　陈　晨　陈小飞　陈志强
成　涛　程　娜　程经丹　邓勇志　董　晋
杜　霞　高兵兵　郭　爽　郭大璘　郭李平
韩红霞　韩慧媛　韩彦青　贺怡宁　侯书贤
胡　琼　胡志强　贾保平　蒋　晓　靳小宁
雷新宇　李　静　李　军　李　君　李　丽
李　娜　李　霞　李小明　李晓红　刘　佳
刘东星　刘凤琴　刘盼盼　刘文青　刘玉婷
鲁　涛　吕俊伟　马东亮　马璐瑶　马秀瑞
马义鹏　苗　苗　苗状状　屈巧芳　任婷婷
尚志越　宋　頔　宋立忠　宋晓健　孙　静
谭丽娟　田　金　王　飞　王　浩　王　婧
王　静　王　伟　王　馨　王　燕　王贵泉
王海雄　王建红（男）　王建红（女）
王敬萍　王俊莹　王日军　王旭玲　王莹颖

尉晓娜	魏　阳	魏晓倩	吴建坤	武海燕
西　颖	奚吉成	邢雪琴	许慧玉	薛晓波
闫　蕊	杨　帆	杨　阳	杨颖婷	杨志星
原玉晶	岳渊渊	张　华	张　萱	张　赟
张冰洲	张吉红	张晋欣	张丽贞	张顺业
张为艳	张悟棠	张永红	张志岗	张竹林
赵辰生	郑曙光			

内科大查房是医疗工作中非常重要的环节，随着目前学科分科的细化，患者的诊治往往需要很多跨学科的合作，通过大查房实现了多学科之间的碰撞与融合，内科医生从横向、多学科视角审视患者和疾病，从而提高了医生对疾病的认知。内科疾病的复杂性和医务人员认知的局限性，决定了内科应当发扬大查房的传统，打破学科壁垒，以多学科诊疗模式（MDT）使患者得到更好的治疗，不断精进医生、学科、医院诊治疑难病的能力。山西省心血管病医院自建院所以来，秉承大医精诚、大爱无疆的院训，四十余载戮力同心、不懈奋斗、开拓进取，医院各项事业取得了跨越式发展。这些成绩的取得，离不开大查房制度四十年如一日的坚持与传承，离不开多学科团队的碰撞与激励，离不开一代又一代心医人精益求精、止于至善的追求。

心脑血管专业各种疑难病例高发，临床医生不仅需要掌握扎实的"三基"知识，更要培养广博而缜密的临床思维能力。为了提高医生的诊疗水平，山西省心血管病医院从建院开始就组织每周一次的疑难病例讨论，从各科室轮流选送病例参加讨论分析。这些病例均为容易导致临床误诊或漏诊的疑难病例，受到大家的广泛关注。为了使更多的临床医师学习到疑难病例的知识，《心脑血管疑难危重症专科大查房》从历年来的疑难病例中精心挑选了83个，从病史简介、入院检查、临床分析、诊治过程及随访、诊断依据、经验与体会等几方面，深入浅出地剖析，并经上级医师仔细推敲和修改后提供给大家，可以帮助临床医师及医学生提高学习兴趣、开拓视野、锻炼临床思维、积累宝贵的临床经验。

本书收集的这些病例，为住院医师规范化培训、青年医师进阶学习、高年资医师继续教育提供了难得的学习素材，适用于医学生、住院医师、主治医师，甚至更高级医师的课外学习和临床思维训练。

舒 言 韩学斌

山西省心血管病医院

2022年2月

随着社会经济的发展和人民生活质量的提升，我国人口老龄化程度加深，慢性非传染性疾病对人类健康的危害日趋严重。其中，心脑血管疾病已成为当今危害人类健康和生命最主要的疾病之一。影像学的进展和心脏介入技术的极大发展，一些遗传病的基因筛查，促使心脑血管疾病的诊疗水平突飞猛进。然而，心脑血管疾病病种繁多，诊断相对复杂。虽然教科书和各种专著对每个病种做了详细的介绍和诊疗策略的阐述，但具体到特定临床患者，仍不免云遮雾绕、难理头绪，临床上容易出现误诊或漏诊。

为了不断提高疾病的诊治水平，避免误诊、漏诊，自建院以来，山西省心血管病医院每周例行一次疑难病例大查房，传承至今已40余载。每次大查房都会针对典型病例或疑难危重病例进行讨论。专家提前探视患者，查阅资料，并邀请院内各相关科室专家研判点评，提出诊疗建议，讲解最新进展，并定期随访患者，跟进疑难病例的最终诊断及治疗转归。闻道于途，经年累月的攻坚克难使我们积累了大量疑难病例资料；俯拾仰取，广大医生在积极参与大查房的过程中获益匪浅，极大地丰富和提升了临床诊治经验。通过经治医生细心总结，上级医生多番推敲、修改，我们将部分经典疑难病例进行整理、编辑成册，将刮摩淬励的精髓汇聚成书，以供广大临床医生学习、参考。全书内容丰富，资料全面，图文并茂，并结合最新指南进行解读，理论联系实际，相信读者会有很大的收获。无论急诊科医师、心内科医师、神经内外科医师、全科医师都能从中找到适合自己的篇幅。

本书作为山西省心血管病医院建院40周年献礼，撰写初衷有三。第一，致敬前辈：致敬李运乾、刘卓敏、房振英、王绪太等前辈，感谢老一辈专家对山西心血管病事业做出的巨大贡献！第二，汇集精华，传承我院一线医务工作者多年心得体会，指导临床，防止误诊误治。第三，搭建平台，为青年医师搭建一个训练思维、拓宽视野、展现自我的平台，进一步培养优秀人才。

医学的发展推动着医院高速前进，也伴随着年轻医生的成长。人才是核心竞争力，医院未来的发展需要靠年轻人来实现。筚路蓝缕，薪火相传，山西省心血管病医院在老一辈专家的开拓与带领下，一代代医者磨砥刻厉，践行着大爱无疆、大医精诚的信念。希望青年医生继承前人衣钵，求索无尽，将大查房的传统延续下去，发扬开来，在本书基础上不断推出新的续集，以造福更多患者，为人民健康保驾护航。由于时间仓促，书中错误在所难免，希望读者批评指正。

安　健

山西省心血管病医院

2022年2月

目 录

心血管病篇

脑血管病篇

心血管病篇

第一章

冠 心 病

病例 1 急性心肌梗死合并心源性休克

一、病例报告

【患者】女性，69岁，2019年6月24日入院。

【主诉】持续性胸憋痛22小时，加重伴气短2小时。

【现病史】患者于2019年6月23日15时，休息状态下突发胸憋痛，位于胸骨后，呈压榨样痛，无放射，伴大汗，不伴头晕、恶心、呕吐、咯血及意识丧失等，舌下含服"速效救心丸"后，症状略有减轻，未诊治。2019年6月24日上午11时左右上述症状再次加重，伴气短、不能平卧，11时40分就诊于当地医院，考虑"急性心肌梗死"，给予"阿司匹林300mg，替格瑞洛180mg，瑞舒伐他汀钙20mg"口服，于当日13时转入我院急诊科。转入后患者烦躁、大汗，胸憋痛症状持续不缓解。

【既往史】2018年诊断为高血压，血压最高150/100mmHg，平时服用"硝苯地平缓释片，20mg，2次/日"，血压控制在130/80mmHg左右。2009年诊断为2型糖尿病，平时皮下注射门冬胰岛素治疗，空腹血糖控制在8.0mmol/L左右，餐后血糖控制在15.0mmol/L左右。2017年诊断为左下肢动脉硬化。

【个人史】无吸烟、饮酒史。

【家族史】家族中无类似疾病史记载。

【入院查体】体温（T）36.5℃，脉搏（P）106次/分，呼吸（R）25次/分，血压（BP）120/90mmHg，身高156cm，体重55kg。烦躁，急性病容，查体合作；平卧位，全身皮肤湿冷，大汗，双肺呼吸音粗，肺底可闻及湿啰音，未闻及干鸣音及胸膜摩擦音；心界叩诊不大，心率106次/分，心音低钝，律齐，各瓣膜听诊区未闻及病理性杂音；腹部未见明显阳性体征；神经系统查体：双侧瞳孔等大等圆，对光反射灵敏，四肢肌力、肌张力正常，病理征阴性。

【辅助检查】入院心电图见图1-1-1。

入院后急查：心肌肌钙蛋白I（cTnI）1.57ng/ml，氨基末端B型脑钠肽前体（NT-proBNP）7963.1pg/ml。

【初步诊断】冠心病，急性广泛前壁心肌梗死，心源性休克，高血压病2级（很高危），2型糖尿病。

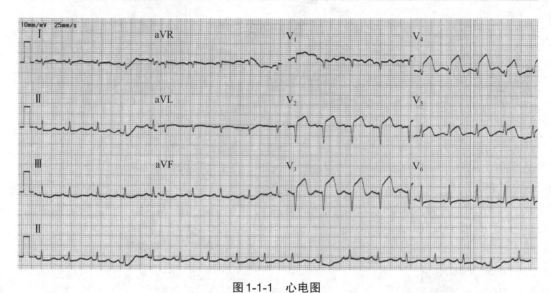

图 1-1-1　心电图

窦性心律：Ⅱ、Ⅲ、aVF 导联 ST 段压低约 0.1mV，$V_1 \sim V_5$ 导联 ST 段抬高 $0.1 \sim 0.6$mV

【诊疗经过】 入院后行急诊冠状动脉造影术（冠脉造影术），术中示前降支严重狭窄，行经皮腔内冠状动脉成形术（PTCA），术后返冠心病监护病房（CCU）继续抢救。

冠脉造影（图 1-1-2）：左主干管壁钙化，开口狭窄约 70%；前降支开口、近段管壁钙化，狭窄约 50%，近中段次全闭塞，第三对角支开口狭窄约 50%；回旋支近段至远段弥漫性病变，狭窄 30% ～ 90%；右冠状动脉（冠脉）近中段管壁钙化，狭窄约 30%，中段至远段弥漫性病变，狭窄 30% ～ 50%，后降支（PD）开口至中段狭窄约 50%，冠脉分布呈右优势型。在多巴胺、去甲肾上腺素支持血压下，对前降支次全闭塞处行 PTCA，复查造影示前降支血管纤细，未见明显夹层、撕裂，TIMI 血流 2 ～ 3 级，结束

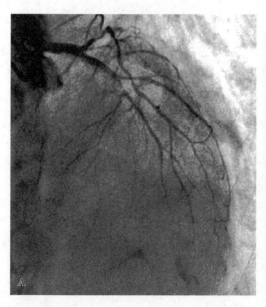
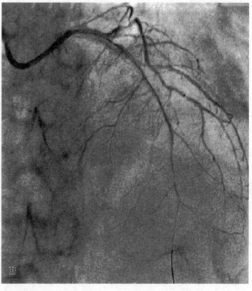

图 1-1-2　冠脉造影

手术，返CCU继续抢救。

术后转入CCU，患者全身湿冷，大汗，嗜睡，四肢末梢凉，BP 86/56mmHg，多巴胺逐渐加至30μg/（kg·min）泵入，去甲肾上腺素以0.3μg/（kg·min）静脉泵入，双肺满布湿啰音，心率106次/分，心音低钝，律齐，各瓣膜听诊区未闻及病理性杂音，腹软，无压痛，双下肢无水肿。复查心电图见图1-1-3。

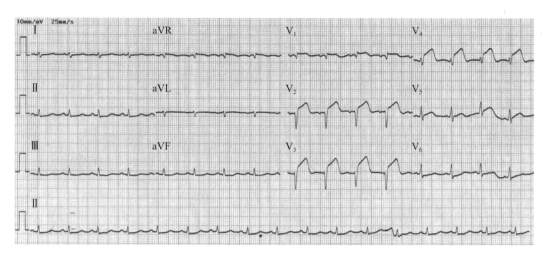

图1-1-3　心电图

窦性心律，$V_1 \sim V_5$导联ST段抬高0.1 ~ 0.5mV

患者嗜睡，使用大剂量血管活性药后血压90/60mmHg，皮肤湿冷、少尿，血气分析示代谢性酸中毒，血浆乳酸浓度增高，给予主动脉内球囊反搏（IABP）辅助心脏做功，给予呼吸机辅助呼吸，给予抗栓、升压、利尿、纠酸、纠正电解质紊乱等治疗。经过治疗，患者血压逐渐回升，血管活性药用量逐渐减少，于入院第5日拔除气管插管；于入院第14日拔除IABP。

经过积极抢救，患者生命体征趋于稳定，心率逐渐控制在70 ~ 80次/分，出入量由最初的出量明显大于入量—心功能改善后出入量基本动态平衡（图1-1-4）。

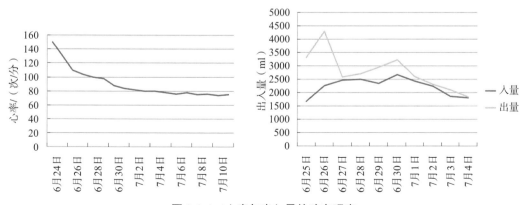

图1-1-4　心率与出入量的动态观察

心脏彩超前后对比如下。

入院后急诊行心脏彩超：左心房内径（LA）38mm，左心室内径（LV）49mm，右心房内径（左右径×上下径，RA）32mm×41mm，右心室内径（RV）18mm，室间隔厚度（IVSd）7mm，左室射血分数（LVEF）38%，左房增大，室间隔中段、左室前壁中段及左室心尖部运动消失，二尖瓣轻～中度关闭不全，三尖瓣轻度关闭不全，左室收缩功能减低，后心包、左室侧、右房侧心包液暗区分别为3mm、9mm、6mm。

转科前复查心脏彩超：LA 35mm，LV 50mm，RA 29mm×39mm，RV 15mm，IVSd 8mm，双平面法EF 43%，左房增大，左室心尖部、前壁中段及室间隔中段运动消失，二尖瓣轻度关闭不全，三尖瓣轻度关闭不全，左室收缩功能减低。

出院时心电图见图1-1-5。

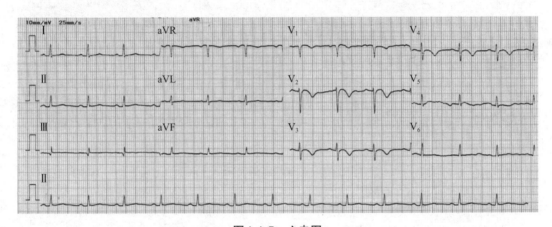

图1-1-5　心电图

可见Ⅲ导联呈qr型，V_1～V_5导联R波振幅较前升高，ST段明显回落，T波倒置

NT-proBNP：第2日＞25 000ng/L，第5日9666.0ng/L，第9日2285.0ng/L，出院时960ng/L。

【随访】患者出院后，规律服药。定期随访，一般情况可，未再发作胸憋痛、气短等不适。

二、讨论

心源性休克（cardiogenic shock，CS）是由各种原因导致心脏功能减退，引起心排血量显著减少，导致血压下降，重要脏器和组织灌注严重不足，引起全身微循环功能障碍，从而出现一系列以缺血、缺氧、代谢障碍及重要脏器损害为特征的一种临床综合征。心源性休克是急性心肌梗死最严重的并发症，尽管采取积极的血运重建措施，病死率仍高达41.2%～52.1%。

根据《心源性休克诊断和治疗中国专家共识（2018）》，CS治疗方法如下。

1.病因治疗　建议对急性冠脉综合征所致的心源性休克，尽快启动血运重建治疗。

2.血管活性药物的应用　尽快应用血管活性药物（常用多巴胺和去甲肾上腺素）维

持血流动力学稳定，较大剂量单药无法维持血压时，建议尽快联合应用，注意监测药物副作用。

3.经皮机械辅助装置的使用 血流动力学不稳定的心源性休克患者应考虑尽快植入机械辅助装置，无体外膜氧合器（体外膜肺，ECMO）和左心室辅助装置（LVAD）条件，应尽快植入IABP，强调早期植入和使用足够的时间。

4.重要脏器的功能支持 应该迅速启动脏器功能支持治疗，尽快纠正酸碱失衡和电解质紊乱，呼吸支持是合并呼吸衰竭患者的基本治疗措施，建议合理选择机械通气时机。

前壁ST段抬高型心肌梗死（ST segment elevation myocardial infarction，STEMI）使用IABP的原因：左心室收缩功能减弱导致心排血量不足，是发生心源性休克的危险因素之一。IABP在左心室舒张末期迅速放气，降低后负荷，改善心肌氧耗，在收缩末期快速充气，增加冠状动脉血流灌注，提高心肌收缩力、增加心排血量，对前壁STEMI引起的心源性休克起到拮抗作用，从而改善心功能，改善血压，同时球囊充气也可以改善脑、肾等重要脏器供血。

IABP在使用过程中的安全性不容忽视。既往研究表明，IABP并发症总体发生率在29%，包括血小板减少、下肢缺血、动脉壁损伤，或夹层、气囊破裂等。其中血小板减少是最常见的并发症，有研究显示其发生率近20%。原因有两方面：一是气囊不断充放气造成血小板机械性破坏；二是肝素及血小板糖蛋白（GP）Ⅱb/Ⅲa受体拮抗剂应用过程中诱导血小板减少。血小板减少的发生率和严重程度与IABP使用时间呈正相关，因此对于有血小板下降趋势的患者，在病情稳定后应尽快撤除IABP，必要时考虑静脉输注血小板。由于血小板寿命为7天，很多患者在1周后血小板数目逐渐回升，这是IABP机械损伤的特点。下肢动脉并发症主要包括穿刺部位的血肿、出血、下肢缺血等，预防的关键点在于选择合适的气囊，同时在反搏期间密切观察股动脉穿刺点及下肢的颜色、皮温、足背动脉搏动。

（心内科 王日军 王敬萍 闫 蕊）

病例2　急性非ST段抬高型心肌梗死

一、病例报告

【患者】女性，48岁。

【主诉】间断胸憋痛6天，加重50分钟。

【现病史】患者于2020年11月6日活动时出现胸憋痛，位于胸骨后，伴肩背部不适，无心悸、大汗、恶心、呕吐等，症状持续10～20分钟，休息后缓解，未重视。此后症状间断发作，常于活动、提重物时出现，持续时间、缓解方式同前。于2020年11月12日8时左右早餐后再次出现胸憋痛，伴大汗，不伴恶心、呕吐、意识模糊、咳嗽、咳痰等不适，症状持续不缓解，于8时50分左右自行就诊于急诊。入院时胸憋痛症状明显。急诊查心电图示窦性心律，aVR导联ST段抬高0.2mV，Ⅰ、aVL、Ⅱ、Ⅲ、aVF、V_2～V_6导联ST段压低0.2～0.3mV（图1-2-1）。诊断"急性非ST段抬高型心肌梗死，心功能Ⅰ级（Killip分级）"。

【既往史】否认高血压、糖尿病、脑血管病史。

【个人史】吸烟史二十余年，约10支/日。

【家族史】否认家族性遗传病史。

【入院查体】T 36.3℃，P 73次/分，R 18次/分，BP 124/73mmHg，双侧颈静脉未见充盈及怒张，双侧颈动脉未见异常搏动。双肺叩诊呈清音，双肺呼吸音清，未闻及干湿啰音及胸膜摩擦音。心界叩诊不大，心率73次/分，心律齐，各瓣膜听诊区未闻及病理性杂音。腹部平坦，全腹无压痛、反跳痛及肌紧张，肝、脾肋下未触及肿大。双下肢无水肿。

【辅助检查】心电图示窦性心律，aVR导联ST段抬高0.2mV，Ⅰ、aVL、Ⅱ、Ⅲ、aVF、V_2～V_6导联ST段压低0.2～0.3mV（图1-2-1）。

心肌标志物：心肌肌钙蛋白I（cTnI）2.48ng/ml，肌酸激酶同工酶（CK-MB）47.73ng/ml。

【入院诊断】冠心病，急性非ST段抬高型心肌梗死，心功能Ⅰ级（Killip分级）。

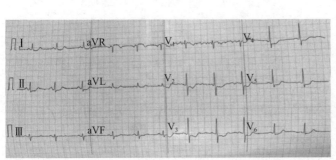

图1-2-1　急诊心电图

患者发病仅50分钟，且仍有胸痛症状，存在急诊冠脉造影指征，完善术前准备，术前予比伐卢定泵入，阿司匹林300mg，替格瑞洛180mg嚼服，并予以补液治疗。急诊行冠脉造影检查提示（图1-2-2）：左主干未见有意义狭窄；前降支近段狭窄约95%，中段狭窄70%～95%；回旋支近段次全闭塞；右冠脉远段狭窄约80%；冠脉分布为右优势型。

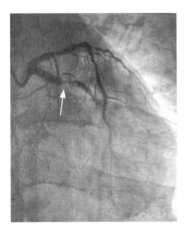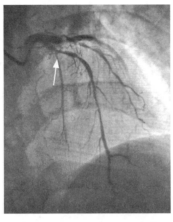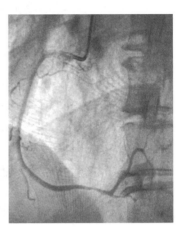

图1-2-2　急诊冠脉造影结果

介入过程：决定对回旋支病变行经皮冠脉介入术（PCI）治疗。选择Launcher导引导管（6F JL3.5，Medtronic），在导丝导引下，放置到左冠状动脉口，选择Runthrough导丝（Terumo）至病变远端，选择Maverick 2球囊（2.5mm×12mm，Boston）扩张，用12atm扩张1次，扩张时间10秒。在回旋支近段至第一钝缘支（OM1）近段植入PromusPremier支架（3.5mm×20mm，Boston），用10atm扩张1次，扩张时间10秒。选择Quantum球囊（3.5mm×8mm，Boston）在支架内扩张，分别用14atm扩张3次，每次扩张时间10秒。复查造影残余狭窄不明显，TIMI血流3级。后对前降支病变行PCI治疗。选择VersaTurn F导丝至病变远端，在左前降支（LAD）中段植入PromusPremier支架（2.75mm×32mm，Boston），用14atm扩张1次，扩张时间20秒，在LAD中段、近段植入PromusPremier支架（3.0mm×32mm，Boston），用14atm扩张1次，扩张时间20秒。复查造影残余狭窄不明显，TIMI血流3级。术后留置右桡动脉鞘管，局部无菌纱布覆盖包扎。

术后查心脏彩超：左心房内径（LA）34mm，右心房内径（RA）31mm×44mm，右心室内径（RV）21mm，室间隔厚度（IVSd）9mm，左心室内径（LV）43mm，左心室射血分数（EF）70%，提示心脏形态结构未见异常，二、三尖瓣关闭不全（轻度），左心室收缩、舒张功能未见异常。

【实验室检查】总胆固醇（CHO）4.79mmol/L，三酰甘油（TG）1.81mmol/L（↑），高密度脂蛋白胆固醇（HDL-C）0.98mmol/L（↓），低密度脂蛋白胆固醇（LDL-C）2.63mmol/L，谷丙转氨酶［GPT，又称丙氨酸转氨酶（ALT）］17.2U/L，肌酐55.5μmol/L，血清肌酸激酶358.0U/L，血清肌酸激酶同工酶（CK-MB）43.5U/L（↑），钾4.0mmol/L，高敏心肌肌钙蛋白8883.98ng/L（↑）。

术后给予阿司匹林肠溶胶囊100mg每日1次、替格瑞洛片90mg每日2次、阿托伐他汀钙片20mg每晚1次、尼可地尔片5mg每日3次、富马酸比索洛尔片2.5mg每日1次、培哚普利叔丁胺片2mg每日1次。

二、讨论

1. 非ST段抬高型冠脉综合征（NSTE-ACS）侵入性时机

（1）对于有以下极高危标准之一的患者，建议立即采取侵入性治疗（＜2小时）：①血流动力学不稳定或心源性休克；②尽管接受了治疗，但仍有反复或顽固性胸痛发作；③危及生命的心律失常；④心肌梗死的机械性并发症；⑤心力衰竭与NSTE-ACS明显相关；⑥≥6个导联ST段压低＞1mm合并aVR和（或）V_1导联ST段抬高（ⅠC类）。

（2）对于有以下任何高危标准的患者，建议在24小时内采取早期侵入性治疗：①诊断为NSTEMI；②动态的或可能是新的连续ST/T段改变，提示进行中的缺血；③一过性ST段抬高；④GRACE风险评分＞140（ⅠA类）。

（3）对于被认为是低风险的患者，建议在适当的缺血检测或冠状动脉CT造影检测到冠状动脉阻塞后采取选择性介入策略（ⅠA类）。

（4）院外心脏停搏后血流动力学稳定但无ST段抬高而成功复苏的患者，应考虑延迟而不是立即进行血管造影（ⅡaB类）。

2. NSTE-ACS进行PCI治疗的抗栓治疗推荐

（1）抗血小板治疗

1）推荐所有无禁忌证的患者口服起始负荷剂量150～300mg的阿司匹林，随后75～100mg，每日1次的长期治疗（ⅠA类）。

2）若无禁忌证或极高的出血风险，推荐在阿司匹林基础上联合应用一种P2Y12受体抑制剂至少12个月（ⅠA类）。

（2）药物治疗

1）没有服用过P2Y12受体抑制剂的患者PCI术前推荐应用普拉格雷（负荷剂量60mg，维持剂量10mg/d，年龄≥75岁或体重＜60kg的患者5mg/d）（ⅠB类）。

2）无论计划治疗策略如何（侵入性或非手术治疗），均可以应用替格瑞洛（负荷剂量180mg，维持剂量90mg每日2次）（ⅠB类）。既往有出血性脑卒中的患者禁用替格瑞洛。

3）仅当普拉格雷或替格瑞洛无法获取、不能耐受或存在药物禁忌证时，才可应用氯吡格雷（负荷剂量300～600mg），每日剂量75mg（ⅠC类）。

（3）不推荐对冠脉解剖未知的患者应用GPⅡb/Ⅲa受体拮抗剂（ⅢA类）。

（4）不推荐对冠脉解剖未知且计划行早期侵入性治疗策略的患者术前常规应用P2Y12受体抑制剂（ⅢA类）。

据2020年欧洲心脏病学会（ESC）相关指南推荐，本病例发病时间为50分钟，心电图表现为aVR导联ST段抬高0.2mV，Ⅰ、aVL、Ⅱ、Ⅲ、aVF、V_2～V_6导联ST段压低0.2～0.3mV，床旁心肌标志物cTnI 2.48ng/ml、CK-MB 47.73ng/ml，属于极高危，需2小时内行急诊手术。急诊冠脉造影示前降支近段狭窄约95%，中段狭窄70%～95%，回旋支近段次全闭塞。急诊行PCI，术后给予二级预防药物，预后良好。

（心内科 王日军 王敬萍 刘佳）

病例3　急性ST段抬高型心肌梗死典型病例

一、病例报告

【患者】周某，男性，49岁，体重78kg，2020年5月13日14时58分入院。

【主诉】发作性剑突下疼痛2年余，加重7小时。

【现病史】患者于2018年6月开始间断出现剑突下疼痛，偶伴胃灼热，不伴背痛，不伴出汗、气紧、咳嗽、咳痰，不伴有黑矇、意识丧失等不适，每次持续数分钟至数十分钟，休息后可自行缓解，未正规诊治。2020年5月13日8时左右于休息时再发胸痛，位于胸骨后、剑突下、胸前区，伴出汗、胸骨后烧灼感，未重视，自行口服"奥美拉唑2粒"，疼痛持续不缓解，遂于11时由家属陪同就诊于当地医院，考虑"急性心肌梗死"，给予"阿司匹林300mg、替格瑞洛180mg、阿托伐他汀20mg"口服，"吗啡3mg"静脉注射镇痛，于12时27分开始予"尿激酶原50mg"静脉溶栓，12时57分结束，症状部分缓解，后以"肝素钠"持续泵入抗凝，为求进一步诊治于14时58分由120转来我院，入院时胸痛剩余约2成。

【既往史】患高血压5年，血压最高为190/100mmHg，平素口服"苯磺酸左旋氨氯地平片2.5mg/d"，血压控制在110/70mmHg左右。体检发现血糖升高6个月余，未诊治。

【个人史】吸烟三十年余，20支/日。

【家族史】母亲患高血压病、糖尿病、脑梗死。

【入院查体】T 36.4℃，P 66次/分，R 19次/分，BP 111/74mmHg，神志清楚，查体合作，言语流利，双肺呼吸音清，未闻及干、湿啰音及胸膜摩擦音，心界不大，心律齐，各瓣膜听诊区未闻及病理性杂音，腹软，无压痛、反跳痛，双下肢无水肿。

【辅助检查】当地医院心电图（图1-3-1）：窦性心律，Ⅰ、aVL、V_1～V_5导联ST段抬高0.15～1.2mV，Ⅱ、Ⅲ、aVF、V_7～V_9导联ST段压低0.1～0.4mV；溶栓前与溶栓后即刻心电图比较未见明显改变。

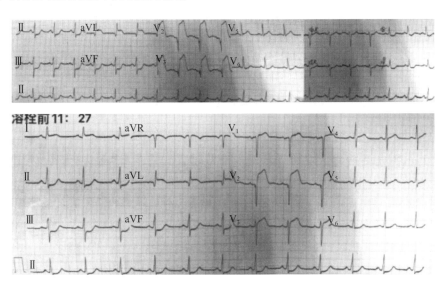

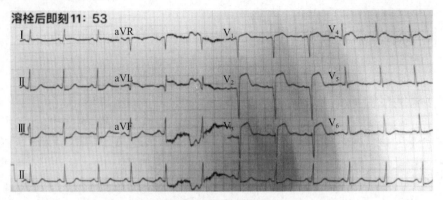

图1-3-1 溶栓前后心电图比较

入院后即刻复查心电图：窦性心律，$V_1 \sim V_3$导联病理性Q波形成，I、aVL、$V_1 \sim V_5$导联ST段抬高$0.05 \sim 0.3$mV，T波双相、倒置，II、III、aVF导联ST段压低0.05mV（图1-3-2）。

心肌肌钙蛋白 I > 50ng/ml；肌红蛋白327.87ng/ml；肌酸激酶同工酶（CK-MB）> 100ng/ml；D-二聚体0.9ng/L。

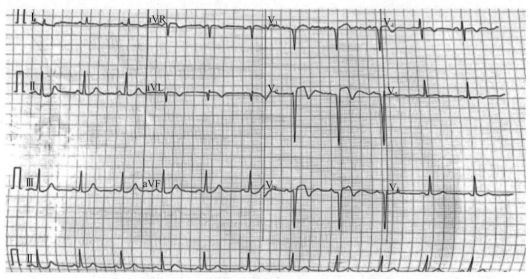

图1-3-2 入院心电图

【鉴别诊断】

1.主动脉夹层　胸痛常呈撕裂样，迅速达高峰且常放射至背部、腹部、腰部和下肢，双上肢血压和脉搏可有明显差别，可有下肢暂时性瘫痪、偏瘫和主动脉关闭不全的表现。无AMI心电图改变及血清酶学改变。二维超声心动图检查及胸腹主动脉CT血管成像（CTA）有助于诊断。该患者胸痛部位较局限，且心电图可见ST段明显抬高表现，听诊主动脉瓣区未闻及杂音，同时可见心肌酶、肌钙蛋白明显升高，均不支持该诊断。

2.肺栓塞 可引起胸痛、咯血、呼吸困难、休克等表现。但有右心负荷急剧增加表现，如发绀、P2亢进、颈静脉充盈、肝大、下肢水肿等。心电图提示电轴右偏、$S_I Q_{III} T_{III}$，胸导联过度左移，右胸导联T波倒置等改变。该患者不伴有呼吸困难、咯血等表现，同时无颈静脉充盈、P2亢进等体征，且心电图未见相关表现，血浆D-二聚体略高，暂不支持该诊断。

【入院诊断】冠状动脉性心脏病（冠心病），急性广泛前壁心肌梗死，心功能I级（Killip分级），高血压病3级（很高危），2型糖尿病？

【诊疗经过】患者已于外院口服"阿司匹林300mg、替格瑞洛180mg"抗血小板治疗，入院后积极做好术前准备，给予配制0.9%氯化钠50ml＋比伐卢定0.25g，静脉注射12ml后以28ml/h泵入抗凝，15时55分于导管室行冠脉造影术＋经皮冠状动脉介入术（PCI）（图1-3-3 ～图1-3-5）。

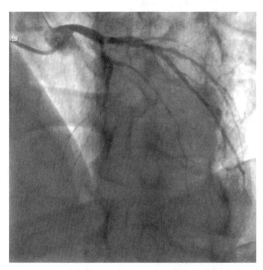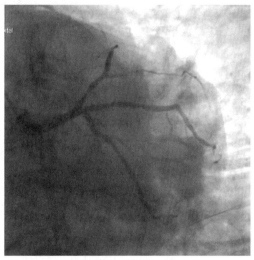

图1-3-3　PCI术前冠脉造影（1）

左主干末段狭窄约30%；前降支近段狭窄50% ～ 90%，中段狭窄约50%，中远段弥漫狭窄70% ～ 90%；中间支近段狭窄约30%；回旋支中段狭窄30% ～ 50%

术后胸痛症状完全缓解，继续给予比伐卢定泵入，维持活化凝血时间（ACT）300秒左右，于术后3小时停用。术后4小时给予依诺肝素钠6000U皮下注射抗凝，后继续给予阿司匹林100mg每日1次、替格瑞洛片90mg每日2次、依诺肝素钠6000U每12小时1次联合抗凝，尼可地尔5mg每日3次改善微循环，瑞舒伐他汀钙片10mg每晚1次调脂稳斑治疗。次日完善相关检查，提示BNP前体1729ng/L；复查心肌肌钙蛋白I＞80μg/L，乳酸脱氢酶1570U/L，血清α-羟基丁酸脱氢酶1824U/L，血清肌酸激酶2886 U/L，血清CK-MB 167 U/L。血常规：白细胞$12.9×10^9$/L，红细胞$5.09×10^{12}$/L，血红蛋白150g/L，血小板$213×10^9$/L，中性粒细胞百分比80.47%。血钾3.5mmol/L。空腹血糖6.4mmol/L，糖化血红蛋白7.1%；总胆固醇5.09mmol/L，三酰甘油（甘油三酯）1.59mmol/L，高密度脂蛋白0.81mmol/L，低密度脂蛋白3.10mmol/L；ALT 131U/L，尿素5.1mmol/L，肌酐66.9μmol/L。余化验未见明显异常。心脏彩超提示LA 38mm，LV

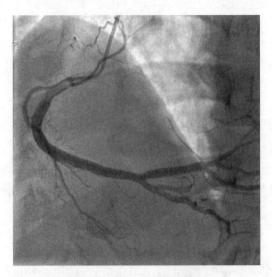

图1-3-4　PCI术前冠脉造影（2）

右冠脉近中段弥漫狭窄约30%，冠脉分布呈右优势型

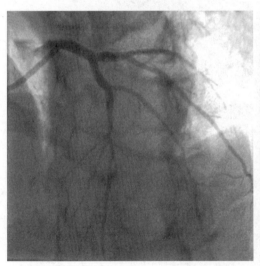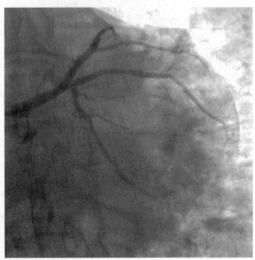

图1-3-5　PCI术后冠脉造影

　　于前降支近段植入Resolute Integrity支架（3.0mm×30mm，Medtronic），并选择NC TREK球囊（3.5mm×12mm，Abbott）于支架内后扩张，TIMI血流3级

52mm，RA 30mm×43mm，RV 18mm，IVSd 7mm，EF 44%，左房增大，左室壁节段性运动异常（左室心尖部、前壁中段及室间隔中段运动消失），二尖瓣关闭不全（轻度），左室收缩、舒张功能减低。腹部彩超提示脂肪肝，餐后胆囊，胰、脾、双肾未见异常，门静脉系统未见异常。胸部X线片提示两肺纹理重。多次监测血糖后请内分泌科会诊，诊断为2型糖尿病，并给予阿卡波糖口服治疗。第2日加用酒石酸美托洛尔注射液并逐渐调整剂量，住院期间血压偏低，未给予血管紧张素转化酶抑制剂（ACEI）类药物，于第5日转出CCU。后胸憋痛未再发作，复查ALT 45U/L，BNP前体775ng/L，

于第10日好转出院。

【出院诊断】冠心病，急性广泛前壁心肌梗死，心功能Ⅰ级（Killip分级），高血压病3级（很高危），2型糖尿病。

【院外口服药】阿司匹林100mg/片，早1片。替格瑞洛90mg/片，早1片，晚1片。瑞舒伐他汀钙片10mg/片，睡前1片。尼可地尔片5mg/片，早1片，午1片，晚1片。琥珀酸美托洛尔缓释片47.5mg/片，早1片。阿卡波糖片50mg/片，早1片，午1片，晚1片。

出院后随访6个月，患者胸痛未再发作，一般情况可，目前已加用培哚普利叔丁胺片2mg/d。

二、讨论

急性ST段抬高型心肌梗死（ST segment elevation myocardial infarction，STEMI）是冠心病的严重类型，为致死致残的主要原因。根据第四版"全球心肌梗死定义"，心肌梗死是指急性心肌损伤［血清心肌肌钙蛋白（cardiac troponin，cTn）增高和（或）回落，且至少1次高于正常值上限（参考值上限值的99百分位值）］，同时有急性心肌缺血的临床证据，包括：①急性心肌缺血症状；②新的缺血性心电图改变；③新发病理性Q波；④新的存活心肌丢失或室壁节段运动异常的影像学证据；⑤冠状动脉造影或腔内影像学检查或尸检证实冠状动脉血栓。STEMI的初始诊断通常是基于持续性心肌缺血症状和心电图检查。对疑似STEMI的胸痛患者，应在首次医疗接触（FMC）后10分钟内记录12导联心电图（Ⅰ，B），推荐记录18导联心电图（Ⅱa，B）。推荐急性期常规检测心肌损伤标志物水平，确保20分钟内获取检验结果，但不应因此延误再灌注治疗（Ⅰ，C）。

对于STEMI患者再灌注策略的选择如下。

1. 发病3小时内，溶栓与直接PCI治疗同效。

2. 发病3～12小时，直接PCI优于溶栓治疗，优先考虑转运至可行PPCI治疗的医院；但预计FMC开始120分钟以上才能完成PCI的患者，在没有禁忌证的情况下，应在30分钟内给予溶栓治疗（Ⅰ，A）。

3. 发病12小时以上，但有临床和（或）心电图进行性缺血证据，可行PPCI（Ⅱa，B）；伴持续性心肌缺血症状、血流动力学不稳定或致命性心律失常（Ⅰ，B）可行PPCI；如果没有条件实施PPCI，心肌梗死面积较大或血流动力学不稳定者，可考虑进行溶栓治疗。

4. 发病48小时以上，无心肌缺血表现、血流动力学及心电稳定者不推荐PPCI（Ⅲ，A）。

对于溶栓患者，溶栓后60～90分钟应评估溶栓有效性，溶栓失败者应立即行紧急补救PCI；溶栓成功者应在溶栓后2～24小时常规行直接PCI，并根据病变特点决定是否干预（Ⅰ，A）。

该患者心绞痛病史2年余，此次再发2小时余就诊于当地医院，结合病史、症状及心电图改变，初步诊断为"急性ST段抬高型心肌梗死"，应尽快给予再灌注治疗。该患者急性发病2小时余就诊于当地医院，且预计转入我院时间大于120分钟，遂发病约4小时于当地医院给予"尿激酶原"静脉溶栓治疗,并于溶栓后即刻转入我院,发病约7小时急诊行冠脉造影术发现前降支近段狭窄50%～90%,考虑溶栓成功,但血管病变严重,遂于病变处植入1枚支架,术后胸痛完全缓解;遵循相关指南建议给予标准化治疗,同时逐渐加用二级预防药物,经随访,患者胸憋痛未再发作、预后良好。

（心内科　魏晓倩　王日军　王敬萍）

病例 4　de Winter 综合征

一、病例报告

【**患者**】女性，62岁，2020年3月2日入院。

【**主诉**】持续性胸憋痛4小时。

【**现病史**】2020年3月2日19时休息时出现胸憋痛，位于胸骨后，伴背困、恶心、呕吐，呕吐物为胃内容物，不伴头晕、黑蒙，症状持续不缓解，由"120"送至我院急诊，入急诊呕吐后症状较前缓解。

【**既往史**】有高血压病史二十余年，最高200/100mmHg，平素口服"苯磺酸左旋氨氯地平片"治疗；2016年于某中心医院诊断为"急性脑梗死"，未遗留明显后遗症，平素规律口服"阿司匹林、银杏叶片、辛伐他汀"治疗；自幼诊断为"小儿麻痹"，遗留外侧足外翻。

【**个人史**】否认肝炎、结核等传染病史，否认外伤、手术、输血史，否认食物、药物过敏史，否认地方病、传染病疫区生活史、冶游史；否认吸烟史、饮酒史。

【**婚育史**】30岁结婚，育有1子2女，配偶体健，子女体健。

【**家族史**】无类似疾病患者，无遗传性及家族性疾病患者。

【**入院查体**】T 36.3℃，R 20次/分，P 89次/分，BP 153/86mmHg，体重65kg，身高158cm，BMI 26kg/m²。双肺呼吸音清，未闻及干、湿啰音；心界不大，心率89次/分，律齐，各瓣膜听诊区未闻及杂音；腹软，无压痛及反跳痛，肝脾肋下未及；双下肢无水肿。

GRACE评分：134分，中危。GRUSADE评分：21分，低危。

【**辅助检查**】急诊床旁检查：肌红蛋白（myoglobin，Myo）128.70ng/ml，肌酸激酶同工酶（CK-MB）8.93ng/ml，尿素氮7.7mmol/L，肌酐36.4μmol/L，尿酸311μmol/L。

入院心电图见图1-4-1。

【**初步诊断**】冠状动脉性心脏病，急性广泛前壁心肌梗死，心功能Ⅰ级（Killip分

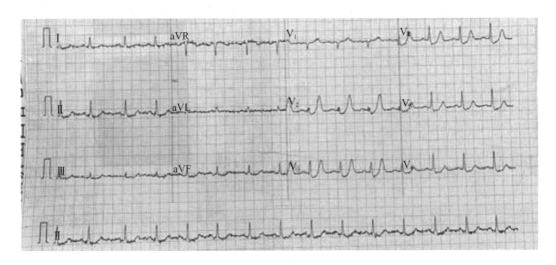

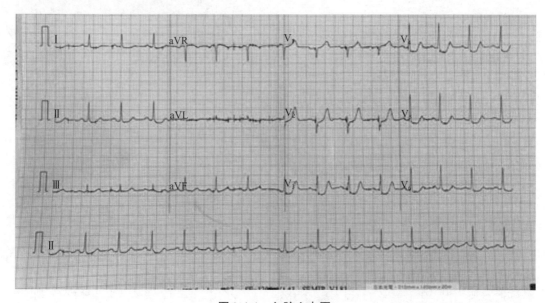

图1-4-1　入院心电图

窦性心律，$V_2 \sim V_6$ 导联ST上斜形压低0.2mV，T波高尖

级），高血压病3级（很高危），陈旧性脑梗死。

【诊疗经过】 急诊造影：左主干开口狭窄约20%；前降支（LAD）近段狭窄约30%，近中段狭窄约95%，中段狭窄约50%，远段血流差；回旋支中段狭窄50% ~ 90%；右冠脉中段狭窄约50%；冠脉分布呈均衡型（图1-4-2）。

急诊介入过程：于LAD近中段病变处植入Firehawk支架（2.75mm×38mm，MicroPort）（图1-4-3）。

术后复查，血常规：白细胞$12.7×10^9$/L，红细胞$4.21×10^{12}$/L，血红蛋白126g/L，血小板$287×10^9$/L，中性粒细胞百分比84.6%。肾功能：尿素氮5.9mmol/L，肌酐32.6μmol/L，尿酸305μmol/L。肝功能：总胆红素8.1μmol/L，间接胆红素6.5μmol/L，丙氨酸转氨酶（ALT）23U/L，总蛋白61g/L，白蛋白39.4g/L。血脂：胆固醇5.18mmol/L，

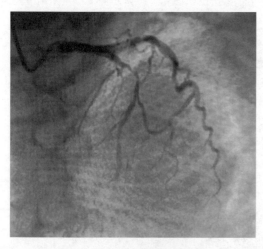

图1-4-2　PCI术前冠脉造影

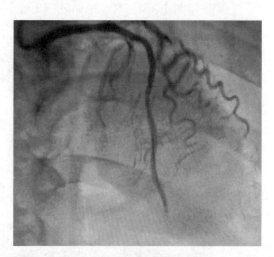

图1-4-3　PCI术后冠脉造影

低密度脂蛋白胆固醇（LDL-C）2.67mmol/L，高密度脂蛋白胆固醇（HDL-C）1.41mmol/L，三酰甘油（TG）0.83mmol/L。血糖：5.4mmol/L。肌酸激酶（CK）1252U/L，CK-MB 194U/L。钾4.3mmol/L，钠140mmol/L，氯111mmol/L。肌钙蛋白I（cTnI）＞39μg/L，proBNP 762ng/L，D-二聚体0.1mg/L。尿、便常规未见异常。

心脏超声：左心房内径（LA）32mm，右心房内径（RA）31mm×37mm，右心室内径（RV）16mm，左心室内径（LV）38mm，双平面法测量左心室射血分数（LVEF）40%，左室心尖部室壁瘤形成（范围25mm×18mm），左室前壁中段、室间隔中段运动消失、二尖瓣关闭不全（轻度）、左室收缩、舒张功能减低。

治疗：阿司匹林肠溶片0.1g，1次/日；硫酸氢氯吡格雷片75mg，1次/日；瑞舒伐他汀10mg，1次/日；琥珀酸美托洛尔缓释片23.75mg，1次/日，艾司奥美拉唑肠溶片40mg，1次/日。

住院第4天复查心电图见图1-4-4。

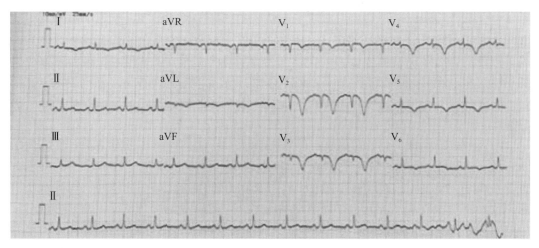

图1-4-4　心电图复查

窦性心律，I、aVL、V$_1$ ～ V$_6$T波倒置，V$_1$ ～ V$_3$呈QS波

二、讨论

2008年荷兰鹿特丹心内科医师de Winter等通过回顾其心脏中心1532例LAD近段闭塞的急性冠脉综合征心电图发现，其中有30例并未出现典型ST段抬高型心肌梗死（STEMI）超急性期心电图表现模式。de Winter将这一发现发表在《新英格兰医学杂志》。de Winter综合征相关的心电图特点：①胸前V$_1$ ～ V$_6$导联J点压低1 ～ 3mm，ST段呈上斜形下移，随后T波对称高尖；②QRS波通常不宽或轻度增宽；③部分患者胸前导联R波上升不良；④多数患者aVR导联ST段轻度上抬。

目前国内外对de Winter综合征均有相关报道。2009年Verouden等在1890例急性前壁心肌梗死行直接PCI的患者中发现35例有该特征的心电图患者，约占2%，平均心电图记录时间为症状发作后1.5小时，约有2/3的患者为前降支单支病变。罪犯血管均在前降支近段，86%患者术前前降支血流为TIMI 0～1级，急诊PCI术后心电图改变消失。

国内报道具有de Winter ST-T改变的急性心肌梗死患者也绝大多数为前降支近段闭塞病变，也可以是左主干或回旋支的病变，或者是冠脉痉挛造成的上述表现。对于de Winter综合征ST段不抬高反而压低的电生理机制不十分明确，可能是浦肯野纤维的解剖变异，导致心内膜传导延迟；另外缺血导致ATP耗竭，使KATP不能激活，已在被敲除*KATP*基因的急性缺血动物模型上得以证实。严重的前降支次全闭塞，导致心内膜严重缺血，而心外膜部分缺血，造成超急性期T波样改变，但冠脉尚未进展为完全闭塞，ST段未抬高，可能与心肌损伤时细胞内的钾离子外流，复极延迟有关，在心电图上表现为导联上高耸、宽大的T波。另外，心肌细胞在除极过程中可通过受损的心肌组织发生传导延迟现象，表现为QRS波群波幅增高及时限增宽。Gorgels等也认为这种心电图表现与心内膜下动作电位改变有关，提示心内膜下心肌缺血、心肌顿抑才是引发这种心电图改变的机制。

目前国内外研究报道，de Winter综合征ST-T改变分为两类：一类为静止型，J点持续压低，行介入治疗后再通，没有演变为STEMI；另一类为动态改变型，STEMI与de Winter综合征ST-T改变相互转换，这种改变是由于冠脉在完全闭塞与自发再通之间转换。冠脉造影已发现患者从LAD完全闭塞到自发性再通及血流再灌注，说明阻塞血栓的不稳定性。该心电图表现易被忽视或被误诊为可逆性前壁心肌缺血，从而导致再灌注时间明显延迟，产生不良预后。因此，中国最新《急性ST段抬高型心肌梗死诊断和治疗指南》明确指出de Winter综合征应视为STEMI的等同心电图改变。

de Winter综合征的患者应尽早行再灌注治疗，相关PCI中心应在患者到达医院前尽快启动心导管室，并尽可能绕过急诊室直接将患者送入心导管室行直接PCI；并要求直接PCI患者FMC至导丝通过梗死相关动脉（IRA）时间≤90分钟。直接PCI时推荐使用新一代药物洗脱支架；优先选择经桡动脉入路，重症患者也可考虑经股动脉入路。冠状动脉内血栓负荷大时可考虑应用血栓抽吸。发生慢血流或无复流，应避免支架植入后过度扩张；冠状动脉内注射替罗非班、钙通道阻滞剂、硝酸酯类、硝普钠或腺苷等药物有助于预防或减轻慢血流或无复流。在严重无复流患者，IABP有助于稳定血流动力学。抗栓治疗（包括抗血小板和抗凝）十分必要。阿司匹林联合1种P2Y12受体抑制剂的双联抗血小板治疗（dual antiplatelet therapy，DAPT）是抗栓治疗的基础。无禁忌证的患者均应立即嚼服肠溶阿司匹林150～300mg（负荷剂量），继以75～100mg/d长期维持。我国大规模注册研究显示，与氯吡格雷相比，替格瑞洛显著降低低出血风险患者的缺血事件。除非存在禁忌证如高出血风险，在直接PCI前（或最迟在PCI时）推荐使用替格瑞洛（负荷剂量180mg，维持剂量90mg，2次/日）。在替格瑞洛无法获得或有禁忌证时可选用氯吡格雷［负荷剂量600mg（年龄＞75岁负荷剂量为300mg），维持剂量75mg，1次/日］。围术期再发急性缺血事件的患者，应将氯吡格雷替换为替格瑞洛（负荷剂量180mg，维持剂量90mg，2次/日）。高危患者或冠脉造影提示血栓负荷重、未给予适当负荷剂量P2Y12受体抑制剂的患者可静脉使用替罗非班或依替巴肽。直接PCI时，冠状动脉内注射替罗非班有助于减少慢血流或无复流，改善心肌微循环灌注。围术期抗凝治疗：接受PCI治疗的患者，术中均应给予肠外抗凝药物。应权衡有效性、缺血和出血风险，选择性使用普通肝素、依诺肝素或比伐卢定。优先推荐普通肝素。静脉注射普通肝素（70～100U/kg），维持ACT 250～300秒。如联合使用GPⅡb/Ⅲa受体拮抗剂时，静脉注射普通肝素（50～70U/kg），维持ACT 200～250秒。或静脉注射比伐卢定0.75mg/kg，继而1.75mg/（kg·h）静脉滴注，监测ACT300～350秒，若术中ACT高于350秒时应停止或减量，并于5～10分钟后再次测定ACT，待ACT恢复至安全范围时继续使用；如ACT＜225秒，追加0.3mg/kg静脉注射，并考虑静脉滴注维持至PCI后3～4小时，以避免急性支架内血栓事件发生。对于女性和经桡动脉入路行PCI的患者，比伐卢定较普通肝素降低30天净不良临床事件风险。出血高风险的患者，单独使用比伐卢定优于联合使用普通肝素和GPⅡb/Ⅲa受体拮抗剂。使用肝素期间应监测血小板计数，对于肝素诱导的血小板减少症患者，推荐比伐卢定作为直接PCI期间的抗凝药物。对已使用适当剂量依诺肝素而需PCI的患者，若最后一次皮下注射在8小时内，PCI前可不追加剂量；若最后一次皮下注射在8～12小时，应考虑使用依诺肝素0.3mg/kg静脉注射。

接受口服抗凝药治疗患者的围术期抗栓治疗：接受口服抗凝药物治疗的患者建议行直接PCI。术中推荐肠外抗凝治疗，应避免使用GPⅡb/Ⅲa受体拮抗剂。缺血高危患者，术后抗栓方案取决于血栓栓塞风险（采用CHA2DS2-VASc评分）和出血风险（采用HAS-BLED或ABC评分）。如缺血风险明显大于出血风险，围术期推荐三联抗栓治疗（口服抗凝药＋阿司匹林＋P2Y12受体抑制剂）。由于de Winter综合征虽然为前降支近段完全或近完全闭塞，但心电图ST段以压低为主，故不符合溶栓治疗适应证。理论上讲溶栓治疗可能有效果，但目前溶栓治疗无适应证。结合本病例心电图特点，符合de Winter综合征，行急诊冠脉造影证实前降支严重狭窄，行急诊PCI于前降支植入一枚支架，并给予二级预防用药，预后良好。

（心内科 王日军 王敬萍 王 婧）

病例5 "抽筋"的冠状动脉

一、病例报告

【患者】男性，59岁。

【主诉】发作性胸憋6个月，加重1周。

【现病史】患者于2018年11月开始多于晨起活动时出现胸憋，不伴头晕、心悸、气紧及肩背部不适，休息3～5分钟症状可自行缓解。遂于2018年11月16日就诊于山西某医院，行冠脉造影术提示前降支近中段狭窄50%～70%，左主干、回旋支、右冠脉未见有意义狭窄，诊断为"冠状动脉性心脏病，不稳定型心绞痛"，给予"阿司匹林肠溶片、硫酸氢氯吡格雷、尼可地尔、酒石酸美托洛尔、阿托伐他汀"治疗，仍间断发作上述症状。患者近1周上述症状发作较前频繁，每日均有发作，均于晨起活动时发作，休息或含服"速效救心丸"10余分钟症状可缓解，为进一步诊治来我院。自发病以来，患者精神可，食欲可，睡眠可，大小便均正常，体重较前无明显变化。

【既往史】否认高血压、糖尿病病史。否认肝炎、结核病史。否认手术史，无输血史，否认食物及药物过敏史。

【个人史】无吸烟及饮酒史。

【家族史】家族中无类似疾病史记载。

【入院查体】T 36.2℃，P 56次/分，R 20次/分，BP 90/60mmHg，双肺呼吸音清，未闻及干、湿啰音及胸膜摩擦音。心界叩诊不大，心率56次/分，心律齐，各瓣膜听诊区未闻及病理性杂音。腹部平坦，全腹无压痛、反跳痛及肌紧张，肝、脾肋下未触及肿大。双下肢无水肿。

【辅助检查】入院后心电图见图1-5-1。

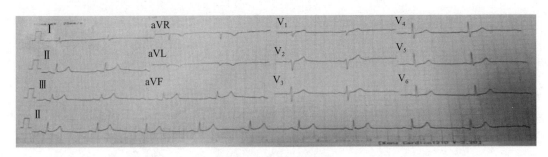

图1-5-1 入院心电图

窦性心律，心率56次/分，Ⅰ、aVL导联T波低平、倒置

【初步诊断】冠状动脉性心脏病，急性冠脉综合征。

【入院后用药情况】阿司匹林肠溶片0.1g，1次/日；硫酸氢氯吡格雷片75mg，1

次/日；富马酸比索洛尔片2.5mg，1次/日；阿托伐他汀钙片20mg，睡前口服；尼可地尔片5mg，3次/日；达肝素钠注射液5000U，1次/日，皮下注射；替罗非班0.05μg/（kg·min），泵入。

【入院辅助检查】

心肌标志物：肌酸激酶（CK）50U/L，肌酸激酶同工酶（CK-MB）10U/L，α-羟丁酸脱氢酶（α-HBDH）98U/L，心肌肌钙蛋白I（cTnI）＜0.01ng/ml，proBNP 343.0pg/ml。

血糖4.1mmol/L，总胆固醇（TC）3.13mmol/L，三酰甘油（TG）0.86mmol/L，高密度脂蛋白胆固醇（HDL-C）0.90mmol/L，低密度脂蛋白胆固醇（LDL-C）1.45mmol/L。

尿素氮（UREA）6.70mmol/L，肌酐（Cr）68.0μmol/L，尿酸（UA）269.0μmol/L，钾3.83mmol/L，钠136.0mmol/L，氯104.0mmol/L。D-二聚体111.8μg/L。

脑部X线片：主动脉弓部钙化灶。

心脏彩超：左心房内径（LA）31mm，左心室内径（LV）45mm，右心房内径（RA）35mm×45mm，右心室内径（RV）18mm，室间隔厚度（IVSd）8mm，左室后壁厚度（LVPWd）8mm，左室射血分数（LVEF）74%，心脏形态结构未见异常，二、三尖瓣关闭不全（轻度），左室收缩功能未见异常，舒张功能减低。

【诊疗经过】 2019年5月25日：

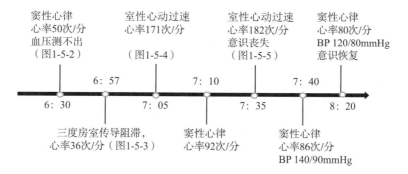

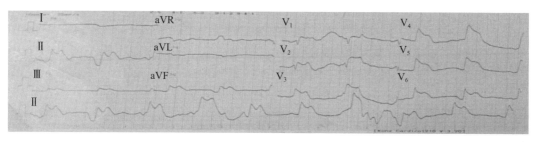

图1-5-2 心电图（1）

窦性心律，50次/分，Ⅱ、Ⅲ、aVF、$V_1 \sim V_6$ 导联ST段抬高0.1 ～ 0.5mV

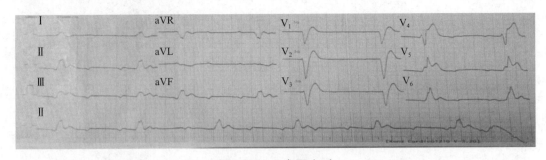

图1-5-3　心电图（2）

三度房室传导阻滞，心室率36次/分

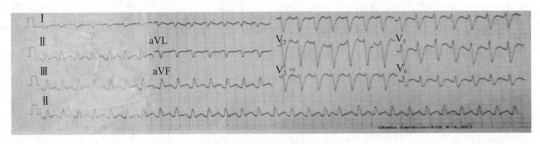

图1-5-4　心电图（3）

室性心动过速，心室率171次/分

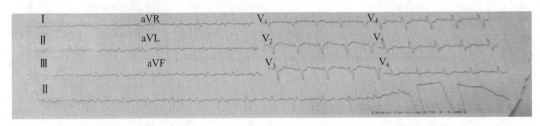

图1-5-5　心电图（4）

窦性心律，$V_3 \sim V_6$导联ST段压低0.05～0.2mV

　　床旁心脏彩超：心脏形态结构未见异常，三尖瓣关闭不全（轻度），左心室收缩、舒张功能未见异常。

　　cTnI 0.4ng/ml。

　　冠脉造影（2019年5月30日）：前降支中段狭窄50%～75%，给予硝酸甘油后狭窄50%～60%，余未见有意义狭窄。

　　光学相干断层成像（OCT）及血流储备分数（FFR）（2019年6月6日）：左主干未见有意义狭窄；前降支中段狭窄50%～60%；回旋支未见有意义狭窄；右冠脉未见有意义狭窄；冠脉分布呈右优势型。右冠脉OCT检查提示血管内膜轻度增厚，未见夹层、血肿；前降支FFR检查结果为0.76，前降支OCT检查提示血管内膜可见纤维脂质斑块，狭窄处最小管腔面积为2.33mm^2（图1-5-6）。

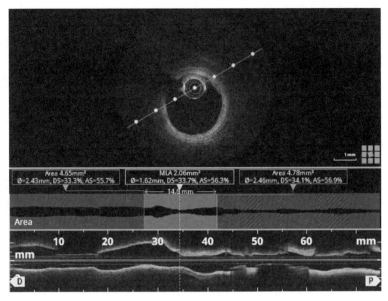

图1-5-6　前降支OCT结果提示纤维脂质斑块

【出院诊断】冠心病，急性广泛前壁、下壁心肌梗死，冠状动脉痉挛综合征，心律失常，频发室性期前收缩，室性心动过速（室速），三度房室传导阻滞，心肺复苏术后。

【院外口服药物】替格瑞洛片，90mg/片，早1片，晚1片。

盐酸地尔硫䓬缓释胶囊，90mg/粒，早1粒。

单硝酸异山梨酯缓释片，60mg/片，早1片。

阿托伐他汀钙片，20mg/片，睡前1片。

二、讨论

《冠状动脉痉挛综合征诊断与治疗中国专家共识》（2015）提出：冠状动脉痉挛（coronary artery spasm，CAS）是一种病理生理状态，因发生痉挛的部位、严重程度及有无侧支循环等差异而表现为不同的临床类型，包括CAS引起的典型变异型心绞痛、非典型CAS性心绞痛、急性心肌梗死（AMI）、猝死、各类心律失常、心力衰竭和无症状性心肌缺血等，统称为冠状动脉痉挛综合征（coronary artery spasm syndrome，CASS）。

CASS的病因和发病机制尚未明确，可能与以下机制相关。

1. 血管内皮细胞结构和功能紊乱　主要表现为一氧化氮储备能力降低，使内皮素/一氧化氮比值升高，导致基础血管紧张度增高，在应激性刺激时，内皮素分泌水平显著占优而诱发CASS。氧化应激、炎症等因素通过不同机制影响内皮细胞的结构和功能而参与CASS发生。

2. 血管平滑肌细胞的收缩反应性增高　在收缩性刺激因子作用下出现过度收缩，Rho激酶是主要的信号转导途径。

3. 自主神经功能障碍　目前倾向于认为CASS患者在非痉挛发作的基础情况下处于

迷走神经活动减弱、交感神经活性相对较高的状态，从而使痉挛易感性增加。亦有研究认为，痉挛发生前交感神经和迷走神经的活性发生了逆转，迷走神经活性显著占优而诱发CASS。

4.遗传易感性　东亚CASS发病率远高于欧美，提示可能与遗传相关，已经明确与CASS相关的基因型变异包括内皮型一氧化氮合成酶的Glu298Asp、786T/C、894G/T、eNOS内含子4b/a、内皮素-1及酯酶C-δ1蛋白相关基因等。

冠状动脉痉挛诱发AMI：完全闭塞性痉挛持续不能缓解即导致AMI，多数在夜间或静息状态下发作，部分年轻患者常有精神创伤、过度劳累、大量主动或被动吸烟，或大量饮酒等病史，临床表现类似ST段抬高AMI。在症状缓解后或在冠状动脉内注射硝酸甘油后，造影显示无显著狭窄，若痉挛持续时间长可继发血栓形成，但抽吸血栓后多无显著残余狭窄。

冠状动脉痉挛致AMI治疗策略：变异型心绞痛的治疗以长效钙通道阻滞剂及硝酸酯类药物为主。同时予以抗血小板药物治疗，避免使用β受体阻滞剂，以防诱发或加重冠状动脉痉挛的发生。近年来，他汀类药物在冠状动脉痉挛治疗中的地位越来越高，研究认为他汀类药物能降低再发AMI的风险。尼可地尔是一种ATP敏感性钾通道开放剂，在增加冠脉血流量时不影响血压、心率及心律，可以缓解冠脉痉挛并减少冠状动脉痉挛的发作频率。通常情况下，正常血管的痉挛是行冠状动脉介入治疗和冠状动脉旁路移植的禁忌证，我们在冠状动脉造影术中发现的不同形式的痉挛，经冠脉内给予硝酸甘油后均完全消失。提示针对这类心肌梗死患者，介入手术治疗过程中应当给予硝酸甘油充分扩张冠状动脉，避免不必要的植入冠脉支架。对于反复发作冠状动脉痉挛伴有阿斯综合征发作，心电图有明确的高度房室传导阻滞且常规相关药物治疗效果欠佳的患者，建议行永久性起搏器治疗；如果合并有室性心动过速和心室颤动（室颤）等恶性心律失常而致阿斯综合征反复发作，则建议行植入型心律转复除颤器（ICD）植入治疗。

（心内科　杨志星　田　金）

病例6 致命性ST段抬高背后的元凶

一、病例报告

【患者】男性，55岁，2019年3月1日入院。

【主诉】间断胸憋痛2年余，加重10余天。

【现病史】患者于2016年某日抬重物后出现胸前区憋痛，伴大汗、双肩部不适，无心悸，无头晕、头痛，无恶心、呕吐，持续约30分钟，自行缓解。后就诊于当地县医院，自述行心电图检查示"心动过缓，心率40余次"，未予治疗。后上述症状间断出现2次，程度较轻，与活动无关。2019年2月20日于休息时再次出现胸前区憋痛，伴大汗、双肩部不适，程度较前加重，含服"硝酸异山梨酯片"，持续约30分钟症状缓解。2月25日凌晨3时许患者于睡眠中再次出现胸憋痛，伴大汗，含服"硝酸异山梨酯片"，持续约30分钟余缓解。后为求进一步诊治就诊于我院。

【既往史】否认高血压、糖尿病等病史。

【个人史】吸烟30年，半包/天；饮酒三十余年，150g/d。

【婚育史】24岁结婚，育有1子，配偶体健，子体健。

【家族史】无遗传性及家族性疾病患者。

【入院查体】T 36.6℃，P 50次/分，R 19次/分，BP 110/70mmHg。双肺呼吸音清，未闻及干、湿啰音及胸膜摩擦音。心界叩诊不大，心率50次/分，心律齐，各瓣膜听诊区未闻及病理性杂音。腹部平坦，全腹无压痛、反跳痛及肌紧张，肝、脾肋下未触及肿大。双下肢无水肿。

【辅助检查】入院心电图：窦性心律，心率50次/分，ST-T未见明显异常（图1-6-1）。

实验室检查（2019年3月2日）：血糖4.9mmol/L。总胆固醇（TC)7.50mmol/L（↑），三酰甘油（TG）3.89mmol/L（↑），高密度脂蛋白胆固醇（HDL-C）1.28mmol/L（↓），低密度脂蛋白胆固醇（LDL-C）4.46mmol/L（↑）。血同型半胱氨酸27μmol/L（↑）。

肝功能、肾功能、甲状腺功能、肌钙蛋白、心肌酶、BNP、血常规、凝血功能、D-二聚体等未见明显异常。

胸部CT：双肺上叶尖段陈旧病灶，双肺上叶胸膜增厚、钙化。

腹部彩超：餐后胆囊，肝、胰、脾、双肾未见异常，门静脉系统未见异常。

心脏彩超：左室下壁基底段运动减弱，三尖瓣关闭不全（轻度），主动脉瓣关闭不全（轻度），左室收缩、舒张功能未见异常（LA 33mm，LV 51mm，LVEF 73%）。

【初步诊断】冠状动脉性心脏病，不稳定型心绞痛，混合型高脂血症，高同型半胱氨酸血症。

【治疗】给予阿司匹林肠溶片、硫酸氢氯吡格雷片、瑞舒伐他汀钙片、单硝酸异山梨酯液治疗。

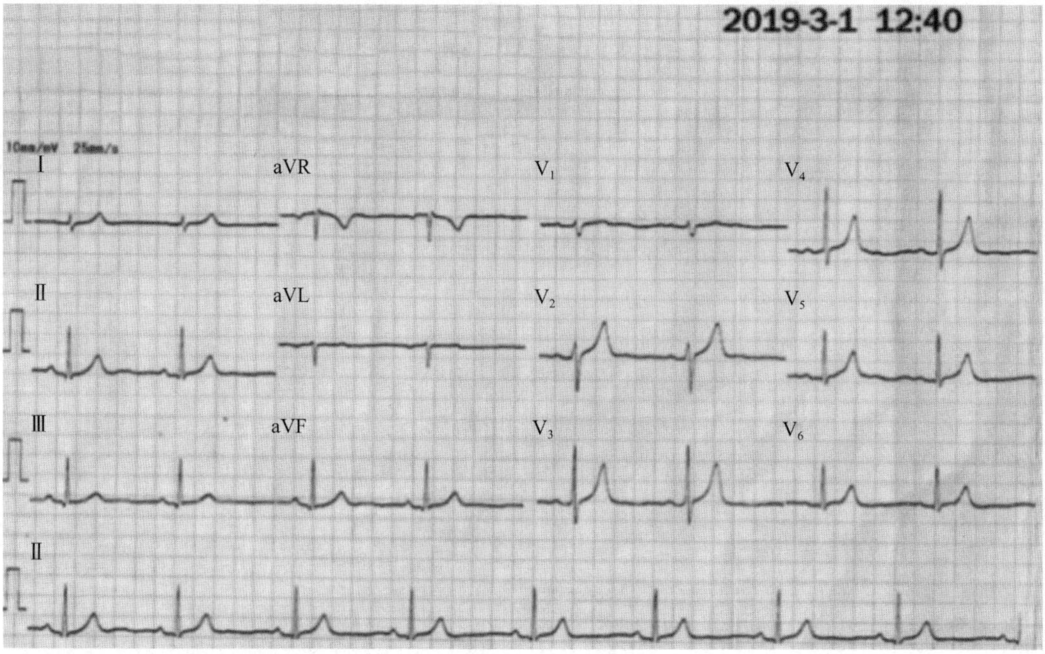

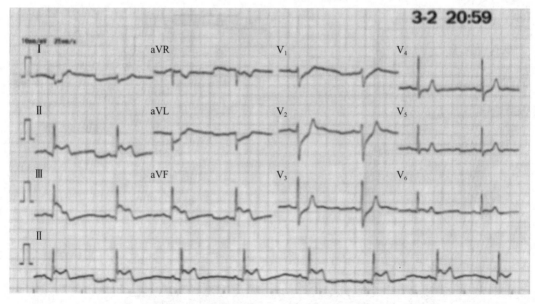

图1-6-1　入院心电图

心率50次/分，大致正常

【诊疗经过】

1.症状频繁发作，行冠脉造影

（1）2019年3月2日20时59分：患者于吸烟后诉胸憋痛，伴出汗，行床旁心电图示：Ⅱ、Ⅲ、aVF导联ST段抬高0.3～0.6mV，Ⅰ、aVL、V$_1$～V$_4$导联ST段压低0.05～0.4mV（图1-6-2）。立即给予硝酸甘油0.5mg舌下含服，21时9分复查床旁心电

图1-6-2　发作时心电图（2019年3月2日）

图较前明显好转（图1-6-3），患者症状较前缓解，后给予硝酸甘油液、替罗非班液持续泵入，胸憋痛症状持续30分钟左右完全缓解，次日复查心电图、心肌酶及肌钙蛋白，未见明显异常。

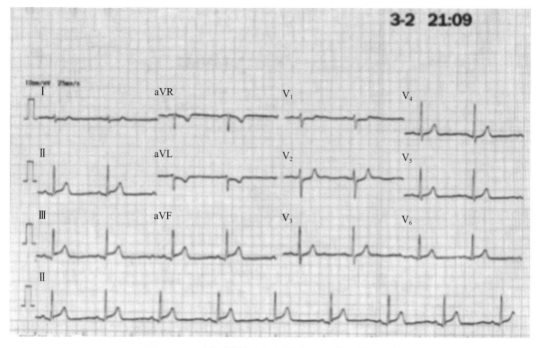

图1-6-3　症状缓解后心电图（2019年3月2日）

患者CRUSAD评分22分，提示大出血风险约为5.5%（低危）；GRACE评分94分，提示住院期间死亡风险＜1%（低危）、出院后6个月死亡风险为3%～8%（中危）；给予依诺肝素、阿司匹林、硫酸氢氯吡格雷、替罗非班、瑞舒伐他汀、尼可地尔、泮托拉唑、硝酸甘油等治疗。

（2）2019年3月4日6时52分：患者于大便后再次出现胸憋痛，伴出汗，立即行床旁12导联心电图，示Ⅱ、Ⅲ、aVF导联ST段抬高0.2～0.5mV，Ⅰ、aVL、V₁～V₆导联ST段压低0.05～0.5mV（图1-6-4）。给予硝酸甘油0.5mg舌下含服，约30分钟胸憋痛症状完全缓解，复查心电图示各导联ST-T未见明显异常（图1-6-5）。

患者频繁出现胸憋痛，伴出汗，行心电图检查示发作时ST段抬高改变，建议行冠脉造影术，必要时经皮冠状动脉介入治疗（PCI），指导下一步治疗。

（3）2019年3月5日：冠脉造影示左主干未见有意义狭窄；前降支近中段狭窄约50%，中段可见肌桥（收缩期压迫约50%）；回旋支近段狭窄约30%；右冠脉中段狭窄约30%；冠脉分布呈右优势型（图1-6-6）。

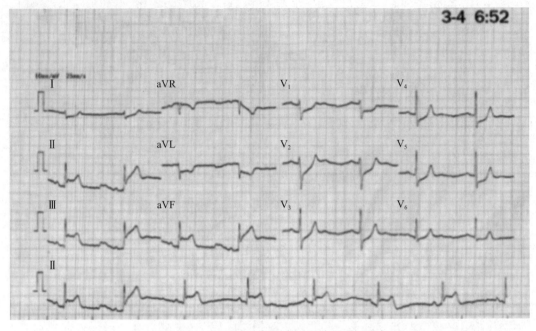

图1-6-4 发作时心电图（2019年3月4日）

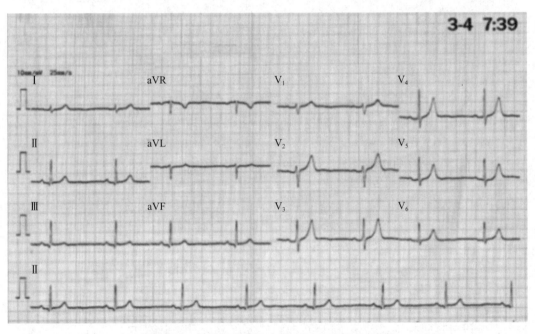

图1-6-5 症状缓解后心电图（2019年3月4日）

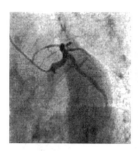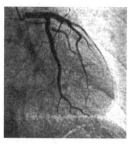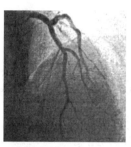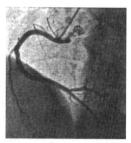

图1-6-6　冠脉造影

提示：前降支近中段狭窄约50%，中段可见肌桥；回旋支近段狭窄30%；右冠脉中段狭窄约30%

目前诊断：冠心病，变异型心绞痛，混合型高脂血症，高同型半胱氨酸血症。

（4）2019年3月7日复查化验回报：TC 4.33mmol/L，TG 2.15mmol/L（↑），HDL-C 1.07mmol/L（↓），LDL-C 2.72mmol/L。ALT 58U/L（↑），总蛋白60g/L（↓），白蛋白40g/L。给予双环醇片保肝治疗，地尔硫䓬抗痉挛及单硝酸异山梨酯缓释片扩血管治疗。

（5）2019年3月8日动态心电图：①窦性心律，平均心率56次/分，24小时总心搏数74 688次；②房性期前收缩（早搏）11次；③ST-T未见明显异常。

2.冠脉造影后仍频繁发作，行冠脉OCT检查

（1）此后仍于2019年3月8日18时48分、3月10日5时55分、3月11日18时30分、3月12日6时25分及3月13日7时32分频繁发作胸憋痛，程度较前轻，床旁心电图示Ⅱ、Ⅲ、aVF导联ST段抬高0.2～0.3mV，Ⅰ、aVL、V$_1$～V$_4$导联ST段压低0.05～0.3mV。舌下含服硝酸甘油0.5mg，持续10分钟可缓解。

考虑患者情绪紧张，给予氟哌噻吨美利曲辛片治疗；患者入院后经药物治疗后心绞痛发作较前频繁，不能除外阿司匹林引起冠脉痉挛，故停用阿司匹林治疗。建议行冠脉OCT检查进一步明确冠脉病变。

（2）2019年3月13日：复查化验提示TC 4.04mmol/L，TG 1.92mmol/L（↑），HDL-C 1.20mmol/L，LDL-C 2.44mmol/L。ALT 249U/L（↑），胆红素正常。

冠脉光学相干断层扫描（OCT）检查：左主干管壁光滑，前降支中段可见肌桥，近中段可见脂质斑块，管腔中度狭窄，回旋支近段可见脂质斑块，管腔轻度狭窄，均未见夹层、破裂、血肿等影像；右冠脉中远段可见弥漫性病变，回声均值，病变近段可见一破裂口，考虑内膜下血肿可能，中段可见脂质斑块，管腔轻度狭窄（图1-6-7）。

（3）调整治疗方案

1）化验提示ALT较前明显升高，暂停瑞舒伐他汀降脂治疗，请消化科会诊后给予还原型谷胱甘肽保肝治疗，定期复查血脂、肝功能。

2）LDL-C 2.44mmol/L，且他汀类药物不能耐受，给予依洛尤单抗注射液联合依折麦布强化降脂治疗。

3）调整抗血小板药物为替格瑞洛片（该病例停用抗凝药物及阿司匹林后，氯吡格雷抗栓力度不够，故给予替格瑞洛抗血小板治疗）。

4）给予盐酸地尔硫䓬缓释胶囊90mg/d抗痉挛治疗。

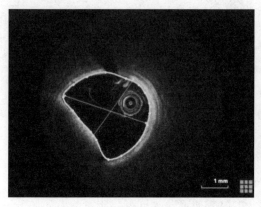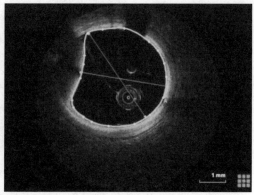

图 1-6-7　冠脉 OCT

提示右冠脉中远段可见弥漫性病变，回声均值，病变近段可见一破裂口，考虑内膜下血肿可能

5）心率偏慢，给予心宝丸治疗。

3.调整治疗方案后症状较前减轻

（1）2019 年 3 月 15 日 21 时 22 分：再次出现胸憋痛（图 1-6-8）。立即给予硝酸甘油 0.5mg 舌下含服。几分钟后胸憋痛症状完全缓解。

（2）2019 年 3 月 19 日 18 时 13 分：患者稍感胸憋不适，程度较轻，心电监护提示 ST 段抬高约 0.2mV，心电监护提示持续 2 分钟 ST 段回落（图 1-6-9）。

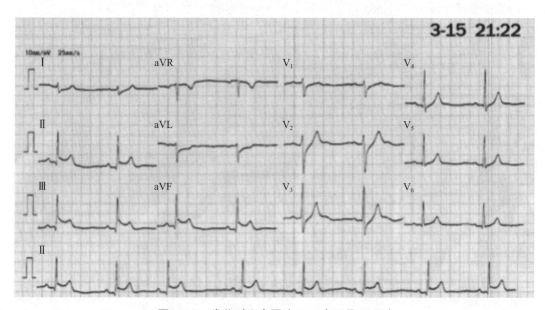

图 1-6-8　发作时心电图（2019 年 3 月 15 日）

Ⅱ、Ⅲ、aVF 导联 ST 段抬高 0.1 ～ 0.3mV，Ⅰ、aVL、V₁ ～ V₃ 导联 ST 段压低 0.1 ～ 0.2mV

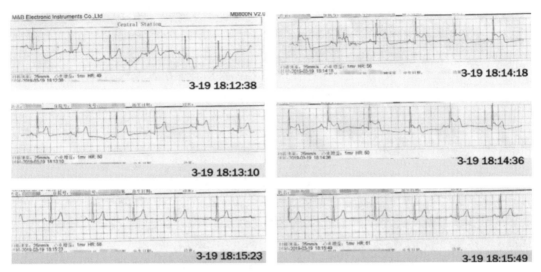

图1-6-9 发作时心电监护（2019年3月19日）

ST 段抬高持续 2 分钟回落

（3）2019年3月15日：出院前复查动态心电图：窦性心律伴窦性心动过缓，平均心率51次/分，24小时总心搏数72519次；室性期前收缩1次；房性期前收缩15次；ST-T改变。

（4）2019年3月24日复查化验：TC 3.36mmol/L，TG 3.04mmol/L（↑），HDL-C 0.88mmol/L（↓），LDL-C 1.66mmol/L。ALT 43U/L（表1-6-1）。

表1-6-1 住院期间血脂及降脂药物使用情况

	3月2日	3月7日	3月13日	3月24日
TC（mmol/L）	7.50↑	4.33	4.04	3.36
TG（mmol/L）	3.89↑	2.15↑	1.92↑	3.04↑
LDL-C（mmol/L）	4.46↑	2.72	2.44	1.66
ALT（U/L）	24	58↑	249↑	43
降脂药物	瑞舒伐他汀、依折麦布	瑞舒伐他汀、依折麦布	依折麦布、依洛尤单抗注射液	依折麦布

【出院诊断】冠心病，自发性冠状动脉夹层，变异型心绞痛，混合型高脂血症，高同型半胱氨酸血症。

【院外服药】替格瑞洛90mg/片，早1片。依折麦布片10mg/片，早1片。盐酸地尔硫草缓释胶囊90mg/粒，早1粒。单硝酸异山梨酯缓释片60mg/片，晚1片。尼可地尔片5mg/片，早1片，午1片，晚1片。心宝丸60mg/粒，早5粒，午5粒，晚5粒。叶酸片0.4mg/片，早2片。氟哌噻吨美利曲辛片10.5mg/片，早1片。

嘱患者6个月后复查冠脉OCT。

【随访】患者2019年4月13日晨起后因胃部不适伴反酸、胃灼热，自行停药，于当日17时及21时出现胸憋痛，持续约数分钟缓解。后患者规律服药，未再出现胸憋痛不适。

2019年4月27日复查动态心电图：窦性心律，平均心率61次/分，24小时总心搏数83 140次；室上性异位搏动13次；ST-T未见改变。停用心宝丸治疗。

二、讨论

冠状动脉痉挛（CAS）是一种病理生理状态，因发生痉挛的部位、严重程度及有无侧支循环等差异而表现为不同的临床类型，包括CAS引起的典型变异型心绞痛、非典型CAS性心绞痛、急性心肌梗死、猝死、各类心律失常、心力衰竭和无症状性心肌缺血等，统称为冠状动脉痉挛综合征（CASS）。此类患者不伴有心肌耗氧量的增加，是由冠状动脉紧张度增加引起心肌供血不足所致。CASS的病因和发病机制尚未明确。目前仅阐明了相关的危险因素，其中肯定的危险因素包括吸烟和血脂代谢紊乱，可分别使CASS风险增加3.2倍和1.3倍；酗酒亦是诱发CASS的重要危险因素；冠状动脉粥样硬化和心肌桥等则是CASS的易患因素。但冠状动脉粥样硬化相关的其他危险因素，如高血压、糖尿病未发现与CASS存在相关性。该病例反复发作心绞痛，不除外与血脂代谢异常、内皮功能紊乱相关，故选择急性期强化降脂治疗。

自发性冠状动脉夹层（SCAD）指除器械损伤、穿透性溃疡、粥样斑块破裂、主动脉夹层撕裂延展外，突然出现的冠状动脉壁内假腔，对真腔产生压迫，引起冠脉血流量减少导致的病症。导致SCAD最主要的机制为由壁内血肿（IMH）或内膜断裂导致冠脉阻塞，而非由动脉粥样硬化斑块破裂或腔内血栓导致。SCAD可根据冠脉造影结果分为4型：Ⅰ型，内膜片撕裂伴染色，可见真假腔；ⅡA型，弥漫管腔光滑狭窄，不涉及远端；ⅡB型，弥漫管腔光滑狭窄，涉及远端；Ⅲ型，冠脉造影无法分辨属于冠心病还是SACD；Ⅳ型，远端完全闭塞病变。

对于SCAD患者血运重建的意见：①不推荐对SCAD患者进行常规血运重建，对于无进行性胸痛和血流动力学不稳定患者建议药物保守治疗，药物保守治疗治愈率为70%～95%；②对于高危患者，左主干病变、进行性加剧的心肌梗死、血流动力学不稳定患者考虑PCI，必要时可使用IABP和左心辅助装置、埋藏式心脏复律除颤器（ICD）等；③对于Ⅳ型SCAD根据病变部位和血管大小酌情植入支架，建议使用药物洗脱支架，不推荐使用金属裸支架。

SCAD患者抗栓药物治疗：①溶栓，尽管个别SCAD病例成功进行了溶栓治疗，但也有报道称，溶栓后患者夹层扩大甚至冠脉破裂导致心脏压塞。因此，SCAD急性期治疗禁止溶栓。②抗凝治疗，同样存在出血风险。在血运重建过程中，抗凝治疗应限于急性期给药，长期使用需评估临床适应证（如左心室血栓或血栓栓塞）。③抗血小板治疗，采用抗血小板治疗以及治疗时间仍然存在争议。目前尚无研究数据支持急诊SCAD患者服用GPⅡb/Ⅲa抑制剂。对于接受PCI的SCAD患者应在PCI术后接受指南规定的抗血小板治疗。而关于未行PCI的SCAD患者是否需要接受双联抗血小板治疗尚无明确证据。

　　该病例患者入院后频繁发作心绞痛考虑与急性期使用抗凝＋双联抗血小板药物抗栓治疗相关，但如不强化抗栓治疗，该病例冠脉夹层是否会发生血栓栓塞目前不得而知，故急性SCAD的抗栓策略仍需个体化治疗。

（心内科　张丽贞　郭　爽）

病例7 OCT观察青年STEMI患者罪犯血管一年演变

一、病例报告

【患者】男性，30岁，2018年9月5日入院。

【主诉】持续性胸痛伴出汗6小时余。

【现病史】患者2018年9月5日12时左右休息时突发胸痛，位于心前区，伴大汗、恶心，症状持续不缓解，于14时30分就诊于当地医院，行心电图检查提示"急性广泛前壁心肌梗死"，予以"阿司匹林300mg、氯吡格雷300mg、低分子肝素"等治疗，症状仍不缓解，后于18时9分转我院。

【既往史】否认"高血压、糖尿病、高脂血症"等病史，否认家族性遗传性疾病史。

【个人史】吸烟10年，10支/日，偶尔饮酒。

【入院查体】BP 142/94mmHg。表情痛苦、急性面容，双侧颈静脉未见充盈及怒张。双肺呼吸音粗，未闻及干、湿啰音及胸膜摩擦音。心界叩诊不大，心率88次/分，心律齐，各瓣膜听诊区未闻及病理性杂音。双下肢无水肿。

【辅助检查】心肌标志物三项（2018年9月5日）：心肌肌钙蛋白I（cTnI）0.35ng/ml（0～0.3ng/ml）、肌酸激酶同工酶（CK-MB）72.55ng/ml（0～5ng/ml）、肌红蛋白（Myo）319.21 ng/ml（0～58ng/ml）。

心电图（2018年9月5日）：窦性心律，V_1～V_3导联QRS波呈QS型，I、aVL、V_1～V_6导联ST段抬高0.05～0.4mV（图1-7-1）。

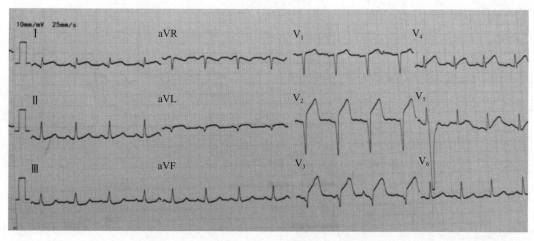

图1-7-1　入院心电图

心脏彩超（2018年9月6日）：左心房内径（LA）32mm，左心室内径（LV）46mm，左室射血分数（LVEF）47%，室间隔厚度（LIVSd）13mm，室间隔基底段增厚，室间隔中段、左室前壁中段及左室心尖部运动消失，三尖瓣轻度关闭不全，左室收缩、舒张功能减低，心包积液（少量）。

【临床诊断】冠心病，急性广泛前壁心肌梗死，心功能Ⅰ级（Killip分级）。

【诊疗经过】入院后患者仍诉胸痛，予以追加氯吡格雷300mg，与患者及家属沟通后行急诊冠脉造影。2018年9月5日18时40分到达导管室，18时54分完成冠脉造影，造影显示前降支近段100%闭塞，18时55分导丝通过闭塞病变到达前降支远段，行反复多次血栓抽吸，抽出大量红色血栓，血流恢复，行光学相干断层扫描（OCT）检查显示前降支近段可见白色血栓、混合血栓，可见内膜片，可见薄纤维帽斑块，可见斑块破裂后形成的空腔，残余狭窄约70%，未植入支架（图1-7-2）。之后予以阿司匹林肠溶片100mg每日1次、替格瑞洛片90mg每日2次、瑞舒伐他汀钙片10mg每晚1次、替罗非班、重组人脑利钠肽、依诺肝素、托拉塞米、螺内酯、琥珀酸美托洛尔、氯沙坦钾等药物治疗，病情好转，于2018年9月18日出院。院外口服阿司匹林肠溶片100mg每日1次、替格瑞洛片90mg每日2次、瑞舒伐他汀钙片5mg每晚1次、依折麦布片10mg每日1次、琥珀酸美托洛尔缓释片47.5mg每日1次、氯沙坦钾片25mg每日1次、托拉塞米片10mg每日1次、螺内酯片

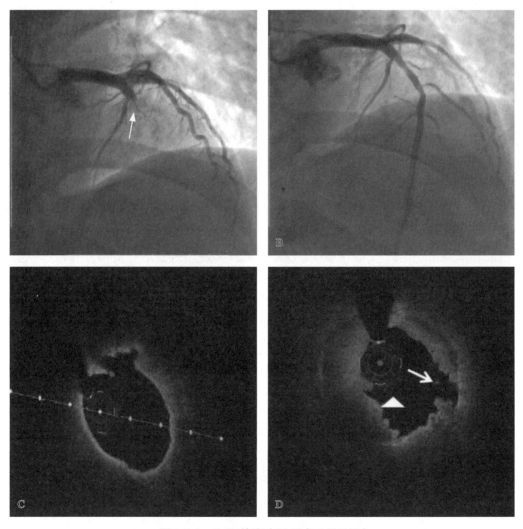

图1-7-2　OCT检查（2018年9月5日）

A.前降支近段闭塞；B.血栓抽吸后；C.斑块破裂、空腔形成；D.△指混合血栓，→指内膜片

20mg每日1次。出院后患者一般情况可，少量活动可耐受，无胸痛、心悸、气短等不适。

2018年10月8日复查：低密度脂蛋白胆固醇（LDL-C）1.65mmol/L、ALT 135U/L、肌酐（Cr）84.7μmol/L、脑钠肽前体（proBNP）788ng/L。复查心脏彩超：LA 35mm、LV 48mm、EF 44%、IVSd 14mm，室间隔基底段增厚，室间隔中段、左室前壁中段及左室心尖部运动消失，二、三尖瓣关闭不全（轻度），左室收缩、舒张功能减低。复查冠脉造影显示前降支近段狭窄约60%，行OCT检查显示原病变处血栓吸收，可见撕裂的内膜片，管腔面积增大（图1-7-3）。继续予以阿司匹林、替格瑞洛、瑞舒伐他汀、依折麦布、琥珀酸美托洛尔、托拉塞米、螺内酯，氯沙坦加量至50mg每日1次，加用尼可地尔片5mg每日3次。

2019年9月2日复查：LDL-C 1.96mmol/L、ALT 44U/L、Cr 122μmol/L、proBNP 206ng/L。

2019年9月3日复查心脏彩超：LA 35mm、LV 58mm、EF 48%、IVSd 11mm，室间隔中段、左室前壁中段及左室心尖部运动消失，二、三尖瓣关闭不全（轻度），左室收缩、舒张功能减低。复查冠脉造影显示前降支近段狭窄约60%，行OCT检查显示破溃的斑块已愈合，原空腔消失（图1-7-4）。继续予以阿司匹林、阿托伐他汀、依折麦布、

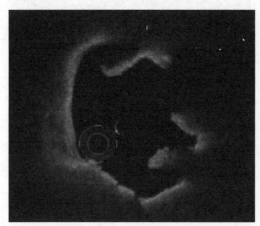
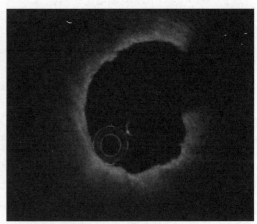

图1-7-3　OCT检查（2018年10月8日）
1个月后复查血栓吸收后撕裂的内膜片、管腔增大

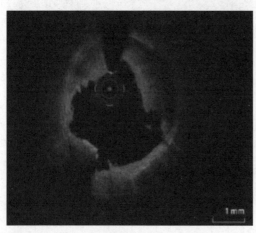
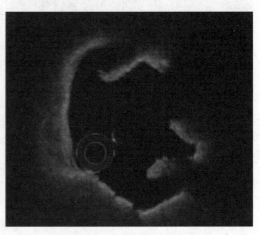

血栓抽吸后　　　　　　　　　　　　　　　1个月

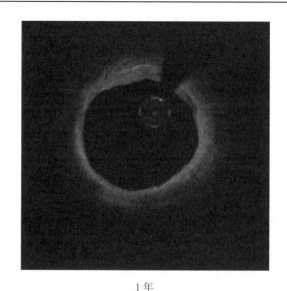

1年

图1-7-4 病变处1年的动态演变

琥珀酸美托洛尔缓释片、螺内酯治疗，加用沙库巴曲缬沙坦口服。

二、讨论

本病例为青年男性，依据临床症状、心电图检查诊断急性广泛前壁心肌梗死明确。发病约6小时到达我院，有急诊介入治疗适应证，行冠脉造影显示前降支近段闭塞。导丝通过病变后行血栓抽吸，抽出大量红色条索状血栓，残余狭窄约70%。行OCT检查后病变处仍可见白色血栓、混合血栓，可见撕裂的内膜片、薄纤维帽斑块、斑块破裂后形成的空腔，未植入支架，予以强化抗栓、调脂、抑制心室重塑治疗。1个月后复查冠脉造影显示前降支近段狭窄约60%，OCT检查显示原病变处血栓吸收，可见撕裂的内膜片，管腔面积增大，最小管腔面积6.15mm^2，测FFR 0.91，继续用药观察。1年后再次复查造影显示前降支近段狭窄约60%，OCT检查显示原破溃的斑块已愈合，空腔消失。

急性心肌梗死的病理机制主要为易损斑块破裂和斑块侵蚀，以及钙化结节或血管痉挛等，不同机制可影响治疗策略，对预后的影响也不同。易损斑块最早是由Muller等在1994年提出的，其定义为容易破裂、进展快且容易形成血栓的不稳定斑块，主要的病理特征包括薄纤维帽、较大的脂质核心、巨噬细胞浸润、胆固醇结晶及新生血管的形成，其中薄帽纤维粥样硬化斑块（thin cap fibroatheroma，TCFA）是易损斑块最常见的类型。TCFA病理学特征为较大的脂质坏死核心上覆盖富含炎性细胞而缺乏平滑肌细胞的薄纤维帽，易发生破裂或侵蚀进一步诱发血栓形成。TCFA在OCT上的表现主要有斑块纤维帽厚度小于65μm，可见巨噬细胞、胆固醇结晶及斑块内新生血管。

本病例青年男性前降支近段闭塞，导丝通过后抽吸出大量红色血栓，行OCT检查证实斑块破裂，继发血栓形成，明确了心肌梗死的原因，并同时发现了依旧存在的易损斑块。该患者未接受支架植入，予以双联抗血小板加冠心病二级预防药物治疗，随访1

年无心血管事件发生，1个月复查时仍可见破裂斑块内膜片，提示1个月时患者仍处于高缺血事件风险状态，而1年复查时斑块完全愈合，空腔消失，内膜已完整覆盖斑块，临床上此时将双联抗血小板聚集减为单联相对安全，也提示此类患者通过抗栓、调脂、冠心病二级预防药物治疗破损斑块可以得到修复，管腔面积无明显损失。

本病例通过OCT这个目前临床上分辨率最高的腔内影像学检查动态观察了易损斑块破裂继发血栓形成导致急性STEMI患者斑块破裂后1年内的形态学变化，有助于增强对STEMI病变演变的认识，进一步指导治疗。随着急性心肌梗死发病的年轻化，临床上越来越多见青年心肌梗死的病例，建议对此类患者行腔内影像学血管内超声（IVUS）或OCT检查以明确心肌梗死的原因，指导治疗。

除了易损斑块侵蚀、破裂继发血栓形成外，青年急性心肌梗死还需要鉴别的疾病有自发性冠状动脉夹层、冠状动脉栓塞、冠脉痉挛等。

（1）自发性冠状动脉夹层：是急性冠脉综合征的一个重要原因，尤其是对于没有显著动脉粥样硬化危险因素的年轻患者。自发性冠状动脉夹层是由于冠状动脉内、中膜夹层并形成假腔导致冠状动脉血流受阻，或通过壁内血肿导致的管腔压迫而致心肌缺血。自发性冠状动脉夹层多见于青年女性，据报道，一些系统性疾病与自发性冠状动脉夹层有关，如纤维肌肉发育不良、围生期状态、极端情绪或运动和结缔组织病（如马方综合征）。传统的冠脉造影经常会漏诊部分自发性冠状动脉夹层，而利用OCT检查可明确看到内、中膜分离，假腔形成及内膜血肿以明确诊断。

（2）冠状动脉栓塞：在急性冠脉综合征中约占到3%，栓子可以是血栓、空气、肿瘤、异物等。多种系统性疾病容易伴发冠脉栓塞，如易栓症、心房颤动、心脏瓣膜病、卵圆孔未闭、感染性心内膜炎和非细菌性血栓性心内膜炎等。冠脉栓塞可以分为直接栓塞、矛盾性栓塞、医源性栓塞。冠脉栓塞血管造影的特点为多部血管的突然闭塞，而未累及的冠脉血管正常，IVUS或OCT检查进一步除外冠脉粥样硬化病变。

（3）冠状动脉痉挛：为心外膜动脉一过性收缩导致管腔完全或次全闭塞而致心肌缺血，多见于变异型心绞痛，亦可引起严重的心肌梗死、恶性心律失常，甚至心源性猝死。痉挛的血管可以是局限的或弥漫的，可以影响心外膜血管或微血管，男性更多见，常见的危险因素有吸烟、超敏C反应蛋白升高。2017年冠状动脉血管运动障碍国际研究小组（COVADIS）提出血管痉挛性心绞痛的诊断包括三个考虑因素：经典的临床表现、自发性发作期间心肌缺血的证据和冠状动脉痉挛的表现。

（心内科　张丽贞　张竹林）

病例 8　如寒冬将至的 de Winter 综合征

一、病例报告

【患者】男性，32岁，2019年7月9日入院。

【主诉】发作性胸痛3年，加重2小时余。

【现病史】患者于2016年开始出现胸痛，位于左胸前区，呈憋闷感，发作与劳累及情绪无关，每次持续1～2分钟，可自行缓解，未诊治。于2019年7月9日18时30分游泳时突发胸痛，部位同前，程度剧烈，呈压迫感，持续不缓解，伴出汗，呕吐2次，均为胃内容物，遂于当日20时就诊于当地医院，予舌下含服"硝酸甘油0.5mg"，十余分钟后症状缓解一半，行心电图后考虑"胸痛待诊"，于21时急诊转入我院。

【既往史】高脂血症10年，重度脂肪肝6年，未诊治。否认高血压、糖尿病及脑血管病史。

【个人史】厨师，未婚未育，否认吸烟、饮酒史。

【家族史】父母均患高血压病。

【入院查体】T 36 ℃，P 58次/分，R 20次/分，BP 130/82mmHg，BMI 30.4kg/m^2。急性病容，双肺呼吸音清，未闻及干、湿啰音及胸膜摩擦音，心界不大，心率58次/分，律齐，各瓣膜听诊区未闻及病理性杂音。双下肢无水肿。

【辅助检查】急诊心电图（21时1分）见图1-8-1。

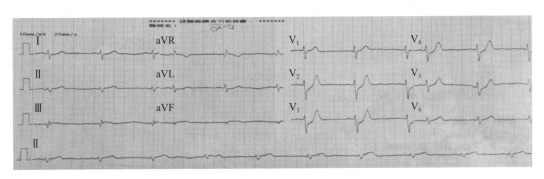

图1-8-1　急诊心电图

窦性心律，V_1～V_5导联ST段上斜行压低、T波高尖

实验室检查中心肌损伤标志物：心肌肌钙蛋白I（cTnI）64.66μg/L（↑），肌酶激酶（CK）2335U/L（↑），肌酸激酶同工酶（CK-MB）129U/L（↑），脑钠肽前体（proBNP）546ng/L（↑）。血常规：白细胞13.1×10⁹/L（↑），中性粒细胞百分比（NEU%）89.5%（↑），中性粒细胞数（NEU）11.68×10⁹/L（↑）。凝血、肾功能、电解质未见异常。

超声心动图：左心房内径（LA）34mm，左心室内径（LV）51mm，射血分数（EF）（双平面法）38%，左室壁节段性运动异常，左室心尖部室壁瘤形成，二、三尖瓣关闭不全（轻度），主动脉瓣关闭不全（轻度），左室收缩功能减低，舒张功能未见异常。

【初步诊断】冠心病，急性心肌梗死，室壁瘤形成，心功能Ⅰ级（Killip分级），高脂血症，脂肪肝。

【诊疗经过】患者血流动力学稳定，GRACE评分44分（低危）。

下一步治疗方案：是否需要行急诊冠脉造影及介入治疗？

分析患者入院心动图，考虑de Winter综合征可能，预示前降支急性闭塞，需要行紧急再灌注治疗。

急诊冠脉造影及介入治疗：前降支近中段100%闭塞（图1-8-2）；对前降支闭塞病变行PCI治疗，植入SYNERGY支架（3.5mm×32mm，Boston），术后TIMI血流3级，患者胸痛缓解（图1-8-3）。

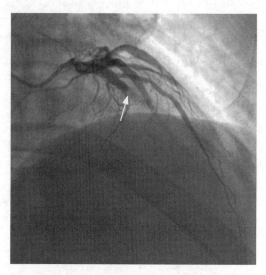

图1-8-2　前降支近中段急性闭塞

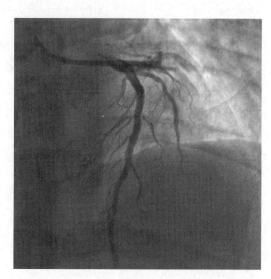

图1-8-3　PCI术后血流恢复

术后心电图见图1-8-4。

【辅助检查】血脂：总胆固醇（CHO）5.54mmol/L（↑），三酰甘油（TG）2.15mmol/L（↑），低密度脂蛋白胆固醇（LDL-C）3.54mmol/L（↑），高密度脂蛋白胆固醇（HDL-C）0.78mmol/L（↓）。血栓弹力图：阿司匹林抑制率100%，硫酸氢氯吡格雷抑制率100%；血糖、肝功能、甲状腺功能等未见异常。

腹部彩超：脂肪肝。

【术后口服药】阿司匹林肠溶片100mg，1次/日；硫酸氢氯吡格雷片75mg，1次/日；阿托伐他汀钙片10mg，1次/日；培哚普利叔丁胺片4mg，1次/日；琥珀酸美托洛尔缓释片47.5mg，1次/日。

【出院情况】住院期间无并发症，出院无胸痛、气短。BP 110/78mmHg，心率60次/分，无明显阳性体征。

【出院诊断】冠状动脉性心脏病，急性心肌梗死（de Winter综合征），室壁瘤形成，心功能Ⅰ级（Killip分级），高脂血症，脂肪肝。

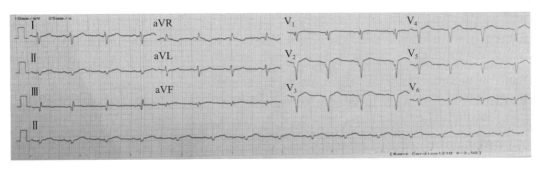

图1-8-4 术后心电图

窦性心律，$V_1 \sim V_5$导联呈QS型

二、讨论

《中国经皮冠状动脉介入治疗指南（2016）》提出：非ST段抬高型急性冠脉综合征（NSTE-ACS），根据缺血危险分层，分为紧急（2小时以内）、早期（24小时以内）和延迟（72小时以内）3种血运重建策略（包括PCI和冠状动脉旁路移植术）；而对急性ST段抬高型心肌梗死（STEMI）应尽早开通罪犯血管。该患者心电图虽没有典型的ST段抬高，但已证实为前降支近段急性完全闭塞性病变，因此不应按NSTE-ACS的处理原则进行诊治，其心电图符合de Winter综合征，必须按照ST段抬高型ACS进行处理。

de Winter综合征心电图改变在2008年由de Winter医生在《新英格兰医学杂志》上首次提出。

心电图特点：①胸前$V_1 \sim V_6$导联J点压低$1 \sim 3$mm，ST段呈上斜行下移，随后T波对称高尖；②QRS波通常不宽或轻度增宽；③部分患者胸前导联R波上升不良；④多数患者aVR导联ST段轻度上抬。

临床特点：①约占ACS患者的2%，平均心电图记录时间为症状发作后1.5小时；②急诊冠脉造影均未发现明显左主干病变，犯罪病变均在前降支近段，约2/3患者为前降支单支病变，急诊PCI后心电图该现象消失；③与ST段抬高型急性前壁心肌梗死相比，de Winter综合征的患者更年轻、多为男性及患有高胆固醇血症。

其发生机制尚不明确，可能如下：①透壁缺血面积非常大，以至于前后向量抵消，不出现典型ST段抬高，仅有ST段不典型下移及对应aVR导联抬高，部分患者确实显示在PCI后数小时至数天内出现胸前导联R波递增不良，提示存在大面积缺血；②浦肯野纤维解剖学上的变异，导致心内传导延迟，也可引起上述心电图特殊形式；③Li等在KATP敲除急性缺血动物模型中发现，心肌细胞膜上缺乏ATP敏感钾通道激活可能与ST段抬高不明显有关。

鉴别诊断如下。

①心肌梗死超急性期T波改变：表现为前壁导联T波高大，基底部宽，可以不对称，是冠状动脉闭塞的早期改变，随着心肌损伤的进一步加重，最终演变为STEMI。

②高钾血症：基底窄且对称、高尖的T波，但不伴有ST段上斜行压低及典型的胸痛症状，通过检查心肌损伤标志物即可鉴别。

③心率增快时ST段改变：心率增快时常出现ST段上斜行压低，目前认为与心房复极有关，且不存在心肌缺血，如临床上出现ST段压低，心率快且没有胸痛基本可排除。

de Winter综合征的心电图应视为与STEMI等危，也可能演变为STEMI，需行急诊冠脉介入治疗，挽救存活心肌，目前溶栓治疗没有适应证。诊治关键在于早期识别：在没有心动过速的情况下，胸痛患者若出现ST段上斜行压低伴T波高尖，应警惕de Winter综合征可能，并及时开通冠脉介入治疗绿色通道。临床医师对此心电图往往认识不足，导致诊治时间延误。

（心内科　董　晋　李　霞）

病例9 "类"编织样冠状动脉一例

一、病例报告

【患者】男性，56岁。

【主诉】发作性胸憋14天入院。

【现病史】患者14天前出现活动后胸憋不适，无气短、肩背放射痛、出汗、头晕等，休息数分钟可缓解。

【既往史】"高血压"病史3年，血压最高"180/100mmHg"，未规律用药；"2型糖尿病"病史3年余，长期口服"盐酸二甲双胍"治疗。

【个人史】无吸烟史、饮酒史。

【家族史】否认家族遗传病史。

【入院查体】T 36℃，R 17次/分，P 70次/分，BP 130/96mmHg，双肺叩诊呈清音，未闻及干、湿啰音及胸膜摩擦音；心界叩诊不大，心率70次/分，律齐，未闻及杂音及心包摩擦音。腹软，无压痛、反跳痛及肌紧张，肝脾肋下未触及，双下肢无水肿。

【辅助检查】实验室检查：ALT 17U/L（9～50U/L），谷草转氨酶（AST）19U/L（15～40U/L），肌酸激酶同工酶（CK-MB）11U/L（0～24U/L），总胆固醇（TC）3.57mmol/L（≤5.18mmol/L），三酰甘油（TG）1.41mmol/L（≤1.7mmol/L），低密度脂蛋白胆固醇（LDL-C）2.07mmol/L（≤3.37mmol/L）；钾4.28mmol/L（3.5～5.3mmol/L），钠145.3mmol/L（137～147μmol/L），肌酐（Cr）71.8μmol/L（53～123μmol/L），氨基末端B型脑钠肽前体（NT-proBNP）166ng/L（0～125ng/L），糖化血红蛋白（HbA1c）6.6%↑（4%～6%），同型半胱氨酸（Hcy）54.3μmol/L↑（0～20μmol/L）。

心电图：窦性心律，心率73次/分，P波增宽。

心脏超声：左室舒张功能减低，余无特殊异常。

冠状动脉造影：左主干未见有意义狭窄；前降支第二对角支近段狭窄30%～90%；回旋支中段狭窄约30%；右冠脉近段至中远段弥漫狭窄30%～90%，冠脉分布呈右优势型。可见右冠被分为多个管腔，呈"8"字扭曲畸形样形态，如编织绳一般（图1-9-1）。

血管内超声（IVUS）：选择Intuition导丝（Medtronic）至病变远端，自右冠状动脉近端沿锐缘支一侧进入，通过选择血管内超声导管85900P VOLCANO观测，提示多个管腔通道各自并无独立完整血管内膜，考虑冠状动脉病变处为血栓机化再通。通过IVUS明确锐缘支为真腔（远段内径3.0mm），同时测得右冠状动脉远段管腔内径4.0mm，可行冠脉介入治疗（图1-9-2）。

【最终诊断】冠心病，不稳定型冠心病，高血压病3级（很高危），2型糖尿病。

结论：右冠状动脉病变为血栓机化再通而成，暂称之为"类"编织样冠状动脉。

【诊疗经过】嘱戒烟限酒，冠心病二级预防药物治疗，行右冠PCI治疗，于右

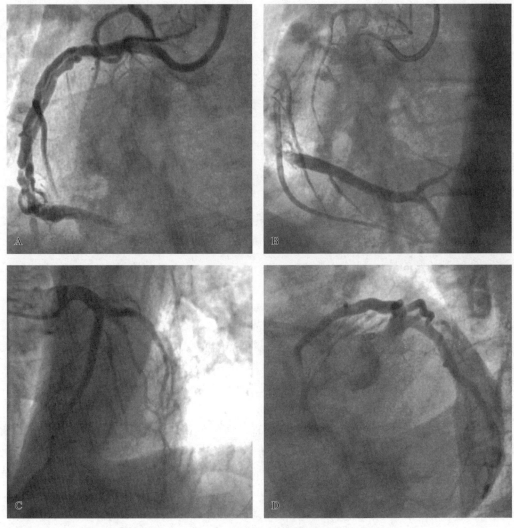

图1-9-1　冠状动脉造影图像

A、B示右冠状动脉"编织"改变；C、D示前降支、回旋支局限狭窄病变

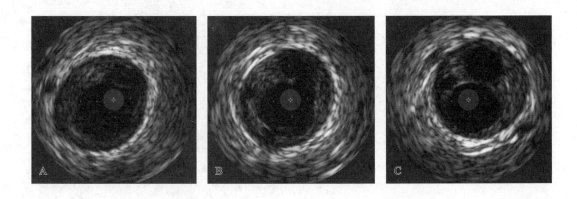

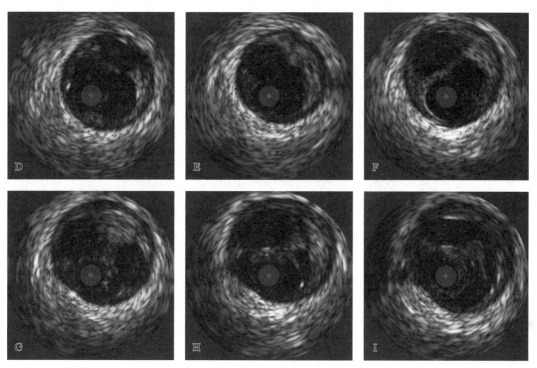

图 1-9-2　右冠 IVUS

A～I. 可见分隔管腔，无独立血管内皮结构

冠状动脉中远段至近段串联植入 Nano 支架（4.0mm×36mm，LEPU）、Nano 支架（4.0mm×36mm，LEPU）、Nano 支架（4.0mm×21mm，LEPU），TIMI 血流 3 级（图 1-9-3），术后以 IVUS 复查提示分隔管腔消失且支架贴壁良好（图 1-9-4）。

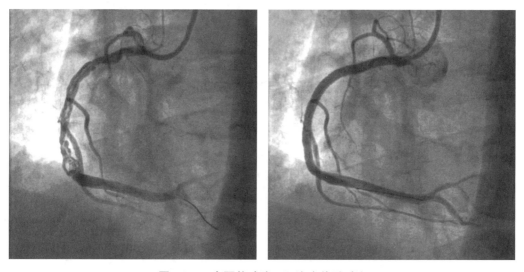

图 1-9-3　右冠状动脉 PCI 治疗前后对比

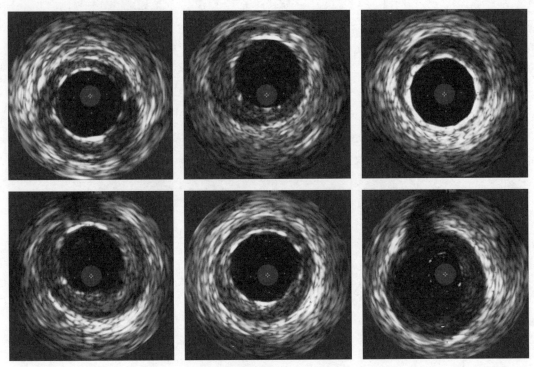

图1-9-4　右冠状动脉PCI治疗后复查IVUS

可见间隔管腔消失

二、讨论

编织样冠状动脉的影像学表现最早于1988年由Sane等发布，当时患者右冠状动脉呈"8"字缠绕状，故称为编织样血管（woven coronary artery，WCA），至今只有少数案例报道。其中最常累及的冠状动脉依次为右冠状动脉、左前降支、左回旋支，男性多于女性，可能发生在冠状动脉任何节段，也可能同时累及多支血管。从冠状动脉影像上可见某个或多个节段的管腔被相互缠绕的小血管分离成数个细小通道，这些细血管网可在病变远端重新汇合成正常的管腔，也可以非吻合继续分离存在。在2013年，Aitor Uribarri等通过OCT观察编织样血管为分隔独立的血管壁结构，部分血管段还有动脉粥样硬化表现。2016年Val-Bernal等对一例猝死患者进行尸检发现，其右冠状动脉呈编织样改变，解剖提示每一处编织段管腔均具备完整的血管结构，且彼此之间互不交通，编织远段多个薄壁管腔间部分可互相融合，故认为WCA是一种先天性血管发育不良。但是在冠状动脉内血栓再通、桥侧支形成、冠脉夹层等"后天"因素条件下，同样可使冠状动脉在造影影像中呈蜂窝状、螺旋状血管表现，但其分隔血管通道并无完整的血管内皮结构，故可通过IVUS、OCT成像以明确诊治。

WCA作为先天血管畸形，多无须特殊治疗，但也有与之相关的心肌缺血、血栓栓塞事件发生，同样有猝死风险。曾有一例关于WCA相关心肌梗死后接受冠状动脉旁路移植术的报道。如本案例中，考虑为血栓机化再通导致的"类"编织样血管改变，出现相关心肌缺血症状，冠心病药物应用是治疗基石，另可行PCI治疗，在此需要关注的问题是如何通过其长而扭曲的复杂病变，避免损伤侧支等并发症出现，可应用IVUS和（或）光学相干断层扫描（OCT）辅助手术。

综上所述，WCA是一种罕见的冠状动脉解剖异常，具体病因尚不明确，临床表现也缺乏特异性，多为良性预后，但不除外猝死风险。其冠状动脉造影表现存在较大迷惑性，容易和血栓再通、冠状动脉夹层混淆，且三者之间的治疗方法不同，故建议结合多种血管腔内影像学手段综合评估，减少漏诊和误诊。对于"类"编织样血管的介入治疗仍需积累经验，并积极总结诊疗及预后。

（心内科　胡志强　岳渊渊）

病例 10 青中年男性急性心肌梗死治疗

一、病例报告

【患者】男性，40岁，2019年7月6日入院。

【主诉】持续性胸痛6.5小时。

【现病史】患者于2019年7月6日14时在休息中突发胸闷、胸痛症状，位于心前区，持续不能缓解，伴有恶心、呕吐症状，不伴有肩背部放射痛，无头晕、气短、黑朦症状，不伴有咳嗽、咳痰、呼吸困难症状。于当日16时10分就诊于当地医院，行心电图检查后，诊断为"急性心肌梗死"，立即给予"阿司匹林肠溶片300mg、替格瑞洛180mg、瑞舒伐他汀10mg"治疗，患者胸闷、胸痛症状仍持续存在不能缓解，为进一步诊治，于18时38分由当地120送来我院，来院时患者胸痛症状仍有3成。

【既往史】否认高血压及糖尿病病史，无高脂血症病史，否认肝炎、结核等传染病史及接触史，否认食物及药物过敏史，无外伤、手术及输血史。

【个人史】生长于当地，长期在当地工作；吸烟史二十余年，20支/日；饮酒史十余年，每次250g，3～4次/周。

【婚育史】24岁结婚，育有2子，配偶及子均体健。

【家族史】父母健在，家族中无冠心病早发患者，无遗传性及家族性疾病患者。

【入院查体】T 36℃，P 87次/分，R 20次/分，BP 120/84mmHg。神志清楚，急性面容，查体合作。双侧颈静脉未见充盈及怒张，双侧颈动脉未见异常搏动。双肺叩诊呈清音，双肺呼吸音粗，未闻及干、湿啰音及胸膜摩擦音。心界正常，心率87次/分，心律齐，各瓣膜听诊区未闻及病理性杂音，未闻及心包摩擦音。腹部平坦，剑突下轻压痛、反跳痛及肌紧张，肝、脾肋下未触及肿大。双下肢无水肿。

【辅助检查】入院心电图见图1-10-1。

【入院诊断】急性下壁，侧壁心肌梗死心功能I级（Killip级）。

【诊疗经过】向患者及家属交代病情，建议行急诊冠状动脉造影检查，必要时行冠脉介入治疗。

2019年7月6日18时50分患者及家属同意行急诊冠状动脉造影检查，于19时15分依次行左、右冠状动脉造影检查，术中见左主干未见意义狭窄（图1-10-2）；前降支弥漫性病变，近端狭窄70%～80%，中段肌桥（收缩期压迫约80%），第一对角支狭窄约80%，第二对角支狭窄约70%（图1-10-3）；回旋支中段狭窄100%（图1-10-4）；右冠发育细小，近端狭窄约50%（图1-10-5），冠状动脉分布呈左优势型。

针对回旋支中段100%闭塞，选择Export抽吸导管抽吸，抽出大量混合血栓（图1-10-6），造影复查显示回旋支中段仍有大量血栓（图1-10-7，图1-10-8）。

行冠状动脉内光学相干断层扫描（OCT）检查示：回旋支中段动脉粥样斑块，血栓负荷较重（图1-10-9）。

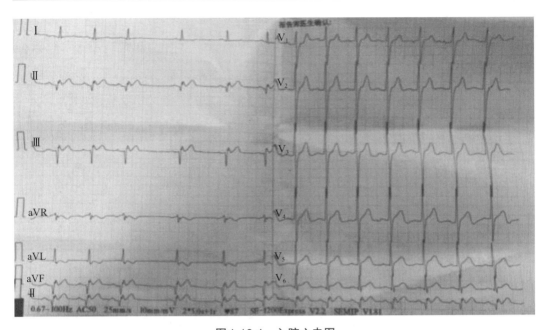

图 1-10-1　入院心电图

窦性心律，Ⅱ、Ⅲ、aVF 呈 Qr 波，ST Ⅱ、Ⅲ、avF 抬高 0.1ml，ST V₅～V₆抬高 0.1～0.2mV

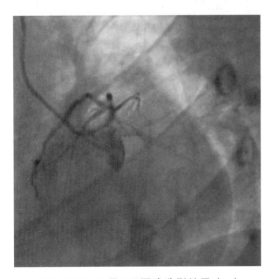

图 1-10-2　7月6日冠脉造影结果（1）

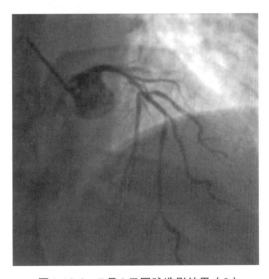

图 1-10-3　7月6日冠脉造影结果（2）

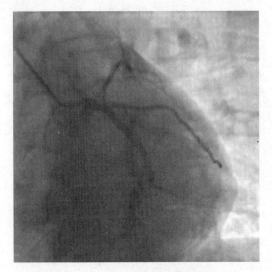

图1-10-4　7月6日冠脉造影结果（3）

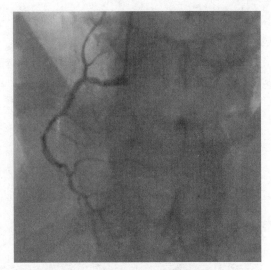

图1-10-5　7月6日冠脉造影结果（4）

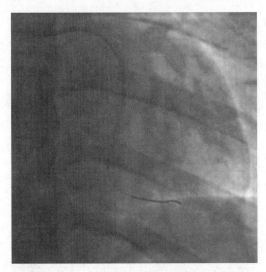

图1-10-6　冠脉内抽栓后造影结果（1）

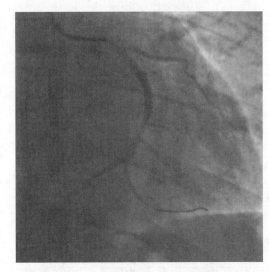

图1-10-7　冠脉内抽栓后造影结果（2）

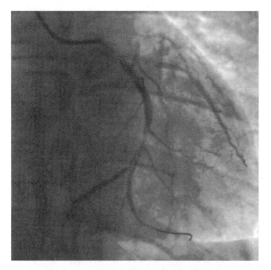

图1-10-8　冠脉内抽栓后造影结果（3）

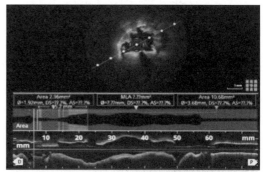

图1-10-9　冠脉内抽吸后OCT检查结果

经指引导管在冠脉内溶栓注射尿激酶原10mg，10分钟后复查造影，局部仍有血栓，行OCT检查（图1-10-10）。

给予替罗非班2mg冠脉内注射，见图1-10-11。

再次行冠脉内OCT检查示血栓负荷明显减轻，造影显示冠脉血流TIMI 3级（图1-10-12～图1-10-15）。

未行支架植入，术后安返病房。

术后心电图见图1-10-16，图1-10-17。

术后心脏彩超：左心房内径（LA）39mm，左心室内径（LV）54mm，右心房内径（RV）34mm×44mm，右心室内径（RV）23mm，室间隔厚度（LVSd）10mm，左室后壁厚度（LVPWd）9mm，射血分数（EF）41%。

左房增大，左室壁节段性运动异常，二尖瓣关闭不全（轻～中度），三尖瓣关闭不全（轻度），左室收缩功能减低，舒张功能未见异常。

腹部超声：餐后胆囊，肝、胰、脾、双肾未见异常，门静脉系统未见异常。

肌钙蛋白I变化见图1-10-18。

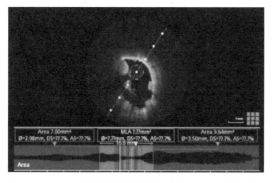

图1-10-10　冠脉内给予尿激酶原10mg溶栓后
OCT检查结果

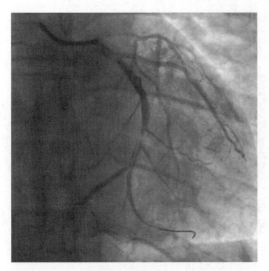

图1-10-11　冠脉内给予替罗非班2mg后造影结果

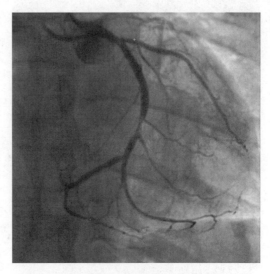

图1-10-12　再次复查回旋支造影结果（1）

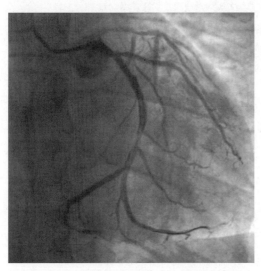

图1-10-13　再次复查回旋支造影结果（2）

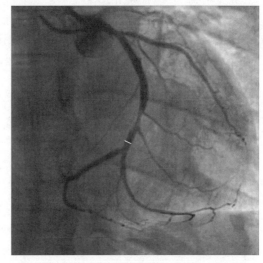

图1-10-14　再次复查回旋支OCT检查

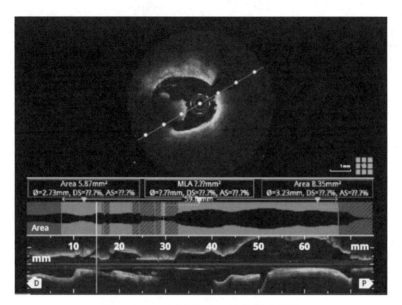

图1-10-15 再次复查回旋支检查结果

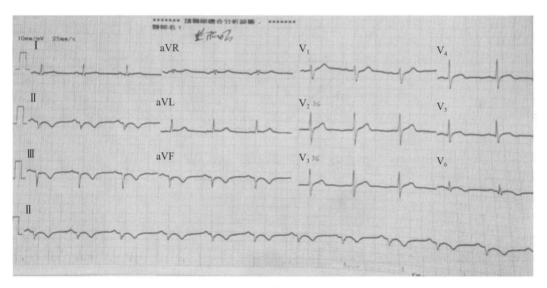

图1-10-16 返回病房后术后首份心电图

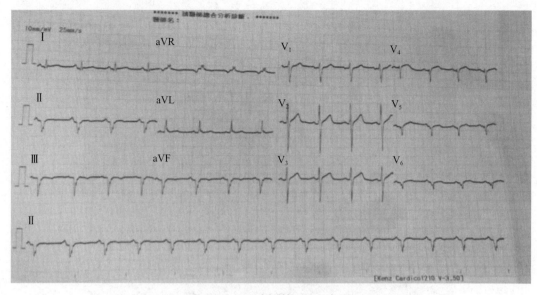

图 1-10-17 术后第 4 天心电图

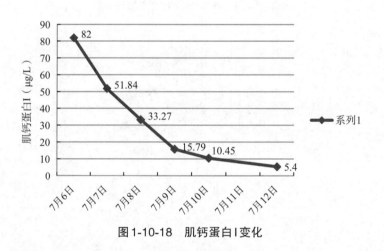

图 1-10-18 肌钙蛋白 I 变化

NT-proBNP 变化趋势见图 1-10-19。

患者住院期间各项指标如下。

血常规：白细胞 14.1×10^9/L，红细胞 4.83×10^{12}/L，血红蛋白 149g/L，血小板 221×10^9/L。

肝功能：谷丙转氨酶 119.1U/L，总蛋白 66g/L，总胆红素 28.4μmol/L，直接胆红素 4.7μmol/L，间接胆红素 23.7μmol/L。

血脂：总胆固醇 5.25mmol/L，三酰甘油 1.89mmol/L，高密度脂蛋白胆固醇 0.96mmol/L，低密度脂蛋白胆固醇 3.15mmol/L。

肾功能：肌酐 79μmol/L，尿素氮 6.0mmol/L，尿酸 471μmol/L。

患者于 2019 年 1 月 19 日出院，院外规律服用药物治疗：阿司匹林肠溶片 100mg，晨起口服；替格瑞洛片 90mg，一日 2 次口服；瑞舒伐他汀 10mg，睡前口服；尼可地尔

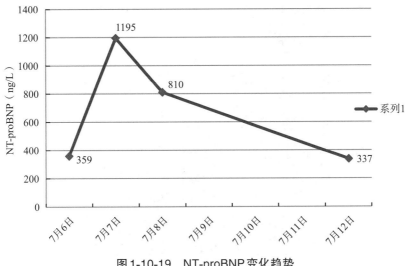

图 1-10-19　NT-proBNP 变化趋势

片5mg，一日3次口服，琥珀酸美托洛尔片23.75mg，晨起口服，托拉塞米片10mg，晨起口服；螺内酯片20mg，晨起口服。

【随访】2019年8月8日患者住院复查。

患者无明显不适主诉。

【入院查体】P 70次/分，R 16次/分，BP 100/60mmHg。神志清楚，查体合作。双侧颈静脉未见充盈及怒张，双侧颈动脉未见异常搏动。双肺叩诊呈清音，双肺呼吸音清，未闻及干、湿啰音及胸膜摩擦音。心界正常，心率70次/分，心律齐，各瓣膜听诊区未闻及病理性杂音，未闻及心包摩擦音。腹部平软，无压痛、反跳痛及肌紧张，肝、脾肋下未触及肿大。双下肢无水肿。

【辅助检查】血常规：未见明显异常。

肝功能：未见明显异常。

血脂：总胆固醇4.94mmol/L，三酰甘油3.05mmol/L，高密度脂蛋白胆固醇0.75mmol/L，低密度脂蛋白胆固醇2.9mmol/L。

肾功能：未见明显异常。

心脏彩超：LA 37mm，LV 54mm，EF 47%，左房增大，左室壁节段性运动异常，二尖瓣关闭不全（轻度），三尖瓣关闭不全（轻～中度），左室收缩功能减低，舒张功能未见异常。

于2019年8月9日复查冠状动脉造影并再次行OCT检查，检查结果与1个月前急诊造影结果无明显改变。

前降支近、中段弥漫性狭窄70% ～ 80%（图1-10-20，图1-10-21）。

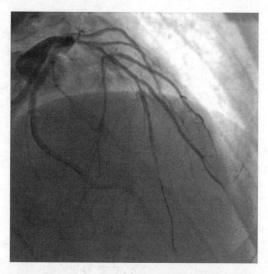

图1-10-20　2019年8月9日前降支造影结果

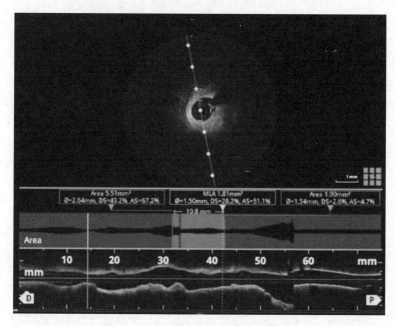

图1-10-21　前降支行OCT检查结果

回旋支中段弥漫性狭窄约50%（图1-10-22，图1-10-23）。

OCT：前降支近段、近中段可见薄纤维帽脂质斑块及纤维斑块，最小管腔面积约1.88mm²，患者及家属拒绝对前降支行支架植入。

院外继续抗血小板及强化降脂治疗，加用依折麦布10mg，晨起口服。加用依洛尤单抗皮下注射。

【随访】患者于2019年9月16日来我院复查，无不适主诉。

心脏彩超：LA 37mm，LV 54mm，EF 52%，左房增大，左室壁节段性运动异常，二尖瓣关闭不全（轻度），三尖瓣关闭不全（轻度），左室收缩功能尚可，舒张功能未见

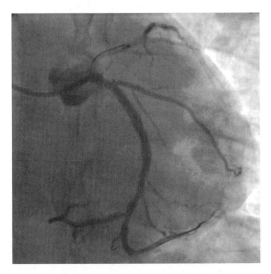

图1-10-22　回旋支造影结果

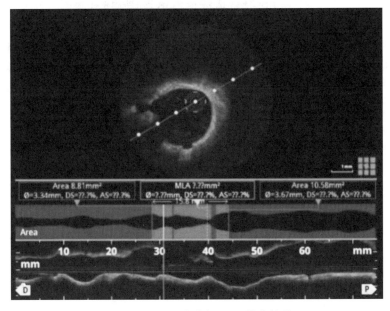

图1-10-23　回旋支行OCT检查结果

异常。

血脂：总胆固醇2.6mmol/L，三酰甘油1.72mmol/L，高密度脂蛋白胆固醇0.77mmol/L，低密度脂蛋白胆固醇1.35mmol/L。

肝、肾功能未见异常。

二、讨论

随着人们生活水平的提高、生活节奏加快、饮食结构的改变，以及生活压力的增高，心脑血管疾病发病呈现越来越年轻化的趋势，青年人群急性心肌梗死（AMI）发病率越来越高，统计资料显示青年AMI发病率为2%～10%，AMI年轻化不仅严重降低患者的生活质量，消耗大量医疗资源，同时给患者家庭和社会造成沉重负担。青年AMI有其自身的发病特点，与老年人比较，年轻人的危险因素不同，吸烟、家族史和高脂血症更加普遍；引起年轻人AMI的其他原因还包括滥用可卡因、体重超标、冠状动脉发育异常、系统性红斑狼疮、抗心磷脂抗体综合征、川崎病、原发性冠状动脉夹层、冠状动脉栓塞、大动脉炎和冠状动脉痉挛等。年轻人冠心病一般病史短，多表现为不稳定型心绞痛及ST段抬高型心肌梗死，非ST段抬高型心肌梗死少见，相当一部分患者心肌梗死前无心绞痛表现。多于发病前有明显诱因，包括过度劳累、饱餐、大量吸烟、熬夜等。冠状动脉病变以单支病变为主，左主干病变少见，侧支循环少见。组织病理学研究显示年轻人动脉粥样硬化的斑块特点是含有大量富含脂质的泡沫细胞及少量钙化沉积，说明年轻人粥样斑块存在时间短、进展快、不稳定，这与年轻人冠心病临床表现一致。

自1958年冠状动脉造影术出现以来，其一直被认为是评价冠脉病变的金标准。20世纪90年代早期，血管内超声（IVUS）开始被应用于评价冠脉形态和指导冠脉成形术。无论是IVUS还是之后相继出现的其他成像技术（如冠脉血管内镜、近红外光谱学、荧光光谱学、血管内磁共振等），皆由于其分辨率较低而不能提供冠状动脉内更多详细信息。OCT的出现，以其极高的分辨率（10～15μm）应用于冠心病的介入诊疗。在斑块识别方面，OCT的高分辨率对不稳定斑块的定性和定量分析（如纤维帽的厚度、脂质核象限）均优于IVUS，尤其是对于不同性质斑块的分类（纤维斑块、纤维钙化斑块和脂质斑块），与组织学有较高的相关性，且敏感性和特异性均高于IVUS，并可以对巨噬细胞进行定量分析。OCT通过对植入支架后周围组织结构改变，如血栓、夹层及组织脱垂等方面的识别用于指导治疗。近年来随着介入理念的改变，本着"有介入无植入"的原则，冠状动脉腔内影像技术被越来越多地应用到临床中，冠状动脉介入治疗步入"精准"治疗阶段。

本病例为中青年男性，发病急，发病前无明显不适前驱症状，急诊行冠状动脉造影检查，为回旋支100%闭塞，给予冠状动脉内抽栓、溶栓等治疗后恢复冠状动脉血流量，行冠状动脉内OCT检查，证实为红色血栓（脂质斑块破溃所致）；第二次住院后行OCT复查，前降支也是脂质斑块高负荷，在强化降脂治疗（他汀＋依折麦布＋依洛尤单抗）治疗后患者血脂水平达标，并且未再出现心绞痛症状。

对于AMI患者，有效的冠状动脉再通是患者获益的最有效办法，可以明显改善患者预后及生活质量。相关指南中推荐3小时内静脉溶栓治疗与急诊PCI治疗有等同效果，现阶段应用的第三代静脉溶栓药物血管再通率可达到70%左右。急诊直接PCI或补救PCI仍然为最为直接有效的治疗手段，可对青年AMI患者在冠状动脉腔内影像指导下达到精确治疗，明确病变性质，减少植入。

（急诊科　宋晓健　张吉红）

病例 11　复杂冠脉病变合并腹主动脉瘤一例

一、病例报告

【患者】男性，66岁。

【主诉】发作性胸憋痛13年，气短4年，加重1个月。

【现病史】患者于2007年1月20日22时左右无明显诱因突然出现剧烈的胸骨后憋痛，伴大汗，向背部放射，持续不缓解，遂就诊于某三甲医院，诊断为"冠心病，急性下壁、后壁心肌梗死，心律失常，心房颤动"，立即给予"尿激酶180万U"静脉溶栓治疗，患者胸憋痛症状明显缓解。病情稳定后，于2月1日行冠脉造影，示"左主干未见有意义狭窄，前降支近中段狭窄70%～80%，对角支开口狭窄约95%；回旋支近中段次全闭塞；右冠脉第二转折处狭窄70%～80%"。患者拒绝行冠状动脉旁路移植术，于回旋支植入支架（Firebird 3.5mm×13mm），未再出现胸憋痛不适症状，住院20天好转出院。院外患者规律服药，未再出现胸憋痛症状。同年3月3日20时40分许患者突然再次出现胸憋痛，伴大汗，向背部放射，自行含服"硝酸甘油3mg（6片）"，效果欠佳，随后出现小便失禁，无头晕、抽搐、意识障碍，急呼120救护车，行心电图示"室性心动过速"（图1-11-1），血压测不到，立即给予胸外按压，即送某三甲医院，患者自觉胸憋痛症状明显缓解，复查心电图示"心律失常，快速型心房颤动"，给予对症治疗，未再出现不适症状。

同年3月8日转入我院，行心脏超声示左心房内径（LA）52mm，左心室内径（LV）56mm，右心房内径（RA）41mm×51mm，右心室内径（RV）24mm，射血分数（EF）53%，左室下后壁运动消失。复查冠脉造影，分别于前降支植入支架（Endeavor 3.5mm×24mm），第一对角支植入支架（Endeavor 2.75×12mm），右冠脉植入支架（Endeavor 2.75mm×24mm）（图1-11-2～图1-11-5），术后给予口服"阿司匹林，100mg；氯吡格雷75mg，华法林1.5mg，阿托伐他汀钙20mg，比索洛尔2.5mg，坎地沙坦8mg"等治疗，好转出院。院外患者规律服药，未再出现胸憋痛症状。

2015年9月患者走路或用力活动时出现胸憋闷、气短、乏力，持续约20分钟，逐渐缓解，就诊于我院，考虑"心绞痛合并心功能不全"，给予泵入"重组人脑利钠肽"，并口服"尼可地尔15mg，螺内酯20mg，托拉塞米20mg"等治疗，经过积极抗心肌缺血和改善心功能治疗后，患者自觉胸憋闷、气短症状明显缓解，建议患者复查冠脉造

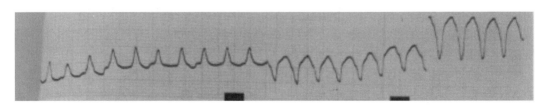

图1-11-1　室性心动过速发作时心电图

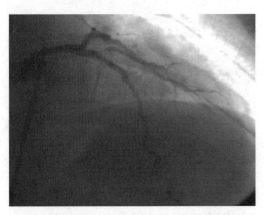

图1-11-2 前降支PCI术前

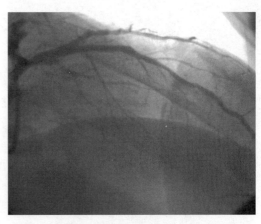

图1-11-3 前降支PCI术后

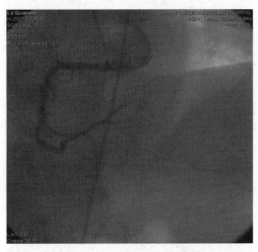

图1-11-4 右冠脉PCI术前

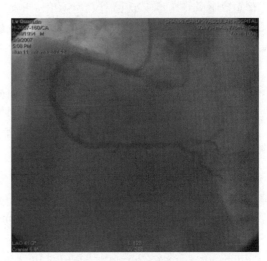

图1-11-5 右冠脉PCI术后

影，患者拒绝，好转出院。2016年初患者仍有胸憋闷、气短、乏力症状，就诊于某医院，行冠脉造影示"左主干未见有意义狭窄，前降支近中段原支架内内膜增生；回旋支近中段原支架通畅，远段狭窄约95%；右冠脉近段狭窄约70%，伴斑块破裂，中远段原支架内通畅"，于回旋支远段植入支架（Firehawk 2.5mm×18mm），右冠脉近段植入支架（Firehawk 3.5mm×29mm），好转出院。患者规律服药，自觉劳累后仍偶有气短、乏力症状，休息后可缓解，一般日常生活轻度受限，随后曾多次随访，给予调整药物治疗，略好转。2020年6月中旬，患者再次出现胸闷、气短、乏力症状，于我院住院。

【既往史】患者发现血压高二十余年，最高血压150/110mmHg，曾口服"坎地沙坦8mg"，2012年患者血压控制差，给予"坎地沙坦8mg联合氨氯地平5mg"，血压波动于120/70mmHg，2016年10月改为"沙库巴曲缬沙坦100mg联合氨氯地平5mg"，血压控制基本平稳；患者诊断2型糖尿病17年，曾口服"二甲双胍1.5g"，监测血糖不高（具体不详），2007年患者自行停药，以饮食和运动控制血糖，患者自述血糖不高（具体不详）；2007年12月患者发现腹主动脉瘤，就诊于我院。我院首次邀请首都医科大学附属北京安贞医院某教授行腹主动脉造影并植入覆膜支架。2018年5月患者行胸腹主动脉CTA示"腹主动脉支架通畅，左侧髂总动脉支架远段未完全覆盖动脉瘤范围，右侧髂内动脉闭塞（图1-11-6）"，患者再次就诊于北京安贞医院对左侧髂总动脉植入覆膜支架。2017年11月患者诊断为"急性脑出血（小脑）"，目前患者遗留症状有言语不清，无肢体活动障碍。

【个人史】吸烟三十余年，30～40支/天；否认饮酒史。

【家族史】父亲患高血压。

【入院查体】T 36℃，P 70次/分，R 18次/分，BP 110/80mmHg，身高180cm，体重95kg，神志清楚，慢性病容，查体合作。双侧颈静脉未见充盈及怒张，双侧颈动脉未见异常搏动。双肺叩诊呈清音，双肺呼吸音清，未闻及干、湿啰音及胸膜摩擦音，心界略大，心率70次/分，心律绝对不齐，各瓣膜听诊区未闻及病理性杂音。腹部平坦，无压痛、反跳痛，双下肢无水肿。

【辅助检查】血糖4.4mmol/L，糖化血红蛋白6.3%；血总胆固醇4.64mmol/L，三酰甘油5.58mmol/L，高密度脂蛋白胆固醇0.76mmol/L，低密度脂蛋白胆固醇2.47mmol/L；BNP1091ng/L。肝功能、肾功能、电解质、凝血项、甲状腺功能等未见异常。

心脏超声：LA 56mm，LV 57mm，RA 47mm×52mm，RV 21mm，EF 41%，左室后壁变薄，回声增强，运动消失，左室下壁及侧壁运动明显减弱（图1-11-7）。

【明确诊断】冠心病，不稳定型心绞痛，陈旧性下壁、后壁心肌梗死，经皮冠脉介入治疗术后，心脏扩大，心功能Ⅱ～Ⅲ级（NYHA分级），心律失常，心房颤动伴RR长间歇，频发室性期前收缩，短阵室性心动过速，高血压病3级（很高危），2型糖尿病，陈旧性脑出血。

【诊疗经过】诊疗过程见表1-11-1。

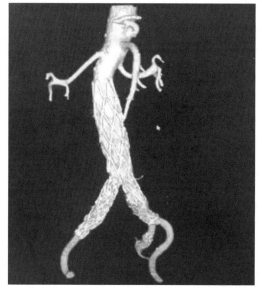

图1-11-6 2018年腹主动脉CTA结果

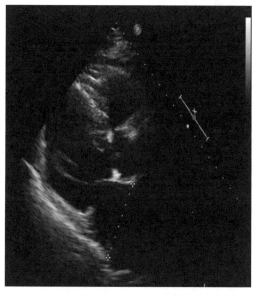

图1-11-7 2020年心脏超声结果

表1-11-1　历年病情演变及调药方案

日期和原因	用药方案	调整方案
2007年3月于我院植入冠脉支架	阿司匹林100mg每日1次；氯吡格雷75mg每日1次；华法林1.5mg每晚1次；阿托伐他汀钙20mg每晚1次；硝酸异山梨酯10mg每日3次；坎地沙坦8mg每日1次；比索洛尔1.25mg每日1次	
2007年12月因腹主动脉瘤植入覆膜支架	在上述药物基础之上	调整华法林4mg每晚1次，监测INR。建议：1年后停用氯吡格雷，其余药物不变
2012年4月随访期间心脏超声提示心功能下降（表1-11-2）	华法林3mg每晚1次；阿托伐他汀钙20mg每晚1次；坎地沙坦8mg每日1次；氨氯地平5mg每日1次；比索洛尔1.25mg每日1次	调整硝酸异山梨酯为单硝酸异山梨酯缓释片60mg每晚1次；加服地高辛0.125mg每日1次；螺内酯20mg每日1次；托拉塞米10mg每日1次
2015年9月患者出现心绞痛合并心功能不全症状，心脏超声（表1-11-2）	阿司匹林100mg每日1次；华法林3mg每晚1次；阿托伐他汀钙20mg每晚1次；单硝酸异山梨酯缓释片60mg每晚1次；坎地沙坦8mg每日1次；氨氯地平5mg每日1次；螺内酯20mg每日1次	调整托拉塞米20mg，每日2次；调整地高辛0.125mg隔日1次；比索洛尔改为酒石酸美托洛尔6.25mg每日2次；加服尼可地尔5mg每日3次
2016年初患者于某医院再次植入冠脉支架	阿司匹林100mg每日1次；氯吡格雷75mg每日1次；华法林4mg每晚1次；阿托伐他汀钙20mg每晚1次；单硝酸异山梨酯缓释片60mg每晚1次；坎地沙坦8mg每日1次；氨氯地平5mg每日1次；螺内酯20mg每日1次；托拉塞米20mg每日2次；地高辛0.125mg隔日1次；酒石酸美托洛尔6.25mg每日2次	三联抗血小板、抗凝6个月，6个月后，阿司匹林联合华法林，1年后单用华法林抗凝治疗，监测INR
2016年10月随访心脏超声提示心功能明显下降（表1-11-2）	在上述药物基础之上	停用地高辛、坎地沙坦，调整为沙库巴曲缬沙坦25mg每日2次；监测血压调整用药50mg每日2次
2017年11月急性小脑出血	华法林3mg每晚1次；阿托伐他汀钙20mg每晚1次；单硝酸异山梨酯缓释片60mg每晚1次；坎地沙坦8mg每日1次；氨氯地平5mg每日1次；螺内酯20mg每日1次；托拉塞米20mg每日1次；酒石酸美托洛尔6.25mg每日2次	立即停用华法林，病情稳定后，给予口服利伐沙班5mg每晚1次，6个月后调整利伐沙班10mg每晚1次
2018年6月对左侧髂总动脉再次植入覆膜支架	在上述药物基础之上	术后建议三联抗血小板、抗凝6个月，6个月后，氯吡格雷联合利伐沙班，1年后单用利伐沙班抗凝治疗
2020年7月上海某医院，对回旋支支架内再狭窄行药物球囊PTCA（图1-11-8～图1-11-11）	氯吡格雷75mg每日1次；利伐沙班10mg每晚1次；阿托伐他汀钙20mg每晚1次；单硝酸异山梨酯缓释片60mg每晚1次；沙库巴曲缬沙坦100mg每日2次；氨氯地平5mg每日1次；螺内酯20mg每日1次；托拉塞米20mg每日1次；酒石酸美托洛尔6.25mg每日2次	6个月后单用利伐沙班抗凝治疗

【随访】目前患者一般精神可，食欲较前略差，劳累后偶有气短、乏力症状。

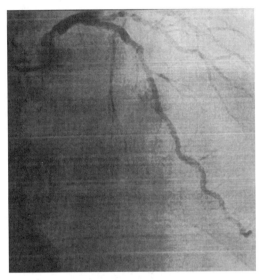

图1-11-8　前降支及对角支原支架通畅

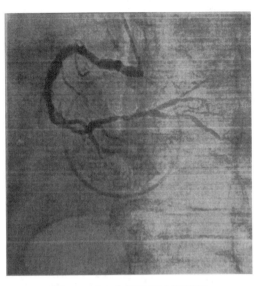

图1-11-9　右冠脉原支架通畅

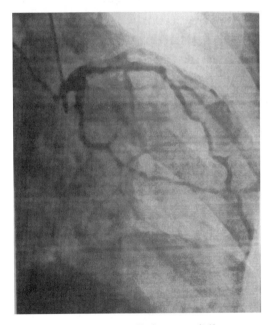

图1-11-10　回旋支PTCA术前

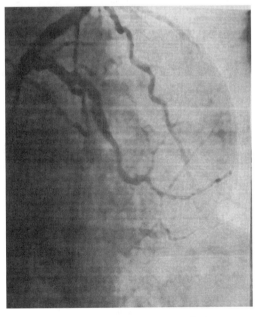

图1-11-11　回旋支PTCA术后

二、讨论

2007年，该患者为全国少见的复杂冠脉多支病变，行经皮冠状动脉介入治疗（PCI）治疗且合并心房颤动，术后具体用药方案也是一大难题。我院特邀新加坡林延龄教授来院讲习，林延龄教授对"复杂冠脉病变-PCI合并心律失常-心房颤动"患者用药方案提出中肯意见。这也是我院建院以来，首次对高危缺血和高危出血患者制订用药方案（CHA$_2$DS$_2$-VASc评分：3分；HAS-BLED评分：3分）。2014EHRAAF合并ACS/PCI抗栓治疗管理指南，才系统描述了冠心病合并心房颤动患者PCI术后的具体抗血小板、抗凝用药方案。

2007年发病期间该患者行冠脉造影示"严重三支病变"，SYNTAX评分为28分，且合并糖尿病。综合因素分析后，建议患者首选冠状动脉旁路移植手术，进行完全血运重建治疗，患者拒绝冠状动脉旁路移植手术。另外，同年3月3日患者突然再次出现胸憋痛，伴大汗，向背部放射，随后出现小便失禁，120救护车行心电图示"室性心动过速"（图1-11-1）。

鉴于患者病情复杂，我院积极开展疑难病例大讨论：①患者院外发生恶性心律失常，且血流动力学不稳定，建议患者积极植入埋藏式心脏复律除颤器（ICD），预防恶性心律失常事件再次发生而危及患者生命；②对患者罪犯血管回旋支行PCI术后1个月出现快速型室性心动过速，不排除与患者冠脉其他血管严重缺血相关。积极和患者沟通后，决定对缺血冠脉植入支架，血运重建治疗。随访13年患者未再出现上述症状，多次复查动态心电图未见室性心动过速发生。

2012年4月患者随访期间心脏超声（表1-11-2）提示EF值略下降，但是患者没有明显气短、乏力等心功能不全症状，请示上级医师后，给予口服小剂量利尿剂预防心功能进行性下降。随访3年期间，患者心功能不全症状没有明显进展，一般日常活动不受限，继续药物治疗。2015年9月患者走路或用力活动时出现胸憋闷、气短、乏力症状，考虑"心绞痛合并心功能不全"，复查心脏超声（表1-11-2），给予调整药物剂量，效果欠佳。2016年10月，建议患者小剂量口服新型抗心力衰竭药物——血管紧张素受体脑啡肽酶抑制剂沙库巴曲缬沙坦（诺欣妥），监测血压，根据血压情况，逐渐增加药物剂量。随访4年期间，多次复查心脏超声（表1-11-2），提示左心房、左心室体积没有明显缩小，且左心室射血分数亦没有明显好转，但是患者自觉气短、乏力症状有所好转。

表1-11-2　历年心脏超声结果对比

年份	LA（mm）	LVIDd（mm）	RA	RV（mm）	LVEF（%）	室壁运动
2007	52	56	41mm×51mm	24	53	左室下后壁运动消失
2012	52	65	41mm×57mm	26	49	左室下后壁基底段、中间段室壁变薄，运动消失
2015	52	63	43mm×56mm	25	42	左室下后壁基底段、中间段运动消失
2016	50	57	41mm×53mm	24	45	左室后壁基底段、中间段运动消失，左室下壁中间段及左室侧壁基底段运动减弱
2018	49	61	50mm×59mm	21	42	左室后壁基底段、中间段室壁变薄，运动消失，左室下壁基底段、中间段及左室侧壁基底段、中间段运动减弱
2019	55	57	38mm×53mm	22	43	左室后壁基底段、中段室壁变薄，运动消失，左室下壁基底段、中段室壁变薄，回声增强，运动减弱
2020	56	57	47mm×52mm	21	41	左室后壁变薄，运动消失，左室下壁及侧壁运动明显减弱

注：LA.左心房前后径；LVIDd.左心室舒张末内径；RA.右心房上下径×左右径；RV.右心室前后径；LVEF.左心室射血分数

2017年11月患者因服中药（具体不详）后出现频繁剧烈恶心、呕吐，就诊于山西某医院，诊断为"急性小脑出血"，立即停用华法林抗凝治疗。待患者病情逐渐稳定后，结合患者临床复杂情况，且CHA$_2$DS$_2$-VASc评分4分、HAS-BLED评分4分，经我院心律失常科多次会诊，告知患者及其家属相关风险利弊后，建议患者口服利伐沙班5mg，每晚1次，根据病情调整利伐沙班10mg，每晚1次。随访3年期间，患者未再发生出血不良事件。

随着生活方式的改变和社会的老龄化，腹主动脉瘤发病率有不断上升的趋势。其发病机制复杂，但病理学认为其主要是由于腹主动脉血管壁特别是中外膜不可逆的器质性改变，使腹主动脉壁失去原有强度和弹性，在无法承受巨大血流冲击后，局部或弥漫膨隆扩张，形成动脉瘤。2型糖尿病合并高血压、血脂异常、高胰岛素血症、高尿酸血症、高同型半胱氨酸血症、肥胖等可能诱发或加重主动脉血管壁中外膜结构的改变，导致主动脉瘤形成。然而，一些流行病学证据显示糖尿病能够抑制腹主动脉瘤的发生及进展，是腹主动脉瘤的保护性因素。对于腹主动脉瘤患者血糖水平的控制仍需要进一步深入研究，为临床治疗提供更多证据。

（心内科 雷新宇 郭大璘 张志岗）

第二章

心 肌 病

病例 1 心脏淀粉样变性

一、病例报告

【患者】男性，56岁。

【主诉】活动后气短伴双下肢水肿2年余，加重20天。

【现病史】自2012年开始出现活动后气短症状伴双下肢水肿，就诊于当地县医院，行冠脉造影示"左右冠脉未见明显狭窄"，排除冠心病，行心脏彩超提示"室间隔及左室后壁增厚"，此后服用"螺内酯、卡托普利"等药物。患者仍有双下肢水肿，活动后气短症状。于2014年5月上述症状明显加重，伴食欲缺乏、腹胀等，再次就诊于当地县医院，行肺动脉CT示"各肺动脉未见明显异常"，排除肺栓塞，诊断"肥厚型心肌病"，院外给予"螺内酯、氢氯噻嗪、呋塞米、卡托普利、地高辛"等药物治疗。活动后气短、双下肢水肿进行性加重。于2014年12月17日感冒后气短症状显著加重伴夜间不能平卧，双下肢重度水肿，就诊于我院，门诊以"肥厚型心肌病"收入院。

【既往史】否认高血压、糖尿病病史。

【个人史】吸烟30年，20支/日，已戒1年，偶尔饮酒。

【家族史】否认家族性遗传病史。

【入院查体】T 36.2℃，P 62次/分，R 18次/分，BP 114/70mmHg。神志清楚，慢性病容，双侧颈静脉怒张，双侧颈动脉未见异常搏动，双肺呼吸音粗，双肺底可闻及少量湿啰音，心率78次/分，心音强弱不等，心律绝对失常，胸骨左缘第4肋间可及3/6级收缩期吹风样杂音，腹部膨隆，全腹无压痛、反跳痛及肌紧张，移动性浊音（＋），肝大，肋下3横指，剑突下5横指，无明显压痛，脾肋下未触及肿大。腰骶部明显水肿，双下肢重度水肿。

【辅助检查】血常规：白细胞$8.0×10^9$/L，红细胞$4.35×10^{12}$/L，血红蛋白125g/L，血小板$71×10^9$/L，中性粒细胞百分比80.4%。

尿常规未见异常。

肾功能：尿素氮11.9mmol/L，肌酐107.8μmol/L，尿酸471μmol/L。

氨基末端B型脑钠肽前体（NT-proBNP）2101pg/ml（正常值＜125pg/ml）。

D-二聚体1618.1μg/L。

甲状腺功能正常。

心肌肌钙蛋白I（cTnI）0.15ng/ml（正常值＜0.04ng/ml），心肌酶正常。

红细胞沉降率7mm/h。

尿β$_2$微球蛋白6.6mg/L（↑）（正常值0～0.37mg/L），尿微量白蛋白22.8mg/L（略高）（正常值0～22.5mg/L），血β$_2$微球蛋白3.2mg/L（↑）（正常值0.97～2.64mg/L）。

血清蛋白电泳检查：清蛋白51.12%（↓）（正常值55%～68%），α$_1$-球蛋白8.16%（↑）（正常值1%～5.7%），α$_2$-球蛋白18.41%（↑）（正常值4.9%～8.8%），β球蛋白16.73%（↑）（正常值5.7%～10.4%），γ球蛋白5.58%（正常值9.8%～20%）。

血清免疫固定电泳检查：IgG升高，轻链κ升高。

尿本周蛋白测定：轻链定量κ0.04g/L（↑）（正常值0～0.019g/L），轻链定量λ＜0.05g/L（正常值0～0.05g/L）。

心电图（图2-1-1）：心房颤动，心室率78次/分，肢体导联低电压，右束支传导阻滞。

肘静脉压力：右侧肘静脉压力为25cmH$_2$O（1cmH$_2$O＝0.735 3mmHg），压肝后压力为35cmH$_2$O。

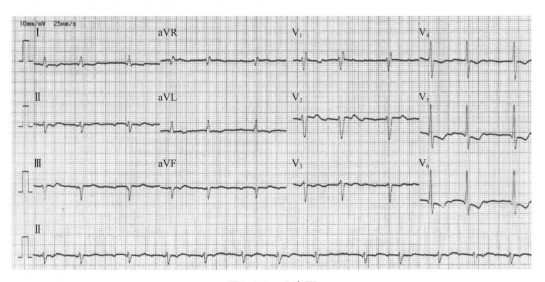

图2-1-1 心电图

心房颤动，心室率78次/分，肢体导联低电压，右束支传导阻滞

心脏彩超（图2-1-2）：左心房前后径36mm，左心室内径37mm，右心房内径45mm×58mm，右心室前后径31mm，室间隔厚度19mm，左室后壁厚度16mm，左心室射血分数28%，左房、右房、右室增大，左室壁弥漫性增厚，右室壁增厚，内回声呈磨玻璃样，左室壁弥漫性运动减弱，二尖瓣关闭不全（轻度），三尖瓣关闭不全（重度），主动脉瓣关闭不全（轻微），左室收缩功能、舒张功能均减低，心包积液（少量）。

心脏磁共振及延迟强化检查（图2-1-3）：右房、右室增大，左右心室壁增厚；黑血序列显示左右室心肌内可见散在斑点状高信号影；延迟增强扫描可见右心房、室间隔、左右心室心肌呈弥漫性强化。

腹部皮肤及皮下脂肪组织活检（图2-1-4）：皮下纤维细胞增生，玻变、纤维、血管壁及脂肪组织可见刚果红染色（＋）的特殊物质沉积，淀粉样变性不除外。骨髓活检：刚果红染色（－）。

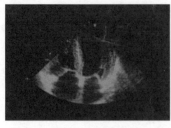
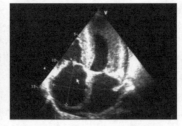
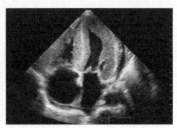

2013 年 2 月 16 日　　　　2014 年 12 月 19 日　　　　2014 年 12 月 3 日

图2-1-2　系列超声心动图

心脏四腔心切面示室壁弥漫性增厚逐渐明显，心肌回声增强，左室腔进行性缩小

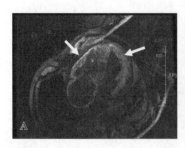
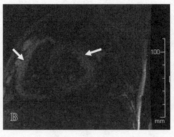
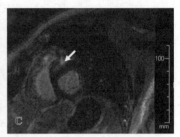

图2-1-3　心脏磁共振钆延迟增强扫描图像

A.本病例患者四腔心切面：钆剂延迟增强扫描显示右心房、室间隔、左右心室心肌呈弥漫性强化（箭头所示）；
B.本病例患者左心室短轴切面：钆剂延迟增强扫描显示左右心室心肌呈弥漫性强化（箭头所示）；C.对照图像：我
院确诊的肥厚型心肌病患者，左心室短轴切面：钆剂延迟增强扫描显示肥厚心肌内斑片状强化（箭头所示）

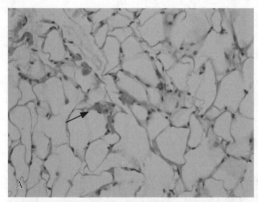
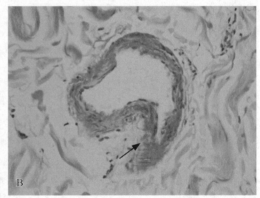
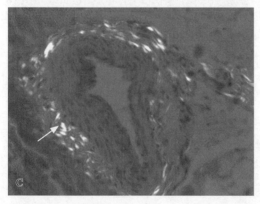

图2-1-4　组织病检结果

A.皮下脂肪组织刚果红染色（＋）×400；B.血管
壁刚果红染色（＋）×400；C.血管壁偏振光显微镜下
显示双折光物质（＋）×200

骨髓细胞学检查：骨髓片示骨髓增生明显活跃，浆细胞比例偏高占 7.5%，排除多发性骨髓瘤。

【诊断依据】 患者为 56 岁男性，临床表现为右心衰竭进行性加重伴左心功能不全。冠脉造影及肺动脉 CT 检查已排除冠状动脉性心脏病及肺动脉栓塞。心电图为肢体导联低电压合并心房颤动、心房扑动、右束支传导阻滞。超声心动图示心室壁和室间隔明显对称性肥厚，左室心腔逐渐缩小，左室舒张功能减退，合并有心肌特征性回声增强呈磨玻璃样改变。心脏磁共振黑血序列显示左右室心肌内可见散在斑点状高信号影，延迟钆显像可见右心房、室间隔、左右心室心肌呈弥漫性强化。皮下脂肪垫活检可见刚果红染色阳性。血清蛋白电泳及免疫固定电泳、尿本周蛋白测定结果提示免疫球蛋白轻链型淀粉样变性。综合上述特点，诊断"限制型心肌病、心脏淀粉样变性、免疫球蛋白轻链型"明确。

【诊疗经过】 入院后给予利尿、改善心功能治疗，症状有所缓解，NT-proBNP 较前无明显降低。

【出院诊断】 限制型心肌病，心脏淀粉样变性免疫球蛋白轻链型，心功能 Ⅳ 级（NYHA），心律失常，心房颤动，心房扑动，完全性右束支传导阻滞。

【疾病转归及预后】 气短症状有所缓解，NT-proBNP 较前无明显降低。出院 1 年后因心力衰竭过世。

二、讨论

心脏淀粉样变性是淀粉样物质沉积于心脏，造成心脏结构及功能的改变。淀粉样物质在心肌组织沉积可导致向心性左心室肥厚，心肌顺应性下降甚至舒张功能障碍，最终引起收缩功能障碍，不同阶段心脏淀粉样变性患者临床表现各异，缺乏特异性表现，容易误诊为其他类型的心肌病，尤其需要与肥厚型心肌病或高血压引起的心肌肥厚相鉴别。心电图肢体导联电压均较低，与心脏超声中室间隔和左心室后壁厚度明显增加成反比关系，这一点与高血压引起的心室肥厚和肥厚型心肌病截然不同。后两者随着室壁厚度增加，心电图肢体导联电压亦相应增加；心脏淀粉样变性典型心脏磁共振钆延迟增强扫描显示为弥漫性钆延迟强化图像，而肥厚型心肌病钆延迟扫描为肥厚心肌内斑片样钆延迟强化。

心脏淀粉样变性的特点主要表现为：①临床表现，早期为心脏舒张功能障碍，以后发展到限制型心肌病，有右心衰竭的症状和体征，即颈静脉压增高、右室奔马律、肝大和外周水肿，部分患者发展为难治性充血性心力衰竭。②心电图特点，表现为标准肢体导联低电压和胸前导联 R 波递增不良（类似于恢复期前间壁心肌梗死波形），常伴有心房颤动和传导阻滞。③超声心动图特点，表现为心室壁和室间隔明显对称性肥厚，左室心腔正常或缩小，左室舒张功能减退，合并有心肌特征性回声增强（颗粒状闪烁样表现）。此外，还可有心房扩大、瓣膜增厚或反流、心包积液和伴有心室充盈压增高的限制性表现（晚期）。④心脏磁共振特点，弥漫性和（或）透壁性钆延迟强化伴心室舒张功能受限。⑤核素，心肌锝（^{99m}Tc）焦磷酸盐（^{99m}Tc-PYP）闪烁照相表现为核素浓集的阳性影像（因 ^{99m} 锝焦磷酸盐可以结合到与淀粉样纤维相关的钙分子上）。⑥组织活检，心内膜活检是心脏淀粉样变性最直接的确诊方法，但取材困难，鉴于淀粉样变性为全身性疾病，多累及全身各个部位，故临床上可以采用心肌外活检代替心肌活检。如果在心脏以外活检发现淀粉样物质沉积，结合超声心动图、心电图特征性改变，也可诊断，无须再做心内膜活检。皮下脂肪垫活检结合骨髓刚果红染色对心脏淀粉样变性患者组织学诊断率达90%，刚果红染色在偏光下产生苹果绿样折射是淀粉样变性最特异的染色，也可在电子显微镜下观察淀粉样物质沉积。

心脏淀粉样变性主要治疗为针对浆细胞的治疗，目前认为大剂量左旋苯丙氨酸氮芥（马法兰）化疗加自体干细胞移植的效果较好。本病例患者心功能差，难以耐受大剂量化疗，采用抗心力衰竭及抗心律失常等对症治疗，效果不理想。研究发现累及心脏的淀粉样变性无论采用何种治疗方法，预后均差。有研究报道心脏淀粉样变性患者发生慢性心力衰竭后平均存活期为6个月，右心室扩张说明心脏受累更严重，平均存活期仅为4个月，该患者已发展为右心衰竭，病情进展恶化快，预后差。我们将本病例整理报告以提高临床医师对心脏淀粉样变性的认识，提高疑难病例的诊断水平。

（心内科　张丽贞　马秀瑞）

病例2 抗磷脂抗体综合征致获得性扩张型心肌病

一、病例报告

（一）首次住院

【患者】女性，56岁。

【主诉】活动后胸憋、气短3个月。

【现病史】患者于2017年1月始出现活动后胸憋、气短并进行性加重，逐渐出现颜面部水肿，继而夜间不能平卧，2月8日入外院，行心脏核素检查示"左室腔略增大，左室心肌血流灌注未见明显异常"，诊断"扩张型心肌病"，给予对症治疗。3月3日以来症状进一步加重，于3月10日第一次入住我院。

【既往史】发现血压轻度升高1年，曾间断服降压药。生育史：孕2产1，生育1子，无自发性流产史。

【家族史】母亲65岁患皮肌炎，发病6个月后死亡。

【入院查体】BP 80/60mmHg。高枕卧位，双侧颈静脉充盈，心界扩大，心率80次/分，心音低钝，心律齐，未闻及病理性杂音，双下肢无水肿，四肢皮肤温度低。

【辅助检查】入院心电图：窦性心律，广泛导联QRS波群低电压（图2-2-1）。

血气分析：pH 7.54，动脉二氧化碳分压（PCO_2）29mmHg，动脉氧分压（PO_2）70mmHg，血氧饱和度（SO_2）95%。氨基末端B型脑钠肽前体（NT-proBNP）7997.0ng/L。

超声心动图：左心室内径（LV）53mm，右心房内径（RA）53mm×53mm，右心

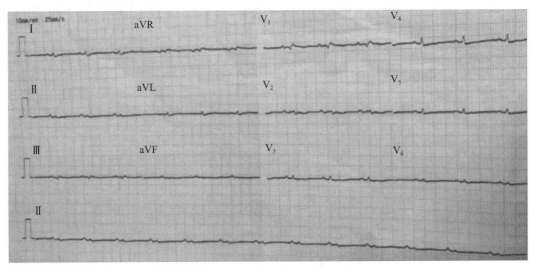

图2-2-1 入院心电图（3月10日）

窦性心律，心率80次/分，广泛导联QRS波群低电压

室前后径32mm（横径50mm），左室射血分数（LVEF）32%，左、右室壁运动弥漫性减弱，三尖瓣关闭不全（重度），右室内可见18mm×38mm高回声团块（图2-2-2A）。

心脏磁共振及钆延迟增强扫描：右房、左室、右室扩大，左、右室心肌异常多发延迟强化灶，心肌受累改变，右室内血栓形成可能（图2-2-3）。

肺动脉CTA：左肺上叶舌段肺动脉栓塞（图2-2-4）。

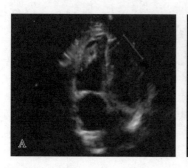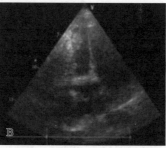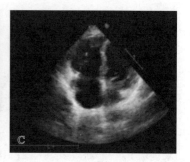

图2-2-2　超声心动图表现

A.于3月24日检查；B.于4月26日检查：四腔心切面图示右室血栓形成；C.于5月2日检查，右室血栓消失

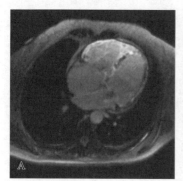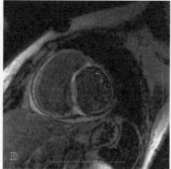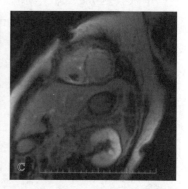

图2-2-3　心脏磁共振钆延迟增强扫描图像

A.为四腔心切面；B.为短轴切面均显示室间隔、左室前壁、下壁及侧壁可见肌壁间斑片状及线样强化，室间隔中段可见透壁强化，右室侧壁及右室心尖部心肌可见线样强化；C.显示右室心尖部血栓形成可能

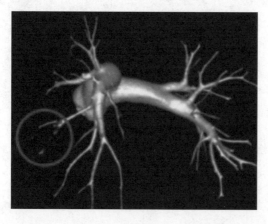

图2-2-4　肺动脉CTA

左肺上叶舌段肺动脉栓塞

住院期间给予改善心功能治疗，气短略减轻，于3月31日出院，出院诊断："心力衰竭原因待查：扩张型心脏病？右室血栓，肺栓塞"。给予口服华法林、托拉塞米、螺内酯、氯化钾缓释片治疗。

（二）二次住院

【病情变化】出院后患者卧床、不能耐受任何活动、仍感气短，4月7日出现四肢末梢发绀、疼痛，4月8日第二次入住我院。查体：BP 90/60mmHg，浅表淋巴结不大，双肺呼吸音清，未闻及干、湿啰音，心率90次/分，律齐，心音低钝，未闻及病理性杂音，全腹无压痛，足部皮肤网状青斑，四肢指（趾）端发绀（图2-2-5A），双下肢无水肿。

【辅助检查】入院后血小板、血糖、血脂、肌钙蛋白均正常，肿瘤系列大致正常。NT-proBNP 14772.0pg/ml。国际标准化值（INR）3.68，D-二聚体4685.0μg/L。

超声心动图：LV 50mm，RV 30mm，LVEF 29%，右室内可探及两个大小分别约22mm×14mm、16mm×12mm高回声团块（图2-2-2B）。

双上肢动静脉彩超：双上肢动脉血流速度减慢，双上肢深静脉未见明显异常。

双下肢动静脉彩超：双侧下肢深动脉血流速度减慢，右侧股浅静脉等回声，血栓形成可能。

风湿免疫学指标：抗心磷脂抗体17.4RU/ml（正常值＜12RU/ml），抗β$_2$糖蛋白Ⅰ抗体IgAGM 21.75RU/ml（正常值＜20RU/ml），抗核抗体（鼠，猴肝，Hep-2）（ANA）1：1280（正常值＜1：100），抗双链DNA抗体（抗dsDNA）、抗ENA抗体、抗Sm、抗SSA、抗SSB、抗Sc1-70、抗Jo-1、抗RNP、抗nRNP/Sm、周边型（p-ANCA）及胞质型（c-ANCA）、抗U1-snRNP、抗PM-sc1、抗Mi-2、抗Ku等均呈阴性。

【明确诊断】原发性抗磷脂抗体综合征，获得性扩张型心肌病，心脏扩大，心功能Ⅳ级，右室血栓形成，肺动脉栓塞，右股浅静脉血栓形成，趾端坏疽。

【诊疗经过】入院后给予华法林抗凝及强心利尿改善心功能等治疗，给予羟氯喹200mg，2次/日，口服；地塞米松，10mg/d，静脉注射3日。后甲泼尼龙琥珀酸钠240mg/d，静脉滴注3日，此后80mg/d治疗7日后改为口服泼尼松60mg/d（并以每周减少5mg剂量逐渐递减至维持量）。

5月2日复查超声心动图：LV 51 mm，RV 27mm，LVEF 28%，右室血栓消失（图2-2-2C）。患者气短症状基本缓解，四肢皮肤温度改善，指（趾）端发绀减轻，趾端坏疽范围局限（图2-2-5B～C）。5月13日好转出院，给予口服华法林、托拉塞米、螺内酯、泼尼松、羟氯喹治疗。

（三）随访及结局

出院后1个月复查一般情况可，血压偏低，不能久坐，超声心动图：LVIDd 52 mm，RV 27mm，LVEF 32%。7月18日夜间患者气紧乏力，精神萎靡，次日晨在家中死亡。

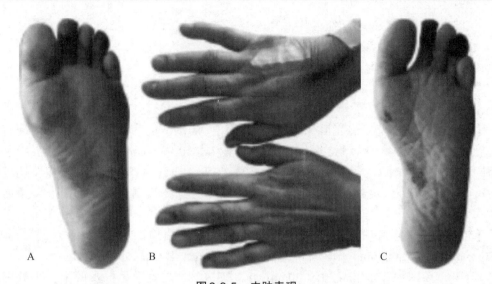

图2-2-5　皮肤表现

A.网状青斑及趾端发绀改变；B.指端发绀改变；C.后期趾端坏疽表现

二、讨论

抗磷脂抗体综合征（antiphospholipid antibody syndrome，APS）是指由抗磷脂抗体（antiphospholipid antibody，APL）引起的一种自身免疫性疾病，以反复发作的动静脉血栓形成、自发性流产、血小板减少及血清APL阳性为主要临床特征。APS分为原发性APS、继发于系统性红斑狼疮、类风湿关节炎等结缔组织病的继发性APS及以短期内进行性广泛血栓性微血管病造成多脏器衰竭的灾难性抗磷脂抗体综合征（catastrophic APS，CAPS）。

国外研究显示，APS患者总的血栓事件发生率为87.9%，大多数为静脉血栓，动脉血栓发生率为42.2%，15.2%患者同时发生动脉和静脉血栓。心脏是APS的重要靶器官之一，临床上约有40%的APS患者有心血管系统表现，4%～6%的患者有较严重的临床表现。APS的心脏病变主要有：①心脏瓣膜病是最常见的心脏表现，包括疣状赘生物、瓣膜增厚、钙化等。②冠状动脉病变表现为急性心肌梗死，临床较少见，其原因为冠脉内血栓形成，多见于年轻人。③心腔内血栓形成，心腔内血栓形成很少见但却有潜在的致命风险。四个心腔均有报道血栓形成，但多发于右侧心腔。④心肌损害，APL相关的血栓形成可累及心脏的小动脉，在其支配区域形成微梗死，广泛的心肌坏死进一步导致弥漫性心肌病变。有报道慢性微血管内血栓形成可导致心功能不全。尸检可见小血管内血栓形成，而非血管炎性改变。⑤肺动脉高压，APS引起反复的肺动脉栓塞，进而引起肺动脉高压，为首要原因。⑥高血压，据报道APS还可以出现重度高血压。

本病例有以下几个特点：①以心力衰竭起病，全心扩大，以右心室为著，心脏磁共振钆延迟强化提示心肌纤维化改变。反复住院，常规抗心力衰竭治疗无效，发病7个月余死亡。②患者合并有多器官动静脉血栓形成表现：右室内血栓形成，肺栓塞；下肢深静脉血栓形成；皮肤静脉血栓，表现为皮肤网状青斑；皮肤小动脉栓塞，表现为趾端坏痕；心肌纤维化的原因考虑为心脏小动脉微血栓，进而导致心肌微梗死、心肌纤维化。③家族史，母亲患有皮肌炎。

2006年悉尼国际APS会议修订的分类标准（至少同时符合1条临床诊断标准和一条实验室诊断标准）如下。

（1）临床标准：①血栓形成，任何组织或器官发生1次或多次动脉、静脉或小血管血栓形成事件；②病态妊娠。

（2）实验室诊断标准：2次或2次以上（间隔至少12周）以下改变。①血浆狼疮抗凝物阳性；②血清抗心磷脂抗体阳性；③血清抗β_2糖蛋白I抗体阳性。

该患者符合1条临床诊断标准，有以上两项抗体阳性，及ANA强阳性（因出院后2个月死亡，未能完成间隔12周的抗体检测），同时抗dsDNA及抗ENA抗体等均呈阴性，临床可排除继发于系统性红斑狼疮及干燥综合征等其他自身免疫性疾病的继发性APS，可确诊为原发性抗磷脂抗体综合征。

本病例需与扩张型心肌病相鉴别。扩张型心肌病特点：心脏磁共振钆延迟扫描特点为多数病例不出现强化，26%～42%的患者出现肌壁间线样或点片状强化；左室或双心室扩大；起病隐匿，确诊后5年生存率为50%。而本病例与扩张型心肌病不同的特点为：心脏磁共振提示更广泛的肌壁间钆延迟强化；双心室扩大，右室扩大更显著；起病急，发病仅7个月死亡。PubMed检索近20年有9例APS相关扩张型心肌病的病例报道，其中有1例行心内膜下心肌活检证实为血栓性微血管病变而无炎性浸润，证实为APS引起的心肌病。故临床诊断为APS引起的心肌病样改变。另外，国内有1例APS合并扩张型心肌病的报道，因此亦不能完全排除APS合并扩张型心肌病的可能。

该患者有≥3个以上器官、系统受累；同时或相继1周内出现，实验室证实APL阳性，唯一缺病理诊断，因此可诊断CAPS可能。给予激素冲击治疗、免疫抑制剂及强化抗凝治疗，患者心力衰竭症状明显改善，可轻微活动，右室内血栓消失，趾端坏疽范围局限，病情得到一定的控制，之后生存近3个月死亡。

综上所述，对顽固性心力衰竭患者应积极寻找原发病因，从而早期针对病因治疗，能更有效地改善心力衰竭症状。APS可以引起多发性动静脉血栓，而因血栓性微血管病引起心肌病样改变，进而引起顽固性心力衰竭、心源性休克者极为罕见，鲜有报道，治疗效果及预后极差，易误诊，在临床工作中应该引起重视。

（心内科　陈　洁）

病例 3　高嗜酸性粒细胞增多症累及心脏

一、病例报告

【患者】男性，34岁。

【主诉】间断气短1个月。

【现病史】患者自2018年5月开始出现易疲劳，不伴胸闷、胸痛、头晕、气短、恶心、心悸、出汗等症状。6月上旬感冒好转后10天开始出现气短症状，持续存在，活动后未加重，未在意。后因胃部不适就诊于当地医院，心电图异常，随后就诊于我院门诊，超声心动图示"LA 46mm，RA 46mm×51mm，左心室中间段近心尖部心内膜面不规则增厚，呈高回声，其上可见纤维状回声随心动周期摆动，嗜酸性粒细胞增多心内膜炎？"此后患者自行就诊于上级医院，6月20日血常规示"白细胞12.75×10⁹/L，中性粒细胞百分比24.7%，嗜酸性粒细胞58.5%，嗜酸性粒细胞7.46×10⁹/L，红细胞3.9×10¹²/L，血红蛋白117g/L，血小板81×10⁹/L"，复查超声心动图示"嗜酸性粒细胞增多性心内膜炎（Loffler心内膜炎）改变"，给予"阿司匹林肠溶片、托拉塞米、螺内酯、氯化钾缓释片、阿替洛尔、头孢哌酮舒巴坦"等药物治疗，气短症状未缓解。7月初就诊于我院。

【既往史】既往否认高血压、糖尿病病史；否认食物药物过敏史、寄生虫感染史。无传染病疫区生活史。家族中无同类患者。

【入院查体】T 36.7℃，BP 120/70mmHg。自主体位，双侧颈静脉未见充盈及怒张，双肺呼吸音清，未闻及干、湿啰音，心界叩诊不大，心率80次/分，心音有力，心律失常，未闻及病理性杂音，双下肢无水肿。

【辅助检查】入院血常规：白细胞14.3×10⁹/L，红细胞3.86×10¹²/L，血红蛋白117g/L，血细胞比容35.0%，血小板56×10⁹/L，中性粒细胞百分比23.7%，淋巴细胞百分比13.1%，嗜酸性粒细胞百分比58.42%，嗜酸性粒细胞8.36×10⁹/L，嗜碱性粒细胞0.11×10⁹/L；红细胞沉降率（血沉）5mm，C反应蛋白11.8mg/L。

入院心电图：窦性心律，Ⅰ、Ⅱ、Ⅲ、aVF导联ST段上斜行压低约0.05mV，aVL导联T波低平（图2-3-1）。

复查超声心动图：LA 50mm，RA 50mm×54mm，LVEF 44%，左心室游离壁中段运动减弱，左心室腔中部至心尖部心内膜面不规则增厚，凸向心腔内，呈等高回声，范围约56mm×29mm×48mm，其致使左心室流出道中下部变窄，短轴见两处交通口，分别宽约13mm，彩色多普勒超声显像（CDFI）示收缩期过局部血流变细紊乱，$V_{max} = 297cm/s$，压差约35mmHg；其上另可见纤维条状回声附着并随心动周期摆动，左心房、右心房扩大，左心室心肌病变，左心室内异常回声，左心室腔中部狭窄，左心室壁阶段性运动异常，二尖瓣关闭不全（轻～中度），三尖瓣关闭不全（中～重度），左心室收缩功能减低，符合嗜酸性粒细胞增多心内膜炎超声表现（图2-3-2）。

心脏磁共振：心肌静息灌注成像，左室壁未见明显灌注减低及缺损；心肌延迟强化

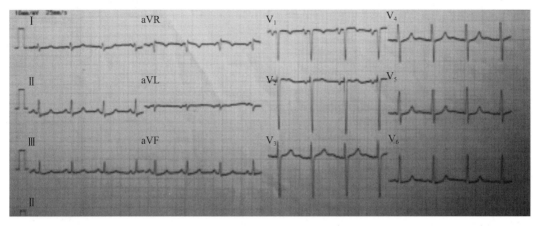

图2-3-1　入院心电图

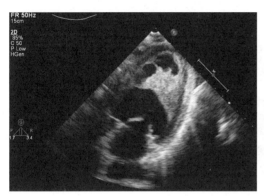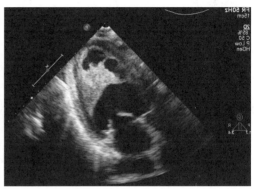

图2-3-2　心脏彩超

成像，中央段左室可见心内膜下延迟强化，累及同层面心内膜及乳头肌，左心室乳头肌心内膜层面-心尖部层面左心室内可见不规则血栓，中央段左室内心内膜下纤维化，合并左心室血栓形成。

【入院诊断】嗜酸性粒细胞增多性心内膜炎。

【诊疗经过】入院后治疗上继续给予抗血小板、抑制心肌重塑、抗感染。7月12日复查血常规"白细胞$15.1×10^9$/L，红细胞$4.17×10^{12}$/L，血红蛋白125g/L，血细胞比容37.7%，血小板$64×10^9$/L，中性粒细胞百分比18.1%，淋巴细胞百分比12.7%，嗜酸性粒细胞百分比65.45%，嗜酸性粒细胞$9.87×10^9$/L，嗜碱性粒细胞$0.09×10^9$/L"，患者活动后偶感心悸、气紧不适。结合患者病史，复查尿便常规未见寄生虫及虫卵，可排除过敏、寄生虫及自身免疫等导致的嗜酸性粒细胞增多疾病。行骨穿化验：WTI为29.8，检测*PDGFRA*基因未见异常，检测8号染色体相关*FGFR1*基因未见异常，融合基因——*TEL/PDGFRB*（定性）阴性；融合基因——*FIP1L1/PDGFRA*（定性）阳性（图2-3-3）；FISH检测：PDGFα 1%（阈值＜2.61%），PDGFRβ 1.2%（阈值＜2.67%），FGFR1 0.8%（阈值＜2.07%）（图2-3-4）；免疫分型原幼细胞占1.6%，为髓系幼稚细胞；骨髓象增生明显活跃，原始细胞占0.5%，粒系占73.5%，嗜酸性粒细胞百分比高达33%；骨髓活检：造血面积约占50%伴纤维组织增生（MF-2），粒系增多以晚幼胞质嗜酸性粒细胞为主。伴嗜酸性粒细胞增

检测项目：融合基因-FIP1L1/PDGFRA(定性)

检测结果：

项目名称	结果
融合基因-*FIP1L1/PDGFRA*(定性)	阳性

临床意义：FIP1L1/PDGFRA由 del(4)（q12q12）微小缺失形成，多见于HES患和CEL患者，阳性率为10%～15%。*FIP1L1/PDGFRA*融合基因阳性的患者使用低剂量伊马替尼即可获得较好的疗效。

检测方法：1、提取送检标本中单个核细胞总RNA，并反转录为cDNA。
2、PCR仪扩增送检标本中的目的基因，使用2%琼脂糖凝胶进行电泳判定扩增产物。

检测项目：融合基因-*TEL/PDGFRB*(定性)

检测结果：

项目名称	结果
融合基因-*TEL/PDGFRB*(定性)	阴性

临床意义：TEL/PDGFRB由染色体t(5;12)(q33;p13)易位形成，较为罕见，可见于 CMML和aCML。预后尚不明确，TEL/PDGFRB阳性患者对酪氨酸激酶抑制剂类药物较敏感。

检测方法：1、提取送检标本中单个核细胞总RNA，并反转录为cDNA。
2、PCR仪扩增送检标本中的目的基因，使用2%琼脂糖凝胶进行电泳判定扩增产物。

图 2-3-3　融合基因检测结果

多、*FIP1L1/PDGFα*基因阳性的慢性髓系肿瘤（累及心脏）诊断明确。调整治疗方案给予低剂量甲磺酸伊马替尼（100mg/d）、利伐沙班抗凝治疗。

【疾病转归及预后】患者未诉气短不适，7月23日复查血常规：白细胞$7.71×10^9$/L，红细胞$3.79×10^{12}$/L，血红蛋白112g/L，血小板$90×10^9$/L，中性粒细胞百分比83.30%，嗜酸性粒细胞百分比65.45%，嗜酸性粒细胞绝对值$0.03×10^9$/L，嗜碱性粒细胞绝对值$0.01×10^9$/L。患者无气短不适，嗜酸性粒细胞计数及百分比较治疗前明显减低，8月2日复查血常规：白细胞$5.9×10^9$/L，红细胞$4.14×10^{12}$/L，血红蛋白120g/L，血小板$199×10^9$/L，中性粒细胞百分比71.4%，嗜酸性粒细胞百分比2.0%，嗜酸性粒细胞绝对值$0.12×10^9$/L。院外坚持服用伊马替尼、利伐沙班，定期来院复查，密切随访患者。

二、讨论

嗜酸性粒细胞增多症（eosinophilia）：外周血嗜酸性粒细胞绝对计数$>0.5×10^9$/L。依据外周血中嗜酸性粒细胞绝对值（AEC）超过正常上限范围（AEC$>0.50×10^9$/L），按其增多程度可分为轻度（AEC$<1.5×10^9$/L）、中度［AEC（1.5～5.0）$×10^9$/L］和重度（AEC$>5.0×10^9$/L）。高嗜酸性粒细胞增多症（hypereosinophilia，HE）：外周血2次检查（间隔时间>1个月）嗜酸粒细胞绝对值$>1.5×10^9$/L和（或）骨髓有核细胞计

检 测 项 目：FISH(PDGFRA(4q12))

阳性信号百分率：1%

阈　　　　值：<2.61%

结　　　　论：检测*PDGFRA*基因未见异常

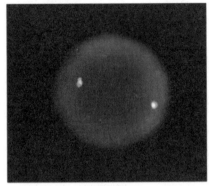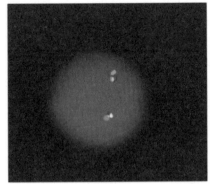

正常对照　　　　　　　　　　　　　　　结果图片

描　　　　述：nuc ish(FIP1L1×2,CHIC2×2,PDGFRa×2)

结 果 解 释：*PDGFRA*基因重排多见于累及4q12的易位。部分形成FIP1L1/PDGFRA融合基因，可见于
FGFR1重排相关的髓系或淋系肿瘤。可见于8%~10%的慢性嗜酸性粒细胞白血病（CEL），高
嗜酸性粒细胞综合征（HES）等。

检 测 项 目：FISH(FGFR1/D8Z2(8p11))

阳性信号百分率：0.8%

阈　　　　值：<2.07%

结　　　　论：检测8号染色体相关FGFR1基因未见异常

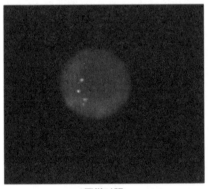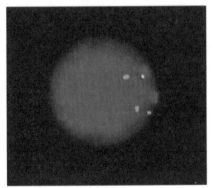

正常对照　　　　　　　　　　　　　　　结果图片

描　　　　述：nuc ish(FGFR1×2,D8Z2×2)

结 果 解 释：*FGFR1*(8p12)基因重排多见于累及8p11的易位，如t(8;13)(p11;q12)、t(8;9)(p11;q33)、t
(8;12)(p11;q15)、t(8;22)(p11;q11)等；常见于慢性嗜酸性粒细胞白血病（CEL），高嗜酸
性粒细胞综合征（HES）等；*FGFR1*基因扩增也可见于10%的乳腺癌，预后较差。

图2-3-4　FISH检测，A、B染色体荧光原位杂交 C、D融合基因

数嗜酸性粒细胞百分比≥20%和（或）病理证实组织嗜酸性粒细胞广泛浸润和（或）发现嗜酸性粒细胞颗粒蛋白显著沉积（在有或没有较明显的组织嗜酸性粒细胞浸润情况下）。如满足血液HE的诊断标准并伴有因嗜酸性粒细胞增多所导致的器官损伤/功能受累，或组织型HE伴有血液嗜酸性粒细胞增多（AEC超过正常值上限）均称为高嗜酸性粒细胞增多综合征（hypereosinophilic syndrome，HES）。

HE常伴有多脏器功能受损，嗜酸性粒细胞浸润和（或）嗜酸性粒细胞颗粒蛋白广泛沉积损伤心肌细胞（可能与嗜酸性粒细胞脱颗粒现象有关）并作用于肌浆膜和线粒体呼吸链中的酶成分。嗜酸性粒细胞增多可浸润心脏三层结构、传导系统及冠状动脉血管，引起心肌损伤及冠状动脉痉挛、闭塞等。此外，嗜酸性粒细胞增多具有高凝倾向，影响凝血系统功能，导致易形成血栓，伴或不伴栓塞。嗜酸性粒细胞增多性心内膜炎又称Loeffler心内膜炎。Loeffler心内膜炎病理过程可分为坏死期、血栓形成期、纤维化期，心电图多表现为ST-T改变；超声心动图表现为心内膜增厚、心室心尖部血栓形成、瓣膜受累及心室腔扩大等表现。Loeffler心内膜炎以男性为主，常见的临床表现为乏力，伴有呼吸、心脏、胃肠道症状，最严重的临床表现为心内膜纤维化导致的限制型心肌病，其是影响预后的重要指标。

本病例患者以气短起病，嗜酸性粒细胞明显升高，心脏超声提示左房右房增大，左室中间段近心尖部心内膜面不规则增厚，呈高回声，其上可见纤维状回声；心脏磁共振提示中央段左心室内心内膜下纤维化，合并左心室血栓形成，考虑心内膜炎所致可能。以上为本病例特点。给予抗生素等对症治疗效果欠佳，进一步寻找病因。

高嗜酸性粒细胞增多症分为遗传性（家族性）、继发性（反应性）、原发性（克隆性）和意义未定（特发性）的四大类。应仔细询问病史、查体、完善相关实验室检查。若排除了继发因素导致的嗜酸性粒细胞增多，则考虑原发性（克隆性）嗜酸性粒细胞增多，应完善骨髓穿刺涂片分类计数及骨髓活检活组织切片病理细胞学分析。骨髓象增生明显活跃，骨髓有核细胞计数嗜酸粒细胞百分比≥20%；骨髓活检示造血面积约占50%伴纤维组织增生（MF-2），粒系增多以晚幼胞质嗜酸性粒细胞为主；FISH及RT-PCR检测*FIP1L1/PDGFRA*融合基因结果提示*FIP1L1/PDGFRA*融合基因（定性）阳性：有以上改变则考虑为伴嗜酸性粒细胞增多的*FIP1L1/PDGFRα*基因阳性的慢性髓系肿瘤。

*PDGFRA*相关基因中最常见和最具特征性的异常为染色体4q12上800kb片段隐匿性缺失形成的*FIP1L1/PDGFRA*融合基因。*FIP1L1/PDGFRA*融合基因阳性患者首选伊马替尼治疗。美国食品药品监督管理局（FDA）推荐伊马替尼起始剂量为100mg/d。长期随访累积的数据表明该剂量足以达完全血液学缓解（CHR）和完全分子学缓解（CMR）。待达到CHR和CMR后可逐渐减少伊马替尼剂量，维持剂量为至少每周100mg。本病例给予伊马替尼100mg治疗，已达完全血液学缓解，待疾病达缓解后，还需进行定期监测。

综上所述，对嗜酸性粒细胞增多的患者应积极寻找原发病因，准确地诊断相关疾病对于治疗至关重要，基因学、细胞遗传学等检测使得疾病的诊断更加简便。HE临床较为少见，起病隐匿，常累及多脏器，心脏受累者可引起心力衰竭、心源性休克等，预后差，临床工作中应引起重视。

（心内科　安　健　王　馨）

病例4 肥厚型心肌病致心尖部室壁瘤形成

一、病例报告

【患者】女性，54岁。

【主诉】发作性胸憋闷10年，加重7天。

【现病史】患者10年前开始出现发作性胸憋闷，位于胸骨后及心前区，多于重体力活动时出现，休息10分钟左右可好转，曾就诊当地诊所，考虑"冠心病"，给予"阿司匹林、硝酸异山梨酯"等药物治疗（具体不详）。患者间断服药，症状时有发生。2018年2月24日午餐后（约13时30分）再次出现胸憋闷，位于胸骨后及心前区，呈压迫感，伴后背部、双肩部疼痛，伴出汗、头晕、恶心、呕吐，不伴黑矇、腹痛、腹泻等，症状持续不缓解，15时左右含服"硝酸甘油0.5mg"，5分钟左右症状好转。次日晨起后仍有头晕不适，就诊于当地医院神经内科，住院期间仍有胸憋不适，与活动无关，有时深呼吸后可好转，为进一步诊治于2018年3月2日收入我院。

【既往史】高血压病史24年，血压最高达180/120mmHg，平素服用"替米沙坦80mg，每日一次"降压，血压控制在130～140/70～80mmHg；2012年诊断为甲状腺功能亢进，治疗后好转；2003年诊断为子宫原位癌，行子宫全切术。

【家族史】父母、弟弟患高血压。

【入院查体】T 36.0℃，R 19次/分，P 80次/分，BP 120/86mmHg，正常面容，心律齐，心率80次/分，未闻及杂音，心界正常，双肺（-），腹部（-），双下肢无水肿。

【辅助检查】入院心电图：窦性心律，心率80次/分，偶发室性期前收缩，Ⅰ、aVL导联ST段压低0.05mV，Ⅰ、Ⅱ、aVL、V₃～₆导联T波倒置（图2-4-1）。

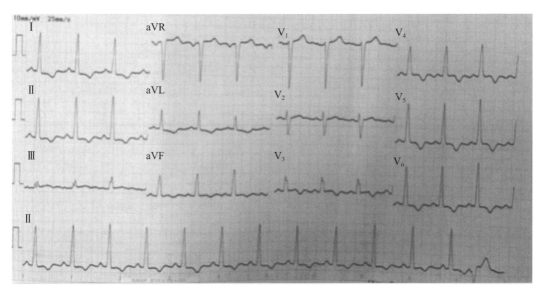

图2-4-1 入院心电图

窦性心律，Ⅰ、aVL导联ST段压低0.05mV，Ⅰ、Ⅱ、aVL、V₃～₆导联T波倒置

【初步诊断】冠心病，急性冠脉综合征，高血压病3级（很高危）。

【诊疗经过】

1．一般诊疗经过

（1）入院当天急查：肌钙蛋白I（TnI）0.11μg/L、氨基末端B型脑钠肽前体（NT-proBNP）8748.0ng/L，血钾3.4mmol/L，肌酸激酶同工酶（CK-MB）、凝血功能、D-二聚体正常。

考虑：心肌梗死，心肌梗死后心功能不全。

初步治疗方案：给予双联抗血小板、调脂、稳定斑块、扩血管、利尿、改善心功能等治疗，患者症状改善，入院后未再诉胸憋闷。

（2）入院第二天常规化验：低密度脂蛋白胆固醇2.43mmol/L，血常规、甲状腺功能、肝功能等正常，进一步完善心脏彩超、胸部X线片等相关检查，建议择期行冠脉造影明确冠脉情况。

胸部X线片：心影增大，左侧胸膜局部粘连（图2-4-2）。

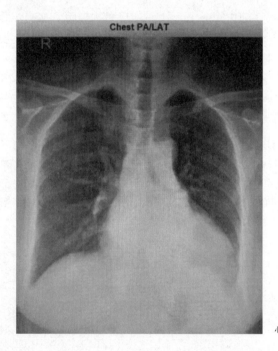

图2-4-2　胸部X线片
心影增大，左侧胸膜局部粘连

胸部CT：①左肺上叶舌段、下叶基底段条带形密度增高影，考虑炎性改变；②左室心尖部局限性隆起，考虑室壁瘤可能，请结合超声检查；③心包积液；④左侧胸腔积液（图2-4-3）。

心脏彩超：LA 44mm，LV 46mm，室间隔厚度（IVSd）16mm，左室后壁厚度（LVPWd）15mm，左室射血分数（LVEF）52%，左房增大，左室壁对称性增厚，左室流出道内径10mm，左室变形，心尖部形态饱满，向外膨出，呈瘤样，范围约40mm×37mm，局部室壁变薄，呈矛盾运动，余室壁运动未见异常。多普勒检查：收缩期左室流出道血流束变细，$V_{max}=382cm/s$，最大压差58mmHg。提示：左房增大，左室壁增厚，左室心尖部室壁瘤形成，左室流出道狭窄，二尖瓣退行性改变，三尖瓣关闭不全（轻度），左室收缩功能未见异常，舒张功能减低，心包积液（少至中量）。

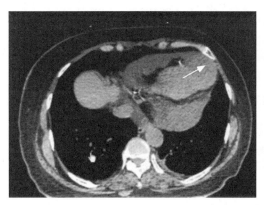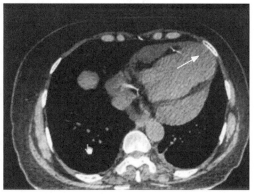

图2-4-3 胸部CT

箭头所指左室心尖部局限性隆起，考虑室壁瘤可能

　　冠脉造影结果：左主干（LM）未见有意义狭窄；左前降支（LAD）近段狭窄50%，中段狭窄50%；回旋支（LCX）中段狭窄约50%，远段狭窄约90%，钝缘支（OM）狭窄70%；右冠脉（RCA）中段狭窄约75%；冠脉分布右优势型（图2-4-4）。

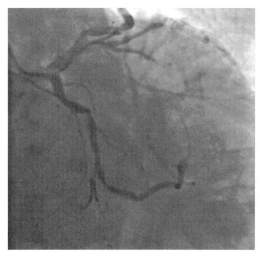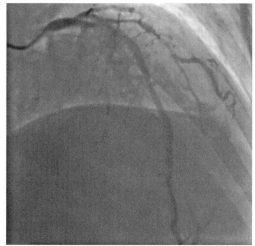

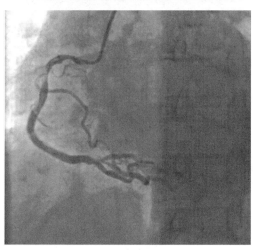

图2-4-4 冠脉造影结果

冠状动脉三支病变、均为轻-中度狭窄

左室造影：左室后壁基底段、前基底段运动增强，下壁运动减弱，心尖部向外瘤样膨出，收缩期呈矛盾运动。

2.诊疗过程中的疑问

（1）目前可以明确的诊断

1）根据临床症状、入院TnI升高、心电图ST-T异常、冠脉造影结果，冠心病诊断明确。

2）根据左室造影、心脏彩超、胸部CT，室壁瘤形成明确。

（2）入院后多次复查心电图无前壁心肌梗死痕迹，且无动态演变；冠脉造影提示前降支病变并不严重。提出以下疑问：

1）是否真的可以明确诊断为心肌梗死导致室壁瘤形成？

2）心脏超声提示患者存在心肌肥厚、左室流出道狭窄，对于心肌肥厚的原因，是高血压病多年导致的心肌肥厚？还是肥厚型心肌病可能？

3.进一步完善检查——心脏磁共振　其结果回报：左房形态正常（前后径约30m），左室不大（左室横径约33m），左室心肌收缩运动尚可。左室前壁基底节段、左室下壁中、远段及室间隔中、远段心肌增厚，舒张末期左室前壁基底段最厚处厚约16mm，室间隔最厚处厚约19mm，左室下壁最厚处厚约18mm，肥厚心肌舒张顺应性减低，左室中部心腔变窄，左室心尖部心肌变薄、运动减弱并局部向外膨隆。三腔心示左室流出道未见低信号高速血流；右房室不大；黑血序列示左室心尖部血流信号抑制欠充分，心肌信号尚均匀，静息首过灌注扫描心肌未见明显灌注缺损区，对比剂延迟扫描左室下壁中、远段肥厚心肌肌壁可见云絮状斑片样强化灶，升主动脉、肺动脉不宽。二尖瓣、三尖瓣及主动脉瓣区可见少量反流信号。心包腔可见中量积液征象，双侧胸腔可见少量积液征象。结论：肥厚型心肌病可能，致左室中部心腔变窄，心尖部局部向外膨隆，二尖瓣、三尖瓣及主动脉瓣区少量反流，心包中量积液，双侧胸腔少量积液（图2-4-5）。

4.重新考虑诊断　结合患者心脏磁共振结果，重新考虑患者诊断：肥厚型心肌病（左室中部肥厚），心尖部室壁瘤形成，冠心病，高血压病3级（很高危）。

5.治疗　酒石酸美托洛尔25mg，每日2次；阿司匹林肠溶片100mg，每日1次；阿

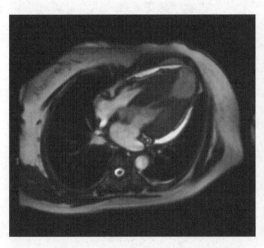
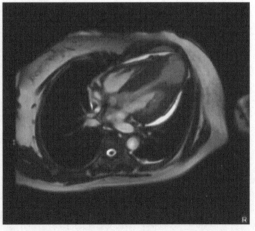

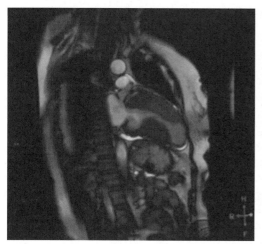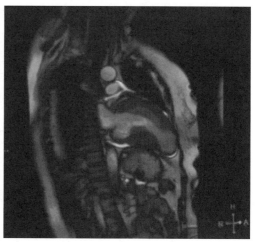

图2-4-5 心脏磁共振结果

心肌肥厚致左室中部心腔变窄，心尖部局部向外膨隆

托伐他汀20mg，每日1次；替米沙坦80mg，每日一次；生活指导：建议患者避免参加剧烈的竞技运动。

6.随访 ①症状较前明显缓解；②患者哥哥猝死；③复查心脏超声：LA 38mm，LV 42mm，IVSd 18mm，LVPWd 14mm，EF 59mm，左室变形，心尖部形态饱满，向外膨出，呈瘤样，范围约36mm×31mm，局部室壁变薄，呈矛盾运动，室间隔明显增厚，以中段为主，致左室腔中部狭窄，收缩期内径约9.6mm，其内血流快，V_{max}约390cm/s，压差61mmHg，心包少量积液。建议：①患者亲属行基因检测，行心脏超声，早发现，早预防；②完善24小时动态心电图监测评估室性心律失常和猝死的风险。

二、讨论

既然考虑患者为肥厚型心肌病（左室中部肥厚→左室中部心腔变窄→心尖部室壁瘤形成），那么患者入院时检查TnI↑、NT-proBNP↑、ST-T变化等，可以用肥厚型心肌病解释吗？ TnI为心肌肌钙蛋白（cTn）的其中一种亚基。cTn升高是心肌损伤特异性标志物，但还有很多疾病状态间接引起心肌细胞损害，最终导致cTn升高，从表2-4-1可以看出导致cTn升高的各种原因及机制。其中左室肥厚可以因心内膜下心肌缺血，导致cTn升高。BNP和NT-proBNP主要由心室合成，是心力衰竭时神经内分泌系统中一种重要的扩血管激素，随心室容量扩增及压力负荷反应而分泌。BNP和NT-proBNP升高的原因见表2-4-2，其中心肌病变中心肌肥厚同样可以导致BNP或NT-proBNP的升高。

表2-4-1　引起cTn升高的原因及机制

病因	机制
败血症/全身感染	心肌抑制/供需失衡
低血压	低灌注压
低血容量	低充盈压/低排出量
室上性心动过速/心房颤动	供需失衡
左室肥厚	心内膜下缺血
充血性心力衰竭	心肌牵张
肺栓塞	右心室牵张
肺动脉高压/肺气肿	右心室牵张
高强度运动	心室牵张
慢性肾功能不全	不详
心脏挫伤/心脏电转复	创伤
心脏浸润性疾病	心脏挤压
化疗	心脏毒性
心肌炎/心包炎	炎症
心脏移植	炎症/免疫调节
冠脉痉挛	长时间缺血出现心肌坏死
颅内出血或卒中	交感神经失衡
服用交感神经类药物	肾上腺素作用

表2-4-2　BNP和NT-proBNP升高的常见原因

类型	疾病
心血管疾病	心肌病变：心肌肥厚、心肌纤维化或瘢痕、心肌浸润性病变等
	心脏瓣膜病
	冠状动脉疾病
	心律失常：心房颤动或心房扑动
	心包疾病：心包积液或压塞、缩窄性心包炎
	先天性心脏病：心腔内异常通道，狭窄性病变等
	肺血管疾病：肺栓塞、肺动脉高压
非心血管疾病	急性呼吸窘迫综合征，睡眠呼吸暂停综合征，慢性肺部疾病，贫血，甲状腺功能亢进，败血症，烧伤，卒中，肝功能异常，肾功能异常，休克

　　高血压心脏病是由于血压长期升高使左室负荷逐渐加重，左室因代偿而逐渐肥厚和扩张而形成的器质性心脏病。肥厚型心肌病是以不能解释的心室肥厚为特征的非扩张型心肌病。从超声心动图上鉴别，高血压心脏病心肌肥厚大多呈对称性，弥漫性增厚，室

间隔厚度与左室游离壁厚度之比＜1.3，心肌回声无明显改变；而肥厚型心肌病左室肥厚比高血压心脏病更明显，多为非对称性，以室间隔肥厚为著，室间隔呈梭形或弥漫性增厚，甚至可达心尖部，左室游离壁虽然也增厚，但程度明显小于室间隔增厚的程度，室间隔厚度与左室游离壁厚度之比＞1.5，心肌回声不正常，多呈颗粒状或磨玻璃样，回声增强且不均匀。一般来说，高血压心脏病在代偿期左室腔多为正常大小，失代偿期左室腔增大；肥厚型心肌病左室腔多会变小，收缩期甚至可以消失。高血压心脏病很少引起左室流出道梗阻；肥厚型心肌病由于室间隔异常肥厚，收缩期左室流出道变窄，血流经过时速度增快。此患者高血压病史24年，但患者血压控制良好，心脏超声可以看到室间隔明显增厚，以中段为主，左室腔明显变小，致左室腔中部狭窄，收缩期内径约9.6mm，其血流快，基本判断为肥厚型心肌病。而肥厚型心肌病心脏磁共振表现为左室对称肥厚，与高血压心脏病不易鉴别，鉴别主要密切结合临床，高血压心脏病有多年高血压病史，临床一般血压控制不理想等。

肥厚型心肌病伴左室心尖部室壁瘤形成占所有肥厚型心肌病的2%，是肥厚型心肌病的一个特殊亚型。因冠状动脉无狭窄及阻塞性病变，而难以用心肌缺血解释心尖部室壁瘤的形成。肥厚型心肌病伴心尖部室壁瘤分为左心室中部肥厚梗阻型和心尖肥厚型这两个亚型。2016年7月《中国循环杂志》发表的《肥厚型心肌病合并左心室心尖部室壁瘤患者的临床特征》中指出，此类患者中70%的患者存在胸闷、气短症状，但患者均无急性心肌梗死病史，因此认为这些左室心尖部室壁瘤的形成与冠心病所致室壁瘤不同，不是急性心肌梗死所致。2017年《中国成人肥厚型心肌病诊断治疗指南》中指出，劳累性呼吸困难是肥厚型心肌病最常见的症状，劳累性胸痛也是常见的症状之一，另外还有心悸、心房颤动等。

肥厚型心肌病属于家族性疾病，是常染色体显性遗传病，为编码肌小节的相关蛋白发生基因突变引起。心肌肥厚可发生于心室的任何部位，多见于室间隔非对称性肥厚，也有心室对称性肥厚、心尖肥厚、左室中段肥厚。对于肥厚型心肌病合并心尖部室壁瘤形成的诊断，多数报道认为，心脏磁共振可以从形态学描述、临床病情评估及诊断等多方面提供重要依据。早期文献已证实，心脏磁共振通过序列成像，对心肌及血池形成鲜明对比，可以从任何一个平面准确测量室壁厚度。另外，静脉注射钆造影剂，借助造影剂首过心肌灌注成像，可以明确心肌的灌注情况，有助于鉴别是否存在心肌纤维化或瘢痕情况等。尤其对于肥厚型心肌病合并心尖部存在室壁瘤，钆造影剂强化提示室壁瘤薄壁内及左室邻近区域的瘢痕或纤维化。本病例行心脏磁共振，提示钆对比剂延迟扫描，左室下壁中、远段肥厚心肌，肌壁间可见云絮状斑片样强化灶，提示心肌纤维化，符合肥厚型心肌病表现，提示左室中部心肌肥厚至心尖部向外膨出，形成心尖部"室壁瘤"，但心脏共振磁黑血序列示左室心尖部血流信号抑制欠充分，心肌信号尚均匀，静息首过灌注扫描心肌未见明显灌注缺损区，基本可以排除心肌梗死后导致"室壁瘤"的形成。虽患者合并冠心病危险因素、存在较典型的心肌缺血症状，冠脉造影提示冠脉病变，心肌损伤标志物TnI轻度升高，但前降支病变程度并不重，患者心电图表现无动态变化，未提示前壁心肌梗死，所以基本可排除冠心病、心肌缺血导致的心尖部室壁瘤形成。另外，在引起TnI升高的其他因素中，心肌肥厚同样可引起TnI轻度升高（表2-4-1）；对于BNP的升高，从表2-4-2中可以看出心肌肥厚同样可以引起BNP及NT-proBNP的升高。而对于高血压心脏病，虽患者有高血压病史多年，且心脏磁共振对于心肌肥厚难以鉴别其病因，但患者血压控制良好，心脏超声提示心肌肥厚导致左室中部狭窄且流速增快，在高血压引起的心脏病中基本少见，如需进一步明确，可能需要借助基因检测等技术，故以上均支持本病例表现，最终诊断为左室中部肥厚型心肌病致左室心尖部室壁瘤形成。对于肥厚型心肌病的治疗，一般治疗应包括避免劳累，激动，突然用力，脱水，竞技性、暴发性的体育运动等，避免使用增强心肌收缩力和减轻心脏负荷的药物；可进行低强度的有氧运动，可使用β受体阻滞剂和非二氢吡啶类钙离子通道阻滞剂等减弱心肌收缩力的药物；另外需预防心律失常的发生，评估患者猝死风险，必要时行ICD植入，部分患者可行外科手术，如室间隔切除术或室间隔酒精消融术和双腔起搏器植入术等侵入式治疗。对于肥厚型心肌病合并心尖部室壁瘤，单纯的心尖部室壁瘤无须特殊处理，对于室壁瘤瘢痕处产生的单形性室性心动过速可考虑行射频消融术，如室壁瘤合并附壁血栓，需长期抗凝治疗。

（心内科　吕俊伟　杨颖婷）

病例 5 心力衰竭规范化诊治

一、病例报告

【患者】男性，54岁，于2017年7月18日入院。

【主诉】活动后胸憋、气短6年余，加重伴不能平卧1周。

【现病史】2011年某日因情绪激动后出现胸憋、气紧，伴有出汗，无胸痛、呼吸困难、头晕、晕厥等症状，持续20分钟左右，自行缓解。当地医院行心脏彩超：左心室内径（LV）79mm，左室射血分数（EF）22%。未予重视，未进一步诊治。后胸憋、气紧症状反复发作，持续数分钟，可自行缓解，每个月发作3～5次，多于体力活动后发作，且体力活动耐量呈进行性下降。心脏彩超示LV 85mm，EF 25%。不规律口服"地高辛、硝酸酯类、培哚普利"等药物治疗。胸憋、气紧症状仍间断发作，持续数分钟，可自行缓解。2016年3月就诊于我院，心脏彩超示左心房内径（LA）46mm，左心室内径（LV）87mm，右心房内径（RA）34mm×32mm，右心室内径（RV）24mm，EF 23%。行冠脉造影术检查，结果示：左主干未见有意义狭窄；前降支开口狭窄约50%，近中段狭窄30%～50%；回旋支近、中段粗糙；中间支近中段狭窄约50%；右冠脉近中段狭窄约30%，冠脉分布左优势型。诊断"扩张型心肌病、心脏扩大、心功能Ⅲ级（NYHA分级）、心律失常、完全性左束支传导阻滞"，建议行心脏再同步化除颤起搏器（CRT-D）植入术，患者及家属拒绝，治疗好转后出院。院外依从性差，未规律服用药物。多次复查心脏彩超：LV波动于83～87mm，EF 21%～24%。

2017年3月再次因活动时胸憋，气紧症状发作持续数小时不缓解，就诊于我院，诊断同前，治疗好转后再次建议行CRT-D植入术，患者及家属仍然拒绝，遂出院，此次出院后依从性好，院外规律口服药物治疗。

院外规律口服药物：地高辛片0.125mg，每日1次；阿司匹林肠溶片100mg，每日1次；阿托伐他汀片20mg，每晚1次；酒石酸美托洛尔片12.5mg，每日2次；坎地沙坦酯片1mg，每日1次；螺内酯片20mg，每日1次；芪苈强心胶囊0.6g，每日3次；托拉塞米片20mg，每日1次（补钾）。后上述症状未再发作，定期复查，心脏彩超示LV 73mm，EF 25%。

2017年7月初自觉无不适症状开始从事铲车司机工作，数天劳累后再次胸憋、气紧，持续数分钟，可自行缓解。反复发作，病情呈进行性加重，7月16日夜间出现不能平卧休息，持续数分钟，坐起后缓解。为进一步诊治再次就诊于我院门诊，以"扩张型心肌病，心脏扩大，心功能Ⅳ级（NYHA分级），心律失常，完全性左束支传导阻滞"收住我科。

【既往史】否认高血压、糖尿病病史。无反复发热、关节疼痛史。无手术、外伤史，无输血史。无肝炎、结核病史，无药物食物过敏史。

【个人史】吸烟史：吸烟30年余，20支/日。偶尔饮酒。

【家族史】否认家族中有类似病史记载。

【**体格检查**】查体：BP 100/68mmHg，心率58次/分，可平卧位休息，双侧颈静脉无充盈、怒张，双肺呼吸音粗，双肺底可闻及少许湿啰音，心界扩大，心尖搏动于左侧第5肋间腋前线处，心音低钝，心率58次/分，律齐，各瓣膜听诊区未闻及病理性杂音，腹软，无压痛、反跳痛，双下肢轻度水肿。

【**辅助检查**】心电图（2017年7月17日）：窦性心动过缓，心电轴左偏，完全性左束支传导阻滞，继发ST-T改变（图2-5-1）。

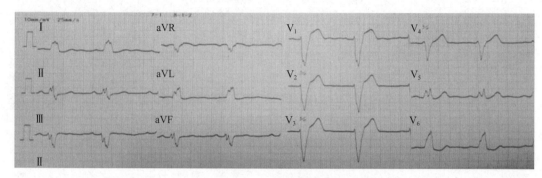

图2-5-1　入院心电图

心脏彩超（2017年7月17日）：LA 41mm，LV 88mm，EF 25%，左房增大，左室明显增大，左室壁运动幅度弥漫性减弱，左室收缩、舒张功能减弱（图2-5-2）。

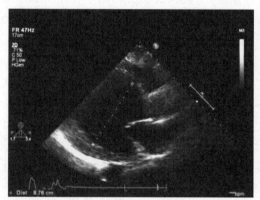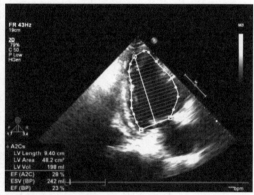

图2-5-2　心脏彩超（2017年7月17日）

【**入院诊断**】扩张型心肌病，心律失常，完全性左束支传导阻滞，心脏扩大，心功能Ⅳ级（NYHA分级），冠心病，稳定型心绞痛。

【**诊疗经过**】给予抗血小板聚集、调脂、稳定斑块治疗，联合使用神经内分泌抑制剂，抑制心室重构，拮抗醛固酮受体，扩血管，强心，利尿减轻心脏负荷，症状明显好转。

入院口服药物：地高辛片0.125mg，每日1次；阿司匹林肠溶片100mg，每日1次；阿托伐他汀片20mg，每晚1次；酒石酸美托洛尔片12.5mg，每日2次；坎地沙坦酯片1mg，每日1次；螺内酯片20mg，每日1次；芪苈强心胶囊0.9g，每日3次；托拉塞米片20mg，每日1次（补钾）。

入院后心电监测：可见阵发性室性心动过速。

心脏增强磁共振（2017年7月21日）：左室增大，心肌弥漫性运动减弱，室间隔心肌变薄并向右室膨隆；左室室间隔、左室下壁心肌肌壁间线样及斑片状延迟强化灶。提示扩张型心肌病。

2017年7月21日完成CRT-D植入术。术后7天复查心脏彩超示左室缩小，LV 73mm，EF 30%（图2-5-3）。

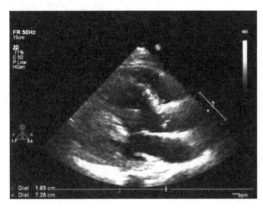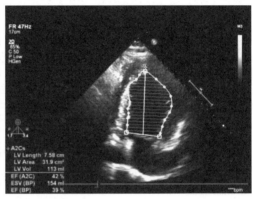

图2-5-3 心脏彩超（2017年7月28日）

【出院诊断】扩张型心肌病，心律失常，完全性左束支传导阻滞，心脏扩大，心功能Ⅳ级（NYHA分级），CRT-D植入术后，冠心病，稳定型心绞痛。

【院外口服药物】阿司匹林肠溶片100mg，每日1次；阿托伐他汀片20mg，每晚1次；酒石酸美托洛尔片12.5mg，每日2次；坎地沙坦酯片2mg，每日1次；螺内酯片20mg，每日1次；芪苈强心胶囊0.6g，每日3次。

院外定期随访，根据血压、心率，不断调整药物剂量。

术后8个月心脏彩超（2018年3月14日）：左室缩小，LV 63mm，EF 38%（图2-5-4）。

术后15个月复查，心脏彩超（2018年10月10日）：LV 62mm，EF 44%，左室大小变化不大，射血分数有所提高（如图2-5-5）。

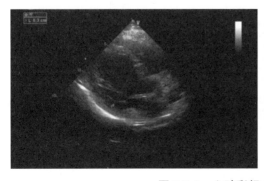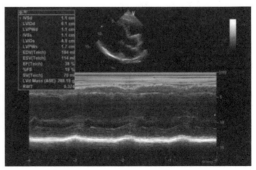

图2-5-4 心脏彩超（2018年3月14日）

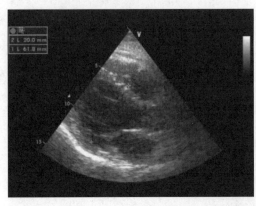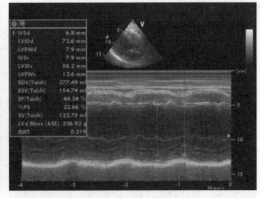

图2-5-5　心脏彩超（2018年10月10日）

再次调整口服药物：停用坎地沙坦，加用沙库巴曲缬沙坦片，每次50mg，每日2次；2周后调整为每次100mg，每日2次，监测血压，100/60mmHg左右，持续维持。

3个月后复查心脏彩超（2019年1月9日）：LVIDd 51mm，EF 52%，左室缩小，射血分数完全正常（第三次奇迹）（图2-5-6）。

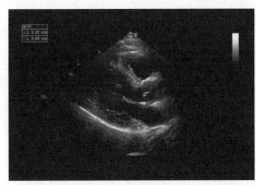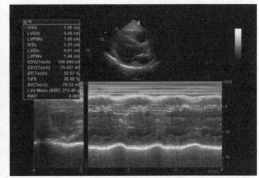

图2-5-6　心脏彩超（2019年1月9日）

心脏彩超（2020年11月30日）：左室大小变化不大，射血分数完全正常，LVIDd 52mm，EF 55%（图2-5-7）。心脏彩超变化见表2-5-1。

目前口服药物方案：阿司匹林肠溶片100mg，每日1次；阿托伐他汀片10mg，每晚1次；琥珀酸美托洛尔缓释片95mg，每日1次；沙库巴曲缬沙坦片100mg，每日2次；螺内酯片20mg，每日1次。

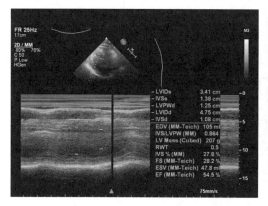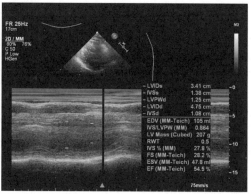

图 2-5-7　心脏彩超（2020 年 11 月 30 日）

表 2-5-1　心脏彩超变化列表

日期		LV（mm）	EF（%）	△LV（mm）
2016 年 3 月 10 日	第一次住院	87	21	
2017 年 4 月 5 日	第二次住院	83	21	
2017 年 7 月 17 日	第三次住院术前	88	25	
2017 年 7 月 28 日	术后 7 天	73	30	15
2017 年 9 月 6 日	术后 45 天	73	31	
2017 年 12 月 13 日	术后 5 个月	68	50（双平面法）	
2018 年 3 月 14 日	术后 8 个月	63	38	25
2018 年 10 月 10 日	术后 15 个月 ARNI 前	62	44	
2019 年 1 月 9 日	ARNI 后 3 个月	51	52	37
2019 年 11 月 27 日		54	55	
2020 年 11 月 30 日		52	55	

二、讨论

　　扩张型心肌病（DCM）是一种异质性心肌病，以心室扩大和心肌收缩功能降低为特征，发病时须排除高血压、心脏瓣膜病、先天性心脏病或缺血性心脏病等。DCM 的临床表现为心脏逐渐扩大、心室收缩功能降低、心力衰竭、室性和室上性心律失常、传导系统异常、血栓栓塞和猝死。尽管心肌病明确诊断并不困难，但是目前关于心肌病的分类方法却无统一标准。2008 年欧洲心脏病学会（ESC）心肌病和心包疾病工作组发表声明，将心肌病定义为非冠状动脉疾病、高血压、瓣膜性心脏病和先天性心脏缺陷所导致的心肌结构和功能异常的心肌疾病，并将其分为五型：肥厚型心肌病、DCM、致心律失常性心肌病、限制型心肌病和未定型心肌病。在分型中结合疾病是否有遗传性或家族性特征再进一步分为家族性/遗传性心肌病和非家族性/非遗传性心肌病两大类。相对来讲，ESC基于心室的形态和功能表型的分类方法更适用于临床，方便患者入院后进行心肌病分型。从目前心肌病的分型方法来看，我们对于心肌病的了解仍存在局限和不足，随着心肌病研究的进展，期待未来的心肌病定义和分型更加完善，更加适用于临床实践。

继发性心肌病中最常见类型是缺血性心肌病（ICM）。在新诊断的心肌病中排除冠状动脉心脏病是非常重要的，因此冠脉造影是诊断此疾病的重要检查。在工业化国家中ICM常常伴有近60%～75%的收缩性心力衰竭，因此对心肌病的典型定义通常要求心肌存在广泛的梗死性瘢痕、缺血或严重阻塞性冠状动脉疾病。一旦高度怀疑这种疾病，对PCI或外科手术治疗的风险及获益的进行评估是非常有必要的。

心脏磁共振（cardiac magnetic resonance，CMR）平扫与延迟增强成像（late gadolinium enhancement，LGE）技术不仅可以准确检测DCM心肌功能，而且能清晰识别心肌组织学特征（包括心脏结构、心肌纤维化瘢痕、心肌活性等），是诊断和鉴别心肌疾病的重要检测手段，LGE＋T1 mapping（定性）＋ECV（定量）技术在识别心肌间质散在纤维化和心肌纤维化定量方面更有优势，对DCM风险评估及预后判断具有重要价值（Ⅰ类推荐）。

结合该患者症状、体征、多次行心脏彩超及冠脉造影术的结果，考虑DCM的诊断。入院后给予抗心力衰竭综合管理，症状明显改善。心电监护提示非持续室性心动过速，此时治疗策略的思考如下。该患者反复心力衰竭的主要原因：①扩张型心肌病，EF 25%；②完全性左束支传导阻滞（QRS 200毫秒）；③药物治疗效果差；④短阵室性心动过速。根据2016年ESC CRT适应证，心力衰竭患者经优化药物治疗后，仍有心力衰竭症状且LVEF≤35%，结合心律，QRS时限及形态，确定CRT的推荐级别。①窦性心律；②QRS呈完全性左束支传导阻滞形态，只要QRS时限≥130毫秒，强烈推荐植入CRT（Ⅰ类推荐）。根据QRS时限证据级别有所不同：QRS时限≥150毫秒时为A级证据；QRS时限在130～149毫秒时为B级证据。

该患者临床特点如下：①扩张型心肌病（左室88mm，EF 25%）；②完全性左束支传导阻滞（QRS 200毫秒）Ⅰ类证据A级推荐；③药物治疗效果差，反复心力衰竭，多次住院；④短阵室性心动过速（Ⅰ类证据A级推荐）。建议植入CRTD治疗，故于2017年7月21日行心脏再同步化治疗（CRT）＋带有除颤功能的起搏器（ICD）—CRT-D植入术。后定期随访，调整β受体阻滞剂、血管紧张素受体拮抗剂（ARB），多次起搏器程控。术后8个月心脏左室呈进行性缩小，射血分数呈进行性升高，效果好。口服坎地沙坦酯片2mg，每日1次；琥珀酸美托洛尔缓释片95mg，每日1次。2018年10月心脏彩超示LV 62mm，EF 44%。根据《2018中国心力衰竭诊断和治疗指南》血管紧张素受体脑啡肽酶抑制剂（ARNI）适应证：对于心功能Ⅱ～Ⅲ级（NYHA分级）、有症状的射血分数降低的心力衰竭（HFrEF）患者，若能够耐受血管紧张素转换酶抑制剂（ACEI）/ARB，推荐以血管紧张素受体脑啡肽酶抑制剂（ARNI）替代ACEI/ARB，以进一步减少心力衰竭的发病率及死亡率（Ⅰ类证据，B级推荐），给予停用坎地沙坦，改为口服沙库巴曲缬沙坦50mg，每日2次，后逐渐滴定。ARNI有ARB和脑啡肽酶抑制剂的作用，后者可升高利钠肽、缓激肽和肾上腺髓质素及其他内源性血管活性肽的水平。ARNI的代表药物是沙库巴曲缬沙坦钠。PARADIGM-HF试验显示，与依那普利相比，沙库巴曲缬沙坦钠使主要复合终点（心血管死亡和心衰住院）风险降低20%，包括心脏性猝死减少20%。使用沙库巴曲缬沙坦3个月后复查心脏彩超提示LV 51mm，EF 52%，患者明显好转。

心力衰竭患者的管理应遵循心力衰竭指南及相关疾病指南，需要多学科合作，以患者为中心，涉及住院前、住院中、出院后的多个环节，包括急性期的救治、慢性心力衰竭治疗的启动和优化、合并症的诊治、有计划和针对性的长期随访、运动康复、生活方式的干预、健康教育、患者自我管理、精神心理支持、社会支持等，对于改善患者的生活质量、延缓疾病的恶化、降低再住院率具有重要意义。做好此项工作是心力衰竭诊治体系中必不可少的部分。

治疗体会：①该患者反复3次住院治疗，精神状态好；②选择好CRT-D的适应证，Ⅰ类证据A级推荐；③选择植入CRT-D时机好，无顽固性心力衰竭的发生；④根据指南，监测血压、心率，不断优化药物治疗方案；⑤起搏器的程控也是很重要的一个方面；⑥做好心力衰竭患者院外管理，包括饮食、运动、心理等，综合管理心力衰竭的患者可以明显改善预后，提高患者生存质量。

（心内科　韩慧媛　屈巧芳）

病例6 急性病毒性心肌炎

一、病例报告

【患者】女性，43岁，2017年2月15日入院。

【主诉】发作性胸憋痛9日。

【现病史】2017年2月7日早晨患者出现发热，体温39.8℃，伴全身疼痛，就诊于当地诊所，给予对症药物治疗（具体不详）。发热持续9日仍未恢复正常，且出现胸憋痛，伴心悸、后背痛、出汗、全身发抖。第10日患者体温正常，但胸憋痛加重，伴乏力、少尿，不伴出汗、心悸、气短、头晕、恶心、反酸。第11日患者感周身无力，第12日出现恶心、呕吐，呕吐物为胃内容物。于当日就诊于当地市人民医院急诊科，诊断为"冠心病，急性前壁心肌梗死，心功能Ⅰ级（Killip分级）"，收入ICU诊治，给予"氯吡格雷片、阿托伐他汀、酒石酸美托洛尔片、硝酸异山梨酯及低分子肝素钙"等对症支持治疗。患者感胸痛、后背痛缓解不明显，且伴明显气短、恶心、呕吐、食欲缺乏，于第14日转至我院急诊科。入院心电图可见三度房室传导阻滞、右束支传导阻滞；急查床旁心肌肌钙蛋白I（cTnI）2.14ng/ml（0～0.3ng/ml），肌酸激酶同工酶（CK-MB）31U/L，床旁氨基末端B型脑钠肽前体（NT-proBNP）12561pg/ml，白细胞14.2×10⁹/L，中性粒细胞百分比82.0%，血肌酐（Cr）85.1μmol/L；急查床旁心脏彩超：右房增大，左室前壁、室间隔运动消失，二尖瓣关闭不全（轻度），三尖瓣关闭不全（中度），左室收缩、舒张功能减低，左室射血分数（EF）47%，心包积液（微量）；床旁腹部彩超：腹水，余未见明显异常。给予抗血栓、改善心功能等治疗，患者感胸痛、后背痛症状较前好转，于2月15日转ICU进一步诊治。自发病以来，精神、食欲缺乏。

【既往史】否认高血压、糖尿病、冠心病病史；否认系统性红斑狼疮等免疫性疾病病史；否认甲状腺功能异常等内分泌疾病病史。发病前无心理应激及身体应激等事件。

【个人史】无地方病疫区居住史，无传染病疫区生活史。否认吸烟及饮酒嗜好。

【婚育史】24岁结婚，孕5产4，育有3子1女。

【家族史】否认冠心病家族史。

【入院查体】T 37.0℃，P 80次/分，BP 80/62mmHg。神志清楚，正常面容，查体合作。双侧颈静脉未见充盈及怒张，双侧颈动脉未见异常搏动。双肺叩诊呈清音，双肺呼吸音清，未闻及干、湿啰音及胸膜摩擦音。心界叩诊大，心率80次/分，心律齐，各瓣膜听诊区未闻及病理性杂音。腹部平坦，全腹无压痛、反跳痛及肌紧张，肝、脾肋下未触及肿大。双下肢无水肿。

【辅助检查】入院心电图：窦性心律，$V_1 \sim V_3$导联ST段抬高0.05～0.1mV、Ⅱ、Ⅲ、aVF、$V_5 \sim V_6$导联ST段下移约0.05mV、T波倒置，完全性右束支传导阻滞（图2-6-1）。

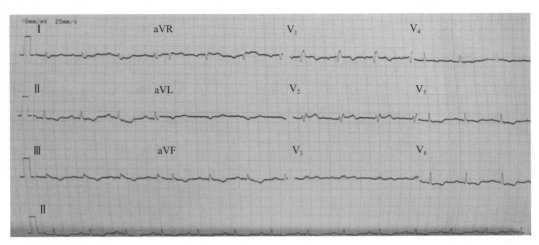

图2-6-1 入院心电图

入院化验：NT-proBNP 8003ng/L，TnI 2.7μg/L，WBC $8.3×10^9$/L，中性粒细胞百分比73%，ALT 633U/L。

床旁胸部X线片（2017年2月16日）：心影增大伴两肺淤血，右侧少量胸腔积液，右侧肋膈角消失。

心脏彩超（2017年2月17日）：右房增大，室间隔基底段、中段、前壁基底段、中段运动减弱，EF 56%，心包积液（少量）。

甲状腺功能及风湿系列三项：未见异常。

血培养（2017年2月16日）：左侧血，溶血葡萄球菌；右侧血，无细菌生长。

【初步诊断】急性病毒性心肌炎，心功能不全，心包积液，心律失常，完全性右束支传导阻滞，三度房室传导阻滞，腹水，急性肝衰竭。

【诊疗经过】入ICU后给予改善心功能、抗感染、营养心肌、保肝、保护胃黏膜、抗凝等治疗，于2月24日转我科继续给予抗血小板、调脂、降低心肌氧耗量、抑制心室重构、纠正心力衰竭、营养心肌、保肝等对症支持治疗。症状明显缓解，各项指标恢复正常。

治疗后复查：cTnI（2017年2月20日）：cTnI 0.1μg/L（正常），CK-MB 8U/L（正常）。WBC（2017年2月17日）$8.7×10^9$/L（正常）；中性粒细胞百分比63.8.%（正常）。B型脑钠钛前体（proBNP）（2017年2月20日）1776ng/L（↑），proBNP（2017年3月6日）880ng/L（正常）。

出院时心电图（2017年3月5日）：窦性心律，Ⅲ、V_1～V_4导联T波倒置，完全性右束支传导阻滞（图2-6-2）。

心脏彩超（2017年3月1日）：心脏形态结构未见异常，EF 65%。

血培养（2017年2月21日）：左侧血，无菌生长；右侧血，无细菌生长。

心脏磁共振：黑血序列心肌信号均匀，血流信号抑制充分；静息首过灌注扫描心肌未见明确缺损区，对比剂延迟强化心肌未见明确异常信号。心包腔少量积液。

冠脉造影及左室造影术：冠脉血管未见有意义狭窄，左室造影未见异常（图2-6-3）。

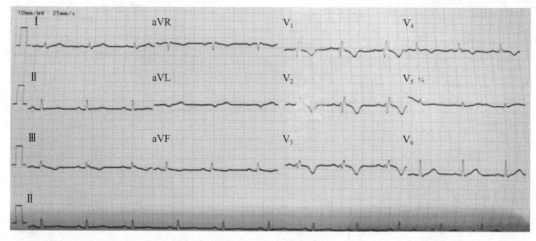

图2-6-2　出院时心电图

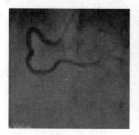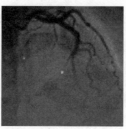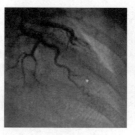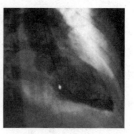

图2-6-3　冠脉造影及左室造影术

【院外口服药物】酒石酸美托洛尔，25mg/片，早1/4片，晚1/4片；培哚普利片，4mg/片，早1/4片；曲美他嗪，20mg/片，早1片，午1片，晚1片；辅酶Q10，10mg/片，早1片，午1片，晚1片。

【随访】院外对患者进行2年随访，目前仍服用曲美他嗪及辅酶Q10治疗，余药物已逐渐停用，其多次于我院复查心脏彩超提示心脏形态结构，未见异常，左室收缩功能及舒张功能正常，患者平素日常活动无不适症状。

二、讨论

关于急性病毒性心肌炎，目前已有较多文献报道。病毒性心肌炎的临床表现多种多样且差异较大，有的患者无临床症状或有自限性，严重者发生心源性休克、多器官功能衰竭、猝死。60%患者在心脏症状出现前7～10日发生前驱病毒感染症状，以胸痛、心律失常、心力衰竭为起病表现的均不少见。若存在暴发性心肌炎（FM），更可能出现血流动力学改变及肝衰竭、肾衰竭、呼吸衰竭等情况。本病例患者为43岁女性，既往否认高血压、糖尿病、冠心病病史，否认系统性红斑狼疮等免疫性疾病病史，否认甲状腺功能异常等内分泌疾病病史，且发病前无心理应激及身体应激等事件。患者在胸憋痛出现前2日感发热伴全身疼痛，且较快感胸憋痛加重，并出现气短、乏力、少尿、心悸、后背痛、出汗、全身发抖、恶心、呕吐及食欲缺乏等症状。依据本病例患者发病急、发病前有发热及发病后病情进展加重快的特点，同时结合较快出现的多器官功能衰竭临床表现，考虑与急性病毒性心肌炎较吻合。入院后对心电图、心肌损伤标志物、血常规、NT-proBNP，以及心脏、腹部彩超检查结果均提示异常（如前所述），经过积极抗凝、抗血小板、调脂、降低心肌耗氧量、抑制心室重构、纠正心力衰竭、营养心肌、抗感染、保肝、保护胃黏膜等对症支持治疗后，症状于较短时间内明显缓解，复查各项指标较快恢复至正常，同时行冠脉造影及左室造影以除外冠心病及心肌病等可能，再结合心脏磁共振检查结果，故出院诊断为急性病毒性心肌炎。

本病例发病特点、临床表现及病情转归方面与急性病毒性心肌炎吻合。但诊断急性病毒性心肌炎，除了上述条件外，还需要以客观检查作为明确诊断依据。病毒血清学、肌钙蛋白、心脏超声、心脏磁共振及心肌活检等相关辅助检查均应不同程度应用于病毒性心肌炎的诊断。

1.病毒血清学 通常认为IgG或IgM抗体滴度升高4倍以上可作为近期病毒感染的证据，但其不能作为心肌炎活动的证据。

2.肌钙蛋白 在10%巨细胞病毒性（CMV）患者中可观察到CK-MB升高，但心肌肌钙蛋白（cTn）测定结果具有更高敏感性及特异性，并与性别及年龄无关，故目前认为cTn是提示心肌损伤的最佳指标。在急性病毒性心肌炎患者的血清中，cTnT水平显著高于健康个体，并持续升高，治疗2周后血清cTnT水平才显著下降，表明cTnT的浓度与心脏损害密切相关。本病例患者发病后化验cTnI及CK-MB均高于正常范围，以cTnI升高明显，但多次复查该指标显示无明显升高趋势，于发病10日左右恢复至正常，提示心肌存在受损。

3.心电图 最常见的是窦性心动过速，也可以见到ST-T改变、Q-T间期延长、低电压、各种传导阻滞，甚至急性心肌梗死表现。本病例患者发病后心电图出现三度房室传导阻滞、完全性右束支传导阻滞、ST-T改变，经积极治疗后，心电图恢复窦性心律，ST段下移改变消失，仅T波倒置及右束支传导阻滞存在，这与急性病毒性心肌炎的心电图变化相似。

4.心脏超声 病毒性心肌炎并没有特异性的超声心动图表现，左室腔正常大小的情况下出现左室收缩功能异常，也可见到部分室壁运动异常及继发于炎症的室壁增厚，通常用于评估心脏大小、室壁厚度及收缩与舒张功能，除外瓣膜性心脏病、肥厚型心脏病和限制型心脏病等心肌病，并在行心肌活检前除外心包积液及心内血栓（高达25%）。本病例患者发病后多次行心脏彩超检查，起初心脏彩超提示左室前壁、室间隔运动消失，射血分数明显降低，有心包积液，给予抗心力衰竭等治疗后，心脏彩超提示心脏结构未见异常，心包积液消失，射血分数恢复正常。提示患者心脏结构及功能改善快且明显。

5.心脏磁共振（CMR） 可显示室壁运动异常、心室容积扩大、射血分数降低等改变，T_2加权像可见心肌炎活动期水肿表现，主要为局限性高信号。延迟钆增强心血管磁共振成像（LGE-CMR）在心肌炎中表现为延迟强化。炎症导致的心肌损伤主要为位于心肌内或心外膜下的局灶性强化，缺血导致的心肌损伤强化灶主要位于心外膜下，故LGE可区别炎症与缺血所导致的心肌损伤，局灶性心肌强化与节段性室壁运动异常同时出现，强烈提示心肌炎。本病例患者行心脏磁共振检查示黑血序列心肌信号均匀，血流信号抑制充分；静息首过灌注扫描心肌未见明确缺损区，对比剂延迟强化心肌未见明确异常信号，心包腔少量积液。考虑该患者行CMR检查时间为症状缓解及心脏彩超正常时所做，可能未发现心肌炎的典型磁共振表现。

6.心肌活检（EMB）　其病理特点主要为伴有心肌坏死的炎性浸润，目前心肌活检仍是病毒性心肌炎诊断的金标准，但由于其为一项侵入性检查，故限制了心肌活检的临床应用。

治疗急性病毒性心肌炎，仍应当以休息等对症支持治疗为主，休息可以减轻疼痛、减慢心率、减少心包炎症、降低心脏耗氧。抗病毒治疗对急性病毒性心肌炎患者作用可能有限，但若出现暴发性心肌炎仍需尽早进行抗病毒治疗，若出现左室功能或症状性心力衰竭，则应遵循目前心力衰竭指南治疗。利尿剂、血管紧张素转换酶抑制剂（ACEI）/血管紧张素受体拮抗剂（ARB）、β受体阻滞剂、醛固酮受体拮抗剂应在不同阶段合理使用。醛固酮受体拮抗剂可使持续心力衰竭患者获益，利尿剂可用于优化血容量。在严重心肌炎及症状性低血压、心源性休克患者中，磷酸二酯酶抑制剂（如米力农）或肾上腺素受体激动剂（如多巴酚丁胺或多巴胺）可能是必需的，洋地黄类药物可增加炎性细胞表达，应小剂量使用，此时糖皮质激素可考虑尽早足量使用以减轻炎症反应。β受体阻滞剂对急性心肌炎早期的心律失常及心力衰竭的远期获益均有利，故有很高推荐级别。对于出现血流动力学改变的患者，应积极采用体外循环支持以维持患者状况，如主动脉内球囊反搏（IABP）、呼吸机辅助通气、体外膜肺（ECMO）、血液净化及连续肾脏替代治疗（CRRT）等。若合并心律失常，如有症状的二度房室传导阻滞或出现三度房室传导阻滞，则具有临时起搏器植入指征，若无法植入临时起搏器，可考虑使用异丙肾上腺素或阿托品；出现症状性心动过速，可考虑使用胺碘酮，尽量避免使用负性肌力及负性频率的抗心律失常药物，同时积极处理相关诱因，如电解质、酸碱代谢紊乱；若反复发作快速性室性心律失常，可积极评估考虑埋藏式心脏复律除颤器（ICD）植入；左室射血分数低于35%、心功能纽约分级（NYHA）分级Ⅱ～Ⅳ级且同时存在左束支传导阻滞则为心脏再同步化治疗及埋藏式心脏自动除颤器（CRT-D）植入指征。

目前我们已进行2年随访，患者仍在服用曲美他嗪及辅酶Q10治疗，余药物已逐渐停用，平素活动无不适症状，且多次于我院复查心脏彩超，提示心脏形态结构未见异常，左室收缩功能及舒张功能正常。病毒性心肌炎多数可获痊愈，少数迁延不愈，部分可转变为扩张型心肌病。心肌纤维化是病毒性心肌炎发展为扩张型心肌病的主要因素。急性期可因严重心律失常及心力衰竭等原因死亡。

（心内科　安　健　孙　静）

病例7 射频消融术治疗梗阻性肥厚型心肌病
——CartoSound指引

一、病例报告

【**患者**】男性，58岁，于2019年12月入我院。

【**主诉**】劳力性胸骨后憋闷1年，加重1周。

【**现病史**】患者近1年多于走路时出现胸骨后憋闷，伴气短，不伴出汗、心悸、肩背部放射性痛，持续3～5分钟，休息后好转，当地医院按照"冠心病"治疗，给予服用"酒石酸美托洛尔25mg/次，3次/日，盐酸地尔硫草片每次30mg，3次/日"效果不佳。近1周上述症状反复出现，性质及特点同前，遂来就诊。

【**既往史**】否认高血压、糖尿病病史。

【**婚育史**】育有1子1女，均体健。

【**家族史**】家族中否认遗传病史，否认类似相关病史。

【**入院查体**】颈静脉轻度怒张，肝颈静脉回流征（－）。双肺呼吸音粗，双下肺可闻及少量湿啰音，心界叩诊不大，心率75次/分，律齐，主动脉瓣第二听诊区可闻及粗糙的3/6级收缩期喷射样杂音，双下肢轻度凹陷性水肿。

【**辅助检查**】

（1）血常规、肝功能、肾功能、电解质、凝血功能未见明显异常；脑钠肽（BNP）881ng/L。

（2）心电图提示窦性心律，Ⅱ、Ⅲ、aVF、V_4～V_6导联T波倒置（图2-7-1）。

（3）经胸心脏超声示左室壁增厚，左房增大，左室流出道狭窄（峰值压差95mmHg，图2-7-2），M型超声提示二尖瓣前叶运动曲线呈SAM征，主动脉瓣可见收缩

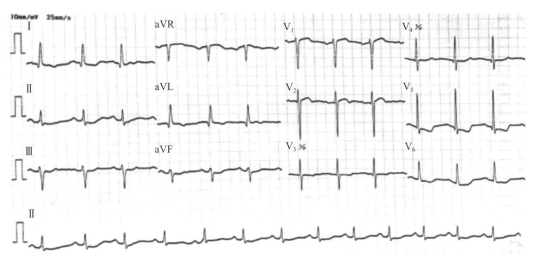

图2-7-1 入院心电图

窦性心律，Ⅱ、Ⅲ、aVF、V_4～V_6导联T波倒置

中期半关闭，室间隔基底段26mm，左室后壁13mm，左室舒张末内径46mm，左室射血分数（LVEF）56%。

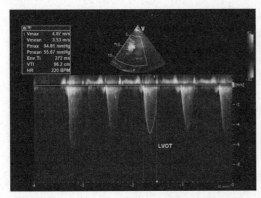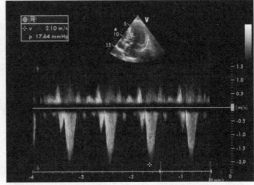

图2-7-2　经胸心脏超声图测左室流出道压差

左图为术前压差95mmHg，右图为术后2个月压差18mmHg

（4）冠脉造影示左主干、回旋支、右冠脉未见有意义狭窄，前降支近段狭窄约30%，未发现理想间隔支动脉。

【诊疗经过】梗阻性肥厚型心肌病诊断明确，对患者进行了完整的病情评估，给予完善的药物治疗和生活运动指导，认为解除左室流出道梗阻为治疗的关键。患者无法耐受外科室间隔切除术，因无合适的室间隔支动脉，难以施行乙醇化学消融，遂利用CartoSound指导进行室间隔射频消融术。

简要手术过程见图2-7-3。

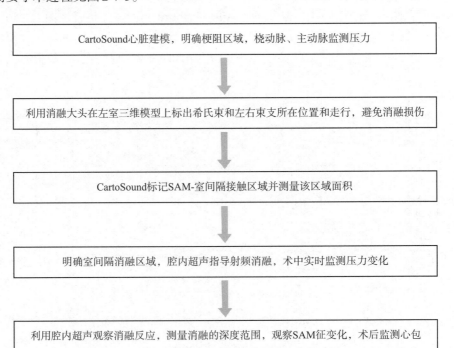

图2-7-3　简要手术步骤

（1）全身静脉麻醉（基础镇静），局部浸润麻醉下常规穿刺右侧股动脉（留置8F动脉鞘管，消融电极通路）；穿刺右侧股静脉（留置11F动脉鞘管，心腔内超声CartoSound通路）、穿刺左侧股静脉（留置7F动脉鞘管，右室四极电极通路，以备紧急起搏）。常规穿刺右侧桡动脉，JR3.5心导管测定左室-主动脉压差，为105mmHg，在Carto3指引下（Carto-Biosense Webster），标测出房室束及左右束支走行（图2-7-4），以免消融过程中受损伤。

（2）经股动脉逆行途径将消融电极送入左室，在CartoSound指引下调整消融电极至室间隔基底段，选择室间隔最厚部位、二尖瓣SAM阳性时与室间隔的接触部位为消融靶点（图2-7-4、图2-7-5），消融导管直径为3.5mm，冷盐水灌注冷盐水灌注泵，流速为30ml/min，能量40～50W，选择25个消融靶点，每个部位放电时间为60～120秒，术中给予普通肝素，ACT为250～300秒。

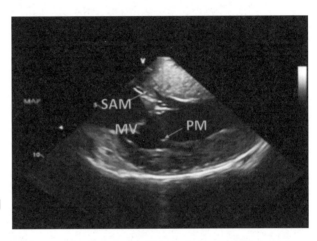

图2-7-4 CartoSound指导下标测SAM区、MV（二尖瓣）、PM（乳头肌）

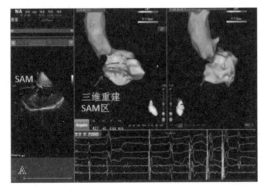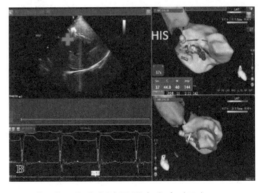

图2-7-5 CartoSound指引下三维重建SAM区（A），消融水肿区及房室束（B）

（3）术后导管测定压力阶差为50mmHg，比术前下降＞50%，腔内超声提示左室流出道压差45mmHg，未见心脏压塞，SAM征明显改善（图2-7-6）；患者未述胸憋气短不适，术后行心电图检查，未见恶性心律失常、房室传导阻滞、束支传导阻滞。遂结束手术，安返病房；术后规律服用阿司匹林肠溶片100mg/d，甲泼尼龙80mg，2次/日，静脉注射，应用3日，减轻消融区域的炎症、水肿；长期随访。

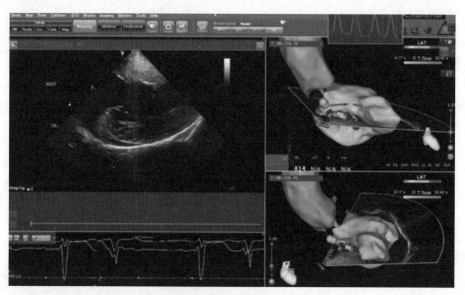

图2-7-6　消融术后SAM区改善，实时监测心包

二、讨论

肥厚型心肌病是一种由于肌小节蛋白编码基因变异引起的常染色体显性遗传性疾病，以左室肥厚为特征，需排除继发性因素，根据有无梗阻分为梗阻性和非梗阻性。梗阻性肥厚型心肌病传统治疗方法有外科切除术、双腔起搏及化学消融术。然而外科切除术风险及创伤较大，不能被临床广泛应用。双腔起搏仅可部分改善心室非同步收缩。化学消融术开展多年，其有效性得以证实，然而其高度要求有良好匹配的间隔支动脉，局部注射无水乙醇，造成局部心肌梗死，患者痛苦较大，且有乙醇渗漏、完全性房室传导阻滞、迟发室性心律失常等严重并发症，临床仅用于满足条件的部分患者，仍有5%～15%的患者不适合行化学消融术。射频消融术用于治疗梗阻性肥厚型心肌病以来临床效果满意，其潜在的风险有穿刺血管损伤、动静脉瘘、腹膜后血肿、迟发房室传导阻滞等，均为少数病例报道，因此并发症发生率尚不能统计。几种治疗方式的治疗特点见表2-7-1。我科自开展CartoSound指引下行梗阻性肥厚型心肌病射频消融以来，共消融8例，除1例效果不理想外，其他7例均获得临床满意效果，与学者报道类似。本病例患者消融术后即刻压力阶差下降＞50%，术后48小时内压力有短暂升高（表2-7-2），考虑可能与消融后组织水肿有关，在随访过程中获得满意效果。CartoSound可进行三维解剖重建，清晰展示心肌肥厚部位，标准定位SAM区，实时监测消融靶点水肿变化和导管位置，监测心包有无积液等。结合Carto3，精确标测出传导系统房室束及左右束支走行，术中实时监测QRS波宽度，以免术中损伤心脏传导系统。CartoSound以其操作简单、保证安全、减少射线曝光、精准消融、患者痛苦小等优点成为梗阻性肥厚型心肌病患者又一治疗选择。

表 2-7-1　不同术式治疗梗阻性肥厚型心肌病的特点

项目	机制	特点
外科切除术	改良Morrow术，自右冠瓣中点下方朝心尖方向切除部分室间隔心肌，切除范围一直延展到左侧的二尖瓣前叶，长达7cm	金标准，疏通左室流出道确切且彻底，需体外循环，风险大，对合并冠心病或瓣膜性心脏病的病例可选，传导阻滞多见
化学消融术	无水乙醇对靶细胞内皮的破坏，引起肿胀坏死，进而引起靶血管栓塞，导致靶血管所支配的室间隔心肌缺血梗死	要求有匹配良好的间隔支动脉，破坏性手术，患者痛苦大，可造成恶性室性心律失常，房室传导阻滞，室间隔穿孔，前壁心肌梗死，低血压
永久起搏器植入术	通过改变心室激动顺序和房室收缩间期，使远离肥厚室间隔的心室肌提前激动和收缩，而肥厚的室间隔上段收缩相对滞后，减轻梗阻	效果不确定，对部分患者有效
射频消融术（腔内超声指导）	直视下高温，心内膜下消融，实时看到肥厚部位变薄，二尖瓣SAM征改善，压差减低，避开传导系统、乳头肌等	患者痛苦小，住院周期短，可多次进行；并发症同普通射频消融术

表 2-7-2　心脏超声提示左室流出道压力阶差变化

时间	室间隔厚度（mm）	左室流出道内径（mm）	左室流出道压差（mmHg）	SAM征	左室射血分数（%）	左室舒张末内径（mm）
术前	26	5	95	可见	56	46
术后即刻	26	5	45	可见	58	46
术后4小时	26	5	68	可见	67	46
术后2日	24	6	65	可见	54	46
术后3日	24	6	23	未见	57	46
术后2个月	22	8	18	未见	76	42

（心内科　高兵兵　李　丽）

病例8 梗阻性肥厚型心肌病的化学消融治疗

一、病例报告

【患者】男性，40岁。

【主诉】间断心悸、活动后呼吸困难1年。

【现病史】患者于2011年8月始爬至二楼时即可出现心悸、气短，无胸憋、胸痛、出汗及肩背放散痛，亦无头晕、眼黑、恶心、呕吐及意识障碍等不适症状，休息几秒钟即可缓解，未予重视，未到医院行正规诊治。后上述症状间断发作，就诊于当地医院，予以输液治疗（具体用药不详），症状不缓解，且出现头晕症状，为求进一步诊治入住我院。

【既往史】否认高血压、糖尿病病史。

【家族史】家族中无遗传病史。

【入院查体】T 36.4 ℃，R 19次/分，BP 110/86mmHg，双肺呼吸音清，两肺未闻及干、湿啰音，心率71次/分，心音低钝，律齐，二、三尖瓣区可闻及3/6级收缩期吹风样杂音。腹软，肝、脾肋下未触及肿大，无压痛及反跳痛、肌紧张，双下肢无水肿。

【辅助检查】入院心电图见图2-8-1。

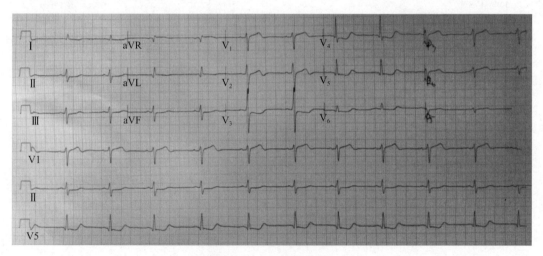

图2-8-1 入院心电图

窦性心律，Ⅰ、aVL、V_3 ~ V_8 导联ST段压低0.1 ~ 0.2mV，T波倒置或双相

心脏彩超（2012年8月7日）：左心房内径（LA）39mm，左心室内径（LV）40mm，左室射血分数（LVEF）75%，室间隔厚度23mm，左室后壁厚度11mm，梗阻性肥厚型心肌病，左房扩大，二、三尖瓣少量反流，左室顺应性减低。

入院后复查心脏彩超：左心房内径37mm，左心室内径42mm，射血分数77%，室间隔厚度24mm，左室后壁厚度11mm；室间隔明显增厚，最厚约25mm，内回声呈磨玻璃样；M型超声示二尖瓣前叶运动曲线呈SAM征；左室流出道压差62mmHg（图2-8-2）。

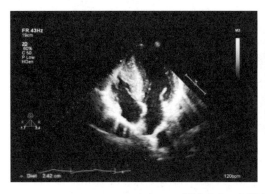
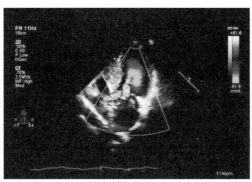

图2-8-2 入院后复查心脏彩超

【诊断依据】

1.症状及体征 患者存在活动时呼吸困难、心悸等，查体可见胸骨左缘第3～4肋间收缩期杂音。

2.辅助检查 心电图可见ST-T改变；心脏彩超提示室间隔明显增厚、左室流出道梗阻（压差62mmHg）、SAM征。

【初步诊断】梗阻性肥厚型心肌病。

【诊疗经过】美托洛尔药物治疗。行冠脉造影及左室造影，明确解剖结构、左室流出道梗阻情况。

1.冠脉造影结果（图2-8-3） 左主干未见有意义狭窄；前降支中段可见肌桥，收缩期压迫约30%；回旋支未见有意义狭窄；右冠状动脉未见有意义狭窄；冠脉分布呈左优

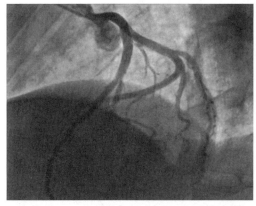
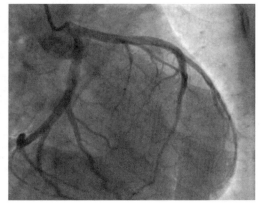
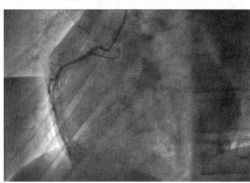

图2-8-3 冠脉造影结果

势型。

2.左室造影结果　左室室壁运动未见明显减弱；左室流出道梗阻；左室未见血栓；二尖瓣可见轻度反流；左室心尖部压力为217/2mmHg，主动脉根部压力为108/61mmHg，压力阶差为109mmHg（图2-8-4）。

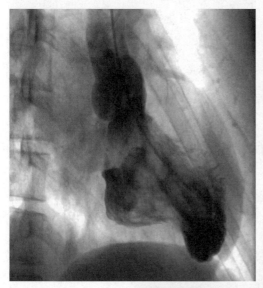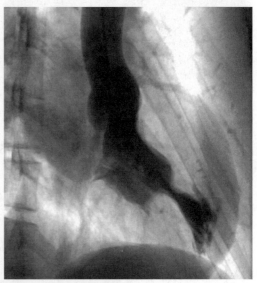

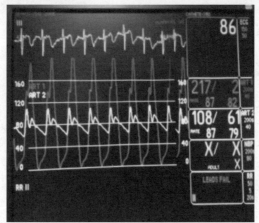

图2-8-4　左室造影结果

3.室间隔化学消融治疗适应证

（1）患者存在相关症状。

（2）血流动力学标准：静息左室流出道压力阶差（LVOTG）为107mmHg，超声可见室间隔肥厚及二尖瓣SAM征。

（3）患者室间隔＞15mm，位于室间隔基底段，有合适的间隔支，适合行介入治疗。

4.室间隔化学消融过程

（1）明确压差情况及确定消融靶血管（图2-8-5）。

（2）确认该间隔支为消融靶血管后，缓慢少量注入无水乙醇，并观察消融效果（图

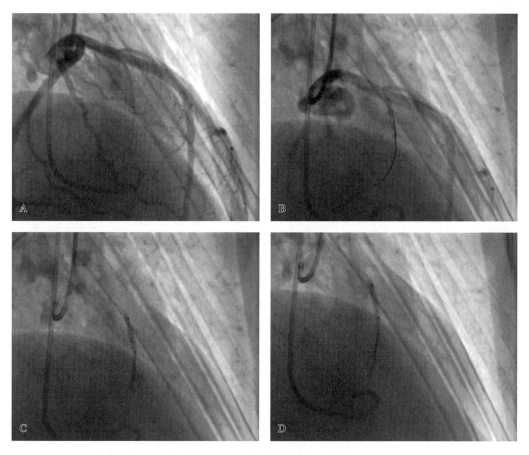

图2-8-5 室间隔化学消融过程

A.选择猪尾导管至左心室，JL4指引导管至左冠脉口；B.选择Runthrough导丝至准备消融间隔支，沿导丝送入OTW球囊导管，并扩张球囊；C.注入造影剂观察该间隔支有无侧支循环，确保该间隔支无侧支循环；D.注入声学造影剂，在超声指导下确认该间隔支为消融靶血管

2-8-6）

（3）消融成功后，测量流出道压差，明确冠脉无损伤（图2-8-7）。

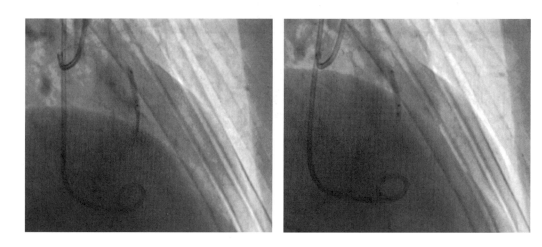

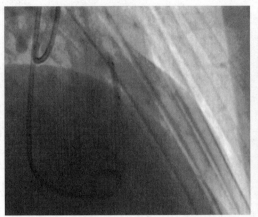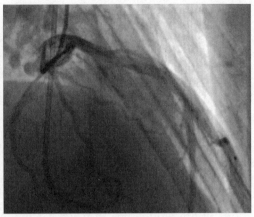

图2-8-6 于间隔支内缓慢注入无水乙醇，间隔支逐渐消失，造影证实间隔支消失

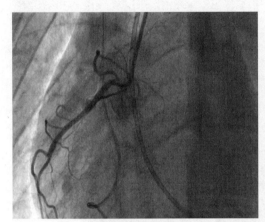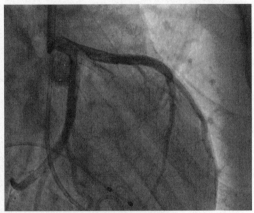

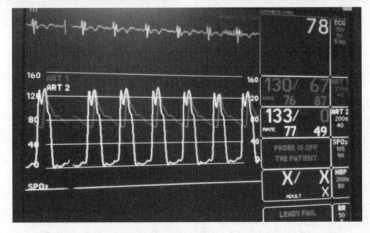

图2-8-7 复查造影左右冠脉无损伤，流出道压差3mmHg

5.术后监测

（1）心肌酶学变化见表2-8-1。

表2-8-1 心肌酶变化

时间	CK（U/L）	CK-MB（U/L）
2012年8月23日	1517	221
2012年8月24日	1206	80
2012年8月28日	144	15

CK.肌酸激酶；CK-MB.肌酸激酶同工酶

（2）心电图及心脏彩超见图2-8-8，图2-8-9。

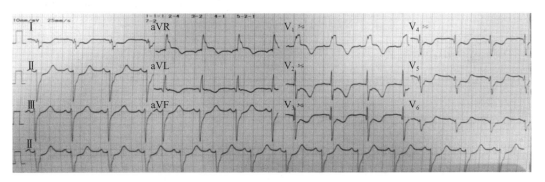

图2-8-8 术后心电图呈现左束支传导阻滞

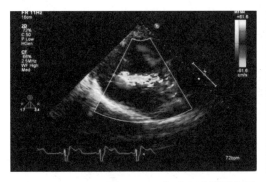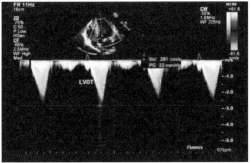

图2-8-9 术后心脏彩超未见SAM征，流出道压差32mmHg

【术后随访】

1.术后1个月心电图见图2-8-10。

2.术后4个月心电图及心脏彩超见图2-8-11，图2-8-12。

3.术后6个月心电图及心脏彩超见图2-8-13，图2-8-14。

4.术后心脏彩超变化见表2-8-2。

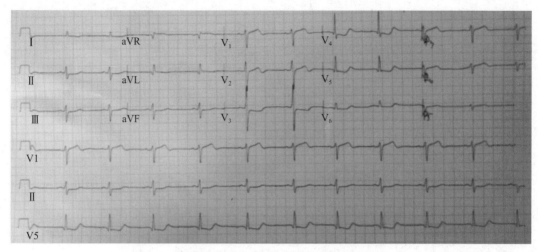

图2-8-10 术后1个月心电图

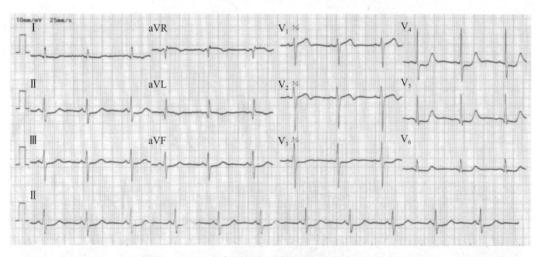

图2-8-11 心电图恢复窦性心律（术后4个月）

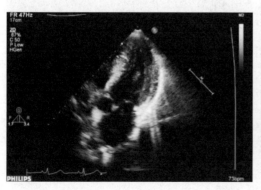
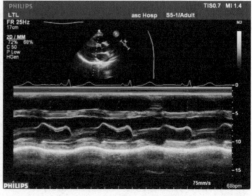

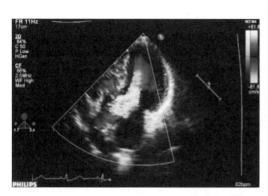
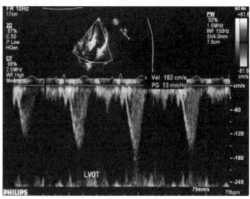

图2-8-12 心脏彩超提示未见SAM征，流出道压差13mmHg

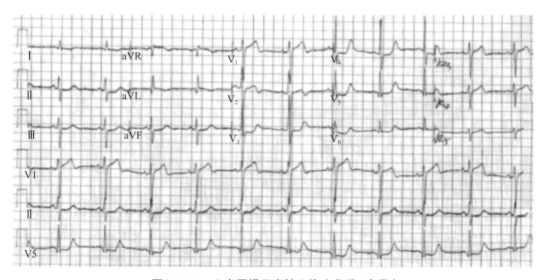

图2-8-13 心电图提示窦性心律（术后6个月）

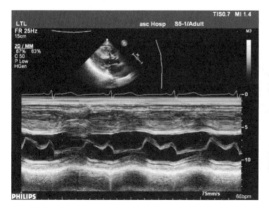
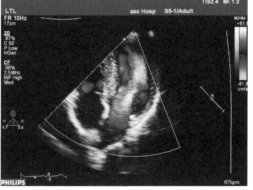

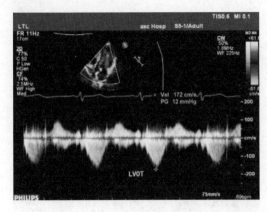

图2-8-14　心脏彩超提示未见SAM征，流出道未见明显狭窄、压差13mmHg

表2-8-2　术后心脏彩超变化

	LA（mm）	LV（mm）	EF（%）	室间隔厚度（mm）	流出道狭窄	压差（mmHg）	SAM征
入院时	37	42	77	25	有（明显）	62	阳性
出院前	37	41	71	27	有（局部）	31	阴性
术后4个月	36	39	82	27	无	13	阴性
术后6个月	32	38	58	25	无	12	阴性

二、讨论

本病例患者依据指南诊断为梗阻性肥厚型心肌病，结合术前心脏彩超、冠脉造影、左室造影结果，有进一步行室间隔化学消融治疗的适应证。术中在心脏超声指导下行超声造影明确消融靶血管，于靶血管内注入无水乙醇，术中经造影证实靶血管消融完全、未见靶血管侧支循环、流出道压差明显改善。术后复查超声未见SAM征、压差明显下降，自觉症状明显改善。

肥厚型心肌病是青少年和运动员猝死的主要原因之一，具有明显家族遗传倾向，目前诊断除依据症状、体征及影像学检查外，还推荐基因诊断。治疗方法主要有：①一般治疗，避免劳累、激动、突然用力，避免脱水，避免使用增强心肌收缩力的药物；②药物治疗，β受体阻滞剂、非二氢吡啶类钙离子通道阻滞剂（CCB）、利尿剂等；③侵入式治疗，包括外科手术（室间隔切除术）、室间隔乙醇消融术和双腔起搏器植入术，前两者统称室间隔消减治疗。经皮室间隔心肌消融术是通过导管将乙醇注入前降支的一或多支间隔支中，造成相应肥厚部分的心肌梗死，使室间隔基底部变薄，以减轻LVOTG和梗阻的方法。中短期的研究显示该方法可有效降低左心室流出道压力阶差（LVOTG），改善症状、增加活动耐量。

经皮室间隔心肌消融术适应证包括临床适应证、有症状患者血流动力学适应证和形态学适应证。具备这些适应证的患者建议行经皮室间隔心肌消融术，建议在三级医疗中心由治疗经验丰富的专家团队进行。

1.临床适应证　①适合于经过严格药物治疗3个月、基础心率控制在60次/分左右、静息或轻度活动后仍出现临床症状，既往药物治疗效果不佳或有严重不良反应、纽约心脏病协会（NYHA）心功能Ⅲ级及以上或加拿大胸痛分级Ⅲ级的患者；②尽管症状不严重，NYHA心功能未达到Ⅲ级，但LVOTG高及有其他猝死的高危因素，或有运动诱发的晕厥的患者；③外科室间隔切除或植入带模式调节功能的双腔起搏器失败；④有增加外科手术危险的合并症患者。

2. 有症状患者血流动力学适应证　经胸超声心动图和多普勒检查，静息状态下LVOTG ≥ 50mmHg或激发后LVOTG ≥ 70mmHg。

3. 形态学适应证　①超声心动图示室间隔肥厚，梗阻位于室间隔基底段，并合并与SAM征有关的左室流出道及左室中部压力阶差，排除乳头肌受累和二尖瓣过长。②冠脉造影有合适的间隔支，间隔支解剖形态适合介入操作。心肌超声造影可明确拟消融的间隔支为梗阻心肌提供血供，即消融靶血管。③室间隔厚度 ≥ 15mm。

由于该术为有创性操作，治疗相关死亡率为1.2% ~ 4.0%，存在以下相关并发症：①高度或三度房室传导阻滞，发生率为2% ~ 10%，需安装起搏器进行治疗；②束支传导阻滞，发生率可达50%，以右束支为主；③心肌梗死，与前降支撕裂、乙醇泄漏、注入部位不当等有关；④急性二尖瓣关闭不全或室间隔穿孔，本病例患者术后即出现右束支传导阻滞，但随访过程中逐渐转为正常窦性心律。

经皮室间隔心肌消融术现已成为治疗梗阻性肥厚型心肌病患者一种有效治疗手段，但毕竟是有创性操作，需要术者有丰富的经验，同时严格掌握手术适应证是手术有效的关键。

（心内科　安　健　暴清波）

病例9　心房颤动致心律失常性心肌病

一、病例报告

【患者】男性，50岁，2018年7月16日入院。

【主诉】发作性胸憋闷伴心悸、气短1年，加重1月余。

【现病史】患者于2017年6月某日干农活时突发胸骨后憋闷，伴心悸、气短、左后背憋痛，伴出汗，无恶心、呕吐、头晕，无咳嗽、咳痰，上述症状时轻时重，持续约5日后完全缓解，未予以诊治；之后日常劳动时未再出现上述症状；2018年6月无明显诱因再次出现胸骨后憋闷，伴心悸、气短、左后背憋痛，活动时加重，持续2日后逐渐好转。以后每隔2～3日再次发作且程度逐渐加重，遂就诊于某市医院，诊断"心律失常、心房颤动"，予以口服"阿司匹林、硝酸异山梨酯、氢氯噻嗪、螺内酯、氯化钾缓释片"等药物，服药后胸憋、气短、心悸、出汗等症状未见明显改善，且平卧位气短症状逐渐加重，为求进一步诊治住院治疗。自发病以来，患者精神、睡眠一般，食欲可，大小便正常，近1年体重减轻约10kg。

【既往史】无高血压、糖尿病、甲状腺功能亢进等病史，无吸烟、饮酒史，无家族遗传疾病记载。

【入院查体】T 36.5℃，P 140次/分，R 20次/分，BP 110/74mmHg。神志清楚，正常面容，查体合作。双侧颈静脉未见怒张，双侧颈动脉未见异常搏动。双肺呼吸音清，未闻及干、湿啰音及胸膜摩擦音。心室率152次/分，心律绝对不齐，第一心音强弱不等，各瓣膜听诊区未闻及病理性杂音。腹部平坦，全腹无压痛、反跳痛及肌紧张，肝、脾肋下未触及肿大。双下肢无水肿。

【辅助检查】入院心电图：心房扑动，心室率152次/分（图2-9-1）。

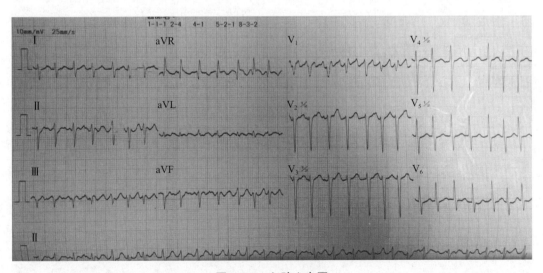

图2-9-1　入院心电图

实验室检查：尿隐血＋＋，血K^+3.4mmol/L，氨基末端B型脑钠钛前体（NT-proBNP）5675ng/L，尿酸576μmol/L，肌酐97μmol/L。血糖、肝功能、凝血功能、肌钙蛋白、血常规、粪常规、甲状腺功能、肿瘤系列均未见明显异常。

心脏彩超：LA（左心房内径）44mm，LV（左心室内径）62mm，左室射血分数（EF）26%，左室壁运动弥漫性减弱，房间隔膨出瘤，二尖瓣关闭不全（中度），三尖瓣关闭不全（轻度），主动脉瓣关闭不全（轻度），左室收缩功能减低。

胸部X线片：左房增大，左上肺钙化灶。

腹部超声：餐后胆囊，肝、胰、脾、双肾未见明显异常。

颈动脉超声：双侧颈总动脉内膜不光整，左侧斑块形成，双侧颈内动脉、颈外动脉、椎动脉未见异常。

【入院诊断】心律失常，心房颤动，心房扑动，心功能Ⅲ～Ⅳ级（NYHA分级），冠心病？

【诊疗经过】CHA_2DS_2-VASc评分2分，HAS-BLED评分1分。

给予强心、利尿、控制心室率、抗凝、维持电解质平衡、改善肠道微生态等对症支持治疗。

口服药：托拉塞米片20mg/片，早1片；螺内酯片20mg/片，早1片，晚1片；氯化钾缓释片0.5g/片，早2片，午2片，晚2片；地高辛0.25mg/片，早半片；盐酸胺碘酮片0.2g/片，早1片；酒石酸美托洛尔片25mg/片，早半片，晚半片；利伐沙班片10mg/片，晚半片。

静脉予以毛花苷C控制心室率、极化液维持电解质平衡等辅助治疗。

用药1周后心电图见图2-9-2。

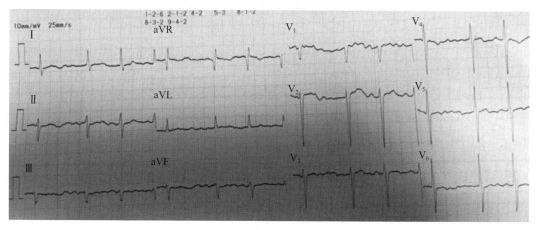

图2-9-2 用药1周后心电图
心房颤动

冠脉造影：左主干、前降支、回旋支及右冠脉未见有意义狭窄；冠脉分布呈右优势型。

1周后复查心脏彩超：LA 46mm，LV 64mm，LVEF 31%，左室运动弥漫性减弱，房间隔膨出瘤，二尖瓣关闭不全（中度），三尖瓣关闭不全（轻度），主动脉瓣关闭不全（轻～中度），左室收缩功能减低。

动态心电图：持续性心房颤动，心室率47～159次/分，平均心室率85次/分，1465次"左束支"型和"右束支"型室内差异性传导，64次大于1.5秒的RR间歇，最长达1.88秒。

经食管超声心动图：左房、左心耳、右房、右心耳内未见血栓。

左心房肺静脉CTA：左房、左心耳及双肺各叶段肺静脉造影剂充盈良好，未见充盈缺损，未见异常密度影，管腔未见明确狭窄。左上肺静脉开口约22.4mm×13.8mm，左下肺静脉开口约15.1mm×9.4mm，右上肺静脉开口约26.4mm×21.1mm，右下肺静脉开口约27.7mm×20.7mm。

冷冻、射频消融术：左、右肺静脉及左房顶部分别进行冷冻消融术；三尖瓣峡部进行射频消融术（图2-9-3）。

术后心电图见图2-9-4。

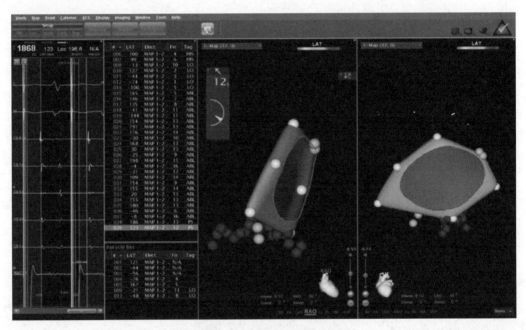

图2-9-3　三尖瓣峡部线性消融

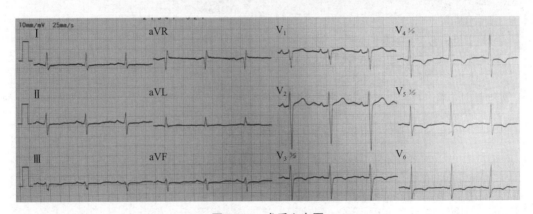

图2-9-4　术后心电图

窦性心律，V_3～V_6导联T波倒置术后2日心脏彩超: LA 44mm, LV 60mm, LVEF 45%, 左室壁运动幅度略减弱, 房间隔膨出瘤, 二尖瓣关闭不全 (轻至中度), 三尖瓣关闭不全 (轻度), 主动脉瓣关闭不全 (轻至中度), 左室收缩功能减低, 舒张功能未见异常。

【出院诊断】心律失常, 持续性心房颤动, 房间隔膨出瘤, 二尖瓣关闭不全 (中度), 主动脉瓣关闭不全 (轻至中度), 三尖瓣关闭不全 (轻度), 心脏扩大, 心功能Ⅲ~Ⅳ级, 左颈总动脉斑块形成, 高尿酸血症, 低钾血症, 慢性肾功能不全, 血尿原因待查。

【出院用药】托拉塞米片20mg/片, 早1片; 螺内酯片20mg/片, 早1片, 晚1片; 氯化钾缓释片0.5g/片, 早1片, 午1片, 晚1片; 盐酸胺碘酮片0.2g/片, 早1片, 午1片, 晚1片; 利伐沙班片10mg/片, 晚1片; 瑞舒伐他汀钙片10mg/片, 睡前1片; 艾普拉唑肠溶片5mg/片, 早2片。

【随访】1个月复查: 患者未再出现胸憋、气短、心悸等不适。

动态心电图: 记录21小时56分, 总心搏90930次; 窦性心律, 心率54~93次/分, 平均心率70次/分, 偶发房性期前收缩 (16个)。

术后1个月复查心脏彩超: LA 40mm, RA 44mm×44mm, LV 57mm, LVEF 45%, 房间隔膨出瘤, 左室壁运动略减弱, 二尖瓣关闭不全 (轻至中度), 三尖瓣关闭不全 (轻度), 主动脉瓣关闭不全 (轻度), 左室收缩功能减低, 舒张功能未见异常。

术后2个月复查心脏彩超: LA 38mm, RA 44mm×44mm, LV 47mm, LVEF 53%, 房间隔膨出瘤, 左室壁运动略减弱, 二尖瓣关闭不全 (轻至中度), 三尖瓣关闭不全 (轻度), 主动脉瓣关闭不全 (轻度), 左室收缩功能未见异常, 舒张功能减低 (表2-9-1)。

表2-9-1 心脏彩超变化

时间	LA (mm)	LV (mm)	LVEF (%)
入院时	44	62	26
入院1周后	46	64	31
术后2日	44	60	45
术后1个月	40	57	45
术后2个月	38	47	53

二、讨论

本病例为中年男性, 主因"发作性胸憋闷伴心悸、气短1年, 加重1月余"入院, 从临床症状、心电图检查诊断为"心房颤动、冠心病?"。入院后经评估, CHA$_2$DS$_2$-VASc评分2分, HAS-BLED评分1分。心脏彩超示LA 44mm, LV 62mm, LVEF 26%, 给予药物对症支持治疗后, 复查心脏彩超较之前仍无明显改善。患者既往无高血压, 入院后冠脉造影未见有意义狭窄, 可除外高血压心脏病及缺血性心肌病。遂对患者"左、右肺静脉及左房顶部分别进行冷冻消融术, 三尖瓣峡部进行射频消融术", 术后第2天LVEF 45%。术后1个月复查, 患者未再出现胸憋、气短、心悸等不适, 心电图及动态心电图均为窦性心律, 心脏彩超示LA 40mm, LV 57mm, LVEF 45%。术后2个月复查心脏彩超 LA 38mm，LV 47mm，LVEF 53%。心脏扩大及心功能在治疗过程中得到逆转。

心房颤动性心肌病是一种独立存在的、并非少见的继发性心肌病，指特发心房颤动患者，因心房颤动长期存在快而不齐的心房率或心室率（≥120次/分，负荷量≥10%～15%），引起心房或心室的扩张、收缩或舒张功能受损，产生心肌病变，导致心功能不全或心力衰竭。患者一旦恢复为窦性心律或心室率得到严格控制后，心脏扩大和心力衰竭能够逆转。

目前尚无房颤性心肌病明确的诊断标准，但与其他继发性或原发性扩张型心肌病合并心房颤动的临床表现容易混淆，因而患者常被漏诊，严重影响了治疗与预后。诊断时需要注意以下两点。①病史诊断：心房颤动性心肌病患者最初为特发性心房颤动，然后出现心脏扩大、心功能不全和心力衰竭表现，且除外其他可能引起心脏扩大和心力衰竭的病因。②疗效回顾诊断：当心房颤动转复窦性心律或严格控制心室率后，心脏扩大和心力衰竭能够完全或几乎完全逆转，提示房颤性心肌病可能性大。在本病例患者中，其心脏扩大继发于心房颤动，且无明显导致心脏扩大的其他疾病，并且在行冷冻及射频消融术治疗心房颤动后，患者心功能逐渐恢复，心脏逐渐缩小。这些均符合房颤性心肌病病史诊断及疗效回顾诊断中的内容。

心房颤动性心肌病是一种继发性心肌病，其治疗主要包括病因治疗及症状治疗两方面。①病因治疗：针对心房颤动进行治疗，包括转复窦性心律或严格控制心室率，此依据心房颤动相关指南进行。②症状治疗：心房颤动性心肌病所致心力衰竭与一般心力衰竭的治疗理念和方法相同，按照心力衰竭相关指南进行。值得注意的是，心房颤动和心力衰竭可互相叠加，互相促进，形成恶性循环，二者治疗应齐头并进。

有研究表明导管消融在心房颤动伴心力衰竭患者中可明显获益。Di Bias等研究显示，导管消融可明显降低全因病死率或心力衰竭恶化住院一级终点（38%），降低全因病死率（47%）。心房颤动合并心力衰竭患者导管消融成功率与无心力衰竭、心房颤动患者相近，但是维持窦性心律组术后左室功能、运动耐量及生活质量明显改善，而围术期并发症的发生率与无心力衰竭者相比无明显差异，因此对于无明确导管消融禁忌证的心力衰竭患者应积极推荐导管消融治疗。

（心内科　高兵兵　原玉晶）

病例10 皮肌炎累及心肌致心功能不全、心律失常

一、病例报告

【患者】男性，51岁，2020年10月14日入院。

【主诉】活动后心悸、气短4年，加重伴咳嗽、双下肢水肿1个月。

【现病史】患者于2016年出现活动后心悸、气短，伴背痛、乏力、双下肢水肿，多于活动、劳作、走路时出现，休息后可缓解，无出汗、咳嗽、咳痰、恶心、呕吐、咽部紧缩感等不适，反复就诊于当地县医院及市医院，予以对症治疗后好转出院。之后逐渐发展为休息时即有背痛，全身肌肉僵硬，双下肢为重。2018年于当地市医院行冠脉造影：前降支肌桥收缩期狭窄50%，右冠中段狭窄50%，诊断"冠心病，不稳定型心绞痛，冠状动脉心肌桥，心律失常，心房颤动伴RR长间歇，心功能Ⅱ级"，经治疗好转出院。院外规律口服"阿司匹林、呋塞米、螺内酯、贝那普利、美西律"等药物。2020年4月因心悸、气短症状加重，轻微活动即可出现，伴夜间阵发性呼吸困难，再次就诊于当地市医院，诊断"心脏扩大，心律失常，持续性心房颤动，室性期前收缩，非持续性室性心动过速，高度房室传导阻滞，交界性逸搏，心功能Ⅳ级（NYHA分级），Ⅱ型呼吸衰竭，酸碱失衡，呼吸性酸中毒，代谢性碱中毒"等，对症治疗后好转出院，院外规律口服"硝酸异山梨酯、螺内酯、呋塞米、氯化钾缓释片、卡托普利、华法林"等药物，间断家中无创呼吸机辅助治疗（具体不详），上述症状仍间断出现。1个月前患者自觉上述症状再次加重，伴背痛、干咳、夜间阵发性呼吸困难，为求进一步诊治，收住我科。患者自发病以来精神、食欲、睡眠差，大小便正常，体重减轻15kg。

【既往史】诊断高血压3年，最高血压140/110mmHg，目前口服"卡托普利12.5mg，每日1次"，血压控制于120～130mmHg/70～80mmHg。发现右肾结石多年，未治疗。对青霉素过敏。

【个人史】吸烟二十余年，平均20支/日，戒烟2年，饮酒25年，平均450g/d，戒酒2年。

【家族史】家族中无类似疾病患者，无遗传性及家族性疾病患者。

【入院查体】T 36.3℃，P 66次/分，R 14次/分，BP 113/84mmHg，身高178cm，体重65kg。一般情况：发育正常，营养良好，推入病房，自主体位，神志清楚，查体合作。双侧颈静脉未见充盈及怒张，双侧颈动脉未见异常搏动。双肺呼吸音弱，右肺底可闻及少量湿啰音，未闻及干啰音及胸膜摩擦音。叩诊心界扩大，心率66次/分，心律绝对失常，第一心音强弱不等，胸骨左缘第4肋间可闻及3/6级全收缩期吹风样杂音，余各瓣膜听诊区未闻及杂音，无心包摩擦音。腹部平坦，全腹无压痛、反跳痛及肌紧张，肝、脾肋下未触及肿大。双下肢静脉曲张、轻度水肿，右下肢较左下肢稍粗。

【辅助检查】2020年4月20日就诊于当地市医院。

心脏超声：右房、右室明显增大，左房、左室增大，三尖瓣反流（重度），肺动脉

高压（中度），主肺动脉内径增宽，射血分数58%。

胸部CT＋肺动脉CTA：肺动脉CTA未见病变改变。双肺下炎症伴双侧胸腔少量积液，心脏增大、肺动脉高压、间质性肺水肿。气管插管术后。

动态心电图：总心搏数76928次，最快心率89次/分，最慢心率36次/分，平均心率59次/分，室性异常7351次，室上性异常89次/分。结论：异位心律，心房扑动，三度房室传导阻滞，室性期前收缩，短阵室性心动过速。

2020年10月14日入ICU检查，结果如下。

血常规：白细胞4.11×10^9/L，中性粒细胞百分比67.3%，红细胞3.83×10^{12}/L，血红蛋白112g/L，血小板98×10^9/L。

生化：总胆红素15.0μmol/L，直接胆红素4.8μmol/L，间接胆红素10.2μmol/L，尿素8.3mmol/L，肌酐70.9μmol/L，尿酸526.0μmol/L，钾5.3mmol/L，钠138.0mmol/L，氯93.0mmol/L，钙2.25mmol/L，镁0.54mmol/L，降钙素原0.14ng/ml。

心肌酶：心肌肌钙蛋白0.35μg/L，肌红蛋白400.0μg/L，氨基末端B型脑钠肽前体（NT-proBNP）10842.0pg/ml，血清天冬氨酸转氨酶49.4U/L，乳酸脱氢酶269.1U/L，α羟基丁酸脱氢酶191.1U/L，血清肌酸激酶833.0U/L（正常值50～310U/L），血清α-MB 33.6U/L（正常值0～25U/L）。

凝血：血浆凝血酶原时间19.3秒，白陶土部分凝血酶原时间39.6秒，血浆凝血酶时间15.3秒，D-二聚体测定878.5μg/L，国际标准化比值1.45。

血气分析：pH 7.32，二氧化碳分压74.4mmHg，氧分压154mmHg，氧饱和度99.1%，碳酸氢根38.3mmol/L，实际碱剩余10.3mmol/L，标准碱剩余12.0mmol/L，乳酸1.0mmol/L，吸氧浓度33%。

抗"O" 47700U/L，类风湿因子＜20 000.0U/L，红细胞沉降率30mm/h。

心电图：心房颤动，心率66次/分，室性期前收缩，$V_1\sim V_5$导联异常Q波（图2-10-1）。

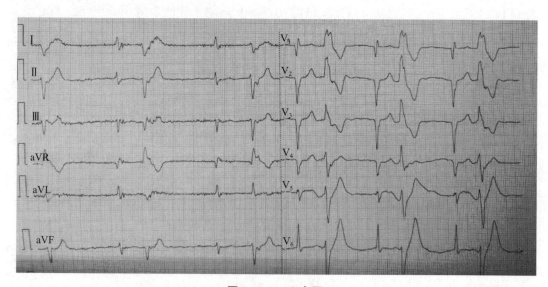

图2-10-1　心电图

心房颤动，HR.66次/分，室性期前收缩，$V_1\sim V_5$导联异常Q波胸部X线：心影增大伴两肺间质性水肿；主动脉弓部钙化灶（图2-10-2）。

床旁心脏超声：LA 58mm，RA 62mm×79mm，RV 35mm，IVSd 11mm，LV 58mm，LVPWd 11mm，EF 44%，全心扩大，左室壁运动减弱，肺动脉增宽，肺动脉高压（PASP约48mmHg），二尖瓣关闭不全（轻至中度），三尖瓣关闭不全（重度），左室收缩功能减低。

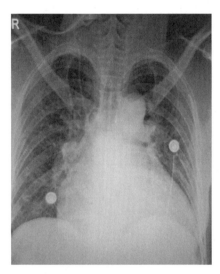

图2-10-2　胸部正位X线片

【初步诊断】气短原因待查，扩张型心肌病？缺血性心肌病？心脏扩大，心功能Ⅳ级（NYHA分级），冠心病，心肌桥，心律失常，持续性心房颤动，阵发性心房扑动，频发室性期前收缩，短阵室性心动过速，Ⅱ型呼吸衰竭，呼吸性酸中毒，高血压病3级（很高危），右肾结石，双下肢静脉曲张。

【诊疗经过】

1.入院后予以心电、血压、血氧饱和度监测。入院APACHE评分14分，病死率18.9%。

2.监测血气分析：提示二氧化碳潴留，予以无创呼吸机辅助呼吸（ST模式VT 400ml，IPAP最高20cmH$_2$O，最低10cmH$_2$O，EPAP 5cmH$_2$O，R 14次/分），效果差，请呼吸科医师协助诊治，考虑慢性阻塞性肺疾病急性加重？肺动脉高压。建议：继续无创呼吸机辅助呼吸，给予解痉、平喘、雾化等对症治疗，必要时酌情抗感染治疗。

3.治疗方案：华法林片2.25mg，每日1次，口服；瑞舒伐他汀钙片，10mg，每晚1次，口服；单硝酸异山梨酯20mg，每日2次，口服；尼可地尔片5mg，每日3次，口服；麝香保心丸45mg，每日3次，口服；螺内酯20mg，每日1次，口服；沙库巴曲缬沙坦钠片50mg，每日1次，口服。托拉塞米注射液10mg，每日1次，静脉注射；注射用重组人脑利钠肽、硝酸异山梨酯注射液、左西孟旦注射液、米力农注射液，静脉持续泵入。

4.患者持续心房颤动，CHA$_2$DS$_2$-VASc评分3分，HAS-BLED评分2分，栓塞及出血评分均为高危，既往长期口服华法林1.5mg抗凝治疗，监测凝血功能，逐步将华法林调整为4.5mg。

治疗后复查心脏超声：LA 50mm，RA 57mm×63mm，RV 32mm，IVSd 11mm，LV 57mm，LVPWd 11mm，EF 46%，全心扩大，左室壁运动减弱，肺动脉增宽，肺动脉高压（PASP约67mmHg），二尖瓣关闭不全（轻度），三尖瓣关闭不全（中度），左室收缩功能减低。

动态心电图：①心房颤动，平均心室率75次/分，分析的心搏数为98 510次，最慢心室率是44次/分，发生于11时34分。最快心室率是84次/分，发生于12时20分。②多源室性期前收缩有591次，其中有25688个单发室性期前收缩，1803次成对室性期前收缩和1638次阵发性室上性心动过速，2263次阵室性二联律和17次阵室性三联律。③506次加速性室性逸搏。④完全性右束支传导阻滞。⑤异常Q波。⑥交界性逸搏心律。⑦ST-T异常。心率变异性报告：Lorenz散点图呈不规则形，符合心房颤动特点。

经上述治疗，患者心悸、气短症状明显缓解。

【会诊及转诊】患者诊断不明确，导致全心扩大的原因是什么？仔细询问病史，患者首次发病是2016年出现活动后背痛，无胸憋、胸痛、心悸、气短等不适，后逐渐发展为休息时即有背痛，全身肌肉僵硬，双下肢为重，伴心悸、气短。此次入院治疗后，患者胸憋、气短明显好转，但二氧化碳潴留未见明显改善，背痛、全身肌肉僵硬明显，双下肢肌肉萎缩，左侧为著，考虑是否有风湿免疫性疾病，是否为免疫疾病累及心肌、呼吸肌。

请山西省某医院风湿科医师会诊：①不除外炎性疾病，累及心肌、呼吸可能，监测肌酶，行四肢肌电图，肌肉MRI以明确，如必要请整形外科取骨骼肌行组织活检；②行双肺高分辨率CT（HRCT）以明确有无肺间质纤维化；③查风湿系列（RAs）、结缔组织病（CTD）筛查、肌炎抗体谱、血管炎筛查以明确有无其他风湿病。

与患者及家属沟通病情，转入该院呼吸科。

风湿系列（RAs）：抗核抗体（ANA）为1∶80S，余（-）；肌炎抗体谱、血管炎筛查、抗可溶性抗原抗体（抗ENAs）均为阴性。

肌电图：多发性周围神经病变、肌源性损害。

骨扫描：多关节对称性骨质代谢异常活跃；软组织内显像剂分布异常增高，建议行风湿科免疫系列检查。

骨盆X线片：右侧髂骨局部骨质密度不均。

双大腿MRI：双侧大腿软组织形态、信号异常，考虑炎性改变。

左大腿股直肌活检：横切面范围约0.8cm×0.6cm，数个边界清楚的肌纤维束，肌纤维排列较紧密，大小不一，20%肌纤维小直径化，可见少量轻中度圆状或角状肌纤维萎缩，个别散在肌纤维嗜碱性变性、核内移，未见明确坏死、吞噬、肥大及再生；肌束间小血管周及肌纤维间散在少数淋巴细胞浸润；NADH-TR染色示两型肌纤维分布均匀，均可见肌萎缩，个别肌质网紊乱，个别肌纤维膜下深染；Gomori染色未见破碎红纤维及镶边空泡；PAS、油红O染色示未见明确异常物质沉积。免疫组化结果：Dystrophin（＋，肌纤维膜均匀着色），CD3（个别＋），CD20（-），CD8（少量散在＋），CD68（-），CD4（少量散在＋），Desmin（＋，少量散在深染），HLA-DR（少量散在＋），Myosin（＋，两型肌纤维均匀分布）肌源性损害，倾向炎症性肌病，请结合临床及其他相关检查，并待电镜结果。

最后诊断：皮肌炎继发性心肌病心脏扩大、心功能Ⅳ级（NYHA分级）、心律失常、持续性心房颤动、阵发性心房扑动、结性逸搏、频发室性期前收缩、完全性右束支传导阻滞；肺动脉高压（轻度）、肺部感染、Ⅱ型呼吸衰竭、冠心病、心肌桥、高血压病3级（很高危）；痛风，肾结石，单纯性肾囊肿，高同型半胱氨酸血症，双下肢静脉曲张。

治疗：予以静脉注射人免疫球蛋白10g×7日，静脉滴注；人免疫球蛋白5g×4日，静脉滴注；地塞米松注射液5mg×7日，静脉推注；地塞米松注射液2.5mg×4日，静脉推注；注射用环磷酰胺200mg×1天，静脉滴注。

予以醋酸泼尼松片50mg口服抗炎、免疫抑制、抗感染、营养心肌、抗骨质疏松、碱化尿液、调节肠道菌群、漱口等对症支持治疗。

患者经规范治疗，心悸、气短、四肢肌力明显改善，可自主下蹲起立。

二、讨论

皮肌炎（dermatomyositis，DM）：一种累及皮肤和肌肉的炎症性结缔组织病，多见于40～60岁，男女之比约为1∶2。病因包括遗传、感染、免疫异常。

1.心脏受累　有研究报道，皮肌炎患者心肌受累的发生率为6%～75%，临床表现多样，某些患者可能仅出现心脏受累，多数无明显临床症状，但却是皮肌炎常见的死因之一。其中心力衰竭是最常见的临床表现，占到其中的32%～77%，其他临床表现如心悸、气短、心绞痛、胸痛、头晕、晕厥在研究中也并不少见。有研究表明，心脏受累的患者常见的心电图异常为频发室性期前收缩、快速房性心律失常、T波异常、窦性心动过速、ST-T改变及右束支传导阻滞。心肌酶中cTnI仍为心肌损伤特异性指标，肌酸激酶（CK）、肌酸激酶同工酶（CK-MB）及肌红蛋白（Myo）的升高对心肌损伤可能存在一定的提示意义。心脏受累患者易出现皮肤破溃及合并间质性肺炎（ILD），且发生急进性间质性肺炎的比例明显高于无心脏受累。心脏受累的皮肌炎患者更易出现贫血、补体C3、血白蛋白低下，抗Ro-52抗体、抗Jo-1抗体阳性。治疗：目前尚无皮肌炎累及心脏的针对性指南推荐。虽然心肌的炎性改变被认为可能是由于心功能不全，免疫抑制治疗疗效尚不明确。但有研究表明，激素＋免疫抑制剂的综合方案在一定程度上可减少心源性死亡事件。目前常用的抗心力衰竭治疗药物［包括足量的β受体阻滞剂、靶剂量的肾素-血管紧张素-醛固酮系统（RAAS）阻断剂及螺内酯构成的"金三角"］是否对炎性肌病患者有效，是否能够改善预后尚缺乏数据支持，但β受体阻滞剂可显著改善存活率，延长生存时间。

2.肺部受累　皮肌炎患者肺部受累的临床表现多样，其中间质性肺炎（ILD）是最常见的肺部并发症。除机化性肺炎外，其他类型的ILD均较易恶化，甚至导致患者死亡。在多种类型的ILD中，快速进展型ILD最凶险，预后极差，临床不同皮肌炎患者其合并ILD程度的异质性有较大差异，一些患者疗效理想，其症状可得到显著缓解，但也有部分患者疗效较差，并最终出现呼吸衰竭。治疗：由于皮肌炎相关ILD的病程较为复杂，部分患者可通过积极免疫抑制治疗使得ILD影像学改变完全逆转甚或消失，部分患者ILD病变无法逆转但可长期维持稳定，还有部分患者虽经积极治疗，ILD病变仍持续进展，最终发展为终末期呼吸衰竭。因此，目前尚无临床病情达标的公认标准。

3.骨骼肌受累　皮肌炎患者的肌肉炎性病变会在数周和数年中缓慢发展，以四肢近端肌群对称性无力最常见，远端肌群受累较少见。当累及颈屈肌时可导致抬头困难，当累及食管上部肌肉和咽部肌肉时可导致吞咽困难、饮水呛咳，需注意警惕吸入性肺炎的发生。病情进展到晚期的时候容易出现肌肉萎缩，肌力会有明显下降，严重时甚至可累及膈肌和胸肌而导致呼吸困难，部分患者需借助呼吸机辅助通气。

综上所述，该患者为中年男性，以活动后心悸、气短、背痛为起因，症状呈进行性加重，反复就诊于多家医院。经检查，心脏受累：临床表现为心力衰竭，心律失常，辅助检查心脏超声提示心脏明显扩大，传导异常。肺部受累：血气分析提示 II 型呼吸衰竭，有明显的二氧化碳潴留，长期无创呼吸机辅助治疗，无明显改善。骨骼肌受累：患者背痛、全身肌肉僵硬明显，且呈进行性加重，查体可见双下肢肌肉萎缩，左侧为著，化验风湿免疫系列未见明显异常，通过肌电图、骨扫描、双大腿 MRI、左大腿股直肌活检最终确诊为炎症性肌病。治疗上给予激素、免疫抑制剂等规范治疗后，患者上述症状逐渐改善。该病例为心内科少见病例，临床上应对扩张型心肌病积极寻找病因。

总结与思考：患者中年男性，因心悸、气短多年来反复就诊于多家医院，均给予对症处理，未寻找到疾病的真正病因。作为临床医师，面对疑难疾病，不能放过任何蛛丝马迹。

（心脏重症科　张悟棠　苗　苗　许慧玉）

病例 11　酒精性心肌病

一、病例报告

【患者】男性，60岁。

【主诉】活动后气短6个月，加重1个月。

【现病史】2018年6月初患者间断出现气短，多见于活动时，无胸憋、胸痛、心悸、咽部紧缩感，休息后可缓解，未予诊治。于当月12日出现夜间阵发性呼吸困难，坐起后可减轻，无纳差、腹胀、双下肢水肿。13日就诊于山西某医院，考虑"心功能不全"收住入院。住院期间行心脏超声：左心室内径（LV）69mm，左心室射血分数（EF）24%。冠脉CT提示前降支近、中段管腔重度狭窄，回旋支管腔中度狭窄，右冠脉管腔中度狭窄，给予相关治疗后好转出院（具体治疗方案不详）。院外自行停药，活动耐量逐渐下降。2018年12月始气短加重，轻微活动即出现，不伴胸憋、胸痛、心悸、夜间阵发性呼吸困难、食欲缺乏、腹胀、双下肢水肿，休息数分钟后可缓解。为求进一步诊治收入我科。

【既往史】否认高血压、糖尿病史，否认肝炎、结核等传染病史，否认食物、药物过敏史，否认输血史，否认手术及外伤史。

【个人史】无传染病疫区接触史，无冶游史，吸烟10～20支/日，30余年，饮酒250g/日，30余年。

【婚育史】21岁结婚，育有1子1女，配偶体健，子女体健。

【家族史】家族中无类似疾病患者。

【入院查体】T 36.2℃，P 68次/分，R 20次/分，BP 138/94mmHg，身高173cm，体重73kg。神志清楚，正常面容，查体合作。双侧颈静脉未见充盈及怒张，双侧颈动脉未见异常搏动，双肺叩诊呈清音，双肺呼吸音粗，未闻及干、湿啰音及胸膜摩擦音。心界叩诊大，心率68次/分，心律齐，各瓣膜听诊区未闻及病理性杂音。腹部平坦，全腹无压痛、反跳痛及肌紧张，肝、脾肋下未触及肿大，双下肢无水肿。

【辅助检查】入院心电图：窦性心律，心率67次/分，$RV_5 + SV_1 > 4.0mV$，Ⅱ、Ⅲ、aVF、$V_4 \sim V_6$导联ST段压低0.05mV，Ⅱ、Ⅲ、aVF、$V_5 \sim V_9$导联T波倒置或低平（图2-11-1）。

血糖：入院即刻血糖7.4mmol/L，空腹血糖6.3mmol/L。

血常规：白细胞4.2×10^9/L，红细胞4.57×10^{12}/L，血红蛋白Hb 153g/L，血小板PLT 185×10^9/L。

血脂：血清总胆固醇（CHO）5.44mmol/L，三酰甘油（TG）1.93mmol/L，高密度脂蛋白胆固醇（HDL-C）1.02mmol/L，低密度脂蛋白胆固醇（LDL-C）3.45mmol/L。

肝功能：总胆红素（TBIL）13.5μmol/L，直接胆红素（DBIL）2.0μmol/L，间接胆红素（IBIL）11.5mmol/L，谷丙转氨酶32U/L，总蛋白（TP）63g/L，血清白蛋白（ALB）49g/L。

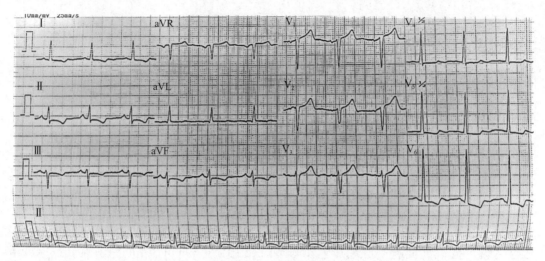

图2-11-1　入院心电图

电解质：钾离子（K^+）3.94mmol/L，钠离子（Na^+）140mmol/L，氯离子（Cl^-）107mmol/L。

肾功能：尿素氮（BUN）6.90mmol/L，肌酐（Cr）79.4μmol/L，尿酸（UA）311.0μmol/L。

NT-proBNP 1042ng/L。

胸部X线片：心影增大，建议结合临床。

腹部超声：肝、胆、胰、脾、双肾未见异常，门静脉系统未见异常。

颈动脉＋椎动脉超声（某医院）：双侧颈总动脉、颈内动脉、颈外动脉及椎动脉内膜毛糙增厚，双侧颈总动脉斑块形成。

心脏超声（某医院，2018年6月13日）：左心房内径（LA）49mm，右心房内径（RA）55mm×44mm，左心室内径（LV）69mm，右心室内径（RV）25mm，室间隔厚度（IVSd）7mm，左心室后壁舒张末期厚度（LVPWd）8mm，左心室射血分数（EF）24%，全心扩大，主动脉瓣发育不良伴关闭不全（轻度），二、三尖瓣关闭不全（重度），肺动脉高压，左心功能减低。

心脏超声（某医院，2018年6月21日）：LA 41mm，RA 49mm×40mm，LV 68mm，RV 26mm，IVSd 9mm，LVPWd 10mm，EF 29%，全心扩大，主动脉瓣关闭不全（轻度），二、三尖瓣关闭不全（轻至中度），肺动脉高压，左心功能减低。

【初步诊断】心力衰竭原因待查，缺血性心肌病？酒精性心肌病？心功能Ⅲ级（NYHA分级）。

本病例特点为老年男性，有大量酗酒史；心脏超声提示全心扩大，射血分数低；冠脉CTA提示前降支近、中段管腔重度狭窄，回旋支管腔中度狭窄，右冠脉管腔中度狭窄。

【进一步检查】

心脏超声（2019年1月8日）：LA 38mm，RA 30mm×39mm，LV 58mm，RV 23mm，IVSd 10mm，LVPWd 9mm，EF 30%，左房、左室增大，升主动脉增宽，左室

壁节段性运动异常，二、三尖瓣关闭不全（轻度），左室收缩、舒张功能减低。

心脏超声（2019年1月15日）：LA 39mm，RA 33mm×42mm，LV 57mm，RV 22mm，IVSd 9mm，LVPWd 10mm，EF 33%，左房、左室增大，左室壁运动异常，二、三尖瓣关闭不全（轻度），主动脉瓣关闭不全（轻度），左室收缩、舒张功能减低。

冠脉造影：左主干未见有意义狭窄；前降支近、中段狭窄30%～80%，第一对角支近段狭窄约80%，第二对角支近段狭窄约60%；回旋支近、中段狭窄约30%，第二钝缘支开口狭窄约80%，第三钝缘支近段狭窄约30%；右冠状动脉近段狭窄约50%，中、远段狭窄约30%；冠脉分布呈右优势型（图2-11-2）。

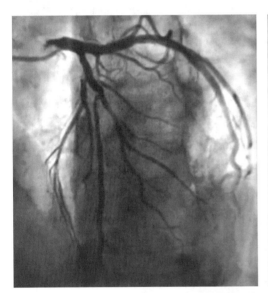
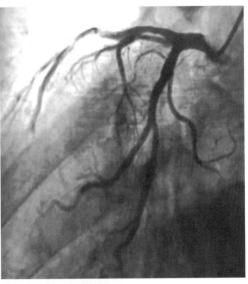
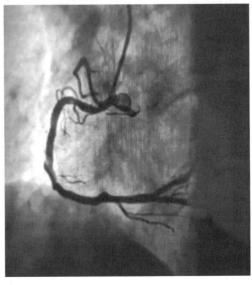

图2-11-2　冠脉造影

心脏MRI：①左室增大，并弥漫性运动减弱；②二尖瓣、三尖瓣及主动脉瓣区反流；③造影剂延迟扫描心肌未见异常强化灶（图2-11-3）。

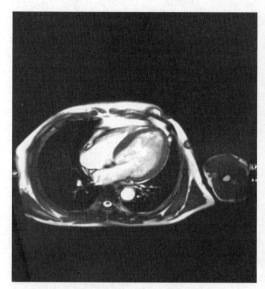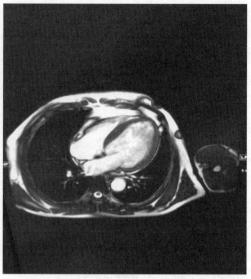

图2-11-3　心脏MRI

心肌核素：静息门控心肌灌注显像示左室腔增大，左室血流灌注未见明确异常，左室壁各节段运动均明显减低，左室整体收缩功能重度减低，EF 19%。

6分钟步行试验：共行439m，运动前后心电图ST段动态改变（图2-11-4）（注：根据US Carvedilol研究设定的标准：6分钟步行试验＜150m为重度心力衰竭；150～450m和＞450m分别为中度和轻度心力衰竭）。

【出院诊断】酒精性心肌病，心功能Ⅲ级（NYHA分级），冠状动脉性心脏病，无症状性心肌缺血，心律失常，短阵房性心动过速，室性期前收缩，颈动脉斑块形成，高脂血症。

【院外口服药物】阿司匹林肠溶片100mg/片，早1片；阿托伐他汀钙片20mg/片，睡前1片；螺内酯片20mg/片，早1片；托拉塞米片20mg/片，早半片；酒石酸美托洛

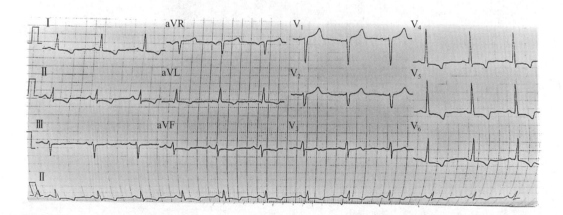

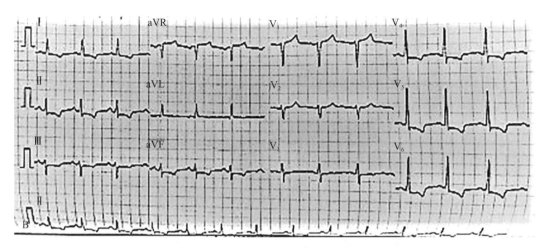

图2-11-4 运动前后心电图对比，A为6分钟步行前，B为6分钟步行后

尔片25mg/片，早半片，晚半片；沙库巴曲缬沙坦钠片100mg/片，早1/4片，晚1/4片；枸橼酸钾颗粒1.46g/袋，早1袋，午1袋，晚1袋。

嘱其：规律服药，低盐低脂饮食、戒烟、戒酒、避免劳累及情绪激动，定期复查。

【随访】出院后1个月随访情况如下。

血糖：6.8mmol/L。

血脂：CHO 5.80mmol/L，TG 1.69mmol/L，HDL-C 1.27mmol/L，LDL-C 3.42mmol/L。

电解质：K$^+$4.79mmol/L，Na$^+$139mmol/L，Cl$^-$ 104mmol/L。

肝功能：TBIL 19.5μmol/L，DBIL 3.4μmol/L，IBIL 16.1mmol/L，ALT 95U/L，TP 79g/L，ALB 61g/L。

肾功能：BUN 5.80mmol/L，Cr 90.4μmol/L，UA 367.0μmol/L。

NT-proBNP 246ng/L。

心脏超声：LA 39mm，RA 35mm×40mm，RV 25mm，IVSd 8mm，LVPWd 9mm，LV 56mm，EF 45%，左房、左室增大，左室壁运动异常，二、三尖瓣关闭不全（轻度），主动脉瓣关闭不全（轻度），左室收缩、舒张功能减低。

心脏左室舒张末期内径与左室射血分数变化（见图2-11-5A、B）

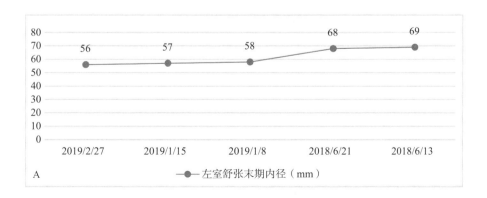

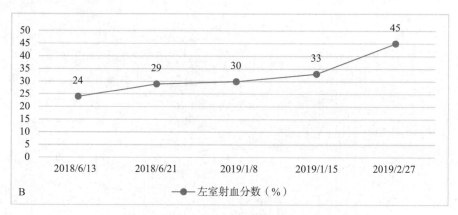

图2-11-5　心脏超声变化

A.左室舒张末期容积变化；B.左室射血分数变化

二、讨论

酒精性心肌病（alcoholic cardiomyopathy，ACM）是长期过量饮酒的结果，常伴有心脏收缩功能受损，目前缺乏明确的诊断标准。ACM的诊断通常需排除那些有过量饮酒史的扩张型心肌病患者的其他病因，如缺血性心肌病、糖尿病心肌病、围生期心肌病等。

ACM的发生与每日酒精摄入量及持续时间有关：酒精消耗量80g/d、持续5年以上，可显著增加ACM发生的风险。组织学方面，ACM存在典型的心室扩张、肌原纤维坏死和纤维化，伴有肌原纤维和线粒体减少。急性摄取大量酒精和慢性酗酒对所有器官和组织，特别是对中枢神经系统、肝脏和心脏都有毒性作用。

为了更好地描述酒精对心脏的损害，近年来，有学者提出酒精性心脏病（alcoholic heart disease，AHD）的概念，AHD是指由于长期过量饮酒导致心肌慢性损伤而引起心脏功能或结构改变，并产生各类心血管疾病症状的疾病。AHD患者早期可能并无典型心血管疾病临床表现，患者可仅表现为无法解释的胸闷、胸痛；无法解释的各类心律失常，尤其是心房颤动或心动过缓；不能解释的呼吸困难；心脏收缩功能正常，但心房扩大，有舒张性心力衰竭的表现等临床特点。中晚期则表现为心肌收缩力减弱、心腔扩大等典型的ACM改变，与传统ACM相比，AHD的概念似乎更有利于早期评价酒精对心血管的损伤，但目前尚无统一的AHD临床诊断标准。典型ACM的临床表现主要与心排血量减少有关，患者出现充血性心力衰竭的症状和体征，如不同程度的呼吸困难、疲劳、外周水肿、少尿等。此外，一部分患者以急性左心衰竭或栓塞为首次就诊的症状，体循环栓塞多因左室或左房附壁血栓脱落引起，常发生于大量饮酒后。年轻的ACM患者猝死可能由心室颤动引起。查体可发现心界扩大、心动过速（心房颤动最常见）、颈静脉怒张、脉压减小，可闻及第三或第四心音，乳头肌功能失调时心尖区可闻及收缩期吹风样杂音。此外，ACM患者还可出现酒精性肝病、营养不良、周围神经病变及神经紊乱（如韦尼克-科尔萨科夫综合征）等多器官损害的临床表现。

ACM的治疗关键在于应立即戒酒，对于早期ACM患者，在戒酒数日或数周后症状即可明显缓解，数月后心脏结构和功能也可得到改善。即使是中晚期ACM患者，如果彻底戒酒，其心脏结构和功能也会得到改善，预后多数好于扩张型心肌病患者。除立即戒酒外，对于心力衰竭患者还应给予最佳的抗心力衰竭药物治疗，如利尿剂、肾素-血管紧张素系统抑制剂（ACEI或ARB）、β受体阻滞剂等。由于酒精及其代谢产物会影响心肌细胞能量代谢，故有研究显示使用如辅酶Q10等改善心肌能量代谢的药物可以改善患者症状和心脏功能。部分研究提示ACM患者有维生素B_1缺乏，应补充多种维生素，尤其是维生素B_1。

该患者有大量饮酒史，结合症状、体征、心脏彩超、心脏磁共振等辅助检查，诊断酒精性心肌病明确，且该患者戒酒1个月后，症状明显缓解，心脏大小结构及射血分数明显改善，预后较好。

综上，酒精性心肌病是一种排除性诊断，需排除相关的扩张型心肌病、缺血性心肌病、糖尿病心肌病、围生期心肌病等，是一种可逆性心肌疾病，应早期立即彻底戒酒并积极对症支持治疗，预后良好。

（心内科　杨志星　武海燕）

病例 12　特殊类型的肥厚型心肌病

一、病例报告

【患者】女性，64岁。

【主诉】间断胸憋、气短17年，加重1个月。

【现病史】患者于2003年始出现劳累时胸憋、气短，偶伴有双下肢水肿，严重时可累及全身，就诊于我院诊断为"非梗阻性肥厚型心肌病"，予口服"托拉塞米、螺内酯、缬沙坦、地尔硫䓬"好转，平素规律服药，可从事一般体力劳动。2014年12月受凉后胸憋、气短加重，轻微活动受限，伴夜间阵发性呼吸困难，偶有头晕、黑矇，再次住我院，诊断为"非梗阻性肥厚型心肌病，心脏扩大，心功能Ⅳ级（NYHA分级），心律失常，阵发性心房颤动，病态窦房结综合征，肾功能不全"，给予改善心功能等治疗，期间带动态心电图示"窦性心动过缓伴窦性停搏，总心搏数50160次，最慢心率32次/分，最快56次/分，平均36次/分，最长停搏2.16秒"，行永久起搏器植入术。院外规律口服"托拉塞米、螺内酯、华法林、胺碘酮、地尔硫䓬"等药物，日常活动受限。2015年4月、2016年10月两次因受凉后胸憋、气短加重，夜间不能平卧，遂入院治疗，给予改善心功能、抗心律失常等治疗后好转。2019年4月、10月两次因上腹部憋胀伴食欲缺乏，胸闷、气短加重，夜间不能平卧，遂住院，腹部彩超提示淤血肝，胸部彩超提示右侧胸腔积液，心电图提示心房颤动，给予改善心功能、控制心室率、抗凝等治疗，并调整起搏方式为VVI模式，病情好转后出院。2020年2月中旬再次出现上腹部憋胀伴食欲缺乏，恶心、呕吐、胸憋、气短，夜间不能平卧，伴双下肢水肿，自行逐渐将托拉塞米加量，效果差。2020年3月为进一步诊治入住我院。

【既往史】高血压二十余年，最高为160/100mmHg，既往口服缬沙坦降压，血压控制尚可，2015年以后血压逐渐降低，停用降压药。

【家族史】1兄1妹均有心肌肥厚（无症状）。

【体格检查】T 36.0℃，P 55次/分，R 20次/分，BP 90/52mmHg。神志清楚，精神萎靡，高枕卧位。唇发绀。双侧颈静脉怒张，双侧颈动脉未见异常搏动。左肺叩诊呈清音，听诊呼吸音粗，可闻及湿啰音，右肺第7肋以下叩诊呈浊音，听诊呼吸音弱。双侧未闻及胸膜摩擦音。心界叩诊向两侧扩大，心率55次/分，心律齐，各瓣膜听诊区未闻及病理性杂音。腹部平坦，剑突下压痛阳性，无反跳痛及肌紧张，肝肋下4cm，剑突下2cm，脾肋下未触及肿大。腰骶部以下呈重度可凹性水肿。

【辅助检查】入院心电图（2020年3月16日）：起搏心律，心率55次/分，ST-T异常（图2-12-1）。

胸部X线片（2020年3月17日）：心影增大伴两肺淤血，右上肺膨胀不全，主动脉弓部钙化灶，双侧胸腔积液（左侧少量，右侧中量），起搏器植入术后。

床旁心脏彩超（2020年3月17日）：左心房内径LA 32mm，右心房内径RA 46mm×67mm，左心室内径LV 50mm，右心室内径RV 22mm，室间隔厚度IVSd 9mm，左室后壁厚度LVPWd 8mm，左心室射血分数LVEF 48%，左心室短轴缩短率FS 24%。提示：左房、右房扩大，左室壁运动减弱，二尖瓣关闭不全（中度），三尖瓣关闭不全（中至重度），主动脉瓣退行性改变且关闭不全（轻度），左室收缩功能减低，心包积液（少至中量），起搏器植入术后。

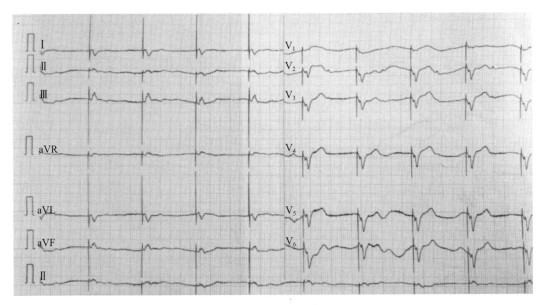

图2-12-1 入院心电图

床旁腹部彩超（2020年3月17日）：淤血肝，餐后胆囊，胰、脾、双肾未见异常，门静脉系统未见异常。

床旁胸部彩超（2020年3月17日）：右侧胸腔积液。

入院化验：血常规、肝功能大致正常。

肾功能：肌酐（Cr）220.3μmol/L（↑），尿素氮（BUN）28.9mmol/L（↑），尿酸（UA）683.0mmol/L（↑）。

电解质：K⁺ 5.3mmol/L，Na⁺ 139.0mmol/L，Cl⁻ 105.0mmol/L。

甲状腺功能：促甲状腺素激素（TSH）20.71μU/ml（↑），总甲状腺素（TT4）1.66μg/dl↓，总三碘甲状腺原氨酸（TT3）0.45μg/L（↓），游离甲状腺素（FT4）7.07pmol/L（↓），游离三碘甲状腺原氨酸（FT3）2.98pmol/L（↓）。

肿瘤标志物：癌胚抗原CEA 7.80μg/L（↑），糖类抗原125（CA125）139.4U/ml（↑），糖类抗原199（CA199）67.8U/ml（↑）。

氨基末端脑钠肽前体（NT-proBNP）17 655.0ng/L（↑）。

心肌肌钙蛋白（ITnI）：0.06μg/L↑。

生长刺激表达基因2（蛋白ST2）：161.0ng/ml（↑）。

【初步诊断】肥厚型心肌病？双房扩大，射血分数中间值的心力衰竭，心功能Ⅳ级（NYHA分级），心律失常，心房颤动，病态窦房结综合征，永久起搏器植入术后，肾功能不全，高尿酸血症，甲状腺功能减退症。

【诊断思路】

1.临床特点　表现为全心衰竭，既有胸憋、气短，又有双下肢水肿，后病情逐渐加重，右心衰竭表现更为突出，全身水肿明显，出现多浆膜腔积液。

2.辅助检查特点

（1）心电图逐渐出现低电压

心电图（2014年12月11日）：窦性心律，心率46次/分，一度房室传导阻滞（PR间期0.26秒），ST-T异常（图2-12-2）。

心电图（2014年12月12日）：心房颤动，心室率79次/分，ST-T异常（图2-12-3）。

心电图（2020年3月26日）：心房颤动，心室率95次/分，肢导低电压，胸导联R波递增不良（图2-12-4）。

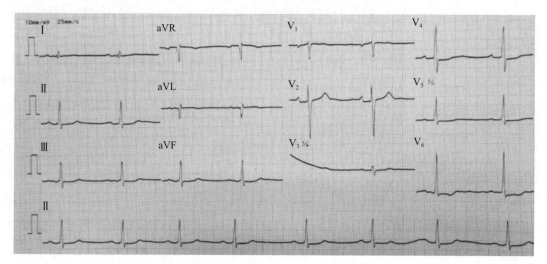

图2-12-2　心电图（2014年12月11日）

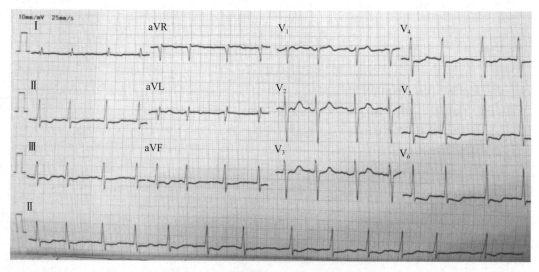

图2-12-3　心电图（2014年12月12日）

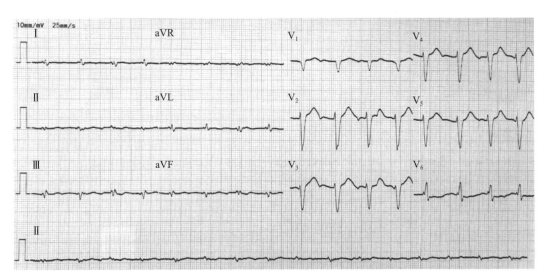

图2-12-4 心电图（2020年3月26日）

（2）心脏彩超：左右心房逐渐扩大，左右心室不大，室间隔与左室壁厚度恢复正常，EF轻度减低（表2-12-1）。

表2-12-1 发病及治疗过程中历年心脏彩超变化

日期	LA（mm）	RA	LV（mm）	RV（mm）	IVSd（mm）	LVPWd（mm）	EF（%）
2013年1月8日	58	30mm×62mm	47	23	18	14	61
2014年12月15日	51	38mm×58mm	43	21	20	13	67
2015年4月9日	50	25mm×58mm	42	22	13	8	62
2016年10月20日	62	36mm×64mm	49	20	10	8	41
2019年4月2日	67	36mm×59mm	44	21	10	8	32
2019年11月1日	60	49mm×70mm	48	20	11	9	44
2020年3月17日	32	46mm×67mm	50	22	9	8	48

（3）化验：考虑肾功能异常与心力衰竭相关，为心肾综合征表现；甲状腺功能异常考虑与长期服用胺碘酮相关。

3. 家族史 1兄1妹均有心肌肥厚，无症状。

4. 既往史 既往有高血压病史，血压控制可。

5. 与引起心肌肥厚的疾病相鉴别 系统性淀粉样变、糖原贮积病、Fabry病、Friedreich共济失调、线粒体病、畸形综合征、强化运动引起的心肌肥厚、高血压引起的心肌肥厚、主动脉瓣狭窄和先天性主动脉瓣下隔膜、冠心病合并心肌肥厚、内分泌异常导致的心肌肥厚、药物导致的心肌肥厚。

与鉴别诊断相关辅助检查如下。

（1）胸腔积液常规与生化（表2-12-2）：符合漏出液特点。

表2-12-2 胸腔积液常规与生化

颜色	透明度	Rivalta反应	凝固物	比重	细胞总数（10^6/L）	白细胞（10^6/L）	多核细胞（%）
黄色	清晰	阴性	阴性	量少	150.0	90.0	/

单个核细胞（%）	间皮细胞（%）	腺苷脱氨酶（U/L）	碱性磷酸酶（U/L）	总蛋白（g/L）	乳酸脱氢酶（U/L）	葡萄糖（mmol/L）	淀粉酶（U/L）
/	/	5	20	27	104.1	6.9	41.6

病理结果未见异常

（2）血骨髓瘤系列（表2-12-3）、24小时尿蛋白定量未见异常。

表2-12-3 血骨髓瘤系列   单位：g/L

免疫球蛋白G	免疫球蛋白A	免疫球蛋白M	轻链κ	轻链λ	补体C3	补体C4
6.81	1.15	1.84	5.73	3.58	0.77	0.17

24小时尿蛋白定量74ng/ml

（3）胸部CT平扫（2020年3月19日）：双肺上叶、下叶炎性病变，请结合临床。右肺中叶部分膨胀不全，双侧胸膜增厚，心脏增大，心包积液，心脏起搏器植入术后改变。

腹部CT平扫（2020年3月19日）：肝实质密度弥漫性增高，请结合临床。胆囊胆汁密度不均匀，壁略增厚，请结合超声检查，右侧腹壁皮下软组织肿胀。

（4）基因检测（图2-12-5）：该患者检出2个与肥厚型心肌病相关的变异，分别为 *TTNI3* 基因—肥厚型心肌病7型（AD）和 *OBSCN* 基因—肥厚型心肌病（不明），均与患者临床表型较为吻合。

6.总结 ①患者为老年女性，以全心衰竭为主要表现，早期心脏彩超符合肥厚型心肌病特点，后病情逐渐加重，全身水肿明显，出现多浆膜腔积液，心脏彩超符合限制型心肌病特点。②患者高血压控制可，早期心脏彩超为不对称肥厚，室间隔厚度最大为20mm，不考虑高血压继发心肌肥厚。③患者心电图逐渐出现低电压及R波递增不良，心电图演变与心脏彩超演变一致，结合无冠心病、心肌梗死病史，不考虑缺血性心肌病。④化验轻链κ、轻链λ、尿蛋白未见异常，不考虑免疫球蛋白轻链淀粉样变性；胸腔积液符合漏出液特点，病理检查未见异常，结合血常规、胸部CT、腹部CT等结果，可除外慢性感染、结核、肿瘤，不考虑继发性心肌淀粉样变；基因检测可见 *TTNI3* 基因、*OBSCN* 基因，为与肥厚型心肌病相关的变异，不考虑甲状腺素运载蛋白淀粉样变性、糖原贮积病、Fabry病、线粒体病等疾病。

7.出院诊断 肥厚型心肌病，双房扩大，射血分数中间值的心力衰竭，心功能Ⅳ级

基因	核苷酸变异	氨基酸变异	转录本外显子编号	变异状态	变异类型	ACMG条目	位点致病性	相关疾病	遗传模式
OBSCN	c.10171G>A	p.Val3391Met	NM-052843 exon38	杂合	错义变异	PM2 PP3	临床意义未明2级	扩张型心肌病	不明
								肥厚型心肌病	不明
								左室心肌致密化不全	不明
TNNI3	c.407G>A	p.Arg136Gln	NM-000363 exon7	杂合	错义变异	PM2 PP	临床意义未明2级	肥厚型心肌病7型	AD
						PM2	临床意义未明2级	扩张型心肌病1FF型	不明
								扩张型心肌病2A型	AR
								左室心肌致密化不全	不明
								限制型心肌病1型	AD
SYNE1	c.7657A>G	p.Lys2553Glu	NM-182961 exon51	杂合	错义变异	PM2 BP4	临床意义未明4级	扩张型心肌病	不明
MYH7B	c.1240C>T	p.Arg414Trp	NM-020884 exon16	杂合	错义变异	BS1 PP3	临床意义未明4级	左室心肌致密化不全	不明
TTN	c.85089C>G	p.Phe28363Leu	NM-133378 exon288	杂合	错义变异	无	临床意义未明4级	扩张型心肌病1G型	AD
								致心律失常性右室心肌病	不明
								肥厚型心肌病9型	AD

图2-12-5　基因检测结果

（NYHA分级），心律失常，心房颤动，病态窦房结综合征，永久起搏器植入术后，肾功能不全，高尿酸血症，甲状腺功能减退症。

【诊疗经过】给予利尿、减慢心率、减少心肌耗氧、扩血管、改善心功能等治疗，病情好转出院。

二、讨论

肥厚型心肌病是一种以心肌肥厚为特征的心肌疾病，主要表现为左室壁增厚，通常指二维超声心动图测量的室间隔或左室壁厚度≥15mm。或者有明确家族史者厚度≥13mm，通常不伴有左室腔扩大，需排除继发性因素引起的左室壁增厚。绝大多数肥厚型心肌病呈常染色体显性遗传，约60%的成年肥厚型心肌病患者可检测到明确的致病基因突变，40%～60%为编码肌小节结构蛋白的基因突变，5%～10%是由其他遗传性或非遗传性疾病引起。分型：根据超声心动图检查时测定的左室流出道与主动脉峰值压力阶差（LVOTG），可将肥厚型心肌病患者分为梗阻性、非梗阻性及隐匿梗阻性3种类型。安静时LVOTG≥30mmHg为梗阻性；安静时LVOTG正常，负荷运动时LVOTG≥30mmHg为隐匿梗阻性；安静或负荷时LVOTG均＜30mmHg为非梗阻性。此外根据肥厚部位，也可分为心尖肥厚、右室肥厚和孤立性乳头肌肥厚的肥厚型心肌病。

肥厚型心肌病的主要并发症是心力衰竭、心律失常、猝死、心绞痛。其中，心力衰竭的年发生率为1.6%～7.4%，其发生基础主要是舒张功能不全、左室流出道梗阻等，发展至晚期重症心力衰竭时可呈现两种明显不同的心脏形态改变：①扩张型心肌病改变（室壁变薄、心腔扩大、左室收缩功能障碍）；②限制型心肌病改变（左室不大、双房扩大，室壁厚度可无明显变薄，易出现心房颤动，表现为严重的舒张功能异常）。本病例患者心脏彩超早期表现为左室壁增厚，随病情进展左室壁变薄，左室不大，心房扩大，收缩功能轻度减低，呈限制型心肌病改变，并出现心律失常、肾功能不全等合并症；基因检测可见突变基因*TNNI3*、*OBSCN*，诊断肥厚型心肌病明确。

综上所述，肥厚型心肌病终末期会有限制性表现，部分患者会出现室壁变薄，提示预后不良，建议早期发现、早期预防、早期治疗。

（心内科　韩慧媛　蒋　晓）

病例 13　缺血性心肌病

一、病例报告

（一）首次住院

【患者】男性，54 岁，2020 年 4 月 17 日入院。

【主诉】间断活动时胸憋 1 年，加重伴夜间不能平卧 2 个月，加重 3 日。

【现病史】2019 年 1 月始出现活动时胸憋，位于胸骨后，休息 10 分钟后自行缓解，未诊治。2020 年 2 月 1 日出现步行 200m 即出现气短，伴恶心。2 月 4 日夜间睡觉时出现气短、不能平卧，仍未诊治。4 月 13 日上述症状进一步加重，稍活动后即出现气短，夜间睡眠高枕卧位，就诊于当地社区医院，心脏彩超示"左心室内径（LV）58mm，右心室前后径（RV）25mm，室间隔厚度（IVSd）8mm，左心室后壁厚度（LVPWd）8mm，左心室射血分数（LVEF）25%，全心扩大，左室壁运动弥漫性减弱，二尖瓣中 - 重度反流，三尖瓣中至重度反流，重度肺动脉高压，心包积液（少量）"，诊断"扩张型心肌病"，建议上级医院诊治，于 2020 年 4 月 17 日入住我院。

【既往史】发现血压升高 1 年，自述波动于 150/90mmHg 左右，未治疗，未监测血压，入院时血压高达 190/115mmHg。2 型糖尿病病史 7 年，平素规律皮下注射精蛋白生物合成人胰岛素降糖治疗，血糖控制尚可。

【个人史】吸烟史 20 年，1 包/日，已戒烟 7 年。否认饮酒史。

【入院查体】T 36.5℃，P 105 次/分，R 20 次/分，BP 190/115mmHg。双肺叩诊呈清音，双肺呼吸音粗，左下肺可闻及少量湿啰音。心界扩大，心尖搏动位于左侧第 5 肋间锁骨中线处，心音低钝，心率 105 次/分，心律齐，二、三尖瓣听诊区可闻及 2/6 级收缩期吹风样杂音。双下肢中度水肿。

【辅助检查】入院心电图：窦性心律，电轴左偏，左前分支传导阻滞（图 2-13-1）。

胸部彩超：左侧胸腔积液，液深 46mm。

腹部彩超：淤血肝，餐后胆囊、胰、脾、双肾、门静脉系统未见异常。

心脏彩超：LA 46 mm，LV 60 mm，RA 45 mm×47 mm，RV 29 mm，IVSd 10 mm，LVPWd 8 mm，LVEF 19%，全心扩大，左室壁运动弥漫性减弱，二尖瓣关闭不全（中度），三尖瓣关闭不全（中至重度），主动脉瓣关闭不全（轻度），肺动脉高压（PASP 74mmHg），左室收缩功能减低，微量心包积液（图 2-13-2）。

化验回报：氨基末端 B 型脑钠肽前体（NT-proBNP）8573ng/L，肌酐 127μmol/L（57 ~ 111μmol/L），心肌肌钙蛋白 0.06μg/L（0 ~ 0.03μg/L）。

静息核素心肌血流灌注显像（2020 年 4 月 28 日）：左室腔增大，左室心肌血流灌注未见明显异常，左室各室壁运动弥漫性重度减低，左室整体收缩功能重度减低。EF 21%（图 2-13-3）。

诊疗思路：该患者心脏显著扩大，收缩功能显著下降，需对扩张型心肌病和缺血性

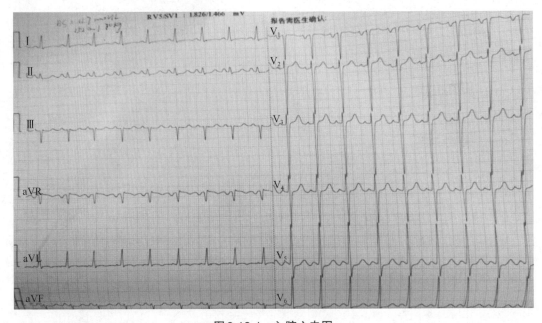

图 2-13-1　入院心电图

窦性心律，电轴左偏，左前分支传导阻滞

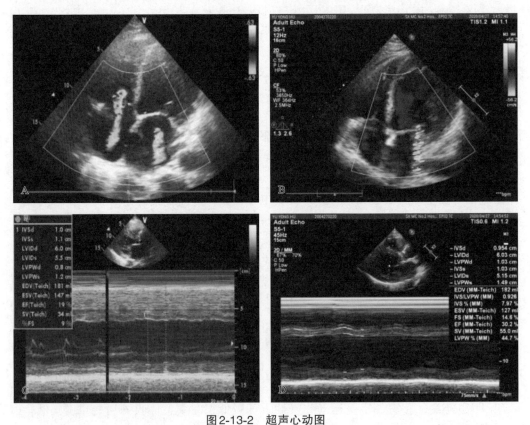

图 2-13-2　超声心动图

A、B 为 2020 年 4 月 17 日心尖四腔心切面和 M 型超声；C、D 为 4 月 27 日心尖四腔心切面和 M 型超声

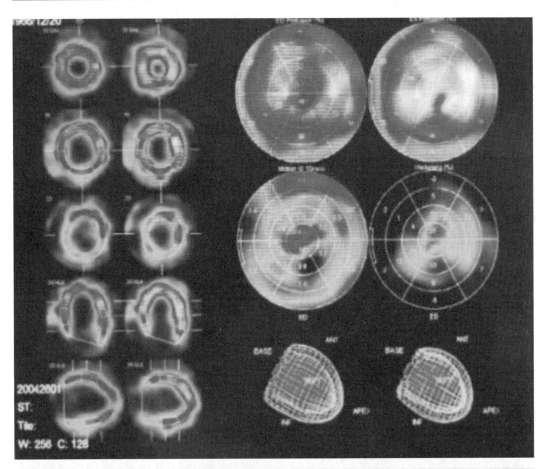

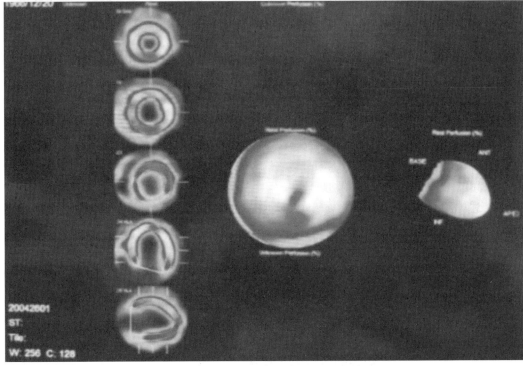

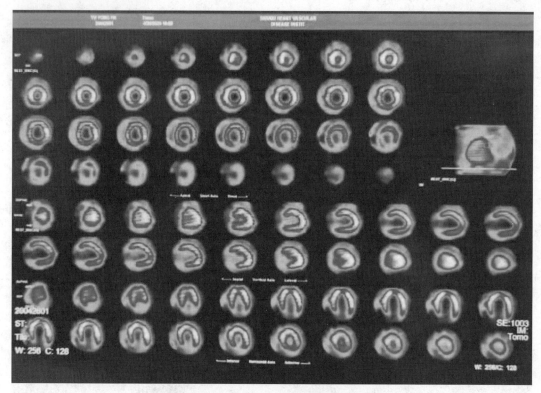

图2-13-3　静息核素心肌血流灌注显像

左室腔增大，LVEF21%，左室心肌血流灌注未见明显异常

心肌病进行鉴别诊断。静息核素心肌血流灌注显像提示血流灌注未见异常，无节段性充盈缺损，此时可以排除因心肌梗死导致的心力衰竭，更倾向于扩张型心肌病诊断。但因患者合并高血压、糖尿病等多重冠心病危险因素，建议进一步行冠脉造影排除冠心病。

　　冠脉造影：左主干管壁钙化、未见有意义狭窄；前降支近段管壁钙化、狭窄约70%；第一对角支开口狭窄约90%；回旋支近段管壁钙化、狭窄约90%；第一钝缘支近段狭窄约80%；右冠脉近段管壁钙化、近中段狭窄约50%；中段100%闭塞；侧支循环形成：左→右（图2-13-4）。

　　【出院诊断】 缺血性心肌病，二尖瓣关闭不全（中度），三尖瓣关闭不全（中至重度），心脏扩大，心功能Ⅳ级（NYHA分级），肺动脉高压，左侧胸腔积液，高血压病3级（很高危），2型糖尿病，肾功能不全。

　　【出院情况】 患者未诉胸憋、气短。查体：BP 140/90 mmHg。双肺未闻及干、湿啰音。心率74次/分，双下肢无水肿。复查心脏彩超（2020年4月27日）：LV 58mm，RV 26mm，LVEF 30%，左室壁运动弥漫性减弱，二尖瓣关闭不全（中度），三尖瓣关闭不全（轻至中度），左室收缩、舒张功能减低。给予阿司匹林0.1g每日1次、氯吡格雷75mg每日1次、阿托伐他汀20mg每晚1次、比索洛尔2.5mg每日1次、单硝酸异山梨酯缓释片60mg每日1次、沙库巴曲缬沙坦100mg每日2次、氯化钾缓释片0.5g每日3次、呋塞米10mg隔日1次、螺内酯20mg每日1次、芪苈强心胶囊4粒每日3次口服，精蛋白合成人胰岛素12U每晚1次，皮下注射治疗。建议择期血运重建。

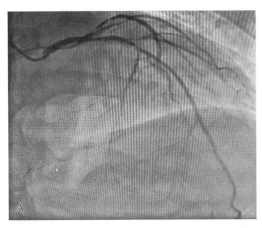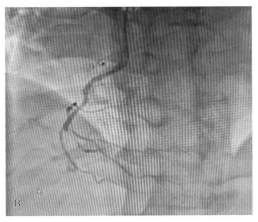

图2-13-4 冠状动脉造影

A.前降支近段管壁钙化、狭窄约70%；回旋支近段管壁钙化、狭窄约90%；B.右冠脉近段管壁钙化、近中段狭窄约50%，中段100%闭塞

（二）二次住院

【病情简介】患者院外规律服药，活动量中等，无明显胸憋、气短及夜间呼吸困难。6月2日复查心脏彩超：LA 37 mm，LV 58 mm，EF 34 %（图2-13-5）。于6月5日欲行PCI再次入院。

【辅助检查】总胆固醇2.76 mmol/L、三酰甘油1.1mmol/L、高密度脂蛋白胆固醇

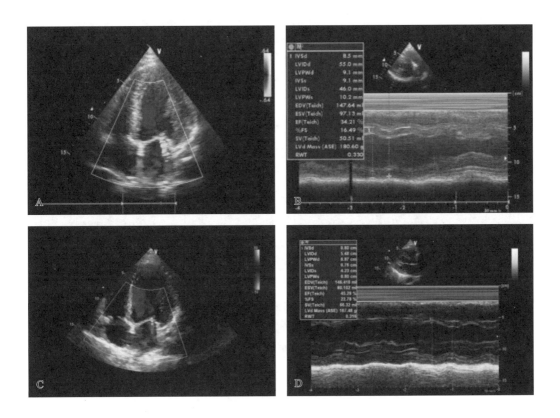

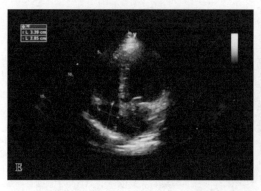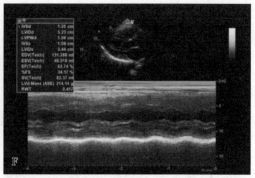

图2-13-5　超声心动图

A、B为2020年6月2日，C、D为7月14日，E、F为10月20日超声心动图

0.87mmol/L、低密度脂蛋白胆固醇1.61 mmol/L，K^+ 4.3 mmol/L，肌酐 117.8μmol/L，尿素11.6mmol/L，糖化血红蛋白9.5%，NT-proBNP 1081ng/L，血常规、肌钙蛋白、肝功能、凝血功能、甲状腺功能均正常。

【药物治疗】在原方案基础上，调整比索洛尔为5mg每日1次，沙库巴曲缬沙坦片为150mg每日2次口服；因血糖控制不佳，给予停胰岛素，改为利拉鲁肽注射液1.2mg每日1次皮下注射、达格列净10mg每日1次口服联合降糖治疗；监测血压仍偏高，加用苯磺酸氨氯地平5mg每日1次口服控制血压。

【PCI治疗】2020年6月11日行PCI：术中开通右冠脉闭塞病变，并植入3枚支架（图2-13-6）。

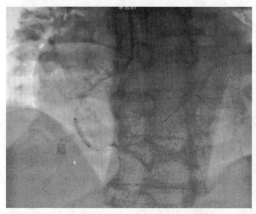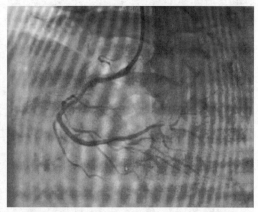

图2-13-6　对右冠脉行直接PCI中开通右冠脉闭塞病变植入3枚支架

术后患者无不适症状，并于6月17日出院。

给予阿司匹林100mg每日1次、氯吡格雷片75mg每日1次、阿托伐他汀20mg每日1次、富马酸比索洛尔片5mg每日1次、单硝酸异山梨酯缓释片60mg每日1次、沙库巴曲缬沙坦片150mg每日2次、氯化钾缓释片0.5g每日2次、呋塞米片10mg隔日1次、螺内酯片20mg每日1次、苯磺酸氨氯地平片5mg每日1次、达格列净片10mg每日1次口服、利拉鲁肽注射液1.2mg每日1次皮下注射。

【随访】出院后，患者活动耐量逐渐增加，日常活动无胸憋、气短症状。共随访2次。

超声心动图（2020年7月14日）：LA 37 mm，LV 53 mm，RA 33mm×37 mm，RV 23mm，IVSd 8 mm，LVPWd 9mm，LVEF 45%，左房增大，左室壁弥漫性运动减弱，二、三尖瓣关闭不全（轻度），左室收缩、舒张功能减低（图2-13-5，表2-13-1）。NT-proBNP 822ng/L；肌酐125.9μmol/L。

超声心动图（2020年10月20日）：LA 34mm，LV 53mm，RA 29mm×34mm，RV 20mm，IVSd 10 mm，LVPWd 11mm，LVEF 62%，左室收缩舒张功能未见异常（图2-13-5，表2-13-1）。NT-proBNP 238ng/L；肌酐121.7μmol/L。提示患者心功能基本恢复正常。

表2-13-1 治疗前后及历次随访心脏彩超结果对比

日期	LA（mm）	LV（mm）	RA	RV（mm）	LVEF（%）
2020年4月16日	46	60	45mm×47mm	29	19
2020年4月27日	40	58	34mm×45mm	26	30
2020年6月2日	37	58	32mm×40mm	23	34
2020年7月14日	37	53	33mm×37mm	23	45
2020年10月20日	34	53	29mm×34mm	20	62

二、讨论

我国人口老龄化加剧，冠心病、高血压、糖尿病、肥胖等慢性病的发病率呈上升趋势，医疗水平的提高使心脏疾病患者生存期延长，导致我国心力衰竭患病率呈持续升高趋势。原发性心肌损害和异常是引起心力衰竭最主要的病因。目前认为慢性、自发进展性疾病，神经内分泌系统激活导致心肌重构是引起心力衰竭发生和发展的关键因素。近年来由于疾病谱的变化，缺血性心肌病成为心力衰竭的首要病因。

缺血性心肌病主要是因为存在心肌梗死（心肌瘢痕、心肌顿抑或冬眠）、冠状动脉病变、冠状动脉微循环异常、内皮功能障碍等，导致心肌急性或慢性长期缺血，引起心肌细胞缺血性坏死或功能异常，进而引起心力衰竭。其中临床上最常见的原因是既往存在心肌梗死，心脏彩超或单光子发射计算机断层成像（SPECT）可见节段性室壁运动异常或节段性心肌血流灌注缺损或下降，心脏扩大及射血分数降低。此类患者是否行血运重建需要评价存活心肌。临床针对此类患者先行SPECT，如果存在心肌血流灌注缺损或下降，再行[18]FDG标记的正电子发射断层成像（PET），将心肌代谢显像与灌注显像结合起来，评价心肌代谢与灌注是否匹配，从而确定是否存在存活心肌。PET不仅有量化心肌活性、瘢痕、左室射血分数和心室容积等优势，而且有更出色的时间、空间分辨率和衰减校正，可灵敏地量化示踪剂摄取率和心肌灌注。目前被认为是评价存活心肌的"金标准"。而本病例患者特点是既往否认心肌梗死病史，静息核素无心肌血流灌注异常，但冠脉造影提示三支病变，右冠脉完全闭塞。考虑该患者因冠脉病变，引起长期慢性心肌缺血而致心力衰竭。虽静息时未见血流异常，但推测运动时会出现血流灌注减低的表现，符合典型的缺血性心肌病的特点。故明确诊断为缺血性心肌病。因静息SPECT心肌灌注血流未见异常，故血运重建前不需要再行PET心肌代谢显像去评价存活心肌。本病例患者在规范药物治疗使心功能改善后，即行冠脉支架植入术治疗。

在药物治疗方面，阻断神经内分泌的过度激活是心力衰竭现代治疗的关键。"血管紧张素转化酶抑制剂/血管紧张素Ⅱ受体阻滞剂（ACEI/ARB）＋β受体阻滞剂＋醛固酮拮抗剂"被称为心力衰竭治疗的"金三角"。近年来，新型药物和临床研究不断涌现。PARADIGM-HF试验显示，与依那普利相比，沙库巴曲缬沙坦钠使心血管死亡和心力衰竭住院风险降低20%。2018年中国心力衰竭指南指出对于心功能Ⅱ～Ⅲ级（NYHA分级）、有症状的射血分数减低性心衰（HFrEF）患者，若能够耐受ACEI/ARB，推荐以血管紧张素受体脑啡肽酶抑制剂（ARNI）替代ACEI/ARB，以进一步减少心力衰竭的发病率及死亡率。由此，传统的"金三角"有望被新的金三角取代。钠-葡萄糖共转运蛋白2（SGLT2）抑制剂是一种新型口服降糖药物，其基本作用是阻断肾脏近端中SGLT2转运蛋白和促进尿糖/尿钠排泄，由此促进了尿钠排出及渗透性利尿作用可能是该药物心力衰竭获益的重要机制之一，多项大型试验证实了SGLT2抑制剂的心血管获益，SGLT2抑制剂已逐步从糖尿病领域用药成为心力衰竭领域的一线用药。对于HFrEF（LVEF＜40%）合并或者不合并2型糖尿病的患者，建议使用SGLT2抑制剂，以改善症状和生活质量，降低住院和心血管死亡风险。本病例患者在血运重建的基础上联合使用ARNI、SGLT2抑制剂、β受体阻滞剂、醛固酮拮抗剂，逐渐加量至最大可耐受剂量后心脏大小及功能完全恢复到正常水平，疗效显著。

（老年心内科　陈　洁　王　静）

病例 14　围生期心肌病

一、病例报告

【患者】女性，25岁，2014年10月20日入院。

【主诉】间断胸憋、气短20日。

【现病史】患者于2014年10月初（产后3个月）出现间断胸憋、气短，伴咳嗽、咳痰、乏力、食欲缺乏，活动后加重，未予重视。10月15日上述症状较前加重，伴尿少，就诊于当地县医院，行心脏彩超：全心增大，左室腔内等高回声团，左室收缩功能减低。建议上级医院进一步治疗。10月20日就诊于我院，行心脏彩超：左心房内径（LA）41mm，左心室内径（LV）64mm，右心房内径（RA）47mm×52mm，右心室内径（RV）28mm，左心室射血分数（LVEF）21%，左室壁运动弥漫性减弱，左室内等回声、高回声团，二、三尖瓣关闭不全（中～重度），肺动脉高压（中度），左室收缩功能减低。考虑"围生期心肌病"，于2014年10月20日14时16分收入我院CCU，入院时仍诉胸憋、气短。

【既往史】患者产前1个月血压偏高，最高达155/90mmHg，产后测量血压正常。否认糖尿病病史，否认药物过敏史，否认家族遗传病病史。

【个人史】24岁结婚，育有1子（2014年7月出生），否认吸烟、饮酒史。

【入院查体】T 36℃，P 116次/分，R 23次/分，BP 144/96mmHg。神志清楚，急性病容，查体合作。双侧颈静脉充盈，双侧颈动脉未见异常搏动。双肺呼吸音粗，可闻及少量湿啰音，心界扩大，心率116次/分，心律齐，二、三尖瓣听诊区可闻及3/6级收缩期吹风样杂音，肺动脉瓣区第二心音亢进，余各瓣膜听诊区未闻及病理性杂音。腹部平坦，全腹无压痛、反跳痛及肌紧张，肝、脾肋下未触及肿大，双下肢轻度水肿。

【辅助检查】入院心电图：窦性心动过速，Ⅱ、Ⅲ、aVF、V₅～V₉导联T波低平、倒置（图2-14-1）。胸部X线片（2014年10月17日，当地县医院）：支气管感染，心胸比例为0.61，左侧肋膈角变钝。肝功能：总蛋白57.9g/L，白蛋白35.5g/L，前白蛋白

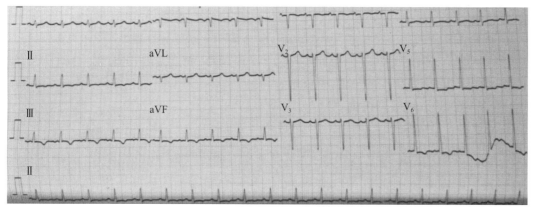

图2-14-1　心电图（2014年10月20日）

窦性心动过速，Ⅱ、Ⅲ、aVF、V₅～V₉导联T波低平、倒置

121mg/L，ALT 104U/L。

【初步诊断】围生期心肌病，心脏扩大，心功能Ⅳ级（NYHA分级），急性支气管炎。

【诊疗经过】

入院化验检查：肌酸激酶（CK）121 U/L，肌酸激酶同工酶（CK-MB）17 U/L，肌钙蛋白I（TnI）：0.27 ng/ml。红细胞沉降率（ESR）3 mm/h。甲状腺功能正常。D-二聚体3369.8μg/L。氨基末端B型脑钠肽前体（NT-proBNP）：12320 pg/ml。血常规：白细胞（WBC）9.2×10⁹/L，血红蛋白（Hb）110g/L，血小板（PLT）203×10⁹/L，中性粒细胞百分比83.8%。肝功能：ALT 74 U/L，AST 60 U/L，总蛋白 50g/L，白蛋白 28 g/L，总胆红素（TBIL）25.6μmol/L，直接胆红素（DBIL）11.9 μmol/L，血糖7.1 mmol/L，总胆固醇2.35 mmol/L，三酰甘油0.91 mmol/L，高密度脂蛋白胆固醇0.70mmol/L，低密度脂蛋白胆固醇1.23 mmol/L。

心脏彩超（2014年10月20日）：LA 41mm，LV 64mm，RA 47mm×52mm，RV 28mm，室间隔厚度（IVSd）9mm，左心室后壁厚度（LVPWd）7mm，LVEF 21%，左室壁运动弥漫性减弱，左室心尖部、前壁、侧壁可见多个等回声、高回声团，基底宽大，较大者约24mm×17mm，二、三尖瓣关闭不全（中至重度），肺动脉高压（中度），心包积液（少量）（图2-14-2）。

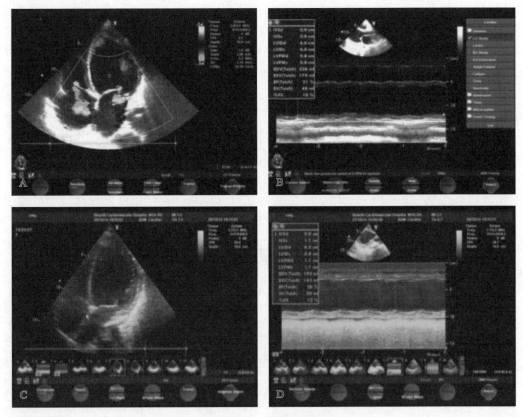

图2-14-2　超声心动图

A、B提示左室附壁血栓，LVIDd 64mm，LVEF 21%（2014年10月20日）；C、D提示左室附壁血栓缩小，LVIDd 60mm，LVEF 25%（2014年10月28日）

心脏彩超（2014年10月28日）：LA 33mm，LV 60mm，EF 25%，左室前壁高回声团，基地宽大，大小约13mm×11mm，边界尚清，不活动，二、三尖瓣关闭不全（轻度），心包积液（微量）（图2-14-2）。

心电图（2014年10月28日）：窦性心动过速，$V_5 \sim V_6$导联ST段压低0.05mV，Ⅱ、Ⅲ、aVF、$V_5 \sim V_6$导联T波低平、倒置。

患者入院时病情危重，给予地高辛强心，螺内酯联合托拉塞米、冻干重组人脑利钠肽利尿，抑制心室重塑，华法林抗凝，硝普钠扩血管，降低心脏前后负荷，曲美他嗪、辅酶Q10，环磷腺苷葡胺、磷酸肌酸钠改善心肌能量代谢，培哚普利抑制RAAS活性减缓心室重构，同时患者一般情况差，食欲缺乏，蛋白低，嘱高蛋白饮食，给予人血白蛋白泵入，高糖补液、氨基酸营养支持治疗；痰多，给予头孢呋辛抗感染，氨溴索雾化化痰，泮托拉唑抑酸，预防应激性溃疡，钾镁液泵入平衡电解质，预防恶性心律失常等治疗。

治疗结局及随访：经以上积极治疗，患者症状逐渐减轻，左室内血栓体积缩小，LVEF由21%升高至25%，左室内径变化不大，好转出院。给予地高辛0.125mg每日1次，托拉塞米20mg每日1次，螺内酯20mg每日1次，培哚普利2mg每日1次，酒石酸美托洛尔6.25mg每日2次，曲美他嗪20mg每日3次，华法林2mg每日1次，氯化钾缓释片0.5g每日1次。利尿、逆转心室重塑及抗凝等药物院外坚持治疗，并逐渐调整药物剂量，于9个月后复查心脏彩超，提示左室内径及LVEF均恢复正常，患者症状基本缓解。此后仍嘱继续服用血管紧张素转化酶抑制剂（ACEI）、β受体阻滞剂治疗，病情稳定，随访至今各项心功能指标均正常（表2-14-1，图2-14-3）。

表2-14-1 治疗前及历次随访心脏彩超结果对比

日期	LA（mm）	LV（mm）	RA	RV（mm）	LVEF（%）	左室内血栓
2014年10月20日	41	64	47mm×52mm	28	21	多发24mm×17mm
2014年10月28日	33	60	34mm×41mm	17	25	单发13mm×11mm
2014年11月20日	27	58	32mm×38mm	17	35	无
2015年7月9日	27	46	33mm×40mm	16	56	无
2016年11月1日	28	42	33mm×41mm	18	63	无
2018年3月13日	32	48	29mm×38mm	16	67	无

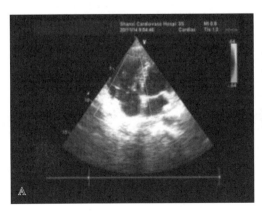
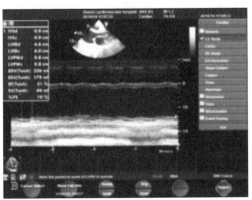

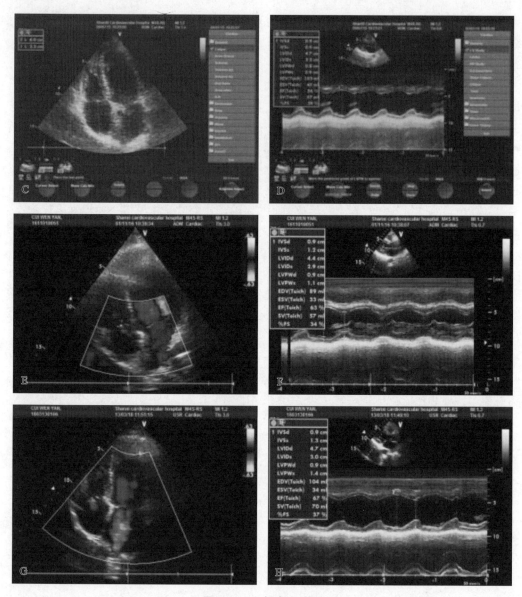

图2-14-3　超声心动图

A、B（2014年11月20日）：LV 58 mm，LVEF 35%；C、D（2015年7月9日）：LV 46mm，LVEF 56%；E、F（2016年11月1日）：LV 42mm，LVEF 63%；G、H（2018年3月13日）：LV 48mm，LVEF 67%

二、讨论

既往围生期心肌病（peripartum cardiomyopathy，PPCM）的概念是指妊娠最后1个月至产后5个月内发生的心力衰竭。但是发现有很大一部分符合PPCM标准的患者在妊娠36周前发病，因此考虑可能存在PPCM的诊断不足。于2010年，欧洲心脏病学会（ESC）将PPCM定义为妊娠晚期或产后早期出现的罕见的、扩张性的、以收缩功能障碍（LVEF＜45%）为主的排除其他病因的心肌病。

本病总体发病率低于0.1%，但病死率达5%～32%。据最新数据统计，中国PPCM的发病率为每346例活产中发生1例。发病的高危因素包括高龄产妇（≥30岁是独立危险因素）、先兆子痫或子痫、多胎妊娠（部分是由于辅助生殖技术的使用）、非洲血统、遗传易感性、硒缺乏症、锌缺乏症（海地地区高发）、高血压、贫血、哮喘、药物滥用、自身免疫。其他常见因素包括肥胖、分娩时间长、甲状腺功能紊乱、吸烟等。PPCM完整的发病机制尚不清楚，目前大多数学者认为"双打击模型"学说可能是其主要的发病机制，即妊娠晚期和产后早期，具有潜在易感性的妇女，体内可溶性fms样酪氨酸激酶受体1（sFlt-1）、16 KDaf催乳素片段升高，导致血管生成失衡血管损伤，继而引起心肌细胞凋亡、坏死，进而导致PPCM。

PPCM患者临床表现通常为充血性心力衰竭症状，包括劳力呼吸困难、端坐呼吸、阵发性夜间呼吸困难和下肢水肿。并发症：①2.6%患有心源性休克，1.5%的患者使用机械循环支持，0.5%的患者接受心脏移植。②血栓栓塞是最严重的并发症，PPCM心内血栓形成的机制包括心脏扩张和低收缩性导致血流淤滞，以及内皮损伤、妊娠高凝状态。这种高凝状态继发于凝血因子Ⅶ、Ⅷ及Ⅹ，纤维蛋白原和血管性血友病因子水平升高、蛋白C和S活性降低及纤溶活性降低（多在产后6～8周恢复正常）。③心律失常也是PPCM患者的主要发病形式和主要死亡原因，据报道由室性心动过速引起的猝死是该人群死亡的25%以上。

在PPCM诊断中，NT-proBNP通常升高。超声心动图典型表现为左室收缩功能不全，LVEF＜45%，并且常伴左室扩张，还可显示右室扩张和功能紊乱、肺动脉高压、左心房或双心耳扩大、功能性二尖瓣和三尖瓣反流及心内血栓。磁共振成像1.5T被认为对孕妇是安全的，但是指南不鼓励使用钆，钆可穿过胎盘，可能致畸。计算机断层成像尚未在PPCM中进行研究，但可以排除围生期患者可能出现呼吸困难的其他情况，如肺栓塞。在孕妇中，建议腹部屏蔽，以尽量减少胎儿的辐射暴露。心肌内膜活检通常不推荐，也没有特异的诊断组织学改变。

PPCM的治疗要根据起病时间区别对待。产后发病者按照心力衰竭指南进行治疗。妊娠期应注意避免过度利尿，这可能导致孕妇低血压和子宫低灌注。如果血流动力学允许，应使用β受体阻滞剂，首选选择性β_1受体阻滞剂，以避免通过β_2受体阻滞刺激子宫收缩。ACEI和ARB因其致畸性而在妊娠期禁用，哺乳期亦要慎用。对于LVEF≤35%者要给予抗凝治疗以防左室血栓形成，且要持续至心脏超声检查证实左室收缩功能恢复至LVEF＞35%。由于华法林具有胎毒性，故适用于产后者。未分娩患者使用普通肝素或低分子肝素抗凝直至出现宫缩即将分娩。近年来有研究者报道，在传统心力衰竭治疗基础上加用溴隐亭可显著改善PPCM患者左室收缩功能，其理论基础是Hilfiker-Kleiner等提出的PPCM新的病理机制——催乳激素过度生成。但该药促进血液凝固，可导致动脉系统血栓事件发生，故目前仅推荐用于重症PPCM的治疗，同时应联合使用抗凝药物。对于经最佳药物治疗6个月后仍存在严重左室收缩功能障碍的PPCM患者可考虑心脏再同步治疗或植入植入型心律转复除颤器（ICD）。

自然病程与预后：最近的数据显示，50%～80%的PPCM患者左室收缩功能可恢复到正常范围（LVEF≥50%），而且多数发生在前6个月。LVEF＜30%和LV＞60mm是不良预后的预测因子，提示左室恢复正常的可能性减小，而机械支持、心脏移植和死亡的风险增加。关于PPCM患者心功能恢复后能否停药、能否再孕目前尚无定论。如因特殊原因需停药则建议每年进行心脏超声检查评估心功能。所有的患者尤其是左室功能尚未恢复正常者均不建议再次怀孕，会导致心力衰竭和死亡的发生。欧洲心脏病学会（ESC）和美国心脏协会（AHA）相关指南均建议，对未恢复正常LVEF的PPCM妇女禁忌再次妊娠。

本病例患者，25岁初产妇，产后3个月出现胸憋、气短，伴咳嗽、咳痰症状。入院查体：双肺可闻及少量湿啰音，心界叩诊扩大，心率116次/分，心律齐，二、三尖瓣区可闻及3/6级收缩期杂音，肺动脉瓣区第二心音亢进，双下肢轻度水肿。心脏彩超提示：LV 60mm，LVEF 21%，左室内血栓形成。既往否认高血压、糖尿病、冠心病、心脏瓣膜病、先天性心脏病史，发病前无病毒感染病史，无贫血病史，基本可以排除引起心功能不全的其他心脏病可能，故明确诊断为围生期心肌病。

本病例患者2014年入院，产后心力衰竭合并左室内血栓，病情危重，积极抢救，给予标准的抗心力衰竭药物治疗，强心、利尿、扩血管、补钾、营养心肌、β受体阻滞剂及ACEI逆转重构治疗，住院期间胸闷、夜间不能平卧等症状逐渐减轻，下肢水肿消失，LVEF升高至25%，左室内血栓较前缩小。LVEF＜30%，提示预后不佳。但院外坚持抗心力衰竭及抗凝治疗，定期调整药物剂量，于发病后9个月复查心脏彩超，提示左室大小及LVEF均完全恢复正常，症状基本缓解。此后仍嘱继续服用ACEI、β受体阻滞剂治疗，病情稳定，随访至今各项心功能指标均正常。取得超出预期的治疗效果。

因此，对PPCM患者积极规范的药物治疗，50%以上患者左室收缩功能可完全恢复到正常范围。另外，PPCM后LVEF＜30%预示预后不良，该患者仍在持续用药中。能否停药，尚在进一步观察中。

（老年医学心内科　陈　洁　王　浩）

第三章

心律失常

病例 1　Brugada 综合征

一、病例报告

【患者】男性，56岁，2019年6月8日入院。

【主诉】晕厥19年，再发4天。

【现病史】患者于2000年某日夜间小便时出现晕厥，意识丧失，后自行清醒，实时无胸憋、胸痛、心悸气短、大小便失禁等不适，后就诊于当地医院行心电图检查，怀疑Brugada综合征，之后未再出现晕厥。2018年10月19日21时休息时再次出现意识丧失，口唇发绀，其工友给予"心外按压"后意识恢复；2019年6月4日15时午休中突发意识丧失，自行恢复意识后就诊于当地医院，心电图示心房颤动，室性期前收缩，期前收缩联律间期280毫秒，Brugada综合征？（图3-1-1）住院期间夜间再发意识丧失，心电监护示尖端扭转型室性心动过速，心室颤动（图3-1-2）。给予电除颤后转为窦性心律，建议上级医院就诊，遂就诊于我科。

【既往史】否认高血压、糖尿病、冠心病病史。

【家族史】其兄妹7个，6男1女，其兄于73岁时猝死；母亲患有冠心病，76岁时病

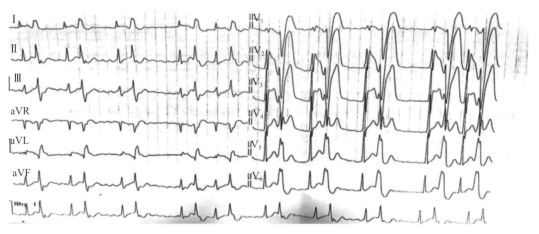

图3-1-1　心房颤动，频发室性期前收缩，期前收缩联律间期280毫秒

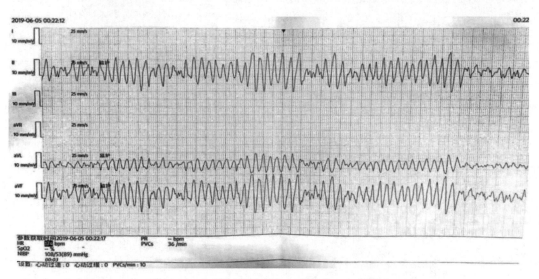

图3-1-2 尖端扭转型室性心动过速，心室颤动

故；父亲87岁时病故。

【个人史】农民，无冶游史，无疫区接触史。否认吸烟饮酒史。

【婚育史】有1子1女，配偶及子女均体健；其女儿心电图正常，儿子拒绝行心电图检查。

【入院查体】T 36.2℃，P 77次/分，R 19次/分，BP 120/70mmHg，双侧颈静脉未见充盈及怒张，双肺呼吸音清，未闻及干、湿啰音及胸膜摩擦音，心界叩诊不大，心率77次/分，律齐，各瓣膜未闻及病理性杂音。腹部平坦，肝脾肋下未触及，双下肢无水肿。

【辅助检查】心电图：窦性心律，V_2导联J波抬高0.2mV（图3-1-3）。

心脏超声：三尖瓣关闭不全（轻度），左室收缩功能未见异常，舒张功能减低。

实验室检查：血常规、肝肾功、电解质、凝血、D-二聚体及心肌酶均未见明显异常。

【入院诊断】心律失常，Brugada综合征，阵发性心房颤动，室性期前收缩，心室颤

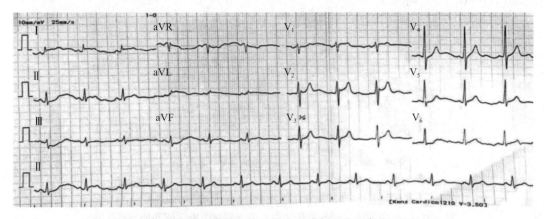

图3-1-3 入院心电图窦性心律，V_2导联J波抬高约0.2mV

动，心脏电除颤术后。

【诊疗思路】患者中年男性，多于夜间或休息时发生晕厥，多次行心电图提示Brugada综合征诊断明确，且心电监护捕捉到心室颤动，为猝死生还者，ICD植入术为救治患者的唯一有效方法。

【诊疗经过】择期局部浸润麻醉下行双腔ICD植入术，术后指导用药如下：西洛他唑100mg/次，一日2次。

【随访结果】术后6个月ICD放电一次，腔内图记录，调整ICD参数，考虑到患者一直处于紧张焦虑状态，加以氟哌噻吨美利曲辛片，早1片，晚1片，随访15个月至今，患者病情稳定，ICD未再出现放电现象，继续随访追踪（图3-1-4～图3-1-6）。

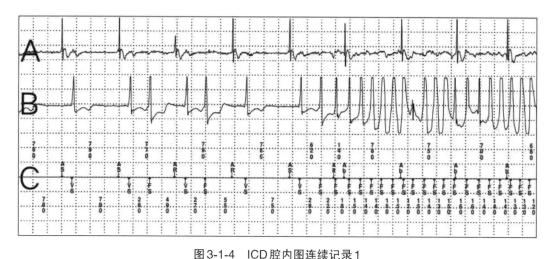

图3-1-4 ICD腔内图连续记录1

A、B、C分别代表心房通道、心室通道及标记通道

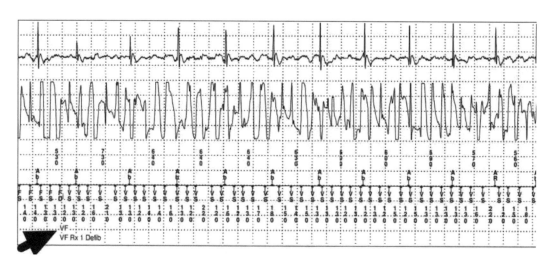

图3-1-5 ICD腔内图连续记录2

箭头示确认为心室颤动，FD开始充电

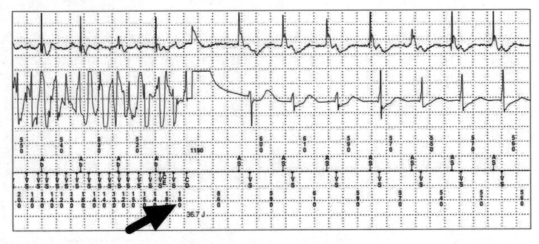

图 3-1-6　ICD 腔内图连续记录 3

箭头示 CE 充电完成，CD 放电，能量为 36.7J

二、讨论

本病例患者为中年男性，为猝死生还者，体表心电图（图 3-1-1）为经典 Ⅰ 型 Brugada 综合征表现：突出的"穹窿型"ST 段抬高为特征，表现为 J 波或抬高的 ST 段顶点≥2mm，伴随 T 波倒置，ST 段与 T 波之间很少或无等电位线分离；且伴发联律间期较短的室性期前收缩，极易发生 RonT，进一步诱发心室颤动，导致患者猝死。本病例患者很幸运，院外发生两次意识丧失，均成功救治。第三次意识丧失发生于院内，捕捉到尖端扭转型室性心动过速，后蜕化为心室颤动，经电除颤将患者再次成功救治。

Brugada 综合征是一种离子通道基因异常所致的原发性心电疾病，本病于 1992 年由西班牙学者 Brugada P 和 Brugada J 两兄弟首先提出，1996 年日本 Miyazaki 等将此病症命名为 Brugada 综合征，多见于男性，男女之比约为 8∶1。临床常因心室颤动或多形性室性心动过速引起反复晕厥，甚至猝死，准确发病率尚不清楚。多为青年男性，常有晕厥或心脏猝死家族史，多发生在夜间睡眠状态，发作前无先兆症状。发作间期可无任何症状。有时心脏病突发或晕厥，发作时心电监测几乎均为心室颤动，与本病例发病过程相符合。

至今发现至少有 350 种基因变异与本病相关，关系最为密切的是 *SCN5A* 基因。*SCN5A* 基因变异导致 Nav 1.5 功能障碍，进而引起钾增加和 Ito 减少，最终出现 Brugada 特征的心电图表现。结合患者发病特点及体表心电图目前 Brugada 综合征诊断明确，有条件的可行基因检测。

临床诊断 Brugada 综合征并非易事，其 ST 段改变是动态的，不同的心电图图形可以在同一个患者身上先后观察到，不同类型心电图之间可以自发或通过药物试验而发生改变。Brugada 综合征心电图的 ST 段改变具有隐匿性、间歇性和多变性。需要与可引起"Brugada 综合征样心电图改变"的患者进行鉴别诊断，如急性前间壁心肌梗死、右或左束支阻滞、左心室肥厚、右心室梗死、左室室壁瘤、主动脉夹层动脉瘤、急性肺栓塞、Duchenne 肌营养不良、遗传性运动失调、纵隔转移瘤压迫右室流出道、可卡因中毒、杂环类抗抑郁药过量、高钙血症、高钾血症、维生素B_1缺乏等。在考虑作出Brugada综合征的临床诊断时必须排除以上情况。

　　Brugada综合征的治疗目的在于防止心室颤动的发生，降低猝死率，2003年法国的Haissaguerre等报道3例Brugada综合征的射频导管消融，针对诱发室性心动过速、心室颤动的室性期前收缩进行局部消融，由于例数较少，其长期效果尚待验证。目前唯一有效的办法只有植入ICD。本病例患者成功植入ICD后，在随访过程中再次捕捉到恶性心律失常（图3-1-4，图3-1-5），并给予成功电除颤。治疗此类疾病的药物进展较慢，尚无特效药物治疗，唯一能显著阻断Ito电流的药物奎尼丁可能有效，但仅在实验室应用。我们给予患者心理疏导，加以抗焦虑药物氟哌噻吨美利曲辛片及增加$L-Ca^{2+}$电流的磷酸二酯酶西洛他唑后，患者恶性心律失常事件随访至今未再发生，为临床治疗提供了经验。

（心内科　高兵兵　李　丽）

病例2　扩张型心肌病左束支区域起搏超反应

一、病例报告

【患者】女性，55岁，2019年12月6日入院。

【主诉】间断气短、周身水肿12年余，加重伴胸憋半个月。

【现病史】2007年因体力活动即感觉气短，周身水肿就诊于某县医院，完善相关检查，考虑"扩张型心肌病，心功能不全"，予以利尿减轻水肿、改善心功能等保守治疗好转出院。院外规律口服"阿司匹林肠溶片、酒石酸美托洛尔、硝酸异山梨酯、卡托普利、螺内酯"等药物，仍间断有气短、周身水肿出现，步行数十米即感气短明显，无心悸、胸痛，无夜间憋醒等症状，均未系统诊治。2019年11月20日自觉上述症状加重，伴左侧胸前区、腋下憋闷，持续数分钟可缓解，约1天发作数次，2019年12月3日就诊于某县医院，行心脏超声：左室舒内径（LV）63mm，左室射血分数（LVEF）24%，扩张型心肌病，全心扩大，二、三尖瓣关闭不全（中至重度），肺动脉高压（中度），左心功能减低。心电图示完全性左束支传导阻滞，诊断"扩张型心肌病，心功能Ⅲ～Ⅳ[美国纽约心脏病协会（NYHA）分级]，肺动脉高压，心律失常，完全性左束支传导阻滞"，予以利尿、逆转心室重构、降低心肌氧耗、改善心力衰竭等对症支持治疗，周身水肿、气短症状较前好转，建议到上级医院治疗，于12月6日就诊于我院。

【既往史】2004年因子宫肌瘤行子宫及单侧附件切除术。否认高血压、冠心病病史。否认肝炎、结核等传染病史。否认外伤及输血史。否认食物、药物过敏史。

【家族史】否认家族遗传病病史。

【入院查体】BP 98/60mmHg。一般情况：发育正常，营养良好，神志清楚，查体合作。双侧颈静脉未见充盈及怒张，双侧颈动脉未见异常搏动。双肺叩诊音清，双肺呼吸音粗，未闻及干、湿啰音。心界相对浊音界扩大，心率72次/分，心律齐，心音低钝，心脏各瓣膜听诊未闻及病理性杂音，腹部平坦，全腹无压痛、反跳痛及肌紧张，肝、脾肋下未触及肿大。双下肢无水肿。

【辅助检查】入院化验：NT-proBNP 3234.0ng/L，血糖、血脂、肝肾功能、电解质、凝血、D-二聚体、血常规、尿常规、便常规、肝炎、梅毒、人类免疫缺陷病毒（HIV）系列无明显异常。

心电图（2019年12月6日）：窦性心律，心率59次/分，完全性左束支传导阻滞，QRS波192毫秒（图3-2-1）。

心脏彩超（2019年12月6日）：左心房内径（LA）41mm，右心房内径（RA）47mm×57mm，右心室内径（RV）28mm，左心室内径（LV）73mm，左室射血分数（LVEF）21%，全心扩大，左室壁运动弥漫性减弱，二、三尖瓣关闭不全（中度），肺动脉增宽，肺动脉高压（PASP约69mmHg），左室收缩功能减低（图3-2-2）。

冠脉造影术（2019年12月10日）：左主干、前降支、回旋支、右冠脉未见有意义狭窄；冠脉分布呈均衡型。

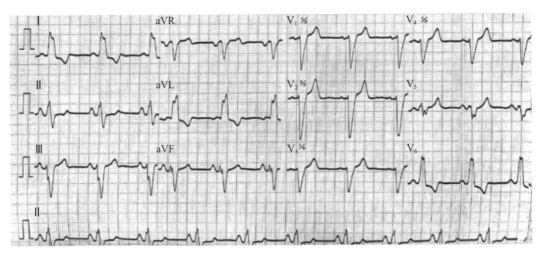

图3-2-1 心电图（2019年12月6日）

室性心律，心率59次/分，完全性左束支传导阻滞，QPS波192毫秒

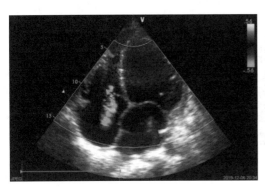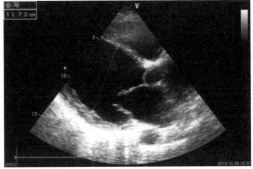

图3-2-2 心脏彩超（2019年12月6日）

LA41mm，RA47mm×57mm，RV28mm，LV73mm，LVEF21%。全心扩大，左室壁运动弥漫性减弱，二、三尖瓣关闭不全（中度），左室收缩功能减低

【初步诊断】扩张型心肌病，全心扩大，心功能Ⅲ～Ⅳ（NYHA分级），心律失常，完全性左束支传导阻滞，肺动脉高压（中度），2型糖尿病，子宫肌瘤切除术后。

【诊疗经过】给予阿司匹林肠溶片抗血小板聚集、琥珀酸美托洛尔联合沙库巴曲缬沙坦钠片逆转心室重构、利尿改善心功能、匹伐他汀钙片调脂稳定斑块、降糖等对症治疗，拟于2019年12月11日局部麻醉下行心脏再同步植入术（cardiac resynchronization therapy with a pacemaker，CRT-P），术中因未成功寻找到冠状窦口，与患者家属沟通行左束支区域起搏，术后继续规律口服药物治疗。

起搏器植入过程：2019年12月11日在心导管室于X线机下行CRT起搏器植入术，常规消毒、盖无菌单。1%利多卡因局部麻醉左锁骨下区域，切开皮肤，成功穿刺左侧腋静脉。送左室递送系统至三尖瓣口附近，利用电生理导管寻找冠状窦口未成功，与患者家属沟通行左束支区域起搏。送His鞘管至右室，送电极（3830-69）至左束支区域，拧入测试参数：阈值0.5V，阻抗680Ω，固定起搏电极，送电极（4574-53）至右心耳处，测试参数如下：右房P波感知2.0/1.0（mV），阻抗680/856（Ω），阈值1.0/1.0（V），固定起搏器导线，切割鞘管，固定起搏导线，分离皮下组织做好囊袋，把美国美敦力公司A3DR01与导线连接并送入囊袋固定，关闭囊袋，逐层缝合皮下组织、皮肤，常规无菌包扎，术中患者无不适，术后安返病房。

【术后情况】术后化验（2019年12月16日）：NT-proBNP 1285.0ng/L，明显下降。

术后心电图（2019年12月11日）：心房感知心室起搏，心率77次/分，QRS波112毫秒（图3-2-3）。

术后起搏器功能程控（2019年12月11日）：心房阻抗570Ω，阈值0.625V/0.4ms，感知3.6mV；心室阻抗608Ω，阈值0.625V/0.4ms，感知12.8mV（图3-2-4）。

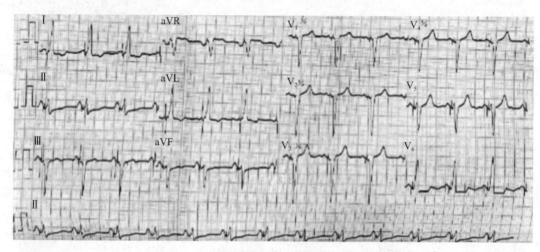

图3-2-3　术后心电图（2019年12月11日）
心房感知心室起搏，心率77次/分，QRS波112毫秒

Device Information			
Device	Medtronic	Advisa DR MRI A3D... PZK911794S	Implanted: 11-Dec-2019

Device Status (Implanted: 11-Dec-2019)

Battery Voltage (RRT=2.83V)		3.03 V	(16-Dec-2019)
Remaining Longevity		Initializing	

	Atrial	RV
Lead Impedance	570 ohms	608 ohms
Capture Threshold	0.625 V @ 0.40 ms	0.625 V @ 0.40 ms
Measured On	16-Dec-2019	16-Dec-2019
Programmed Amplitude/Pulse Width	3.50 V / 0.40 ms	3.50 V / 0.40 ms
Measured P/R Wave	2.0 mV	- - -
In-Office P/R Wave	3.6 mV	12.8 mV
Programmed Sensitivity	0.30 mV	0.90 mV

图3-2-4　术后起搏器程控（2019年12月11日）
心房、心室、阻抗、阈值、感知参数良好

【术后随访】

术后化验（2020年3月13日）：NT-proBNP 93.35ng/L。

术后化验（2020年6月15日）：NT-proBNP 91.10ng/L。

心电图（2020年1月21日）：心房心室顺序起搏，心率62次/分，QRS波110毫秒（图3-2-5）。

心电图（2020年6月15日）：心房心室顺序起搏，心率60次/分，QRS波120毫秒（图3-2-6）。

心脏彩超（2020年3月13日）：LA 35mm，RA 33mm×22mm，RV 22mm，LV 49mm，LVEF 42%。左室增大，二尖瓣关闭不全（轻度），左室收缩功能减低（图3-2-7）。

心脏彩超（2020年6月15日）：LA 35mm，RA 29mm×39mm，RV 22mm，LV 53mm，LVEF 43%。左室增大，左室壁运动减弱，三尖瓣关闭不全（轻度），左室收缩、舒张功能减低，起搏器植入术后（图3-2-8）。

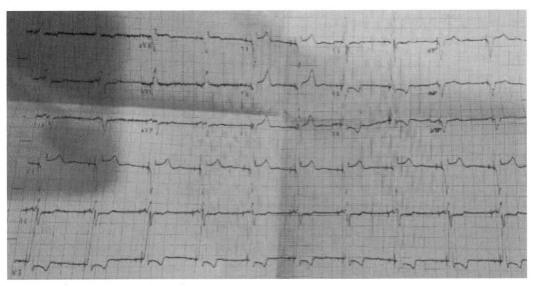

图3-2-5　术后1个月随访心电图（2020年1月21日）

心房心室顺序起搏，心率62次/分，QRS波110毫秒

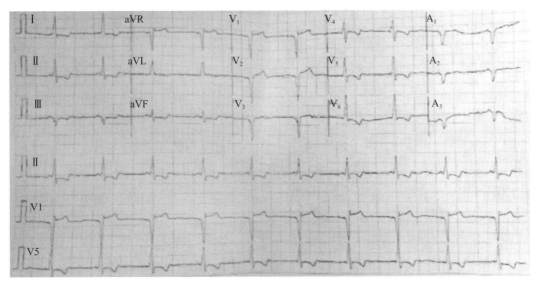

图3-2-6　术后6个月随访心电图（2020年6月15日）

心房心室顺序起搏，心率60次/分，QRS波120毫秒

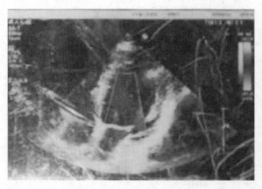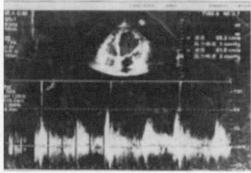

图3-2-7 术后3个月随访心脏彩超（2020年3月13日）

LA 35mm，LV 49mm，LVEF 42%。左室增大，二尖瓣关闭不全（轻度），左室收缩功能减低

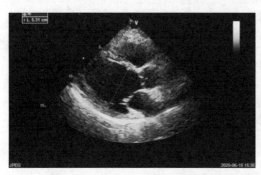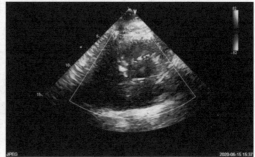

图3-2-8 术后6个月随访心脏彩超（2020年6月15日）

LA 35mm，LV 53mm，LVEF 43%。左室增大，左室壁运动减弱，三尖瓣关闭不全（轻度），左室收缩、舒张功能减低

术前及术后随访心脏彩超结果对比表明，LVEF提升105%，LV缩小27%，符合超反应效应（表3-2-1）。

表3-2-1 心脏彩超项目对比

项目	术前	随访（3个月）	随访（6个月）
LA（mm）	41	35	35
RA	47mm×57mm	33mm×22mm	29mm×39mm
RV（mm）	28	22	22
LV（mm）	73	49	53
LVEF（%）	21	42	43
二尖瓣关闭不全程度	中度	轻度	－
三尖瓣关闭不全程度	中度	－	轻度

二、讨论

扩张型心肌病（dilated cardiomyopathy，DCM）是一种异质性心肌病，以心室扩大和心肌收缩功能降低为特征，发病时除外高血压、心脏瓣膜病、先天性心脏病或缺血性心脏病等。DCM的临床表现为心脏逐渐扩大、心室收缩功能降低、心力衰竭、室性和室上性心律失常、传导系统异常、血栓栓塞和猝死。

DCM的防治宗旨是阻止基础病因导致心肌损害，有效控制心力衰竭和心律失常，预防猝死和栓塞，提高患者的生活质量及生存率。国内多中心临床试验资料将DCM分为3期，早期阶段（心功能Ⅰ级）、中期阶段（心功能Ⅱ～Ⅲ级）和晚期阶段（心功能Ⅳ级）[美国纽约心脏病协会（NYHA）分级]。早期阶段针对心室重构进行药物干预，包括β受体阻滞剂和血管紧张素转换酶抑制剂/血管紧张素Ⅱ受体拮抗剂（ACEI/ARB），以减少心肌损伤和延缓病变发展。中期阶段针对心力衰竭病理生理机制的三大系统（交感神经系统、肾素-血管紧张素-醛固酮系统、利钠肽系统）的异常激活进行药物干预。但是对于反复药物优化治疗效果欠佳的DCM晚期心力衰竭患者，越来越多的临床研究表明，慢性心力衰竭的起搏治疗可以在优化药物治疗基础上，有效逆转左室重构、提高生活质量、降低死亡率。其起搏治疗包括心脏再同步治疗（CRT）、希浦系统起搏（HBP）、埋藏式心律转复除颤器（ICD）、心肌收缩力调节器（CCM）等治疗。

2016年欧洲心脏病学会（ESC）急慢性心力衰竭诊断与治疗指南中提出对于心电图提示窦性心律，QRS波大于150毫秒，完全性左束支传导阻滞，药物优化治疗后左室射血分数（LVEF）小于0.35的有症状心力衰竭患者，推荐使用CRT改善症状，降低发病率及死亡率，为CRT的IA类适应证。然而CRT也存在一定局限性，研究表明约30%的患者CRT术后表现为CRT无反应性。此外，一些患者由于各种因素，如冠状静脉窦解剖异常、左室高起搏阈值和膈神经刺激等，左室电极放置失败而不能行CRT植入。2000年Deshmukh等首次将房室束起搏应用于14例DCM合并慢性心房颤动的患者，平均随访2年后，发现心力衰竭患者LVEF较术前明显改善。Huang等多个研究提示房室束起搏显著改善LVEF和NYHA心功能分级。《2018中国心力衰竭诊断和治疗指南》中推荐对于CRT无反应、左室导线植入失败及左室起搏依赖有CRT适应证的患者，房室束起搏可作为理想的备用选择。

房室束起搏植入电极存在一定技术难度，部分病例无法标测到房室束电位，起搏阈值较一般部位高，部分病例存在心房误感知等缺陷。而左束支区域起搏（LBBP）是在房室束起搏基础上的创新，其操作相比房室束起搏具有便捷性、起搏感知好、阈值低且稳定，安全性更高，正好弥补了房室束起搏的不足。2017年Huang等报道1例CHF合并完全性左束支传导阻滞患者实施左束支区域起搏，术中左束支被纠正，随访1年显示起搏阈值稳定且较低，患者心功能改善显著，左心室内径明显缩小。钱志宏等的研究，让我们认识到LBBP激动因通过正常传导系统，保持了左、右心室生理性激动顺序，实现有效左、右心室同步收缩，保护了心功能，从而有望改善预后。本病例正是因术中未找到冠状静脉窦，灵活运用指南推荐，将传统CRT植入术调整为LBBP，术后随访6个月提示患者心功能明显改善、左室内径明显缩小、LVEF显著提高、QRS波时限显著缩短。

　　总结：对各类病因引起慢性心力衰竭的终末阶段，心力衰竭起搏治疗技术可改善患者心功能、逆转心室重构、降低心力衰竭相关死亡风险。房室束起搏，尤其是左束支区域起搏技术在心力衰竭药物干预不理想的患者中是一个良好的选择，但左束支区域起搏在心力衰竭患者中远期疗效如何尚有待大样本前瞻性临床研究来验证。

（心内科　李小明　王　燕）

病例3 心腔内超声指导孤立性左室憩室室性心动过速射频消融

一、病例报告

【患者】女性，51岁，2019年4月28日入院。

【主诉】发作性心悸17年，加重1日。

【现病史】患者自2002年4月开始无明显诱因反复出现心悸、自觉心跳加快，伴头晕、大汗，无黑矇及晕厥，每次发作时行心电图，提示室性心动过速，静脉注射"盐酸利多卡因"后转为窦性心律，多次经胸心脏超声示左室憩室可能，每年发作1～2次。此次入院前1日再次出现心悸、头晕，心电图示室性心动过速，QRS波形态同以往发作，收入本院。发病以来无发热、上呼吸道感染、腹泻等病史。

【既往史】否认高血压病、糖尿病、冠心病、心肌病等病史。对"盐酸胺碘酮"过敏。

【家族史】父母、弟弟及女儿均体健；无家族遗传疾病史；家族中无猝死病史。

【辅助检查】生化检查、血常规、肝肾功能、血糖、电解质、甲状腺功能、TnI、心肌酶、凝血功能、超敏C反应蛋白、抗链球菌溶血素O，类风湿因子等均未见异常。

心脏超声：左室下后壁局部膨出，考虑憩室。

心电资料见图3-3-1～图3-3-5。

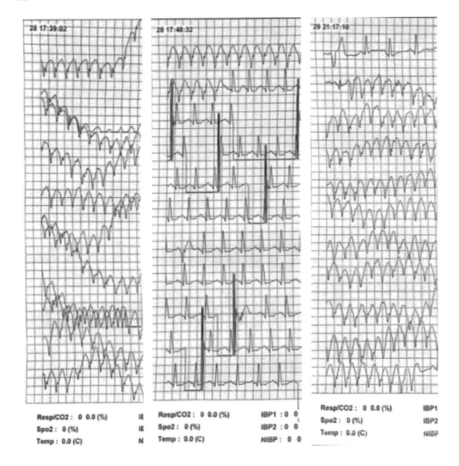

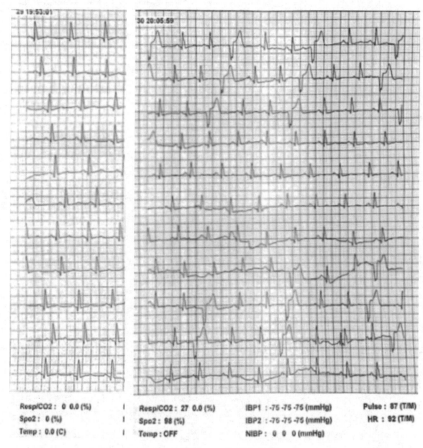

Resp/CO2: 0 0.0 (%)		Resp/CO2: 27 0.0 (%)	IBP1 : -75 -75 -75 (mmHg)	Pulse : 87 (T/M)
Spo2: 0 (%)		Spo2: 98 (%)	IBP2 : -75 -75 -75 (mmHg)	HR : 92 (T/M)
Temp: 0.0 (C)		Temp : OFF	NIBP : 0 0 0 (mmHg)	

图 3-3-1　入院心电监护（窦性心律，室性期前收缩，室性心动过速）

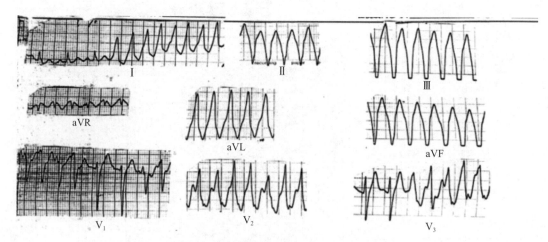

图 3-3-2　2002 年心电图（室性心动过速）

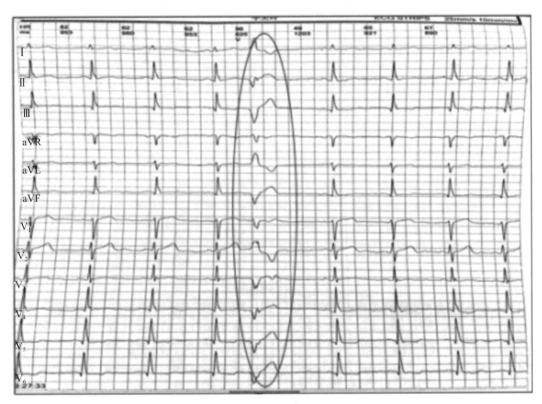

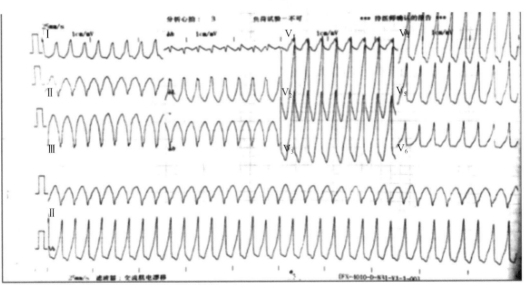

图3-3-3　2008年心电资料（上图示窦性心律，室性期前收缩；下图示室性心动过速）

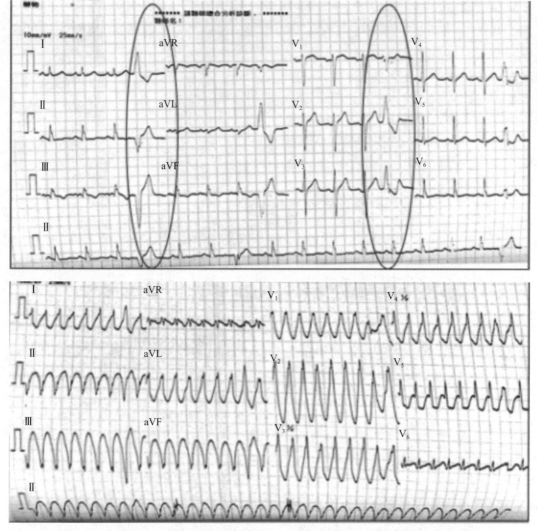

图3-3-4　2012年心电资料（上图示窦性心律室性早搏，下图示室性心动过速）

　　分析图3-3-2～图3-3-5，四幅图中提示窦性心律、室性期前收缩、室性心动过速，期前收缩形态Ⅰ、aVL为R或Rs，下壁导联均为QS型，与室性心动过速同源，差别在于V_1或胸前导联R波移行不同，考虑为同一种室性心律失常不同的出口所致。

　　【术中资料】冠脉造影：左主干、前降支、回旋支、右冠脉均未见有意义狭窄（图3-3-6）。

　　左室造影可见左室充盈缺损（图3-3-7）。

　　术中CS冠状窦电极、右室四极、腔内超声导管等到位，行电生理检查前室性心动过速频繁出现，后又自行终止（图3-3-8）。

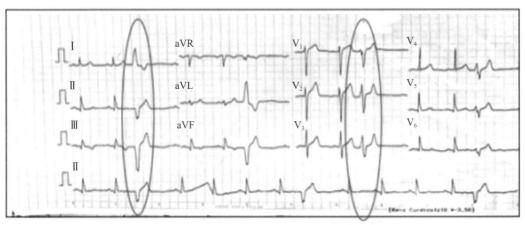

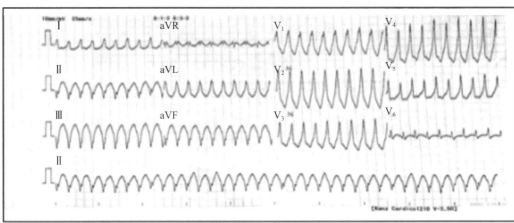

图3-3-5 2019年心电资料（上图示窦性心律室性期前收缩，下图示室性心动过速）

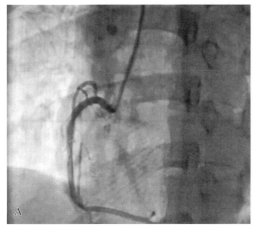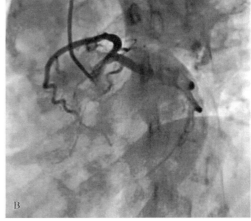

图3-3-6 冠脉造影

A.左前斜45°＋足位30°左前降支及回旋支造影结果；B.左前斜30°右冠状动脉造影结果

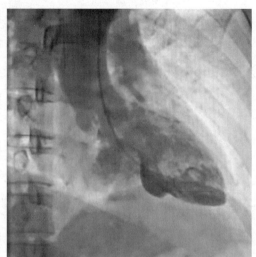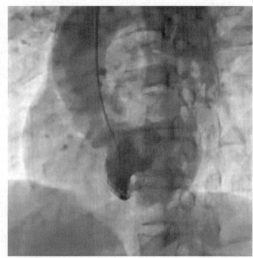

图3-3-7 左室造影

可见左室下后壁充盈缺损，似"高跟鞋"征

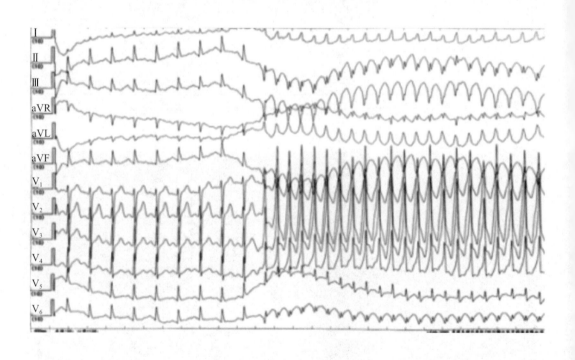

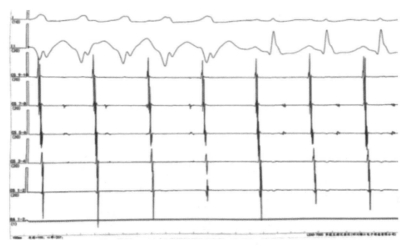

图3-3-8 术前室性心动过速体表十二通道心电图及腔内图

超声导管操作方法：将心腔内超声导管（CartoSound）经右侧股静脉送至右房，调整扇面于"Homeview"，顺钟向旋转超声导管至右房后壁，上锁打P弯，反背越跨三尖瓣环送超声导管至右室，轻度逆钟向旋转调整导管贴靠右室游离壁，并通过调整L弯压低扇面显示左、右心室，微调R/L构建左心室、室间隔及二尖瓣环三维模型，在CartoSound的指引下，左室建模明确憩室的位置邻近二尖瓣环区（图3-3-9箭头所示），可见憩室内有血流与左室相通。

标测及消融过程：行基质标测可见憩室内有大片低电压区，起搏标测提示12导联心电图QRS波形态与室性心动过速高度一致，起搏钉至QRS波的距离为41毫秒，且可在憩室内标测到心室舒张期晚电位。综合解剖及电学指标，考虑憩室相关的室性心动过

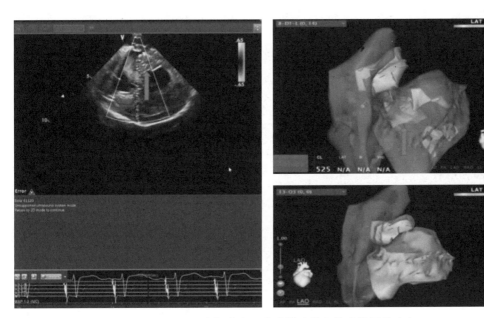

图3-3-9 心腔内超声左心室建模（蓝色箭头指示憩室）

速，采用三维电生理导航仪（CARTO3）以43℃ 35W，流速17ml/min温控进行射频消融术（图3-3-10）。

消融后验证，Brust（500毫秒/450毫秒/400毫秒/380毫秒/360毫秒……260毫秒）分别刺激右室和冠状窦电极，未能诱发任何心律失常，观察30分钟，无室性期前收缩及室性心动过速发作，手术成功（图3-3-11）。

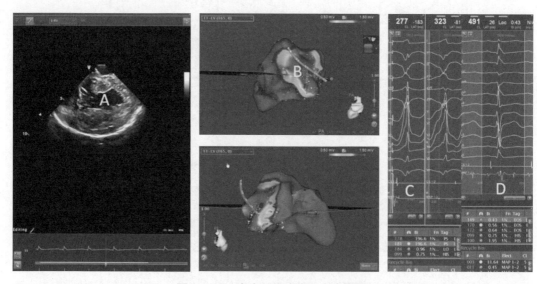

图3-3-10　术中三维成像及心电资料

A.憩室；B.憩室低电压区；C.起搏标测；D.心室舒张期晚电位

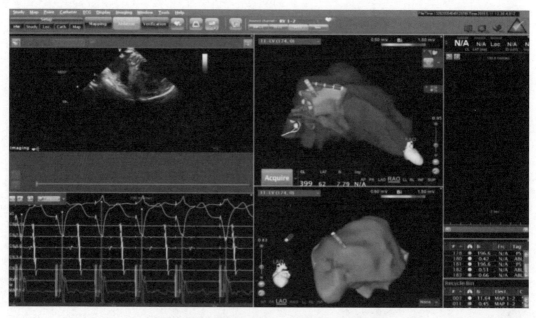

图3-3-11　术后右室Brust刺激验证手术效果

术后十二通道心电图检查，无室性心律失常（图3-3-12）。

【术后随访】电话或微信随访17个月，患者无心悸头晕不适，每3个月复查动态心电图，未见室性心律失常出现。

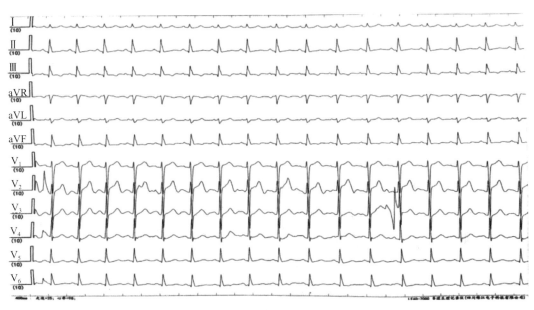

图3-3-12　体表十二通道心电图（窦性心律）

二、讨论

心脏憩室是一种极为罕见的心脏畸形，表现为扩张的瘤样心室与原始心室有囊颈相连接，血流可通过囊颈进出憩室，心房和心室均可出现，最常见为左室，严重可影响左室收缩功能。左室憩室最常见于心尖及邻二尖瓣区，与本病例报道相符合，本病例不合并心内和（或）心外组织缺损等先天畸形，考虑为孤立性左室憩室。憩室合并心律失常并不少见。在过去心脏电生理检查的二维X线时代，影像学并不能直观地观察到消融大头是否贴靠良好及消融靶点与心脏解剖的空间关系。在CartoSound三维时代可建立三维解剖模型，明确心脏内部结构，直视下消融，完美贴靠，可监测并发症及提高手术成功率，为阐述某些复杂心律失常发生机制提供了有力支撑。

（心内科　高兵兵　李　丽）

病例4　起搏器植入后四年囊袋感染处理

一、病例报告

【患者】男性，55岁。

【主诉】间断心悸8年，发现起搏器植入部位破溃4日。

【现病史】患者间断心悸8年，伴周身乏力，无头晕、黑矇、大汗，无晕厥，曾于当地医院行动态心电图，提示二度房室传导阻滞（Ⅱ型），遂行永久起搏器植入术。术后心悸较前明显好转，无周身乏力再发，规律起搏器程控，起搏器工作良好。4日前患者无明显诱因出现起搏器植入部位破溃，起搏器外露（图3-4-1），破溃周围略红肿，伴少量淡黄色溢液，无发热。

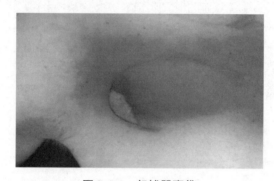

图3-4-1　起搏器囊袋

【既往史】发现高血压3年，平素口服贝那普利降压，血压波动于120～130/70～80mmHg；无糖尿病；无食物过敏史，对磺胺类药物过敏。

【个人史】否认吸烟史及饮酒史。

【家族史】否认家族性遗传病、传染病史。父母已故，死因不详。

【入院查体】T 36.5℃，P 65次/分，R 15次/分，BP 120/80mmHg。神志清楚，正常面容，查体合作。右侧锁骨下可见起搏器植入部位皮肤破溃，起搏器外露，破溃周围略红肿，伴少量淡黄色溢液。

【辅助检查】胸部X线：右上肺结节影，起搏器植入术后改变。

肺CT：右肺上叶尖段结节，考虑周围型肺癌可能性大。

心脏彩超：左心房内径（LA）35mm，右心房内径（RA）34mm×41mm，右心室内径（RV）20mm，左心室内径（LV）53mm，左室射血分数（LVEF）44%，左室壁运动不协调，二、三尖瓣关闭不全（轻度），左室收缩、舒张功能减低，起搏器植入术后。

经食管超声心动图：右房内起搏器赘生物形成可能性大，左房、左心耳、右心耳内未见血栓。

术前动态心电图：窦性心律；平均心率90次/分，最慢59次/分，最快109次/分；

阵发性心房扑动、阵发性心房颤动，负荷约32.2%；双腔起搏器，部分时间呈室性融合波，偶见房性融合波，起搏功能未见异常；频发多源房性期前收缩23862次，1600阵房性二联律，300阵房性三联律，462对成对房性期前收缩，78阵非持续性房性心动过速。

入院时心电图：起搏心律与自主心律交替出现，房性早搏，心率69次/分，未见ST-T改变（起搏器低限频率60次/分）。

起搏器程控后心电图：窦性心律，心率50次/分，未见未见ST-T改变（低限频率30次/分）。

起搏器程控：低限频率由60次/分调整为30次/分后，提示心室起搏（VP）比例＜1%。

术后血培养：心房电极及心室电极头端培养出表皮葡萄球菌。

【入院诊断】心律失常，阵发性二度房室传导阻滞（Ⅱ型），永久起搏器植入术后，起搏器囊袋感染，阵发性心房颤动、心房扑动，频发房性期前收缩，周围型肺癌可能性大。

【诊疗经过】给予抗感染治疗＋永久起搏器装置及导线拔除术（2018年12月9日）。术中影像资料见图3-4-2～图3-4-6。

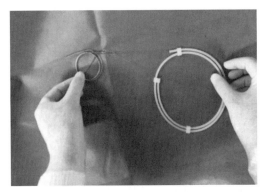
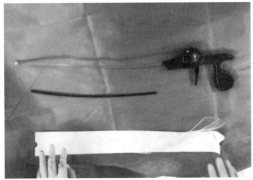

图3-4-2　辅助工具——锁定探针（左图）；Evolution机械鞘（右图）

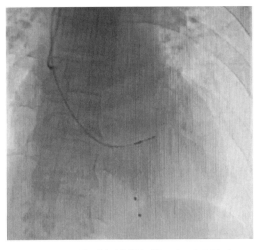
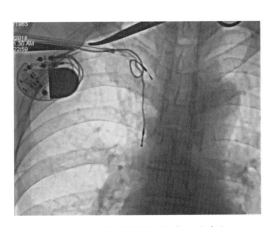

图3-4-3　临时起搏器保护下行手术治疗　　　图3-4-4　机械鞘辅助拔出心室电极

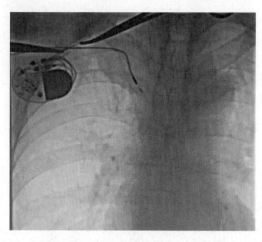

图3-4-5 机械鞘辅助拔出心房电极

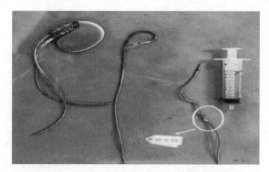

图3-4-6 电极导线存在的赘生物

由于患者术前低限频率为30次/分时，VP小于1%，故术后对其复查动态心电图，为起搏器是否再植入提供相关数据。

术后动态心电图：窦性心律；平均心率67次/分，最慢36次/分，最快102次/分；阵发心房扑动伴隐匿性传导及室内差异性传导，频发房性期前收缩13987次。

结合术前、术后动态心电图及起搏器程控结果，患者无须再次植入永久起搏器，但需要考虑以下原因：①既往存在二度房室传导阻滞（Ⅱ型）；②存在阵发性心房颤动、频发多源房性期前收缩，症状明显，需应用抗心律失常药物；③近期欲行外科手术（周围型肺癌可能性大），于2018年12月21日予以起搏器再植入术。

二、讨论

患者起搏器植入部位全层皮肤坏死，起搏器装置暴露，切口部位存在脓性渗出，另结合患者无发热、血培养阴性（当地），入院后完善经食管超声提示起搏器导线存在赘生物，但尚不符合DUKE标准，属"囊袋感染"。需要强调的是，在2015年的《英国多学科植入性心脏电子装置感染诊断处理指南解读》中，将尚有电极或心内部分累及的感染证据、全身感染的症状或体征，或血培养阳性的囊袋感染细化归类为"复杂性的囊袋感染"，遂本病例诊断为"复杂性起搏器囊袋感染"；针对植入性心脏电子装置（implantable cardiac electronic devices，ICED，包括起搏器、植入性心脏除颤器和心脏复同步治疗装置）的感染，其治疗原则为囊袋表层感染时采用以抗生素治疗为主的非手术治疗；囊袋及更严重感染确诊时，必须实施感染装置的拔除加抗生素治疗。遂予起搏器装置及导线拔除治疗。

在ICED的诊断中，血培养结果及是否存在赘生物是ICED感染分类的重要标准，血培养的采集时间应在怀疑ICED感染时采集3套外周血标本，1小时内不同时间抽取两套血培养，第三套血培养间隔超过6小时，取出感染的ICED后48～72小时抽取血培养随访；另外，本病例患者中经胸心脏超声并未提示赘生物存在，而经食管超声则提示了右心系统赘生物存在的可能，体现了经食管超声心动图对植入装置赘生物检出率高的优势；同时经食管超声心动图对右心和左心电极导线同时发生感染的诊断敏感性也较高，对继发性房室瓣膜感染、瓣周感染的检出敏感性都优于经胸超声心动图检查。此外，其还能显示上腔静脉内电极导线及局部组织，且比其他影像学检查的分辨率高。

针对患者术后是否需要再植入：患者入院心电图监测未见起搏心律，将起搏器低限频率调整为30次/分后心电监护仍未见起搏心律，并结合起搏器程控结果VP<1%，同时术前术后完善动态心电图评估，提示未见显著心动过缓及心室长间歇，综上提示，患者起搏比例较低，尚可进一步观察，可能非必要再次植入。但综合考虑以下原因，予以起搏器再植入：①既往存在二度房室传导阻滞（Ⅱ型）；②存在阵发性心房颤动、频发多源房性期前收缩，症状明显，需应用抗心律失常药物；③近期欲行外科手术（周围型肺癌可能性大）。另患者为"起搏器囊袋感染"，在装置拔除后，血培养转阴后的3天即可再植入新起搏器。

综上所述，针对ICED的感染，我们首先应在血培养、心脏超声的辅助下，结合患者全身感染症状及囊袋状态准确判断ICED的感染类型，确定ICED的治疗策略；然后通过动态心电图、起搏器程控等技术手段进一步多角度评估ICED再植入的必要性，最后再根据ICED的感染类型决定ICED的再植入时机，从而规范化管理ICED感染。

（心内科　王海雄　李　娜）

病例5 先天性心脏病复杂预激综合征消融

一、病例报告

【患者】女性，57岁。

【主诉】间断心悸二十余年，发热、咳嗽、气短、食欲缺乏1周。

【现病史】患者于20年前开始无明显诱因间断出现心悸，自觉心跳快、伴胸闷、出汗、全身乏力，无头晕、恶心、晕厥等症状，每次持续几分钟至1小时不等，可自行缓解，心悸症状终止后感全身疲乏，精神不振，经数天方能缓解，于2012年就诊于山西某医院。心脏彩超示功能矫正型大动脉转位，心肌致密化不全可能，三尖瓣关闭不全（重度），左房、功能右室增大。诊断"先天性心脏病，功能矫正型大动脉转位，预激综合征"，考虑射频消融术手术难度大，手术效果不确切，遂未行手术治疗，平素自行减少活动量。2019年2月出现稍事活动或进食即可诱发心悸发作，最长一次持续时间4小时不能终止，就诊于某市医院，给予静脉灌注"普罗帕酮"后心动过速终止，建议到上级医院进一步诊治，来我院途中心悸再次发作，无头晕、乏力、胸闷、晕厥等。自发病以来，患者精神一般，食欲缺乏，睡眠差，大便正常，小便正常，体重较前无明显变化。

【既往史】否认高血压、冠心病、糖尿病病史，否认肝炎、结核等传染病史，否认食物、药物过敏史，否认输血史，否认手术及外伤史。

【个人史】否认吸烟史，否认饮酒史。

【入院查体】T 36.1℃，P 170次/分，R 30次/分，BP 118/64mmHg。神志清楚，急性面容，表情痛苦，平车推入病房，查体合作。双侧颈静脉充盈，双肺叩诊呈清音，双肺呼吸音清。心界叩诊不大，心率170次/分，律齐，未闻及气过水声及血管杂音。腹部平坦，全腹无压痛、反跳痛及肌紧张，肝、脾肋下未触及肿大。双下肢无水肿。

【辅助检查】血常规：白细胞$11.8×10^9$/L，红细胞$5.53×10^{12}$/L，血红蛋白174g/L，CK-MB 8.2μg/L，NT-proBNP 5126ng/L。

胸部CT：矫正型大动脉转位，双侧心室心肌分层，内层如海绵状，考虑心肌致密化不全，以形态学右室为著，肺动脉扩张，左房、形态学右室增大，心包积液（少量）。

心脏彩色多普勒超声：心包积液（少量）。

心脏彩超：复杂性先天性心脏病，矫正型大动脉转位，左房、功能右室增大，肺动脉增宽，功能左室下后壁运动减弱，二尖瓣关闭不全（轻度），三尖瓣关闭不全（重度），主动脉瓣关闭不全（轻度），功能左室收缩功能减低，心包积液（少量）。

入院心电图：窦性心律，心率80次/分（图3-5-1）。

【入院诊断】心律失常，阵发性室上性心动过速，预激综合征，先天性心脏病，功能矫正型大动脉转位，三尖瓣关闭不全（重度），左房、功能右室增大，心功能Ⅱ级（NYHA分级）。

【诊疗经过】患者女性，57岁，心悸20多年，频繁发作，每次持续几分钟到几个小

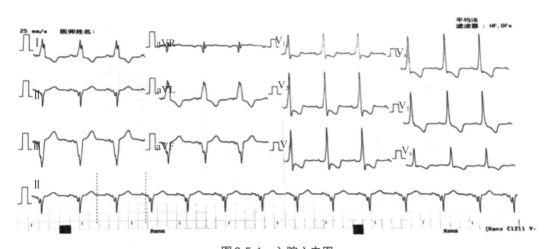

图 3-5-1 入院心电图

窦性心律，心率80次/分，A型预激

时。考虑到患者心脏的结构异常，我们进行了全心CT重建（图3-5-2）。首先，结合超声心动图和重建的结构模型，研究心脏的功能和血流方向：右心房—二尖瓣—解剖左室（功能右室）—肺动脉—肺静脉—左心房—三尖瓣—解剖右室（功能左室）—升主动脉。在充分了解心脏结构的基础上，通过房间隔穿刺进行左旁道消融是可行的。通过CARTO（强生电生理三维标测系统）三维重建和CT重建了解左、右心房的关系（图3-5-3），通过下腔静脉造影了解房间隔和二维心脏结构，再根据CARTO系统下卵圆窝的低振幅电位特征，确定房间隔卵圆窝的位置后，成功进行房间隔穿刺（图3-5-4）。术

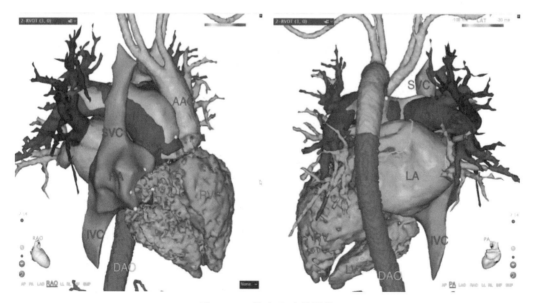

图 3-5-2 整个心脏的结构

左图是右前斜30°（RAO30°）；右图片是后前位（PA）。SVC.上腔静脉；RA.右心房；IVC.下腔静脉；LV.病理左心室（功能右心室）；RV.病理右心室（功能左心室）；AAO.升主动脉；DAO.降主动脉；LA.左心房；PA.肺动脉

中导管操作引起心房颤动，泵入胺碘酮不能终止心房颤动，同步电复律后难以维持窦性心律，心房颤动发作增加了消融靶点定位的难度。仔细定位心室侧最早的插入点，在左后中隔找到满意的靶区图。消融后预激波消失，窦性心律恢复，观察30分钟预激波未恢复，心室刺激旁道逆传未恢复。

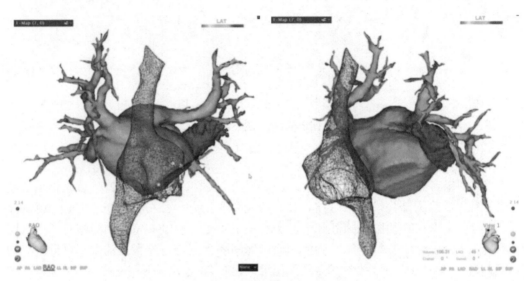

图3-5-3　左心房与右心房的关系

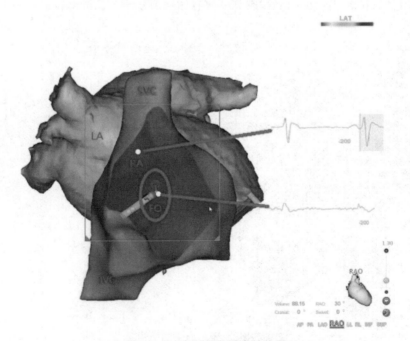

图3-5-4　房间隔卵圆窝的位置

在RAO30°CARTO体系中，根据RAO30°CARTO体系中卵圆窝电位的特点，确定卵圆窝的位置；卵圆窝电位振幅低，波形碎片化，右房电位高

二、讨论

矫正型大动脉转位（cTGA）是一种罕见的解剖学异常。cTGA患者一般不超过50岁。然而，由于解剖结构复杂，经射频消融术成功治疗大动脉移位伴预激综合征的报道较少。

房间隔穿刺术（transseptal puncture，TSP）始于1958年，初始用于左心导管和左室压力测量，20世纪80年代以后得到推广，并随着经皮二尖瓣治疗和心房颤动（房颤）导管消融治疗的发展成为常规技术，在21世纪迅速普及。目前TSP已成为介入心脏病学最常用的技术之一，用于左心系统心律失常治疗、左心耳闭合、经皮左室辅助装置植入和各种二尖瓣病变手术等。近年来随着心房颤动导管消融治疗的飞速发展，对TSP技术的要求达到了一个新的高度，不仅要求术者能够穿刺通过房间隔，还要求穿刺到最佳位点，提高手术的安全性和有效性。

随着电生理技术的不断革新，更多新技术能够帮助电生理医师进行诊断及治疗。本病例中CARTO系统中的CT影像融合技术将患者的心脏重建，导入系统中，能够直观观测到患者整体心脏的解剖位置。当然，传统X线下的穿刺仍然值得借鉴，二者相结合会让房间隔穿刺更加安全。

腔内超声是目前对于房间隔穿刺精准判断的一项技术，通过腔内超声能够直视卵圆窝，指导房间隔穿刺位点。超声指导的房间隔穿刺：超声技术包括经食管心脏超声和心腔内超声，能实时显示卵圆窝、毗邻解剖结构及穿刺针鞘。通常做法是将超声技术配合X线使用指导房间隔穿刺。以心腔内超声为例：穿刺组件操作方法同X线下步骤，落入卵圆窝时超声可见针尖顶起组织的"帐篷"征。若"帐篷"征出现在左心耳扇面则偏前，若出现在左房后壁扇面则偏后，确定"帐篷"征出现在左肺静脉扇面后出针，针进入左房后注射生理盐水可见"水泡"征。超声指导下的房间隔穿刺能减少X线暴露，提高解剖复杂病例的成功率并保证安全性。

该患者通过CARTO的相关应用，成功穿过房间隔后，经激动标测找到最好的消融靶点，成功消融恢复窦性心律，经过反复电生理检查，无预激，无心室旁道逆传及心动过速发作。

在本病例中，我们对矫正型主动脉转位合并预激综合征成功地进行射频消融术，在以前的报告中很少见。对于cTGA患者，我们利用CT和CARTO系统的FAM（快速接触性解剖建模）功能联合重建心脏结构，辅以下腔静脉造影和卵圆窝电位，准确判断房间隔卵圆窝的位置，然后成功进行房间隔穿刺，这是成功消融的关键部分。

（心内科　王海雄　李　军）

病例6 左前分支室速消融

一、病例报告

【患者】男性，20岁，2020年9月4日入院。

【主诉】间断心悸4年，加重2日。

【现病史】2016年开始间断出现心悸，伴头晕，无胸憋痛、黑矇、意识丧失等，持续8小时左右，休息可缓解，未在意。2020年9月2日凌晨失眠后出现心悸，持续不缓解，就诊于某市医院，行心电图检查，提示"宽QRS，心动过速，心室率181次/分"，给予静脉注射药物转为窦性心律。建议上级医院进一步治疗，现为求进一步治疗入住我科。

【既往史】既往体健，否认高血压、糖尿病等病史，否认手术、外伤及输血史，否认食物及药物过敏史，否认肝炎、结核等传染病病史。

【个人史】生于原籍，未到过疫区，不吸烟、不饮酒。

【体格检查】T 36.4℃，R 20次/分，P 86次/分，BP 130/80mmHg，双肺呼吸音清，未闻及明显干、湿啰音，心率86次/分，心音有力，律不齐，各瓣膜听诊区未闻及病理性杂音，腹软，无压痛，双下肢无水肿。

【辅助检查】入院心电图：窦性心律，频发室性期前收缩，Ⅱ、Ⅲ、aVF、$V_3 \sim V_6$导联T波倒置（图3-6-1）。

心脏超声：心脏形态结构未见异常，三尖瓣关闭不全（轻度），左室收缩、舒张功能未见异常。

【诊疗经过】入院后给予积极完善相关化验，腹部彩超及胸部X线、血常规、肝肾功能、血脂等未见明显异常。

院外心动过速发作心电图见图3-6-2。

【术中资料】行心脏三维标测及射频消融术（图3-6-3 ～图3-6-6）。

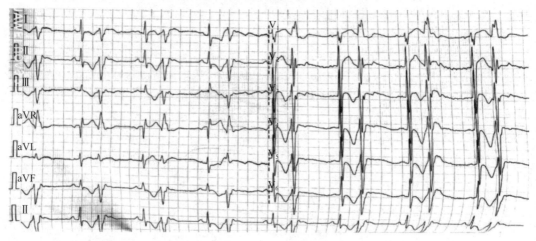

图3-6-1 心电图

窦性心律，频发室性期前收缩、Ⅱ、Ⅲ、aVF、$V_3 \sim V_6$导联T波倒置

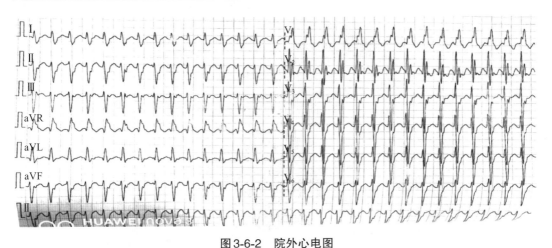

图3-6-2 院外心电图

心动过速发作、心室率181次/分，QRS120毫秒左右

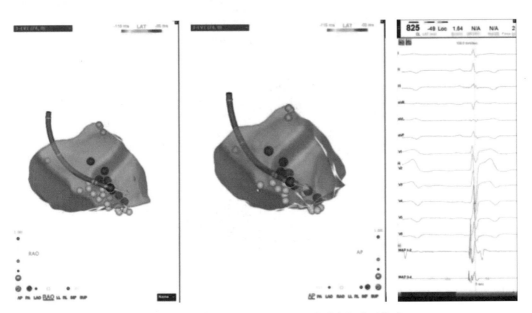

图3-6-3 左室间隔Carto三维图，消融电极直贴靶点

蓝色标测点代表左后分支分布与走行

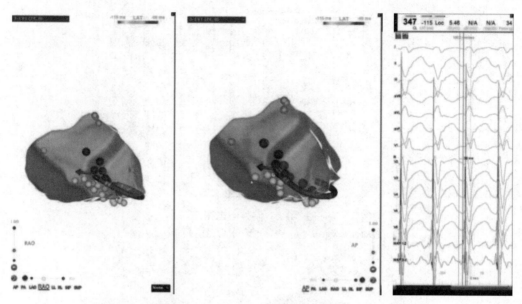

图3-6-4　左室间隔Carto三维图，消融电极打倒U的方式贴靠靶点

消融靶点的位置，及消融电极的贴靠方式

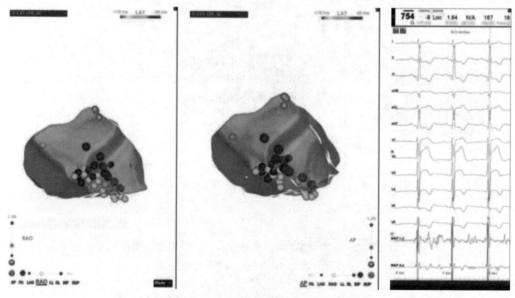

图3-6-5　消融后左室间隔Carto三维图，消融点的分布

消融后室性期前收缩消失

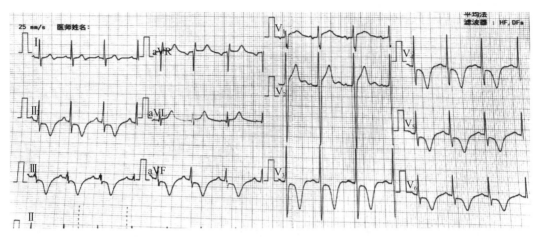

图3-6-6 术后心电图

窦性心律，室性期前收缩消失，Ⅱ、Ⅲ、aVF、$V_3 \sim V_6$导联T波倒置

随访1个月和3个月未诉心悸，Holter未见室性心动过速、室性期前收缩。

二、讨论

左室分支型室性心动过速，多数起源于左室中后间隔部，即左后分支浦肯野纤维网处，少数则起源左前分支区域。发生机制以折返机制为主，中青年男性多见，绝大多数为持续性单形室性心动过速。

左束支走行在无冠窦下，范围较右束支更宽，下端分出一较细的前分支和较粗的后分支。左侧分支解剖差异大，有大量潜在的束间连接，不同长度、宽度和程度的分支化，最终形成网状的浦肯野纤维。浦肯野纤维网的分布多集中在乳头肌附近、心室中部，少见于基底部。60%的人群中，左束支有三个分支，即左间隔分支、上分支、中分支。20个正常人心脏中可以观察到左前、后和中束支之间存在连接。

左后分支室性心动过速（IFVT）是折返机制，其折返环是钙离子依赖的环路，心房、心室刺激，均可拖带心动过速。心动过速发作时，激动前传路径为快传导纤维，逆传路径为维拉帕米敏感区，前传支大多分布于房室束或左束支近端，而逆传支分布则因人而异。得益于ICE（心腔内超声）在临床中的应用，研究发现，消融肌纤维假腱，室性心动过速被终止。假腱中包含浦肯野纤维，可与心肌共同构成大折返环，某些IFVT病例中，束支仅扮演旁观者，其折返环由心室肌和浦肯野纤维组成。欧阳非凡等对IFVT形成可能的折返环进行了研究，如图3-6-7、图3-6-8所示，射频消融达到根治的效果。

分支型室性期前收缩、室性心动过速特点如下。左后分支电位（PFP）特征：浦肯野纤维激动时形成Pf电位；Pf出现在房室束后QRS波前20～60毫秒；类房室束电位，即高频、低振幅、短时程——解剖标测重要点位（在窦性心律及VT发作时均可被记录到；范围比较广，在2～4cm区域内都可记录到）。舒张晚期电位（DP）特征：舒张晚期电位是消融中较PFP更重要的靶点电位舒张晚期电位：为室性心动过速时折返区于Pf前记录到的高频、低振幅电位；其记录区域小于Pf区域——激动标测消融的重要电位

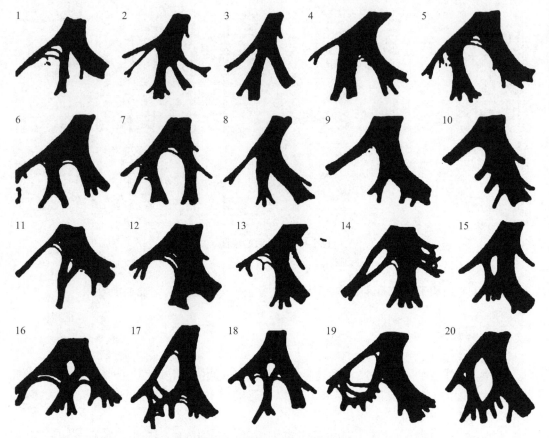

图3-6-7　左侧希氏束浦肯野纤维束系统分布形态

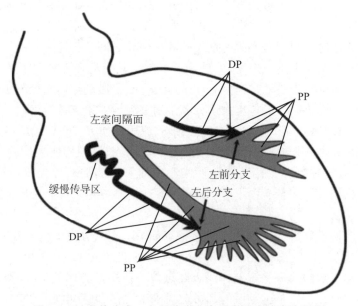

图3-6-8　左前分支，左后分支分布形态及室速发作机制

PP.希浦系统电位；DP.舒张晚期电位

（舒张电位和Pf电位平均较QRS波提前50～60毫秒和30～40毫秒）。

左后分支区域起源室性期前收缩的体表12导联心电图特征：QRS呈现RBBB＋左前分支阻滞图形；V₁导联QRS为RBBB；QRS时限0.11～0.14秒；aVR导联q波较大R波振幅较小，提示起源点接近基底部，但q波较小者也不一定就偏离基底部（图3-6-9）。

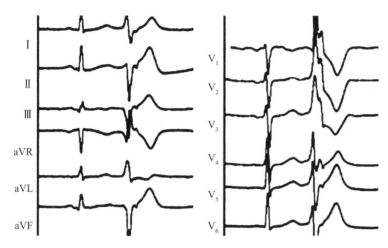

图3-6-9　左后分支区域起源室性期前收缩的体表心电图

（心内科　王海雄　李　军）

病例 7　难治性心力衰竭

一、病例报告

【患者】男性，65岁。

【主诉】间断气短、乏力2月余。

【现病史】患者2019年4月开始出现活动时气短，伴乏力、腹胀、食欲缺乏，劳累时气短明显，持续数分钟至数小时不等，休息后症状缓解。5月1日至当地医院就诊，行心脏彩超提示全心扩大，动态心电图提示室性期前收缩，诊断为"扩张型心肌病，心力衰竭，心律失常，室性期前收缩"，给予利尿、抑制心脏重构、改善心功能等药物治疗。出院后口服"氢氯噻嗪片、螺内酯片"治疗，活动时气短仍间断发作。2019年6月气短加重，步行时多发，休息10分钟左右症状缓解，就诊于我院，诊断为"扩张型心肌病，心力衰竭，心功能Ⅲ级（NYHA分级），心律失常，室性期前收缩"。

【既往史】患者有慢性胃炎10年，间断口服药物治疗。否认高血压、糖尿病病史，否认肝炎、结核等传染病史，否认食物、药物过敏史。

【个人史】有30年吸烟史，每日约5支，无饮酒史。

【体格检查】T 36.2℃，P 58次/分，R 19次/分，BP 98/52mmHg。双侧颈静脉未见充盈及怒张，双侧颈动脉未见异常搏动。双肺叩诊呈清音，双肺呼吸音粗，未闻及干、湿啰音及胸膜摩擦音，心界叩诊向两侧扩大，心率58次/分，心律齐，各瓣膜听诊区未闻及病理性杂音。腹部平坦，全腹无压痛、反跳痛及肌紧张，肝、脾肋下未触及肿大，双下肢无水肿。

【辅助检查】实验室检查（2019年6月6日）：血常规、凝血、电解质、肾功能、肝功能、甲状腺功能、D-二聚体未见明显异常；血脂：总胆固醇4.24mmol/L，三酰甘油1.00mmol/L，高密度脂蛋白胆固醇1.49mmol/L，低密度脂蛋白胆固醇1.80mmol/L。BNP 4771ng/L。

心电图（2019年6月6日）：窦性心律，肢体导联低电压，T波倒置。

胸部X线（2019年6月10日）：心影增大。

心脏彩超（2019年6月8日）：左室内径（LV）70mm，左室射血分数（LVEF）30%，双平面法26%，左房、左室增大，左室壁运动减弱，二尖瓣关闭不全（中至重度），三尖瓣关闭不全（轻至中度），肺动脉高压（PASP 55mmHg），主动脉瓣退行性改变，左室收缩、舒张功能减低。

腹部彩超（2019年6月8日）：肝囊肿，胆、胰、脾、双肾未见异常，门静脉系统未见异常。

颈动脉彩超（2019年6月8日）：双侧颈总动脉内膜不光整，斑块形成，双侧颈内、外动脉未见异常。

冠脉造影（2019年6月11日）：左主干未见明显狭窄，前降支近中段、中段30%～60%弥漫狭窄，第三对角支开口狭窄约30%，远段狭窄约50%，回旋支近段狭窄约30%，右冠脉中段狭窄约30%，冠脉呈右优势型。

初步诊断：扩张型心肌病，心脏扩大，二尖瓣关闭不全（中至重度），心功能Ⅲ级（NYHA分级），肺动脉高压，心律失常，室性期前收缩，冠心病，稳定型心绞痛。

【诊疗经过】患者经利尿、减轻心脏负荷、改善心功能、抑制心脏重构、抗心律失常等治疗后气短缓解；行ICD植入术，出院后遵医嘱口服药物治疗，定期门诊复查，行起搏器程控，一般活动不受限。

心力衰竭患者ICD适应证如下。

1.二级预防　慢性心力衰竭伴低LVEF，曾有心脏停搏、心室颤动（室颤）或伴血流动力学不稳定的室性心动过速（室速）（Ⅰ，A）。

2.一级预防　①缺血性心脏病患者，优化药物治疗至少3个月，心肌梗死后至少40天及血运重建至少90天，预期生存期＞1年，LVEF≤35%，心功能Ⅱ级或Ⅲ级（NYHA分级），推荐ICD植入，减少心脏性猝死和总死亡率（Ⅰ，A）；LVEF≤30%，心功能Ⅰ级（NYHA分级），推荐植入ICD，减少心脏性猝死和总死亡率（Ⅰ，A）。②非缺血性心衰患者，优化药物治疗至少3个月，预期生存期＞1年，LVEF≤35%，心功能Ⅱ级或Ⅲ级（NYHA分级），推荐植入ICD，减少心脏性猝死和总死亡率（Ⅰ，A）；LVEF≤35%，心功能Ⅰ级（NYHA分级），可考虑植入ICD（Ⅱb，B）。

2020年7月底患者感气短加重，出现颈部、颜面部水肿，伴腹胀、食欲缺乏，自行增加利尿药物剂量，症状无明显减轻，8月11日就诊于我院，经药物治疗后症状减轻，8月27日、9月17日因气短，伴颈部憋胀，伴颈部、颜面部水肿住院治疗，住院期间心电监护多次出现短阵室性心动过速，经药物治疗后症状减轻。患者2020年10月再次出现气短，伴颈部、颜面部水肿，自行调整利尿药物治疗，效果欠佳，11月3日就诊于我院。

查体：T 36.6℃，P 83次/分，R 20次/分，BP 104/74mmHg。双侧颈静脉怒张，双侧颈动脉未见异常搏动。双肺叩诊呈清音，双肺呼吸音粗，未闻及干、湿啰音及胸膜摩擦音，心界叩诊向两侧扩大，心率83次/分，心律齐，各瓣膜听诊区未闻及病理性杂音。腹部平坦，全腹无压痛、反跳痛及肌紧张，肝、脾肋下未触及肿大，双下肢无水肿。

实验室检查（2020年11月3日）：血常规、凝血、电解质、肾功能、肝功能、甲状腺功能、肿瘤标志物未见明显异常。血脂：总胆固醇4.70mmol/L，三酰甘油1.68mmol/L，高密度脂蛋白胆固醇1.50mmol/L，低密度脂蛋白胆固醇2.38mmol/L。BNP 3484.0ng/L。D-二聚体：267.4μg/L。

心电图（2020年11月3日）：窦性心律，肢体导联低电压。

心脏彩超（2020年11月4日）：LA 38mm，LV 69mm，IVSd 7mm，EF 32%，左房、左室增大，左室壁运动减弱，二尖瓣关闭不全（中度），三尖瓣关闭不全（轻度），左室收缩、舒张功能减低，起搏器植入术后。

左心房-肺静脉CT（2020年11月13日）：右肺斜裂处一支静脉单独汇入左房（变异）。

初步诊断：扩张型心肌病，心脏扩大，二尖瓣关闭不全（中至重度），心功能Ⅲ级（NYHA分级），心律失常，室性期前收缩，阵发性室性心动过速，ICD植入术后，冠心病，稳定型心绞痛。

【病情分析】患者住院后，给予抗凝、利尿、减轻心脏负荷、抑制心脏重构、抗心律失常等治疗，气短明显缓解，颈部憋胀、颜面部水肿反复出现。每次住院后化验BNP均无明显升高，查体双下肢无水肿，腹部彩超未提示肝淤血。除颈部、颜面部水肿外，无其他右心衰竭体征，患者颈部憋胀、颜面部水肿不能完全用心力衰竭解释。常见的引起颜面部及颈部水肿的原因有局部炎症所致水肿、上腔静脉阻塞综合征、淋巴回流受阻、血管神经性水肿。该患者既往行ICD植入术，可能存在起搏器电极相关静脉狭窄甚至闭塞。行双上肢动脉、静脉彩超，结果提示右侧锁骨下静脉血栓形成。给予依诺肝素注射液抗凝治疗1周，患者颈部憋胀、颈部水肿、颜面部水肿未能减轻，考虑与血栓形成时间长，部分血栓机化。行锁骨下静脉造影：右锁骨下静脉闭塞，左锁骨下静脉次全闭塞，考虑起搏器电极相关的上腔静脉综合征。于X线机下行起搏器取出及导线拔除术，行上腔静脉造影，提示上腔静脉严重狭窄，穿刺右股静脉，用微创长鞘沿Runthrough导丝送入球囊，对狭窄处进行扩张，多次扩张后再次行静脉造影，残余狭窄50%。

【介入过程】于X线机下行起搏器取出及导线拔除术。术前全身麻醉、气管插管、常规消毒、盖无菌单，成功穿刺右股静脉，6F鞘管送四极电极至右室心尖部，以5V、50次/分起搏。切开囊袋皮肤，分离组织，分离出起搏导线并将其剪断，将锁定探针分别送至心室导线远端，在X线透视下尝试拔除心室导线，未能成功。考虑存在导线与组织粘连，遂使用Evolution鞘联合锁定探针拔出心室导线，X线透视未发现遗留导线头端，将Estelle钢丝送入心房电极远端，旋出头端螺旋，尝试拔除心房电极，成功。观察20分钟，X线透视未见心包积液。穿刺右颈内静脉，送入9F可撕开鞘，造影提示上腔静脉严重狭窄，穿刺左、右股静脉，分别植入微创长鞘，对狭窄处进行预扩张，沿Runthrough导丝送入球囊，反复扩张后再次行静脉造影，残余狭窄50%，遂结束手术。反复用碘伏冲洗囊袋后，关闭囊袋，逐层缝合皮下组织、皮肤。观察无起搏器依赖，拔出临时起搏导管，常规无菌包扎，术中患者无不适，安返病房（图3-7-1～图3-7-4）。

【术后情况】患者术后颈部、颜面部水肿缓解，复查心脏彩超未见心包积液，随访患者未再出现颈部憋胀感，无颜面部水肿，日常活动不受限。

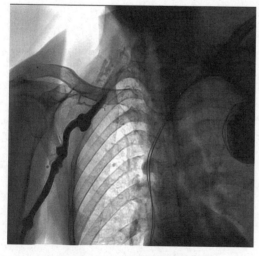

图3-7-1　右锁骨下静脉造影

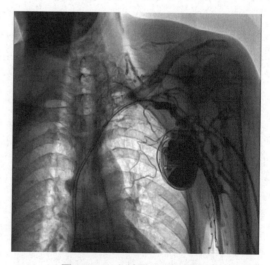

图3-7-2　左锁骨下静脉造影

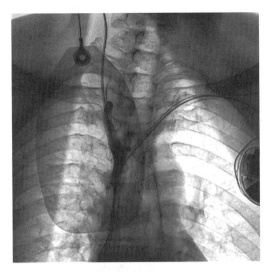

图 3-7-3　球囊扩张前上腔静脉造影

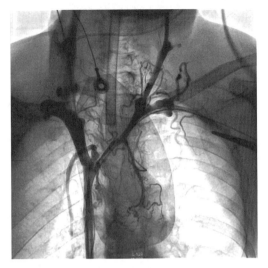

图 3-7-4　球囊扩张后上腔静脉造影

二、讨论

上腔静脉综合征（superior vena cava syndrome，SVCS）是上腔静脉回流右房的血液部分或全部受阻的一组临床综合征，上腔静脉远端部分或完全回流受阻后，随静脉压力增加，逐渐形成侧支循环，导致头颈部浅表静脉怒张、面部淤血肿胀、发绀、结膜水肿，颅内压升高导致头痛、视物不清、意识障碍，甚至脑水肿、呼吸困难、声音嘶哑等。上腔静脉综合征多由肺癌、纵隔肿瘤、转移瘤及淋巴结等直接浸润或压迫、上腔静脉内癌栓阻塞静脉回流引起，或由血管内导管、心脏起搏器电极等引起。

近年来，导管和心脏起搏器的使用越来越普遍，恶性肿瘤仍然是导致上腔静脉综合征的最常见原因，同时，起搏器电极引起的上腔静脉综合征报道逐渐增多，所占的比例为 1%～2%。永久性搏器植入术后，30%～40% 的患者发生相关静脉的狭窄或血栓形成，报道虽较少，但实际比预期的更常见，由于侧支循环的建立，大多数患者无症状而未被发现。起搏器术后静脉狭窄或血栓形成可发生于起搏器电极植入后的任何时期，与导线的直径、电极数量有关。这一现象的病理生理学机制可能与机械应力、起搏器感染致内皮损伤，导致炎症和纤维化，进而导致血栓形成。

上腔静脉综合征的治疗，根据狭窄程度、血栓的形成、部位、症状、病程、全身情况等来决定，无症状患者一般无须治疗，静脉血栓形成出现症状需积极处理。

通常有以下几个策略。①抗凝：有利于维持侧支循环的通畅性，抑制血栓增殖，早期静脉应用普通肝素或低分子肝素，然后长期口服华法林或新型抗凝药物治疗。②拔除旧电极：电极拔除后，电极对静脉血管的机械应力、内皮损伤消失，静脉内径增大，血流改善。③血管成形术和支架植入术：经皮静脉腔内球囊扩张血管成形术可以减轻或消除静脉狭窄、闭塞引起的症状，但由于静脉纤维弹性回缩的特性，早期常出现再狭窄，静脉支架植入术可以带来满意的早期、中期疗效。影响手术技术成功率及疗效的因素包括血管病变部位、长度，是否为闭塞性病变，有无弹性回缩和所应用再通技术等。④外科手术往往是最后的选择，通常是内科治疗无效，或有禁忌时选择外科 手术。

　　该患者曾行ICD植入术，术后出现颈部憋胀，颈部、颜面部水肿，上腔静脉彩超提示上腔静脉狭窄，行锁骨下造影提示右锁骨下静脉闭塞，左锁骨下静脉次全闭塞。2017年美国心律学会CIED电极管理和拔除专家共识指出，非感染电极拔除适应证：①发生严重血栓栓塞事件，电极或电极残端发现血栓，建议拔除电极导线；②双侧锁骨下静脉或上腔静脉阻塞，妨碍经静脉植入电极，建议拔除电极导线；③计划在已容纳电极的静脉植入支架，为防止电极缠结，建议拔除电极导线；④上腔静脉狭窄、阻塞，伴有局限症状的患者，建议拔除电极导线；⑤需要植入额外电极，但同侧血管阻塞，且植入对侧血管伴有禁忌证时，建议拔除电极导线。该患者间断出现颈部憋胀、颈部、颜面部水肿，起搏器电极拔除指征明确，术中行起搏器电极拔除术，行上腔静脉及锁骨下静脉球囊扩张术，术后给予抗凝治疗。起搏器术后上腔静脉综合征患者，处理方式包括经心外膜电极行起搏器植入术、拔除起搏导线后行上腔静脉球囊扩张术后再植入起搏器电极或无导线起搏器等。针对该患者，扩张型心肌病诊断明确，心脏彩超提示EF 32%，仍有室性心动过速，为非起搏器依赖患者，可行单腔ICD植入术或者皮下ICD植入术预防猝死，同时降低再次出现上腔静脉综合征发生率。

（心内科　王海雄　郭李平）

病例8　阵发性室上性心动过速消融

一、病例报告

【患者】女性，32岁。

【主诉】发作性心悸7年。

【现病史】患者于2013年妊娠时某日突发心悸，伴气短、出汗、头晕、恶心、呕吐及四肢乏力，不伴黑矇及意识丧失，持续不缓解。至当地医院，心电图提示"室上性心动过速（未见资料）"，给予对症治疗，约1小时心悸症状突然消失，建议其分娩后行射频消融术。之后未再发作，未进一步诊治。2015年1月、2016年6月及2018年6月，患者反复发作上述心悸症状，均为突发突止，与活动等无明显关系。2020年3月初，患者再次突然发作上述不适，约1小时突然缓解。为进一步诊治入我院。

【既往史】否认高血压、糖尿病等病史。

【个人史】生于原籍，未到过疫区，不吸烟、不饮酒。

【体格检查】体温36.1℃，呼吸18次/分，脉搏64次/分，血压100/76mmHg。双肺呼吸音清，未闻及明显干、湿啰音，心率64次/分，心音有力，律齐，各瓣膜听诊区未闻及病理性杂音，腹软，无压痛，双下肢无水肿。

【辅助检查】入院心电图：窦性心律，ST-T大致正常（图3-8-1）。

心脏彩超、腹部彩超及胸部X线等均大致正常。入院后化验血常规、肝肾功能、血脂等未见明显异常。

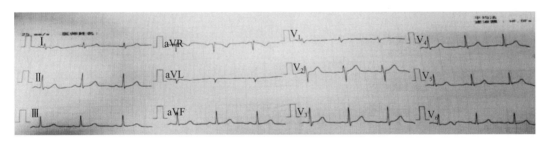

图3-8-1　入院心电图

心电图示窦性心律，ST-T大致正常

【诊疗经过】因患者未能提供院外发作时心电图，故行食管调搏检查。食管调搏后心动过速发作时心电图见图3-8-2。

电生理特征：插管深度37cm，刺激阈电压22V。食管电位呈负正双向，电极定位准确。以S1S2 220次/分刺激诱发心动过速，心率为220次/分，食管图示RR间期272毫秒，RP间期104毫秒，PR间期168毫秒，RP＜PR，RP＜1/2RR，提示心动过速为房室折返性心动过速。

电生理诊断：阵发性房室折返性心动过速。

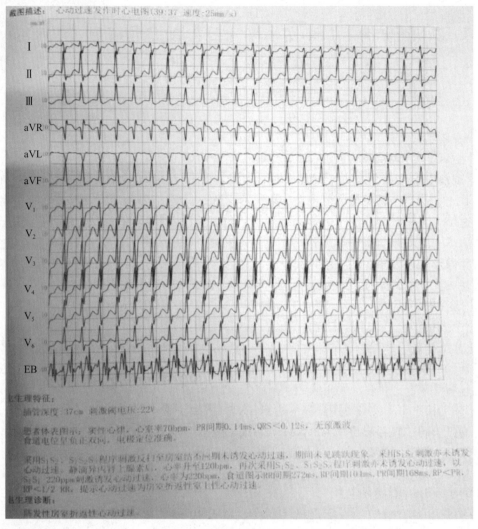

图3-8-2　心动过速发作时心电图

术前检查完善后，患者于2020年3月27日在导管室行射频消融术。

手术过程如下：心内电生理检查证实为左侧游离壁隐匿性房室旁路。经房间隔途径送三维消融电极至冠状静脉窦电极1～2处（CS1～2）附近获满意靶点图，经生理盐水灌注管路系统，在功率模式，以40W，5秒心室起搏示房室分离（图3-8-3）。观察20分钟心室刺激示室房分离，证实旁路消融成功。

出院后患者定期复查，一般情况可，未再发作心悸等不适。

二、讨论

房室折返性心动过速（atrioventricular reentrant tachycardia，AVRT）的发生率仅次于房室结折返性心动过速（AVNRT），约占全部室上性心动过速的50%。本病例患者经过心内电生理检查证实为左侧游离壁隐匿性房室旁路。隐匿性房室旁路是只具有逆向

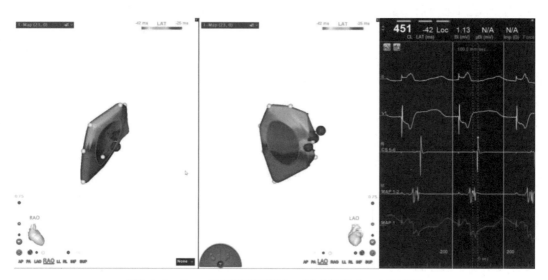

图3-8-3 $C_{1\sim2}$附近获满意靶点，以功率模式，40W消融

传导功能的顺向型房室折返性心动过速，它是阵发性室上性心动过速的一个较常见的类型。该旁路仅允许室房逆向传导而不具有房室前传功能，故心电图无预激波型，被称为"隐匿性"旁路。本型心动过速与预激综合征患者常见的房室折返性心动过速具有相同的心电图特征：QRS波正常，逆行P波位于QRS波终结后，落在ST段或T波的起始部分。本型心动过速发作时心室率可超过200次/分，心率过快时可发生晕厥。

顺向型房室折返性心动过速发病机制：旁路传导快，不应期长；房室结传导慢，不应期短。激动从心房下传，经房室结缓慢传导，下传心室，然后通过旁路逆行传回心房，完成一次折返循环。若是循环周而复始，则发生折返性心动过速。心房和心室都是折返环径必需部分。

隐匿性旁道在心电图上不表现为预激图形。因此，确定隐匿性旁路的存在，需要进行详细的电生理检查。在电生理检查中，以下电生理现象都支持隐性旁路：①心室S1S2程序刺激时，V2A2不随S1S2的缩短而延长，保持相对不变；②心室起搏和心动过速时，心房逆传呈偏心性；③心动过速时做心室期前刺激，当期前刺激在房室束电位出现时发出，可以引起A波提前，即在房室束不应期时心室刺激仍可沿房室旁路逆传至心房。

顺向型房室折返性心动过速心电图表现如下。

（1）窦性心律：心电图可呈显性预激综合征，也可以正常（潜在、隐匿）。

（2）心动过速：①节律匀齐的窄QRS波群心动过速，频率多在150～250次/分，QRS多数是正常的，也可表现差异性传导；②RP′间期＜P′R间期，RP′间期＞70毫秒，RP′间期固定，且不受心动过速频率变化的影响；③RR间期比无束支阻滞时延长≥35毫秒，提示旁路位于束支阻滞同侧，旁路不与束支阻滞同一侧，则RR间期不延长或不明显延长；④房室传导比例关系始终是1∶1，出现房室阻滞或房室分离，是排除房室折返性心动过速的有力证据；⑤可伴有相应导联的ST段压低，QRS波群的电交替现象；⑥心动过速依赖于房室结；⑦房性期前收缩、室性期前收缩可以诱发或终止心动过速；

⑧兴奋迷走神经之后，可以终止心动过速发作。食管导联施行程控刺激可以诱发，亦可以使其终止。

顺向型房室折返性心动过速与慢-快型房室结折返性心动过速的鉴别：心动过速发作时，P波的形态及QRS波群和P′的关系；伴功能性束支阻滞时对RR间期的影响；房室传导关系比例；窦性心律的PR间期。

临床治疗如下。

（1）对于有症状的患者：血流动力学改变明显——电复律；血流动力学改变不明显——刺激迷走神经或心脏程序刺激或药物。

（2）射频消融术或外科手术：经导管的射频消融术已经成为房室结折返性心动过速的一线治疗选择。有相关文献报道，经导管的射频消融成功率为95%，复发率＜5%，心脏传导阻滞的发生率＜1%。近年来，随着三维标测系统、冷冻消融术等技术的不断发展，大大提高了阵发性室上性心动过速手术的成功率，减少了并发症。该病例通过三维标测系统精准标测，寻找靶点后精准消融，成功率高，并发症少。同时，分子生物学技术也在进一步发展，通过对房室折返心动过速致病基因的不断研究，也将为阵发性室上性心动过速的治疗提供新的途径。

（心内科　王海雄　闫　蕊）

病例9 房室结双径路折返性心动过速

一、病例报告

【患者】女性，68岁。

【主诉】间断发作性心悸12年。

【现病史】患者2008年开始出现无明显诱因突发心悸，自觉心跳快而剧烈，伴胸闷、气短、出汗、乏力，无头晕、黑矇、晕厥等，自数心率达160次/分，持续约20分钟逐渐缓解。上述症状每年发作2～3次，后类似症状发作逐渐频繁，近2年每年发作5～6次，每次发作时含服"救心丸""普萘洛尔"可缓解。2020年5月15日7时再次发生类似症状，持续约1小时方缓解，就诊于某中医院，行冠脉CT，未见异常，未能明确心悸原因，现为进一步诊治入院。

【既往史】否认高血压、糖尿病病史，否认吸烟、饮酒史，双侧膝关节疼痛十余年，于当地医院诊断"骨性关节炎、滑膜炎"，间断口服"布洛芬缓释胶囊、谷维素"等药物治疗。3年前曾行胃镜检查，诊断"十二指肠溃疡"，已治愈，平素无反酸、胃灼热、恶心、呃逆。否认过敏史。

【家族史】家族中无类似疾病患者，无遗传性疾病患者。

【入院查体】T 36.5℃，P 86次/分，R 16次/分，BP 130/88mmHg。双肺呼吸音清，未闻及干、湿啰音及胸膜摩擦音。心率86次/分，心律齐，各瓣膜听诊区未闻及病理性杂音。腹部平坦，肝、脾肋下未触及肿大。双下肢无水肿。

【辅助检查】

心电图（2020年6月17日，我院）：窦性心律，心率86次/分，Ⅲ、V₁导联T波低平（图3-9-1）。

心电图（2020年6月19日，我院）：阵发性室上性心动过速，心率162次/分（图

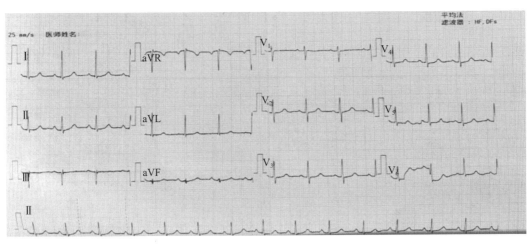

图3-9-1　心电图（2020年6月17日）
窦性心律，心率85次/分，ST-T大致正常

3-9-2）。

胸部X线（2020年6月17日，我院）：主动脉弓部钙化灶。

心脏彩超（2020年3月17日，我院）：左心房内径（LA）32mm，右心房内径（RA）34mm×46mm，左心室内径（LV）45mm，右心室内径（RV）17mm，室间隔厚度（IVSd）8mm，左心室后壁厚度（LVPWd）8mm，射血分数（EF）58%。提示：心脏形态结构未见异常，二、三尖瓣关闭不全（轻度），左室收缩功能未见异常，舒张功能减低。

食管调搏（2020年6月19日，我院）：阵发性房室结折返性心动过速（图3-9-3）。

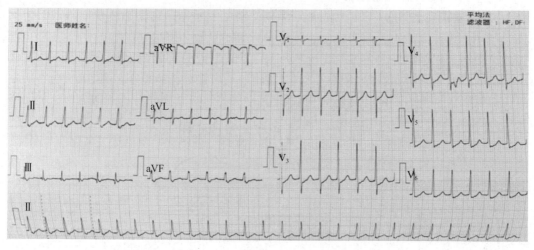

图3-9-2　心电图（2020年6月19日）

窦性心动过速

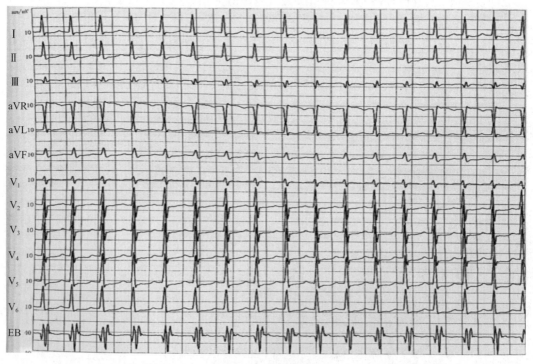

图3-9-3　食管调搏

动态心电图（2020年6月19日，我院）：平均心室率106次/分，分析的心搏共127037次，室性期前收缩1次，房性期前收缩32 461次，其中有52次单发房性期前收缩，房室结折返性心动过速（连续32 409次心搏）。

【入院化验】未见明显异常。

【初步诊断】心律失常，阵发性室上性心动过速，骨性关节炎，滑膜炎。

【诊疗经过】入院后给予积极完善相关化验，给予完善心脏彩超、腹部彩超及胸部X线等检查。患者院外发作时心电图提示阵发性室上性心动过速，行食管调搏检查进一步证实为房室结双径路，阵发性室上性心动过速。

2020年6月19日行心内电生理检查并诱发心动过速，证实为房室结双径路房室结折返性心动过速，标测三尖瓣环靶点后消融（图3-9-4），放电出现交界区心律，持续放电60秒、巩固放电60秒，行心内电生理检查，未能诱发心动过速，冠状窦S1S2扫描可见前传跳跃及折返均消失，Burst刺激未诱发心动过速，静脉滴注异丙肾上腺素后未能诱发心动过速，证实消融成功（图3-9-5）。

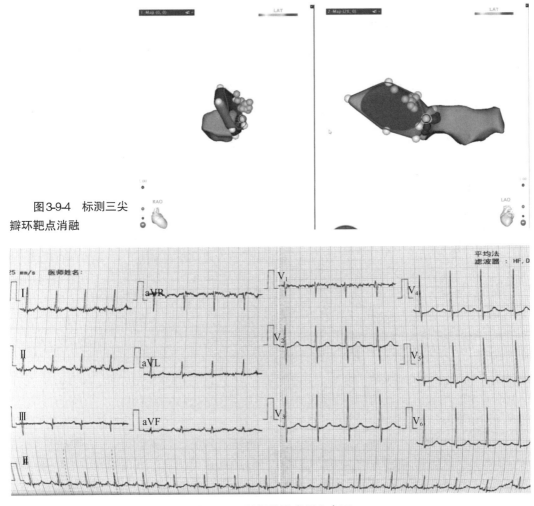

图3-9-4 标测三尖瓣环靶点消融

图3-9-5 射频消融术后心电图

窦性心律

二、讨论

房室结折返性心动过速（AVNRT）是由房室结内或周围存在传导速度不同的两条径路造成的折返激动所致。房室结分为功能不同的两条径路（故称为房室结双径路），传导速度快的快径路β和传导速度慢的慢径路α，快径路传导速度快但不应期长，慢径路传导速度慢但不应期短。适宜的激动遇到了快径路的不应期，沿慢径路缓慢传导，激动到达房室结远端后，快径路β已脱离了不应期，快径路被逆向激动然后再沿慢径路前传。如此周而复始，形成折返。

按折返前传、逆传径路的不同分为：慢快型（S-F 90%，慢径前传，快径逆传）、快慢型（F-S 6%，快径前传，慢径逆传）、慢慢型（S-S 4%，慢径前传，另一慢径逆传）。传统的慢-快型AVNRT也被称为典型AVNRT，心内电图可见AH/HA（心房-房室束间期/房室束-心房间期）＞1，HA≤70毫秒。而HA＞70毫秒者称为不典型AVNRT，包括传统的快-慢型及慢-慢型AVNRT。

AVNRT有两种不同的临床心电图类型。

1.慢-快型AVNRT的心电图特点　慢-快型AVNRT又称典型AVNRT，成年人最常见，约占AVNRT的90%，系慢径路前传，快径路逆传。①突然发作，突然终止。②P波呈逆行性：心动过速时，心房与心室几乎同时激动。多数患者因P波埋在QRS波群中而见不到，约30%的患者P波紧随QRS波之后（R后P），RP间期/PR间期＜1，P波在Ⅱ、Ⅲ、aVF导联倒置，在aVR导联直立。部分病例在V_1导联QRS波终末部有小r波，实为P波的一部分。③QRS波形正常：频率为140～220次/分，发作时大多为150～160次/分，多在200次/分以下，节律规则。④诱发心动过速发作起始的房性期前收缩是经慢径路下传，所以AVNRT的第1个心搏的PR间期延长，即显示有双径路特征。⑤适时的房性期前收缩电刺激可诱发及终止AVNRT发作，窦性期前收缩、交界区性期前收缩、室性期前收缩也可诱发（少数情况下）。⑥颈动脉窦按压刺激迷走神经方法：可使部分患者终止发作；或仅使心动过速频率有所减慢。⑦伴有房室或房室传导阻滞而使心房、心室频率不一致者罕见。

2.快-慢型AVNRT的心电图特点　快-慢型AVNRT又称非典型AVNRT或罕见型AVNRT。特点是快径路前传、慢径路逆传，即慢径路不应期比快径路更长。心房逆传激动顺序与典型的AVNRT不同，心房最早激动处常在冠状静脉窦口，很少见。发作持续时间较长，多见于儿童。多为病理性或由药物所致。①P波：由于激动沿慢径路逆传速度慢，所以逆行P波在前一心动周期的T波之后，下一个QRS波之前。体表心电图容易辨认。P波在Ⅱ、Ⅲ、aVF导联倒置或呈双相，在aVR、V_1导联直立。②PR间期短而固定：RP间期长PR1/2RR。③QRS波多呈室上性：少数伴束支传导阻滞，QRS波也可呈宽大畸形。RR间期规则，心律绝对整齐。心率为100～150次/分。④诱发快-慢型AVNRT的期前收缩无PR间期延长。⑤可由房性期前收缩诱发，轻度增快的心率亦可诱发。可见到快-慢型AVNRT开始继发于窦性心动过速之后，常常是窦性心律逐渐变快，然后发生AVNRT。AVNRT的结束可以是P或R波结尾。⑥心动过速不易自然终止：药物效果差，食管左房调搏较难诱发成功，程序电刺激不易显示双径路（双通道）特征。

AVNRT的特殊类型特征如下。①AVNRT伴下端共同径路2:1传导阻滞:有学者发现房室束以上发生2:1房室传导阻滞时,AVNRT仍可继续存在,表明下端共同径路位于房室束的近端。有报道5例AVNRT伴2:1房室传导阻滞,其体表心电图只见到位于RR之间的倒置P波。②AVNRT伴二度Ⅰ型结房逆向传导阻滞:AVNRT可伴前向及逆向阻滞而不中止心动过速,前者的发生率在电生理检查中约为15%。而逆向阻滞者罕见,多为二度Ⅰ型及2:1逆传阻滞,且无治愈者。③AVNRT伴频率依赖性交替性束支传导阻滞。④AVNRT与AVRT并存:当患者有预激综合征的旁道与房室结内双径路合并存在时,用食管心房调搏即能分别诱发出AVNRT和AVRT,能在调搏中互相转变。当激动在折返环路中发生"碰撞",即可产生拖带现象。

大多数患者经刺激迷走神经动作或静脉应用腺苷能终止心动过速。当刺激迷走神经动作和腺苷无效时,应考虑静脉应用维拉帕米或地尔硫䓬,或静脉给予艾司洛尔或美托洛尔,如上述药物无效,则给予直流电复律。口服单剂量地尔硫䓬(120mg)加β受体阻滞剂(普萘洛尔80mg)转复成功率不超过94%,但存在低血压、一过性房室阻滞或罕见发生晕厥的风险。罕见情况下,刺激迷走神经动作及腺苷不能终止心动过速,而且随后发生低血压时,可采用同步直流电复律。

目前射频消融慢径路已成为治疗AVNRT的常规方法。2019心电图成人阵发性室上性心动过速管理指南中指出,导管消融治疗阵发性室上性心动过速,尤其AVNRT,是目前有症状患者首选的治疗方法。消融慢径路可有效治疗典型和不典型AVNRT。在Koch三角下部右或左间隔进行消融,成功率97%,复发率为1.3%~4%,且既往报道发生房室阻滞的风险<1%。消融房室结下延伸且避开房间隔和冠状窦顶部的方法,适用于典型和不典型AVNRT,几乎无发生房室阻滞的风险。对于已存在一度房室传导阻滞的患者,消融术后发生迟发房室阻滞的风险较高,此时应避免进行广泛的慢径路消融。冷冻消融致房室阻滞的风险较低,但复发率高。导管消融的安全性好且年轻患者的长期成功率较高,这使得其在儿童患者中也得到更多的应用。症状轻微、短暂发作、发作不频繁的心动过速可仅进行随访,无须消融,也可以长期接受药物治疗。

(心内科 王海雄 张冰洲)

第四章

重　症

病例 1　ECMO辅助极低射血分数患者行经导管主动脉瓣植入术

一、病例报告

【患者】男性，66岁，2020年5月29日入院。

【主诉】活动时气短4个月。

【现病史】患者于4个月前开始多于活动劳累时出现气短不适，无胸憋痛、心悸、头晕、恶心等不适，休息1～2分钟后缓解，就诊于当地市级医院，行心脏超声，示"主动脉瓣狭窄（中度）"，建议到上级医院进一步手术治疗。此后上述症状仍间断出现，并逐渐加重，为求进一步诊治入我院。

【既往史】否认高血压、糖尿病病史；否认肝炎、结核等传染病病史；否认食物、药物过敏史；否认手术史、外伤史及输血史。

【个人史】吸烟史40余年，20支/日；饮酒史40余年，4～5两/日（1两=50g）。

【家族史】否认家族遗传病史。

【入院查体】T 36.3℃，P 83次/分，R 20次/分，BP 92/68mmHg。双侧颈静脉未见充盈及怒张，双侧颈动脉未见异常搏动。双肺呼吸音清，未闻及干、湿啰音及胸膜摩擦音。心界叩诊向左扩大，心率83次/分，心律齐，心音低钝，胸骨右缘第2肋间可闻及收缩期喷射样杂音，未闻及心包摩擦音。腹部平坦，全腹无压痛、反跳痛及肌紧张，肝、脾肋下未触及肿大。双下肢无水肿。

【辅助检查】入院心电图见图4-1-1。

心脏彩超（2020年5月7日，外院）：升主动脉内径（AAO）41mm，左心房内径（LA）49mm，左心室内径（LV）65mm，射血分数（EF）39%，主动脉瓣瓣缘增厚、钙化、粘连，开放受限，主动脉瓣前向血流加快，流速约391cm/s，平均压差约39mmHg，收缩期二、三尖瓣口可见少量反流。

心脏超声（山西省某医院）：AAO 42mm，LA 47mm，LV 68mm，右心房内径（RA）41mm×54mm，右心室内径（RV）25mm，EF 33%，左室壁运动减弱，主动脉瓣增厚、回声增强、开放受限，瓣环径24mm，瓣口面积0.9cm^2，流速438cm/s，平均压差约56mmHg，收缩期二、三尖瓣可见反流。提示：主动脉瓣狭窄（重度），二尖瓣关闭不全（轻至中度），三尖瓣关闭不全（轻度），左房、左室、右房扩大，升主动脉增宽，左

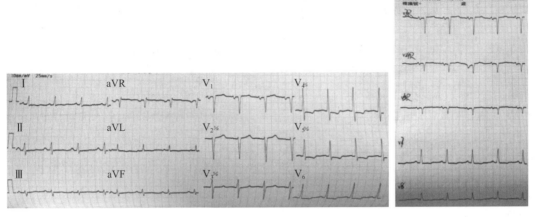

图4-1-1　入院心电图（2021年5月29日）

窦性心律，心率83次/分，Ⅰ、Ⅱ、aVL、aVF、V₄～V₈导联ST段压低约0.05mV，T波低平、倒置

室壁运动减弱（图4-1-2，图4-1-3）。

【诊疗经过】患者老年男性，因活动时气短就诊于我院，结合病史、化验、检查，瓣膜性心脏病、主动脉瓣重度狭窄诊断明确，予以利尿减轻心脏负荷、改善心功能等对症支持治疗。建议行主动脉瓣置换术，结合其症状、体征及心脏超声，其心脏大、心功能差，行外科手术风险极大，经导管主动脉瓣植入术（TAVR）团队会诊后，建议可行经导管主动脉瓣植入术，与患者及家属经充分沟通后同意行TAVR术。于6月6日心电监护由窦性心律转为心房颤动，测血压100/70mmHg，嚼服酒石酸美托洛尔6.25mg后心电监护由心房颤动转为窦性心律。

术前相关检查如下。

1.复查心脏超声　AAO 39mm，LA 49mm，LV 61mm，RA 47mm×51mm，RV 25mm，LVEF 27%，主动脉瓣瓣口面积0.5cm²，流速358cm/s，平均压差约30mmHg，左室壁增厚，运动弥漫性减弱；提示主动脉瓣狭窄（重度），伴关闭不全（轻度），二尖瓣关闭不全（中度），三尖瓣关闭不全（轻度），卵圆孔未闭（左向右分流），左房、左室、右房扩大，升主动脉增宽，左室壁增厚、运动减弱（图4-1-4，图4-1-5）。

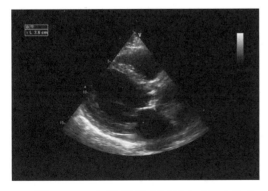

图4-1-2　心脏超声（2020年6月1日）：左室长轴切面

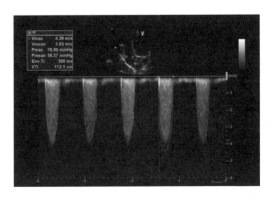

图4-1-3　心脏超声（2020年6月1日）：流速438cm/s

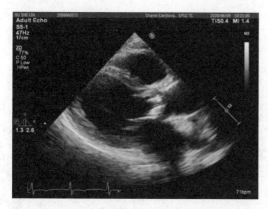

图 4-1-4　心脏超声（2020年6月9日）：左室长轴切面

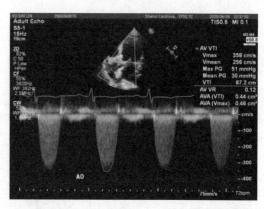

图 4-1-5　心脏超声（2020年6月9日）：流速358cm/s

2. 冠脉CT及胸腹主动脉CT　轻度钙化，type1二叶瓣，右无增厚粘连脊，窦部整体结构大，冠脉高度尚可，左室扩张（图4-1-6～图4-1-10）。

病情变化：患者受凉后于6月15日11时40分许主诉气短，伴大汗、面色苍白、咳嗽、咳痰，痰为黄色黏痰，呈端坐位。查体：BP 110/80mmHg，双肺呼吸音粗，双肺满布喘鸣音及湿啰音，心率105次/分，律齐，主动脉瓣听诊区可闻及2/6级收缩期杂音，双下肢无水肿。予以鼻导管持续吸氧及面罩吸氧，取坐位双腿下垂，予以静脉注射呋塞米注射液利尿以减轻心脏负荷、氨溴索注射液及静脉泵入二羟丙茶碱注射液以利痰平喘、多巴胺注射液以维持血流动力学稳定治疗。急查NT-proBNP16392ng/L，血象明显升高，予以静脉泵入头孢甲肟抗感染，再次静脉注射托拉塞米以利尿减轻心脏负荷，排尿750ml后气短症状较前明显缓解，并静脉泵入钾镁液补钾稳定细胞膜治疗，进一步转入心脏重症病区，予以积极治疗。于6月16日仍感气短，复查NT-proBNP 23679ng/L，血常规示中性

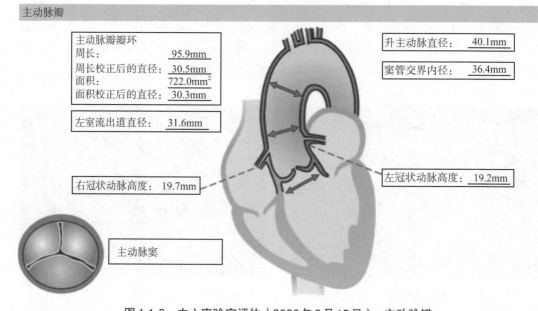

图 4-1-6　中心实验室评估（2020年6月15日）：主动脉瓣

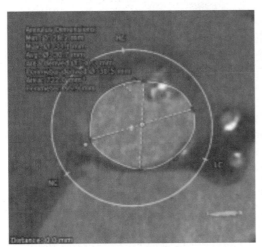
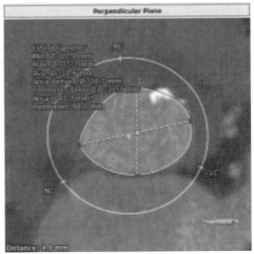
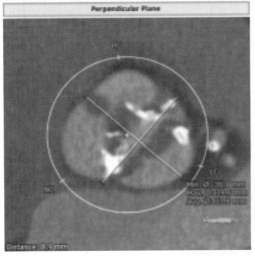
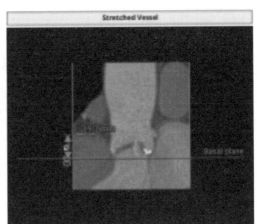

图4-1-7　中心实验室评估：测量瓣环径、左室流出道直径、左冠高度

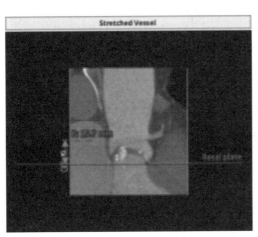
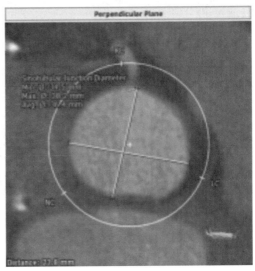

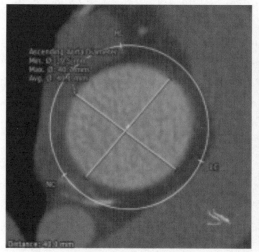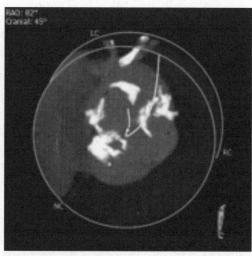

图4-1-8 中心实验室评估：测量右冠高度、窦管交界、升主动脉内径

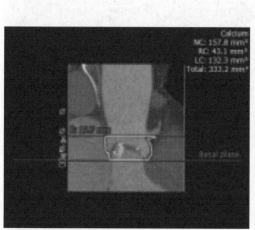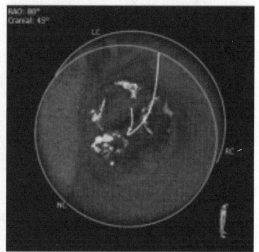

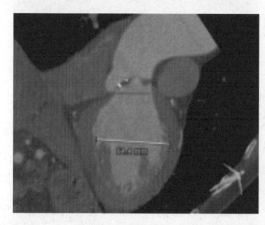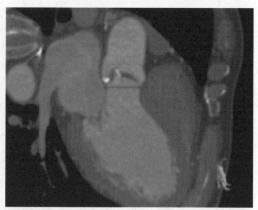

图4-1-9 钙化积分、左室大小中心实验室评估：瓣膜推荐L32，备选L29

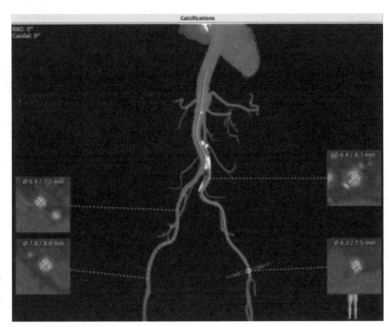

图4-1-10 中心实验室评估：推荐右股作主入路，髂动脉有腹壁血栓

粒细胞百分比81.45%。胸部X线：两肺间质性肺水肿并两下肺炎症。予以重组人脑利钠肽改善心功能、抗感染、利尿以减轻心脏负荷等，气短症状有所改善，NT-proBNP较前有所降低，但查体听诊示主动脉瓣听诊区收缩期杂音较前明显减弱。考虑其反复发生急性心力衰竭，可能加重主动脉瓣狭窄严重程度，其基础疾病多、心脏大、心功能差、血流动力学不稳定，有行经导管主动脉瓣植入术指征，遂在体外膜肺氧合（ECMO）辅助下行急诊手术。

术前NT-proBNP的变化见图4-1-11。

术中检查见图4-1-12，图4-1-13。

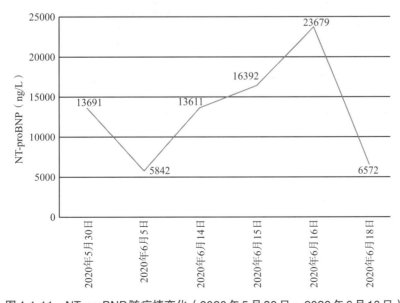

图4-1-11 NT-proBNP随病情变化（2020年5月30日～2020年6月18日）

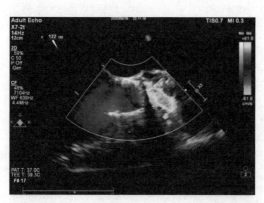

图4-1-12 食管超声监测：人工主动脉瓣瓣周漏

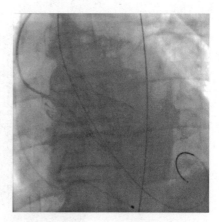

图4-1-13 人工瓣植入后

冠脉造影：左主干未见有意义狭窄；前降支中段狭窄约75%；回旋支近段狭窄约30%；右冠脉近段管壁不规则，中段狭窄约30%。

术后复查心脏超声：AAO 38mm，LA 40mm，LV 49mm，RA 31mm×39mm，RV 24mm，LVEF 46%，流速248cm/s，峰值压差约25mmHg，人工主动脉瓣膜支架显示清晰、位置尚可、固定，形态正常，局部可见宽约3mm瓣周漏，对周围组织结构无明显影响。提示：人工瓣瓣周异常血流，瓣周漏（微量），左房增大，主动脉增宽，左室壁稍增厚，左室壁运动减弱，二尖瓣关闭不全（轻度），三尖瓣关闭不全（轻度）（图4-1-14，图4-1-15）。

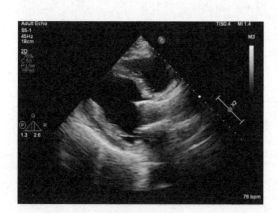

图4-1-14 心脏超声（2020年6月28日）：左室长轴切面

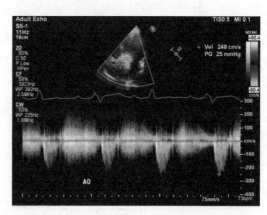

图4-1-15 心脏超声（2020年6月28日）：流速248cm/s

术前及术后NT-proBNP的变化见图4-1-16。

【出院诊断】瓣膜性心脏病，主动脉瓣狭窄（重度），二尖瓣关闭不全（中度），心脏扩大，心功能Ⅳ级（NYHA分级），升主动脉增宽，心律失常，阵发性心房颤动，完全性左束支传导阻滞，冠心病。

【随访】心脏超声：AAO 38mm，LA 43mm，LV 53mm，RA 34mm×40mm，RV 25mm，LVEF 55%，流速239cm/s，峰值压差约23mmHg，人工主动脉瓣膜支架显示清

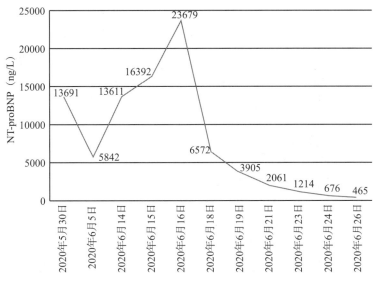

图 4-1-16　NT-proBNP 随病情变化（2020 年 5 月 30 日～ 2020 年 6 月 26 日）

晰，位置尚可、固定，形态正常，局部未见明显瓣周漏，对周围组织结构无明显影响。提示：人工瓣微量反流，左房增大，主动脉增宽，二尖瓣关闭不全（轻微），三尖瓣关闭不全（轻微）（图 4-1-17，图 4-1-18）。

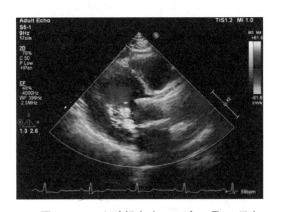

图 4-1-17　心脏超声（2020 年 7 月 29 日）：左室长轴切面

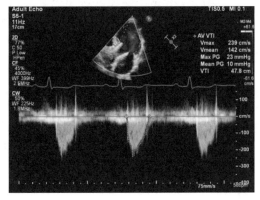

图 4-1-18　心脏超声（2020 年 7 月 29 日）：流速 239cm/s

二、讨论

成年人正常的主动脉瓣瓣口面积为 3 ～ 4cm²，与左室流出道的面积相当。单纯主动脉瓣狭窄很少由风湿性疾病引起，大多由瓣膜钙化所致，其中包括先天性二叶瓣畸形发生钙化和老年退行性钙化病变导致的主动脉瓣狭窄。随着全球老龄化的加剧，主动脉瓣狭窄的发病率逐渐增高，其中绝大多数为钙化性主动脉瓣狭窄。

主动脉瓣狭窄的治疗主要为外科瓣膜置换术、药物保守治疗，然而，药物保守治疗对缓解主动脉瓣狭窄患者的临床症状疗效有限，遂所有有症状的主动脉瓣狭窄的患者均应尽可能行外科手术治疗。对于不能耐受外科手术的患者及外科手术高风险患者，若不行手术治疗，每年死亡率可达25%，且3～6个月会有高达3%的猝死率，平均生存期仅有2～3年，故经导管主动脉瓣植入术（transcatheter aortic valve replacement，TAVR）为高危主动脉瓣狭窄患者带来了新的生机。TAVR目前已经成为老年主动脉瓣狭窄患者的主要治疗方式。

TAVR是近年快速发展起来的微创手术，用于治疗高龄、高危、无法耐受外科手术的主动脉瓣膜病变的微创手术，它具有创伤小、恢复快、并发症少、住院时间短等优点，国内外已广泛应用于临床。《经导管主动脉瓣置换术中国专家共识（2020更新版）》指出，欧美指南已将外科手术极高危、高危及中危患者列为TAVR的适应证。本病例患者术前评估需要更换瓣膜，为外科手术极高危，外科手术死亡率较高，权衡利弊后认为不宜选用，所以患者及家属、手术团队决定尝试TAVR治疗。术前准备期间因反复发生急性心力衰竭，且查体听诊示主动脉瓣听诊区收缩期杂音较前明显减弱，考虑主动脉瓣狭窄严重程度较前加重，加之其基础疾病多、心脏大、心功能差、血流动力学不稳定，有在ECMO辅助下行经TAVR急诊手术指征。

TAVR治疗主动脉瓣狭窄时，人工瓣膜可以在释放过程中与钙化的主动脉瓣叶牢固结合，人工瓣膜和输送装置不易因血流冲击而出现滑动，植入的成功率较高。术中一旦发生移位，均可导致严重并发症。位置下移可影响二尖瓣功能或因人工瓣膜展开不良而造成瓣周漏，位置上移有阻塞冠状动脉开口的危险，可进一步引起心力衰竭、心肌梗死，将增加TAVR治疗主动脉瓣狭窄的难度和风险。本病例术中第1个瓣膜定位、释放均在理想范围，但可见明显的瓣周漏。为解决瓣周漏，术者利用第1个人工瓣膜作为定位参考，为第2个瓣膜提供定位，顺利植入第2个瓣膜。

TAVR术后并发症较多，包括瓣周漏、房室传导阻滞、脑卒中、冠状动脉阻塞，其中房室传导阻滞是最常见的并发症之一。该患者术后亦出现了完全性左束支传导阻滞，这种情况一般多于术后1～6个月恢复正常。Koekterk等认为传导阻滞的发生可能与瓣膜支架深入左室流出道（＞8 mm）影响到传导束，引起结构性损伤等有直接关系。临床上外科手术极高危主动脉瓣狭窄患者，预后较差，外科手术风险较高，TAVR成为不能耐受外科手术患者的最佳选择。对于心功能较差的极低射血分数的主动脉瓣狭窄患者，在ECMO辅助下行TAVR手术，能够提高手术安全性，且预后疗效满意。

（心内科　暴清波　安　健　李晓红）

病例2 终末期心力衰竭患者的超滤治疗

一、病例报告

（一）首次住院

【患者】男性，58岁。2019年3月7日入心脏重症病科。

【主诉】间断胸憋、气短、晕厥14年，胸憋、气短加重20余日。

【现病史】1996年因"感冒"发现心率慢，40～50次/分，诊断为"心肌炎、房室传导阻滞"，患者因当时无不适症状，出院后未规律治疗。2005年出现胸憋、气短症状，诊断为"三度房室传导阻滞"并行"永久起搏器植入术"。术后半年患者在登山过程中出现晕厥伴尿失禁，在我院诊断为"扩张型心肌病，三度房室传导阻滞，短阵室性心动过速"，行双腔埋藏式心律转复除颤（ICD）植入术。术后患者间断口服"托拉塞米、螺内酯、培多普利、胺碘酮、比索洛尔"等药物，间断有胸憋、气短发作，活动耐量逐渐减低，反复多次因气短加重住院治疗。2014年5月，因ICD电池电量耗竭，于我院行双腔ICD更换术。院外多次晕厥发作伴四肢抽搐，ICD电除颤成功。2018年5月再次因气短症状加重，入住我院，并将ICD升级为心脏再同步化起搏-除颤（CRT-D）。出院后患者规律口服上述药物。

【既往史】发现血糖升高7年余，平素口服瑞格列奈控制血糖，空腹血糖波动于6.0～7.0mmol/L，未监测餐后血糖。5年前诊断"甲状腺功能减退症"，2年前行甲状腺彩超，提示"甲状腺弥漫性病变、多发囊肿"，现口服左甲状腺素钠片25μg/d。

【个人史】否认吸烟、饮酒史。

【家族史】家族中无类似疾病患者，无遗传性及家族性疾病患者。

【入院查体】T 37.0℃，P 70次/分（起搏心律），R 15次/分，BP 87/55mmHg。急性痛苦面容，端坐位、气短明显，口唇苍白。颈静脉怒张。双肺呼吸音粗，双侧中下肺可闻及弥漫性干、湿啰音；心率70次/分，律齐，心界叩诊向左侧扩大。腹部膨隆，肝脏肋下3横指处可触及肿大，肝区叩痛（＋），脾脏肋下未触及肿大。双下肢重度呈凹陷性水肿。

【初步诊断】扩张型心肌病，全心扩大，三尖瓣关闭不全（重度），肺动脉高压，心功能Ⅳ级（NYHA分级），心律失常，三度房室传导阻滞，心房颤动，持续性室性心动过速，CRT-D植入术后，2型糖尿病，贫血（中度），甲状腺功能减退症，高尿酸血症。

【辅助检查】入院心电图见图4-2-1。入院胸部X线见图4-2-2。

【入院后治疗】

1.口服药物 富马酸比索洛尔片5mg，1次/日；螺内酯片20mg，2次/日；沙库巴曲缬沙坦钠片25mg，2次/日；氢氯噻嗪片25mg，2次/日；布美他尼片1mg，1次/日；枸橼酸钾颗粒1.46g，3次/日；芪苈强心胶囊1.2g，3次/日；华法林钠片2.5mg，1次/日；

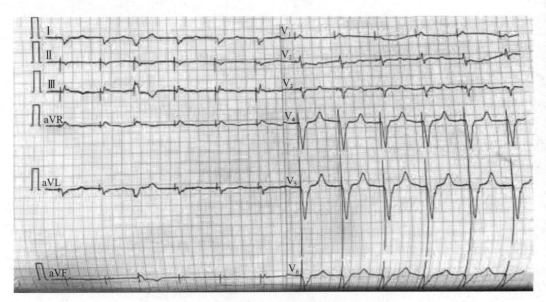

图 4-2-1　入院心电图

起搏心律，肢导低电压

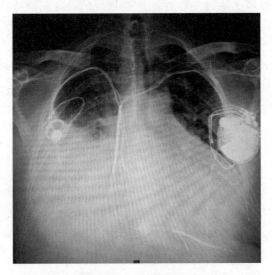

图 4-2-2　入院胸部 X 线

心影增大，双侧胸腔积液

左甲状腺素钠片 25μg，1 次/日；瑞格列奈片 1mg，2 次/日。

2.静脉用药　注射用托拉塞米 20mg，2 次/日；左西孟旦注射液 0.1μg/（kg·min）维持，重酒石酸间羟胺注射液 3μg/（kg·min）起始，多巴酚丁胺 5μg/（kg·min）起始，注射用克林霉素磷酸酯 0.5g，2 次/日。

3.利尿剂使用情况及尿量　见表 4-2-1。

表 4-2-1　利尿剂使用情况及尿量

日期	托拉塞米（静脉注射，mg）	布美他尼（mg）	氢氯噻嗪（mg）	螺内酯（mg）	24小时入量（ml）	24小时出量（ml）/ 胸腔引流量
2019年3月7日	20	1	50	40	1124（20h）	3700
2019年3月8日	40	1	50	40	1575	4570
2019年3月9日	40	1	50	40	1861	3140
2019年3月10日	40	1	50	40	1781	1420
2019年3月11日	40	1	50	40	1760	1980
2019年3月12日	40	1	50	40	1411	3440/600胸腔积液
2019年3月13日	40	1	50	40	2471	5090/2000胸腔积液
2019年3月14日	60	1	50	40	1500	2050/500胸腔积液
2019年3月15日	40	1	50	40	1604	2850
2019年3月16日	40	1	50	40	1683	2980
2019年3月17日	60	1	50	40	2174	770

4.其他治疗　2019年3月12日17时47分行右侧胸腔穿刺引流术，胸腔积液引流量如下。

2019年3月12日　淡黄色胸腔积液600ml。

2019年3月13日　淡黄色胸腔积液2000ml。

2019年3月14日　淡黄色胸腔积液500ml。

2019年3月15日　复查胸部X线，提示右侧胸腔积液较前明显减少，拔除胸腔引流管。

出院带药见表4-2-2。

表 4-2-2　出院带药

药物	早	中	晚
富马酸比索洛尔片	2.5mg	—	—
沙库巴曲缬沙坦钠片	25mg	—	25mg
托拉塞米片	20mg	—	20mg
布美他尼片	—	—	1mg
氢氯噻嗪片	25mg	—	25mg
螺内酯片	20mg	—	20mg
枸橼酸钾颗粒	1.46g	1.46g	1.46g
芪苈强心胶囊	1.2g	1.2g	1.2g
地高辛片	0.125mg	—	—
瑞格列奈片	1mg	—	1mg
苯溴马隆片	50mg	—	—

出院后因血压低，停用富马酸比索洛尔片及沙库巴曲缬沙坦钠片。

（二）二次住院

患者出院后第五天，于2019月3月23日再发晕厥1次入我院心内科，程控起搏器提示：室性心动过速，起搏器转复成功。于2019年3月26日因胸憋、气短症状加重，尿量少，转入心脏重症科。

【入院后治疗】

1.口服药物　地高辛0.125mg，1次/日；华法林2mg，1次/日；芪苈强心胶囊1.2g，3次/日；左甲状腺素钠片25μg，1次/日；布美他尼1mg，1次/日；氢氯噻嗪50mg，1次/日；托伐普坦15mg，1次/日。

2.静脉用药　新活素0.075μg/（kg·min）起始，注射用托拉塞米100mg＋呋塞米注射液100mg持续静脉泵入，单硝酸异山梨酯1.2mg/h起始，米力农0.2μg/（kg·min）起始，多巴胺5μg/（kg·min）起始多巴酚丁胺2μg/（kg·min）起始。

3.其他治疗

2019年3月26日20时行左侧胸腔穿刺术，抽出血性胸腔积液450ml。

2019年3月26日20时30分行右侧胸腔穿刺引流术，当晚引流血性胸腔积液550ml。

4.利尿合剂使用情况　25小时使用托拉塞米1075mg、呋塞米1055mg，尿量共计720ml。

5.床旁超滤治疗　于2019年3月27日20时53分开始行床旁心力衰竭超滤治疗，共持续32小时51分钟，超滤脱水量共2876ml。胸憋、气紧症状明显缓解，肝区叩痛（－），双下肢水肿较前减轻。

超滤治疗后患者口服利尿剂效果恢复，血压波动于100～120/60～70mmHg。

【院外口服药物】地高辛0.25mg/片，早半片；布美他尼1mg/片，早1片；华法林2.5mg/片，睡前4/5片；托拉塞米20mg/片，早1片，晚1片；芪苈强心胶囊0.3g/粒，早4粒、午4粒、晚4粒；氢氯噻嗪25mg/片，早2片；左甲状腺素钠片50ug/片，早半片；螺内酯20mg/片，早1片；诺欣妥100mg/片，早半片，晚半片；托伐普坦15mg/片，早1片；卡维地洛10mg/片，早1/4片。

二、讨论

90%的心力衰竭患者存在液体潴留，利尿剂作为去除液体潴留的第一步被国内外指南作为各级推荐。心力衰竭住院患者中利尿剂的使用率达76.3%～92%，但利尿剂在使用过程中往往合并电解质紊乱、肾功能损害、神经内分泌激活等问题，以及在使用过程中越来越多的利尿剂抵抗的出现使得利尿剂并不能充分解决心力衰竭患者的液体潴留，且其剂量与死亡率相关。

1974年Silverstei首次使用泵驱动的体外超滤技术治疗长期血液透析的患者，1979年Gerhardt首次将这种技术应用于心力衰竭患者。但由于血滤设备需要较高的循环血流量、血流速度等，限制了其在心力衰竭患者中的使用。

心力衰竭超滤专用设备的问世使得超滤治疗心力衰竭成为可能。此技术首先经静脉建立体外循环通路，以血泵驱动为动力，通过滤器和管路建立血液体外循环，在超滤泵的负压抽吸下，经由滤器形成超滤液。超滤中使用特殊的小膜面积滤器，因此较低的血泵速度、超滤速度，较少的体外循环血流量即可完成，并且在超滤过程中可以根据患者的病情定时、定量地控制超滤脱水量，故整个过程对心力衰竭患者的血流动力学不会有太大的影响；另外，超滤过程不需要配制置换液和（或）透析液，不会影响肾脏灌注，且产生的等张超滤液不会影响电解质，因此不会带来神经内分泌系统的激活。已有研究显示超滤治疗不仅可以缩短住院时间而且能改善长期预后，不久的将来可能会成为心力衰竭患者的一线治疗。

本病例患者为一个终末期心力衰竭患者，间隔5日，两次因心力衰竭加重入院，在强心利尿、扩血管及对症等治疗原则不变的情况下，第一次住院期间使用大剂量利尿剂，尿量尚可（患者不同意行超滤治疗），但出院后很快再次入院；第二次患者同意超滤治疗，超滤开始后停用所有的利尿剂，超滤过程中患者的尿量逐渐增多，但血压基本不受影响，超滤结束后恢复了对利尿剂的敏感性。本病例患者超滤治疗后BNP水平逐渐下降并维持在较低的水平。患者出院后随访，超过1个月未再住院，这与研究显示的超滤治疗减少再住院率相一致。

（心脏重症科　薛晓波　张悟棠　王俊莹）

病例3 PICCO指导下的右室心肌梗死合并心力衰竭的治疗

一、病例报告

【患者】女性，78岁，2020年5月5日入院。

【主诉】胸憋、剑突下不适2日，晕厥1次。

【现病史】患者于2020年5月3日上午突发胸憋、剑突下不适，晕厥1次、持续时间不详，伴大便失禁、四肢冰冷，于家中自行输注"丹红注射液"，效果不佳，仍有间断胸憋、剑突下不适，逐渐出现恶心、呕吐，呕吐胃内容物。5月4日中午就诊于我院急诊，完善心电图、心脏彩超及相关化验后诊断"急性下后壁、右室心肌梗死"，予以抗血小板、抗凝、补液等治疗后收入我科。

【既往史】诊断高血压8年余，血压最高180/100mmHg，平素口服硝苯地平缓释片，血压控制情况不详。诊断2型糖尿病二十余年，皮下注射胰岛素降糖治疗（具体不详），未监测血糖。诊断心房颤动2年，间断口服利伐沙班治疗。6年前行左眼白内障手术。

【个人史】否认吸烟、饮酒史。

【家族史】家族中无类似疾病患者，无遗传性及家族性疾病患者。

【入院查体】T 36.0℃，P 85次/分，R 28次/分，BP 99/60mmHg。急性病容，嗜睡，查体合作。双侧颈静脉未见充盈及怒张，双侧颈动脉未见异常搏动。双下肺叩诊浊音，双下肺呼吸音粗，双肺底可闻及湿啰音。心界叩诊不大，心率92次/分，心律绝对不齐，第一心音强弱不等，各瓣膜听诊区未闻及病理性杂音。腹部平坦，全腹无压痛及反跳痛，无肌紧张，肝脾肋下未触及肿大。双下肢水肿。

【辅助检查】

1.2019年5月4日急诊科化验 心肌肌钙蛋白I（cTnI）21.04ng/ml；肌红蛋白（Myo）214.31ng/ml；血清肌酸激酶-MB（CK-MB）＞100ng/ml。

NT-proBNP 14558.2pg/ml。

心电图：心房颤动，心率99次/分，Ⅱ、Ⅲ、aVF、$V_3R \sim V_5R$、$V_7 \sim V_9$导联ST段抬高0.05～0.3mV。

2.2019年5月5日化验

血常规：白细胞9.60×10^9/L，中性粒细胞百分比83.06%，红细胞4.36×10^{12}/L，血红蛋白125g/L，血小板114×10^9/L。

肾功能：肌酐（Cr）168.7μmol/L，尿酸（UA）743.0μmol/L；计算肾小球滤过率（GFR）22.91ml/min。

肝功能：总胆红素20.9μmol/L，ALT 569U/L，其余正常。

电解质：血清钾（K^+）4.4mmol/L，血清钠（Na^+）134.0 mmol/L，血清氯（Cl^-）95.0mmol/L。

心肌损伤标志物：cTnI 65.49μg/L，Myo 270.4μg/L，CK 1359.0U/L，CK-MB 79U/L。

　　凝血功能：国际标准比值（INR）2.34，白陶土部分凝血酶原时间（APTT）31.00秒，血浆凝血酶原时间（PT）29.10秒，D-二聚体5896.91μg/L。

　　血气分析：pH 7.52、氧分压（PO₂）92.0mmHg、二氧化碳分压（PCO₂）20.8mmHg、碳酸氢根（HCO₃⁻）17.0mmol/L、实际碱剩余（BE-）3.7、Lac 6.1mmol/L。

　　入院心电图：心房颤动，心率106次/分，Ⅱ、Ⅲ、aVF、V₃R～V₅R、V₇～V₉导联ST段抬高0.05～0.15mV（图4-3-1）。

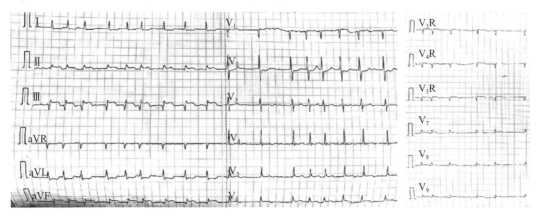

图4-3-1　入院心电图

　　胸部X线：心影增大伴两肺淤血，主动脉弓部钙化灶，右侧少量胸腔积液（图4-3-2）。

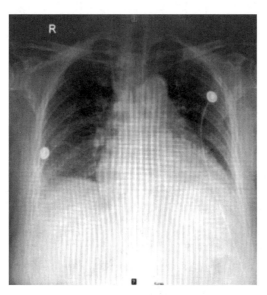

图4-3-2　床旁胸部X线

　　心脏彩超：LA 42mm，LV 39mm，RA 53mm×66mm，RV 22mm，EF 55%，左房、右房增大，左室壁节段性运动异常，主动脉瓣退行性变并关闭不全（轻度），二尖瓣退行性变并关闭不全（轻度），三尖瓣关闭不全（中至重度），左室收缩功能未见异常。

腹部彩超：脂肪肝，餐后胆囊，胆囊结石，左肾囊肿，胰、脾、右肾未见异常，门静脉系统未见异常。

胸腔彩超：双侧胸腔积液，左侧液深56mm，右侧液深74mm。

【初步诊断】冠状动脉性心脏病，急性下后壁、右室心肌梗死，心功能Ⅱ级（Killip分级），心脏扩大，三尖瓣关闭不全（中至重度），心律失常，持续性心房颤动，高血压病3级（很高危），2型糖尿病，糖尿病肾病，肝功能不全，双侧胸腔积液，左眼白内障术后。

【诊疗经过】

1.入室后给予一般处理　包括吸氧、心电、血压、血氧饱和度监测。

2.入室各项评分　APACHE评分21分，预计院内病死率38.9%；GRACE评分207分（缺血高危），CRUSADE评分81分（出血高危）；CHA$_2$DS$_2$-VASc评分5分，HAS-BLED评分4分。

3.给予冠心病二级预防治疗　阿司匹林100mg每日1次；硫酸氢氯吡格雷片75mg每日1次；依诺肝素3000U每12小时1次（GFR 23ml/min）。

4.其他治疗　患者肝酶明显升高，予以口服双环醇保肝治疗。

5.其他　入室后患者仍感胸憋、剑突下不适，监测血压偏低，双肺可闻及湿啰音，予以静脉持续泵入去甲肾上腺素维持血流动力学稳定，重组人脑利钠肽拮抗RAS、利尿，小剂量托拉塞米静脉注射利尿、减轻心脏负荷，但患者症状缓解不明显。

诊疗过程中出现的问题及处理如下。

患者诊断为急性下后壁、右室心肌梗死合并心功能不全，常规治疗后心功能改善不理想，下一步是加强利尿还是补液、扩容？如何进行精准地容量评估与管理？是否需要强心治疗？

1.与家属充分沟通后行有创血流动力学监测　包括有创血压、中心静脉压、PICCO监测等。

测中心静脉压（CVP）15mmHg。

PICCO监测结果：前负荷明显高、心肌收缩力低、血管外肺水多（图4-3-3）。

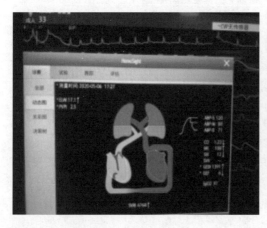
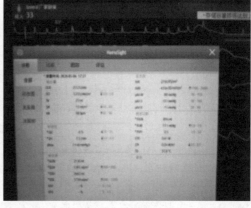

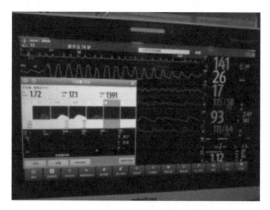

图4-3-3　PICCO监测（脉搏指数连续心输出量监测）

2.在PICCO监测指导下调整处理方案　①静脉泵入托拉塞米、呋塞米，口服托伐普坦，行床旁心衰超滤治疗，逐渐调节前负荷、血管外肺水等至理想范围；②静脉泵入左西孟旦强心治疗。

3.PICCO监测的疗效观察　见表4-3-1。

表4-3-1　PICCO监测的疗效观察

	心排血量		心肌收缩力			前负荷		后负荷	器官功能
正常 参考范围	CCI ［L/（min·m²）］ 3.0～5.0	SVI （ml/m²） 40～60ml	GEF （%） 25%～35%	CFI （min） 4.5～6.5	dpmax （mmHg/s）	GEDI （ml/m²） 680～800	ITBI （ml） 850～1000	SVRI DS·m²/cm⁵ 1700～2400	ELWI （ml/kg） 3.0～7.0
5月6日 17时20分	1.23	7	6	1.5	1148	1391	1739	4734	17.1
5月7日 15时47分	1.31	9	7	1.6	827	939	1173	3838	14.4
5月8日 19时34分	1.42	11	7	1.9	1031	928	1158	3235	12.4
5月9日 18时52分	1.56	12	8	2.2	1139	697	872	3925	11.8

CCI.连续心脏指数；SVI.每搏量指数；GEF.全心射血分数；CFI.心功能指数；dpmax.左心室收缩力指数；GEDI.全心舒张末期容积指数；ITBI.胸腔内血容积指数；SVRI.全身血管阻力指数；ELWI.血管外肺水脂数

【转归】1周后患者一般情况改善，转入普通病房。

二、讨论

现有的急性ST段抬高型心肌梗死诊断和治疗指南均提到，右室心肌梗死的患者容易出现低血压，预防及治疗的原则是维持有效的右室前负荷、避免使用利尿剂和血管扩张剂，但如果患者合并心功能不全，甚至是血流动力学紊乱时，现有的监测手段如

CVP、出入量等已经无法精准地指导此类患者，对于此类患者指南推荐可以使用包括有创血压监测、肺动脉导管、PICCO等有创血流动力学监测，尤其在使用强心、利尿、扩血管等药物治疗时。

PICCO监测技术仅需要植入一根中心静脉导管、一根带温度传感器的特制的动脉导管，利用热稀释和脉搏轮廓分析两项技术获取各项指标。如单次测量的热稀释参数：心排血量（CO）/心脏指数（CI）、全心舒张末期容积（GEDV）、胸腔内血容积（ITBV）、血管外肺水（EVLW）/血管外肺水指数（EVLWI）、肺毛细血管通透性指数（PVPI）。连续测量的脉搏轮廓参数：脉搏连续心排血量（PCCO）/脉搏连续心排血量指数（PCCI）、每搏量（SV）/每搏量指数（SVI）、动脉压MAP、全身血管阻力SVR、每搏量变异SVV等。

PICCO监测技术用胸腔内血容积（ITBV）和全心舒张末期容积（GEDV）等容量指标来反映心脏前负荷，不但敏感性高，其特异性也优于常规使用的CVP或PCWP。PICCO监测技术可以直接获取全心射血分数（GEF），包括心脏四个腔室的收缩情况，不同于心脏超声仅仅能量化左室的收缩能力，所以对于合并右室心肌梗死或其他原因所致的右心功能障碍的患者，PICCO监测技术能更好地评估病情、指导利尿、强心等治疗。另外PICCO监测技术测定的血管外肺水在评估肺水肿方面优于胸部X线，其数值的大小直接与患者的预后相关，对于危重患者病情的评估有直接的指导作用。

Yang等研究也证实PICCO技术比Swan-Ganz漂浮导管能更准确地反映心脏功能。PICCO技术操作简单、微创，也是其容易推广及应用的原因。我们对这例急性下后壁、右室心肌梗死的患者进行了PICCO监测，根据监测结果我们进行了精准的容量管理，（包括利尿剂的使用、心力衰竭超滤脱水治疗）并在此基础上联合了强心治疗，收到了很好的效果。

（心脏重症科　张悟棠　薛晓波　李　静）

病例4　心力衰竭合并急性肝损伤

一、病例报告

【患者】女性，77岁，2020年10月9日入院。

【主诉】间断胸憋、气短30年余，加重3日。

【现病史】30年前某日患者出现胸憋、气短，伴乏力、心悸，就诊于当地医院，给予对症治疗（具体不详），效果欠佳，后就诊于山西某医院，行心脏彩超，诊断"风湿性心脏病"，对症治疗（具体不详）好转出院。院外规律服用药物（具体不详）治疗，仍间断出现胸憋、气短症状。多次因上述症状加重住院治疗，好转出院，院外规律服药，上述症状仍偶有发作，程度较前减轻，未在意。2020年10月6日始胸憋、气短症状再次加重，伴腹部不适，全身水肿，10月8日就诊于我院急诊，行心脏彩超示左心房内径（LA）54mm，左心室内径（LV）53mm，右心房内径（RA）61mm×78mm，右心室内径（RV）33mm，左室射血分数（LVEF）38%，二尖瓣瓣口面积1.0cm^2，左室心尖部室壁变薄运动消失，室间隔中段及左室前壁中段运动消失，风湿性心脏病，全心扩大，二尖瓣狭窄（中度）并关闭不全（轻度），主动脉瓣关闭不全（中度），三尖瓣关闭不全（重度），肺动脉高压［肺动脉压（PASP）约50mmHg］，考虑"心力衰竭，风湿性心脏病"，予以无创辅助呼吸、控制心室率、改善心功能等治疗，上述症状无明显缓解，10月9日为进一步诊治入我科。自发病以来，患者精神、食欲缺乏，体重较前无明显变化。

【既往史】糖尿病病史10年余，平素口服"阿卡波糖、二甲双胍"降糖，未规律监测血糖；10年前行双眼青光眼手术，否认高血压病史。

【个人史】否认吸烟、饮酒史。

【婚育史】20岁结婚，育有4子，配偶体健，子体健。

【家族史】家族中无类似疾病患者。

【入院查体】T 36.5 ℃，P 98次/分，R 32次/分，BP 56/34mmHg［多巴胺4.6μg/（kg·min），去甲肾上腺素0.22μg/（kg·min）］。神志清楚，水肿面容，端坐位，查体欠合作。双下肢可见花斑样改变。双肺呼吸音清，未闻及干、湿啰音及胸膜摩擦音，心界叩诊不大，心率113次/分，心律绝对失常，第一心音强弱不等，胸骨左缘第3～4肋间可闻及收缩期吹风样杂音，腹部膨隆，全腹无压痛、反跳痛及肌紧张，肝肋下2横指触及肿大，脾肋下未触及肿大。双下肢中度水肿。

【辅助检查】血气分析：酸碱度7.21，二氧化碳分压36.4 mmHg，氧分压90 mmHg，氧饱和度95.3%，碳酸氢根14.2 mmol/L，实际碱剩余-12.1mmol/L，乳酸12.2mmol/L，钾5.08 mmol/L，钠143 mmol/L。

心肌肌钙蛋白3.35μg/L；NT-proBNP测定＞25000ng/L。

血常规：白细胞19.14×10^9/L，中性粒细胞百分比92.6%，红细胞2.56×10^{12}/L，血红蛋白85g/L，血小板94×10^9/L，血细胞比容26.33%。

降钙素原5.88ng/ml，C反应蛋白12.3mg/L。

肾功能：尿素11.3mmol/L，肌酐199.6μmol/L（肌酐清除率21.45ml/min），尿酸695.0μmol/L。

电解质：钾5.3mmol/L，钠143.0mmol/L，氯94.0mmol/L，钙2.04mmol/L，镁2.44mmol/L。

肝功能：总胆红素38.0μmol/L，直接胆红素16.9μmol/L，间接胆红素21.1μmol/L，丙氨酸转氨酶1741.0U/L，总蛋白58.8g/L，白蛋白36.1g/L。

心肌酶：血清天冬氨酸转氨酶5608.0U/L，乳酸脱氢酶9943.0U/L，α羟基丁酸脱氢酶2670.0U/L，血清肌酸激酶1016.0U/L，肌酸激酶同工酶（CK-MB）322.1U/L。

凝血功能：血浆凝血酶原时间58.7秒，白陶土部分凝血酶原时间36.8秒，血浆纤维蛋白原测定2.02g/L，国际标准化比值5.20，D-二聚体测定＞10 000.0μg/L。

入院心电图：心房颤动，心室率113次/分，Ⅰ、aVL、V₁～V₆导联T波低平、倒置（图4-4-1）。

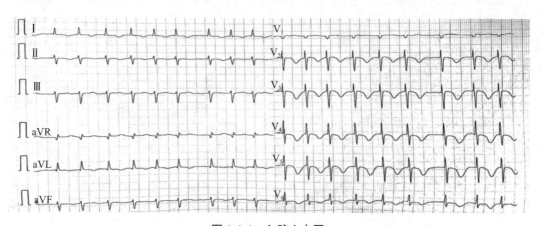

图4-4-1　入院心电图

心房颤动，心室率113次/分、Ⅰ、aVL、V₁～V₆导联T波低平倒置

【初步诊断】心源性休克，代谢性酸中毒，乳酸性酸中毒，风湿性心脏病，心脏扩大，二尖瓣狭窄（中度），三尖瓣关闭不全（重度），主动脉瓣关闭不全（中度），肺动脉高压，心律失常，持续性心房颤动，肝功能异常，肾功能异常，凝血功能异常，中度贫血，血小板减少。

【诊疗经过】心脏彩超（2020年10月10日）：LA 48mm，LV 44mm，RA 63mm×74mm，RV 33mm，EF 51%，风湿性心脏病，左房、右房、右室扩大，二尖瓣狭窄（中度）并关闭不全（轻度），主动脉瓣狭窄（轻度）并关闭不全（轻至中度），三尖瓣关闭不全（重度），左室壁、右室壁节段性运动异常，肺动脉增宽，肺动脉高压（PASP约50mmHg），左室收缩功能尚可，心包积液（少量）。

腹部彩超（2020年10月10日）：腹腔积液（大量）。

腹部彩超（2020年10月12日）：肝右叶实性占位，肝血管瘤可能性大，轻度淤血肝，胆、胰、脾、双肾未见异常，门静脉系统未见异常。

入科后患者气短明显，端坐位，予以无创辅助通气，血氧饱和度波动于80%左右，予以气管插管、有创呼吸机辅助呼吸［模式VC/AC，氧浓度（FiO₂）100%，潮气量（VT）350ml，呼吸频率（RR）12次/分，PEEP 5cmH₂O］。

患者血流动力学不稳定，多巴胺4.6 ～ 5.5μg/（kg·min）、去甲肾上腺素0.22 ～ 0.3μg/（kg·min）、多巴酚丁胺4.6μg/（kg·min）、间羟胺2.56μg/（kg·min）持续泵入。

心电监护示心房颤动，心室率波动于120次/分左右，予以去乙酰毛花苷0.2g缓慢静脉注射控制心室率。

PICCO血流动力学监测：校正后测得排血量心指数（CCI）1.73L/（min·m²），每搏量指数（SVI）16ml/m²；收缩力全心射血分数（GEF）7%，心功能指数（CFI）2.2/min，左心室收缩力指数（dpmx）1127mmHg/s；前负荷全心舒张末期容积指数（GEDI）991ml/m²，胸腔内血容积（ITBV）1851ml，胸腔内血容积指数（ITBI）1238ml/m²；器官功能：血管外肺水指数（ELWI）21.9ml/kg，肺毛细血管通透性指数（PVPI）3.1；后负荷全身血管阻力指数（SVRI）1330DS·m²/cm⁵。

患者心源性休克，维持血流动力学稳定同时，予以呋塞米40mg静脉注射，后逐渐予以托伐普坦片30mg口服，利尿合剂（托拉塞米50mg/h，呋塞米50mg/h）持续泵入，效果欠佳，行床旁血液滤过治疗（CVVH模式，无肝素抗凝）。10月12日因肌酐升高，再次行床旁血液滤过治疗（CVVHDF模式，无肝素抗凝）。

保肝：还原型谷胱甘肽2.4g/d，静脉注射；双环醇50mg，3次/日，鼻饲；去氧胆酸胶囊250mg，3次/日，鼻饲；同时予以输血、抗感染、营养支持、维持酸碱平衡及水和电解质平衡等治疗。

10月11日呼吸机氧流量50%时复查血气分析提示血氧饱和度98.4%，氧分压100mmHg，予以拔除气管插管。

治疗后，PICCO血流动力学校正后测得：输出量CCI 2.28L/（min·m²），SVI 20ml/m²；收缩力GEF 10%，CFI 2.6/min，dpmx 1334mmHg/s；前负荷GEDI 892ml/m²，ITBV 1667ml，ITBI 1115ml/m²；器官功能：ELWI 11.4ml/kg，PVPI 1.7；后负荷SVRI 2777DS·m²/cm⁵。

复查化验，血常规：白细胞10.25×10⁹/L，中性粒细胞百分比84.6%，红细胞2.82×10¹²/L，血红蛋白98g/L，血小板157×10⁹/L，血细胞比容28.99%。

NT-proBNP测定：6887ng/L。

肾功能：尿素7.4mmol/L，肌酐75.0μmol/L，尿酸215.0μmol/L。

电解质：钾4.3mmol/L，钠129.0mmol/L，氯102.0mmol/L，钙1.91mmol/L，镁0.64mmol/L。

肝功能：总胆红素108.8μmol/L，直接胆红素62.3μmol/L，间接胆红素46.5μmol/L，丙氨酸转氨酶43.7U/L。

凝血功能：血浆凝血酶原时间18.5秒，白陶土部分凝血酶原时间29.6秒，血浆纤维蛋白原测定3.30g/L，国际标准化比值1.38。

心脏彩超（10月16日）：LA 52mm，LV 47mm，RA 43mm×67mm，RV 27mm，EF 74%，风湿性心脏病，左房、右房扩大，二尖瓣狭窄（中度）并关闭不全（轻度），主动脉关闭不全（轻至中度），三尖瓣关闭不全（重度），升主动脉增宽，肺动脉高压

（PASP 60mmHg），左室收缩功能未见异常，心包积液（少量）。

入院APACHE Ⅱ评分35分，病死率83.1%；10月13日APACHE Ⅱ评分22分，病死率42.4%。

10月23日转普通病房继续治疗，转出诊断：心源性休克，代谢性酸中毒，乳酸性酸中毒，冠心病，急性非ST段抬高型心肌梗死，风湿性心脏病，心脏扩大，二尖瓣狭窄（中度），三尖瓣关闭不全（重度），主动脉瓣关闭不全（中度），肺动脉高压，心律失常，持续性心房颤动，肝功能异常，肾功能异常，凝血功能异常，中度贫血，血小板减少，肺部感染，双侧胸腔积液，腹水，2型糖尿病。

ALT趋势及胆红素趋势见图4-4-2及图4-4-3。

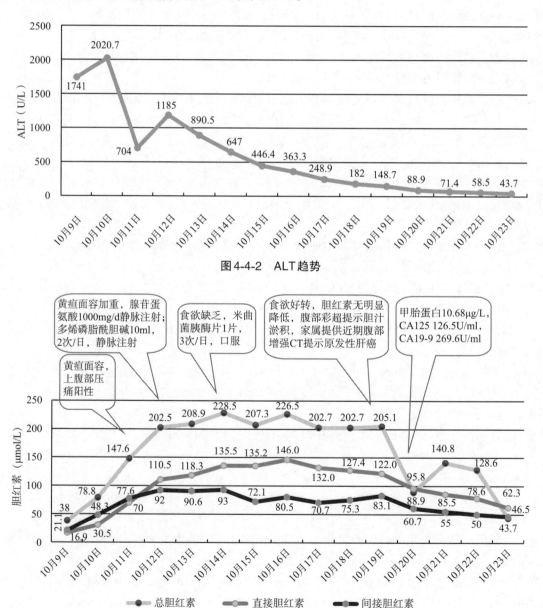

图 4-4-2　ALT趋势

图 4-4-3　胆红素趋势

二、讨论

本病例诊断为心源性休克并发急性肝损伤，诊断依据充分。具体分析为：①原发病系心源性休克、循环衰竭、代谢性酸中毒、乳酸酸中毒；②血清转氨酶水平快速、显著增高，其中ALT增高40倍，AST增高140倍，峰值出现在缺血后24～72小时，肝酶升高具有可逆性，缺血、缺氧纠正后2周内降至正常；③排除其他可能引起急性肝炎的病因，如各种类型的病毒性肝炎、酒精性肝炎、中毒或药物引起的肝损害等。

继发于休克的急性肝损伤，属于缺血性肝损伤，又称缺血性肝炎（ischem ic hepatitis，IH），也称休克肝，系指可逆性严重低血压和低氧血症导致肝小叶中央坏死。这一诊断是由Bynum等于1979年最先正式提出的，一般认为IH的发生与休克持续时间密切相关。休克持续时间决定IH的发生，休克时间少于24小时，虽然可出现血清转氨酶明显增高，但很少导致肝细胞坏死。休克持续时间超过24小时，常出现小叶中央肝细胞坏死及不同程度肝脏支架结构的破坏。结合本病例患者病情进行性加重3天入院，入院时严重低血压，少尿，皮肤花斑样改变，血气分析提示代谢性酸中毒、乳酸酸中毒，休克时间明显大于24小时。

发病机制：肝脏血运丰富，由肝动脉和门静脉供血，心排血量的25%要供给肝脏，当心排血量减少时，肝血流量也平行减少时，肝脏可通过增加摄氧量代偿。当肝血流量进一步减少到临界值以下肝脏代偿不足时出现缺氧性损伤。Dunn等认为导致肝脏缺氧的机制有三点：缺血、肝静脉被动淤血及动脉低氧血症。其中肝脏血流量减少（缺血）是其主要触发机制。

治疗：主要是针对原发病的治疗，积极纠正心力衰竭及抗休克，维持适当的排血出量和平均动脉压，以增加肝血流量为主，改善肝脏的微循环和缺血缺氧状态，缩短IH病程，同时注意保护其他脏器在低灌注的损伤。本病例患者病情危重，早期立即给予积极抢救、机械通气、床旁血滤、PICCO血流动力学、药物治疗等多项综合措施，最终抢救成功。

急性肝损伤的治疗：保肝、降酶、退黄治疗。保护肝脏功能药物：还原型谷胱甘肽、多烯磷脂酰胆碱等。利胆、退黄药物：肝内胆汁淤积可用熊去氧胆酸、丁二磺酸腺苷蛋氨酸。重症者和肝衰竭者按肝衰竭处理，必要时行肝移植术；轻者可短期康复，误诊未能及时诊治或重者治疗效果差的可进展为慢性肝病，最终可发生肝纤维化和肝硬化。本病例患者经消化科会诊指导治疗，积极给予上述药物，2周左右时转氨酶完全恢复正常，胆红素逐渐下降至接近正常参考值。

（心脏重症科　张悟棠　宋立忠　刘盼盼　魏　阳）

病例 5 大剂量利尿剂治疗难治性心力衰竭

一、病例报告

【患者】男性，51岁，2020年3月22日入院。

【主诉】间断活动后气短8年，加重伴夜间不能平卧2日。

【现病史】患者于2012年开始出现活动后气短，伴乏力，未予重视，后上述症状逐渐加重，伴夜间不能平卧、腹围逐渐增大。就诊于当地社区医院，诊断"急性左心衰竭"，给予螺内酯、地高辛等药物（具体不详），治疗后症状好转出院，院外未规律服药。2012～2019年多次因上述症状加重住院治疗，予以对症治疗后症状好转出院，院外口服"比索洛尔、托拉塞米、托伐普坦、地高辛"等药物，仍间断出现活动后气短，且活动耐量呈进行性下降。2019年11月26日再次出现气短，伴夜间不能平卧，伴腹胀、腹围增大，且腹胀呈进行性加重，自行加大托伐普坦等利尿剂用量，上述症状缓解不明显。12月18日就诊于我院，完善相关化验及检查，诊断为扩张型心肌病，心功能Ⅳ级（NYHA分级）。住院期间出现1次意识丧失，心电图提示心室颤动，予以电除颤后转为窦性心律，同时给予利尿、拮抗肾素-血管紧张素-醛固酮系统（RAS系统）、扩张血管、改善心功能，抽取腹水等治疗后症状好转出院。院外仍间断出现活动后气短，日常活动不能耐受，并多次因气短发作、腹胀住院治疗，最近1次出院时间为2020年3月16日，院外规律口服"托伐普坦、托拉塞米、螺内酯、呋塞米、芪苈强心胶囊、达比加群酯、氯化钾"等药物。3月20日患者气短再次加重，伴夜间不能平卧，为求进一步诊治入住我科。

【既往史】持续性心房颤动6年，既往口服"华法林钠片"抗凝治疗，自2018年始口服"达比加群酯胶囊"抗凝治疗；高血压病史十余年，血压最高200/100mmHg，近4年血压偏低，波动于85～100/50～60mmHg；脑梗死病史5年，未遗留后遗症；亚临床甲状腺功能减退症1年余，平素口服"左甲状腺素钠片"。

【个人史】吸烟史三十余年，20支/日，戒烟3年；饮酒史20余年，戒酒3年。

【家族史】否认家族性遗传病史。

【入院查体】T 36.5℃，R 16次/分，BP 82/52mmHg。神志清楚，精神萎靡，慢性病容，半卧位，全身皮肤色素沉着，双侧颈静脉怒张。双下肺叩诊呈浊音，双肺呼吸音粗，未闻及干、湿啰音及胸膜摩擦音。心界叩诊扩大，心率78次/分，第一心音强弱不等，心律绝对失常，三尖瓣听诊区可闻及3/6级收缩期吹风样杂音。腹部膨隆，全腹无压痛、反跳痛及肌紧张，肝、脾触诊不满意，移动性浊音阳性。全身中度水肿。

【辅助检查】血常规：白细胞8.8×10⁹/L，红细胞3.04×10¹²/L，血红蛋白（Hb）94g/L，血细胞比容（HCT）28.6%，血小板（PLT）226.0×10⁹/L，中性粒细胞百分比92.4%。

血生化：丙氨酸氨基转氨酶（ALT）170U/L，总胆红素（TBIL）13.4μmol/L，直接胆红素（DBIL）6.4μmol/L，间接胆红素（IBIL）7.0μmol/L，总蛋白（TP）35g/L，白

蛋白（ALB）19.1g/L，尿素（BUN）41.70mmol/L，肌酐（Cr）228.7μmol/L，尿酸（UA）997μmol/L，钾（K$^+$）4.7mmol/L，钠（Na$^+$）116.0mmol/L，氯（Cl$^-$）85.0mmol/L，镁（Mg^{2+}）0.65mmol/L。

血脂：总胆固醇（CHO）3.6mmol/L，三酰甘油（TG）1.28mmol/L，低密度脂蛋白胆固醇（LDL-C）0.61mmol/L。

氨基末端-B型脑钠尿肽前体测定（NT-proBNP）＞25000ng/L。降钙素原（PCT）3.35ng/ml。

凝血功能：血浆凝血酶原时间（PT）25.6秒，白陶土部分凝血酶原时间（APTT）52.1秒，国际标准化比值（INR）2.00，血浆凝血酶时间（TT）＞101秒，D-二聚体测定（DD2）647.37μg/L。

甲功五项：甲状腺素（TT4）4.39μg/dl，三碘甲状腺原氨酸（TT3）0.28μg/L，游离甲状腺素（FT4）11.62pmol/L，游离三碘甲状腺原氨酸（FT3）3.00pmol/L，促甲状腺激素（TSH）7.85U/ml。

便隐血：阳性。

心脏彩超：左心房内径（LA）48mm，右心房内径（RA）67mm×87mm，右心室内径（RV）34mm，左心室内径（LV）67mm，左心射血分数（EF）22%。提示：全心扩大，肺动脉增宽，左室壁运动弥漫性减弱，二尖瓣关闭不全（轻至中度），三尖瓣关闭不全（重度），主动脉瓣关闭不全（轻度），肺动脉高压［肺动脉收缩压（PASP）50mmHg］，左室收缩功能减低，心包积液（微量）。

腹部彩超：肝脏形态失常，体积明显增大，脾肋间厚约47mm，长约128mm，腹腔内较深约110mm。提示：淤血肝，胆囊继发性改变，门静脉、脾静脉增宽，脾大，腹水（大量），双肾未见异常。

胸部彩超：双侧胸腔可见液性暗区，液深左侧94mm，右侧77mm。

双下肢深静脉彩超：双侧下肢深静脉未见明显异常。

胸部CT：左肺上叶及双肺下叶炎性改变，左肺下叶背段肺大疱，双侧胸腔积液，心影增大，心包积液，腹水。

胸部X线：心影增大（心包积液可能）伴两肺淤血，左侧少量胸腔积液。

心电图：心房颤动，心室率80次/分，室性期前收缩，V$_1$～V$_5$导联呈QS波，肢体导联低电压。

【初步诊断】扩张型心肌病，全心扩大，三尖瓣关闭不全（重度），二尖瓣关闭不全（轻至中度），肺动脉高压，心功能Ⅳ级（NYHA分级），心律失常，持续性心房颤动，频发室性期前收缩，室性心动过速，心室颤动，脾大，腹水，双侧胸腔积液，肾功能不全，肝功能不全，电解质紊乱，低钠，低氯血症，高尿酸血症，低蛋白血症，贫血（轻度），高血压病3级（很高危），亚临床甲状腺功能减退症，陈旧性脑梗死。

【诊疗经过】入院后行颈内静脉穿刺置管术建立静脉液路，监测中心静脉压（CVP），行桡动脉穿刺置管术监测有创动脉压力。患者大量腹水、胸腔积液，建议行腹腔穿刺抽液、胸腔穿刺抽液，患者拒绝。初步治疗方案：口服药物，托伐普坦30mg，1次/日，芪苈强心胶囊1.2g，3次/日，达比加群酯胶囊110mg，2次/日，左甲状腺素钠片37.5μg，1次/日，苯溴马隆片25mg，1次/日，枸橼酸莫沙必利片5mg，3次/日，米曲菌胰酶片1片，3次/日，双环醇片50mg，3次/日；静脉用药：注射用托拉塞米25mg/h，呋塞米25mg/h，米力农注射液0.11μg/（kg·min）起始，多巴酚丁胺3μg/（kg·min）起始，注射用重组人脑利钠肽0.0075μg/（kg·min）起始，浓氯化钠500mg/h，还原型谷胱甘肽1.8g，1次/日，人血白蛋白20g，1次/日，头孢硫脒1g，2次/日。

入院第1周，积极利尿治疗，其间反复出现短阵室性心动过速，停用米力农，并静推利多卡因0.1g，再以1.98mg/min泵入抗心律失常，同时患者气短较入院时明显减轻，腹围较前明显缩小。3月26日复查胸部彩超示左侧胸腔内可见液性暗区，液深18mm，右侧胸腔内未见明显异常回声，提示胸腔积液较入院时明显减少；腹部彩超提示腹水较前减少；胸部X线可见两肺病灶及胸腔积液较前明显吸收；心脏彩超较前无明显变化。

入院第2周开始，患者自觉气短、纳差症状较前明显好转，依从性差，每日入量过多，CVP波动于4～17mmHg，患者全身水肿再次加重，测腹围逐渐扩大，继续大剂量利尿剂利尿，但入量明显大于出量，加用多巴胺2μg/（kg·min），氨茶碱15mg/h持续泵入扩张肾动脉、增加肾血流量、协同利尿，同时考虑患者肾功能逐渐好转，4月3日开始加用螺内酯片（20mg，2次/日）利尿、延缓心室重构。

经过反复劝阻，第4周开始患者自觉控制入量，4月15日复查胸部X线，提示：双侧胸腔积液（右侧103mm左侧17mm）。腹部彩超提示：腹水（大量，液深123mm）。两者均较前明显增多，再次建议患者行腹腔穿刺术、胸腔穿刺术，患者仍表示拒绝；同时考虑患者利尿剂用量大，可行床旁心力衰竭超滤脱水治疗利尿、减少利尿剂用量，患者亦表示拒绝。该期间患者出量波动于2600～5150ml。

入院第5周患者尿量尚可，4月19日停止托拉塞米、呋塞米持续泵入，改为间断静脉注射托拉塞米、呋塞米，并加用氢氯噻嗪片100mg，1次/日，利尿；入院第6周根据患者尿量情况减少托伐普坦剂量为30mg，1次/日，加用布美他尼片1mg，1次/日，利尿，每日基本负平衡，患者气短症状较前明显减轻，夜间可平卧位休息，无夜间阵发性呼吸困难，腹围逐渐缩小，血流动力学相对平稳，开始行床旁重症康复治疗；4月26日患者突发意识丧失，呼之不应，双眼向上凝视，心电监护提示室性心动过速，予以心肺复苏术，约30秒患者意识恢复，未诉特殊不适，建议患者行埋藏式心律转复除颤器（ICD）植入术，患者拒绝。

入院第7周，患者每日出量大于入量（500～1000ml），CVP波动于2～7mmHg，根据尿量情况5月3日停用氢氯噻嗪片并减少托伐普坦为15mg，1次/日，复查腹部彩超，示腹水（液深19mm），胸部X线未见胸腔积液，并积极行床旁重症康复治疗，患者可自行于床旁站立并行走3～5步，治疗效果满意，于5月11日转普通病房继续诊治。

转科后调整治疗方案如下。口服药物：地高辛片0.125mg，1次/日；螺内酯片20mg，2次/日；沙库巴曲缬沙坦钠片25mg，1次/日；达比加群酯胶囊110mg，2次/日；托伐普坦15mg，1次/日；呋塞米片20mg，2次/日；布美他尼片1mg，1次/日；芪苈强心胶囊1.2g，3次/日；左甲状腺素钠片50μg，1次/日；苯溴马隆片50mg，1次/日；门冬氨酸钾镁片2片，3次/日；枸橼酸钾颗粒1.46g，3次/日。静脉用药：注射用托拉塞米20mg，3次/日。转科后继续康复治疗，活动耐量逐渐增加，可平路走5m左右，后症状好转，于5月18日出院。该患者住院期间使用利尿剂种类及用量、24小时出入量及相关化验情况见图4-5-1～图4-5-5。

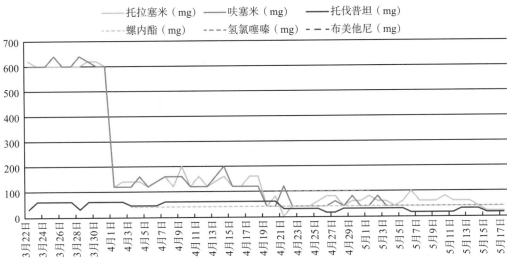

图4-5-1　利尿剂种类及用量

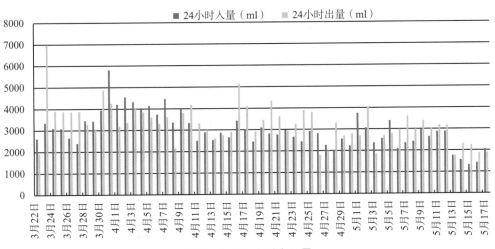

图4-5-2　24小时出入量

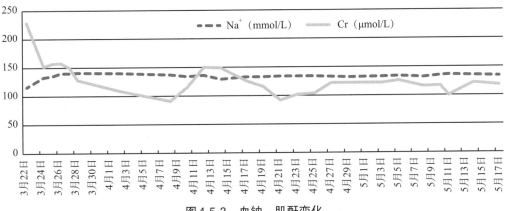

图4-5-3　血钠、肌酐变化

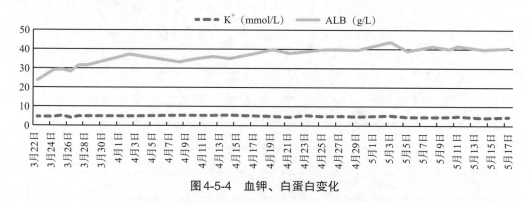

图 4-5-4 血钾、白蛋白变化

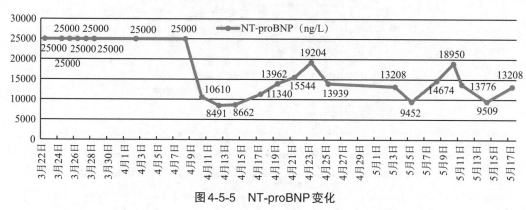

图 4-5-5 NT-proBNP 变化

院外用药：地高辛片0.125mg，1次/日；沙库巴曲缬沙坦25mg，1次/日；利伐沙班片5mg，1次/日；托伐普坦片15mg，1次/日；呋塞米片20mg，2次/日；布美他尼片1mg，1次/日；螺内酯片20mg，2次/日；芪苈强心胶囊1.2g，3次/日；左甲状腺素钠片50μg，1次/日；苯溴马隆片50mg，1次/日；门冬氨酸钾镁片2片，3次/日；枸橼酸钾颗粒1.46g，3次/日。

【随访】患者此次出院后活动耐量较前增加，可下地活动，爬1层楼梯，在家轻微活动时无气短等不适，夜间可平卧，睡眠可，尿量可。

2021年1月，患者因意识丧失再次就诊于我院，心电图提示高度房室传导阻滞，行ICD植入术，出院后活动耐量逐渐增加，可自行下楼活动，平路步行无明显气短等不适。

二、讨论

心力衰竭（heart failure，HF）是多种原因导致的心脏结构和（或）功能的异常改变，引起心室收缩和（或）舒张功能障碍，为各种心脏疾病的终末阶段。随着心力衰竭发生机制研究的不断深入，新的治疗药物及手段不断应用于临床，心力衰竭的治疗取得了长足的进步，但有部分患者经过优化内科治疗后，心力衰竭症状持续存在或进展，常伴有心源性恶病质，需长期反复住院，死亡率高，即为难治性心力衰竭（refractory heart failure，RHF）。此时患者常常存在利尿剂抵抗和顽固性心力衰竭，对一般治疗措施效果有限，强化利尿治疗是针对顽固性水钠潴留的重要措施，因此，如何使用好利尿剂变得尤为重要。

　　临床上最常用的强化利尿治疗措施是静脉使用大剂量袢利尿剂，如呋塞米或托拉塞米，特别适用于有明显液体潴留或伴有肾功能受损的患者，且袢利尿剂剂量与效应呈线性关系，严重肾功能受损患者［肾小球滤过率（eGFR）＜15ml/（min·1.73m²）］需要加大剂量。但长期使用袢利尿剂容易并发利尿剂抵抗，而产生利尿剂抵抗的主要原因是远端小管增生性改变和功能亢进。袢利尿剂主要作用于髓袢升支粗段，而噻嗪类利尿剂主要作用于远曲小管近端及髓袢升支远端，是抑制袢利尿剂作用后的储钠效应和拮抗远端小管上皮肥大的较好选择。因此，噻嗪类利尿剂与袢利尿剂联合使用，可产生相同或协同的作用。但是袢利尿剂和噻嗪类利尿剂会引起低钾血症和低钠血症，导致心律失常，增加不良事件风险，因此有低钠血症或肾功能损害倾向的心力衰竭患者，可联合使用血管升压素 V₂ 受体阻断剂托伐普坦，能显著改善充血等相关症状，且无明显短期和长期不良反应，对于心力衰竭伴低钠患者能降低病死率。

　　强化利尿治疗可导致血肌酐水平的升高，可能主要与血容量减低导致的肾前性氮质血症有关，但未见形成肾衰竭，同时强化利尿对神经内分泌因子有一定的激活作用，但对临床效果影响不大。

　　该患者为难治性心力衰竭，反复住院治疗，此次入院时全身水肿严重，多浆膜腔积液，合并肾功能异常、低蛋白血症、低钠、低氯血症，且拒绝胸腔穿刺、腹腔穿刺、心力衰竭超滤等有创措施，予以大剂量袢利尿剂联合托伐普坦强化利尿治疗后患者症状明显改善，水肿明显减轻，且肾功能未恶化，治疗效果显著；逐渐减少袢利尿剂用量并短期联合噻嗪类利尿剂，利尿效果较前相当，充血明显改善，并积极进行重症康复，最终症状好转出院。此次出院到住院的间期明显延长，且活动耐量逐渐增加。可见强化利尿可显著增加利尿效果，改善患者症状，但未导致肾功能恶化及电解质紊乱等不良反应，是难治性心力衰竭患者强有效的治疗措施。因此，在治疗中建议对于利尿剂的使用方法要大胆，应该联合和足量，可以静脉注射联合持续静脉滴注，如果有必要还可以联合扩张肾动脉的药物一起使用。

（重症医学科　张悟棠　马璐瑶　谭丽娟）

病例6 慢性心力衰竭患者遇见急性脑梗死

一、病例报告

【患者】男性，57岁，2020年7月2日入院。

【主诉】活动后胸憋、气短8年余，突发言语不能、右侧肢体无力8小时。

【现病史】2012年因活动后胸憋、气短于某三甲医院住院，诊断"扩张型心肌病，心脏扩大，房间隔缺损"，经治疗后好转出院。院外规律服用"螺内酯、托拉塞米、美托洛尔片、培哚普利叔丁胺片、盐酸胺碘酮"，日常活动可耐受。2018年3月6日因活动时胸憋、气短加重入我院，诊断"扩张型心肌病，心脏扩大，心功能Ⅲ级（NYHA分级），心律失常、室性期前收缩、短阵室性心动过速、左心室血栓、先天性心脏病、房间隔缺损、2型糖尿病"，经利尿、扩血管、改善心功能及华法林抗凝等治疗好转出院。院外服用华法林治疗6个月后左心室血栓溶解消失，停用华法林，继续服"螺内酯20mg/d，托拉塞米10mg/d，美托洛尔缓释片23.75mg/d，培哚普利叔丁胺片2mg/d，盐酸胺碘酮0.2g/d"，日常活动无胸憋、气短。2020年6月29日始再次出现活动后胸憋、气短，伴乏力，无咳嗽咳痰、夜间阵发性呼吸困难，无食欲缺乏、腹胀、双下肢水肿，无胸痛、出汗、晕厥等，入当地医院心内科治疗（具体用药不详）。2020年7月2日14时30分平卧休息时突然出现言语不能，伴右侧肢体无力，继之出现意识不清，呼之不应，急查头颅CT，未见脑出血，考虑脑梗死急性期，15时50分给予阿替普酶溶栓治疗（具体用量不详），30分钟后症状缓解，为进一步诊治于22时30分转入我院急诊科，以"急性脑血管病"收入我院神经内科。

【既往史】2018年诊断2型糖尿病，平素"阿卡波糖50mg，3次/日，嚼服，甘精胰岛素6U，睡前皮下注射"降糖治疗，空腹血糖控制在7～8mmol/L，餐后2小时血糖控制在9～10mmol/L。2019年因腹痛于我省某三甲医院诊断"胆囊结石伴急性胆囊炎"，住院期间曾行冠脉造影，未见有意义狭窄。2010年因急性阑尾炎行阑尾切除术。

【个人史】吸烟二十余年，20～30支/日，戒烟5年，偶饮酒。

【家族史】否认家族遗传病史。

【体格检查】T 36.7℃，P 63次/分，R 19次/分，BP 100/67mmHg，身高167cm，体重60kg。神志清楚，查体欠合作，双侧颈静脉未见充盈或怒张，双侧颈动脉未见异常搏动。心界叩诊扩大，心率63次/分，律齐，心音低钝，无杂音，双肺呼吸音清，未闻及干、湿啰音，肝脾肋下未触及肿大，双下肢无水肿。

【入院查体】混合性失语，双瞳孔等大等圆，直径约5mm，直接及间接对光反射灵敏，双眼球各向活动充分，无眼震，双侧额纹、鼻唇沟对称，声音无嘶哑，双侧软腭上抬良好，悬雍垂居中，双侧咽反射对称存在。伸舌不偏，四肢肌力5级，肌张力适中，指鼻试验、跟膝胫试验双侧欠稳准，闭目难立征不配合。美国国立卫生院神经功能缺损评分（NIHSS评分）5分，日常生活活动能力评分（ADL评分）65分。洼田饮水试验1级，Wells评分（下肢静脉血栓临床预测评分）1分。

【辅助检查】

1. 生化检查　总胆固醇5.08 mmol/L，三酰甘油1.95 mmol/L，低密度脂蛋白胆固醇3.12 mmol/L，D-二聚体2639.63μg/L，NT-proBNP 2171ng/L。

2. 心电图　窦性心律，QRS时限130毫秒，Ⅰ、aVL、$V_4 \sim V_7$导联ST段压低0.05mV，Ⅰ、aVL、$V_4 \sim V_9$导联T波倒置、低平（图4-6-1）。

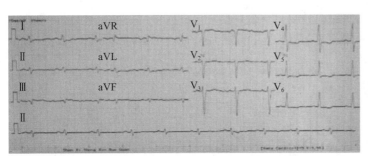
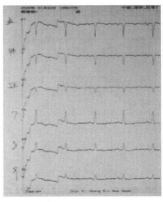

图4-6-1　心电图

窦性心律，QRS时限130ms，Ⅰ、aVL、$V_{4\sim7}$导联ST段压低0.05mV，Ⅰ、aVL、$V_{4\sim9}$导联T波倒置、低平。

3. 动态心电图　窦性心律不齐，最慢心率为49次/分，发生于21时16分。最快心率为93次/分，发生于11时44分。多源室性期前收缩，房性期前收缩，室内阻滞，心率变异性正常。

4. 影像检查

经胸超声心动图（2018年3月）：左心房内径（LA）48mm，左心室内径（LV）74mm，右心房内径（RA）39mm×61mm，右心室内径（RV）28mm，左室射血分数（LVEF）26%，全心增大，左室壁运动弥漫性减弱，升主动脉增宽39mm，房间隔缺损（继发孔型，7.2mm），房间隔膨出瘤，二尖瓣关闭不全（中度），三尖瓣关闭不全（轻度），主动脉瓣关闭不全（轻度），肺动脉增宽，肺动脉高压（PASP约65mmHg）；左室内血栓（37mm×18mm）形成（图4-6-2）。

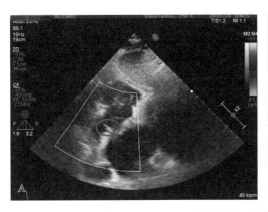
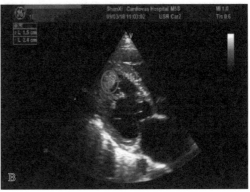

图4-6-2　经胸超声心动图

A.继发孔型房间隔缺损；B.左室心尖部血栓

经胸超声心动图（2020年7月3日）：LA 47mm，LV 81mm，RA 28mm×52mm，RV 24mm，EF 21%，左心室可见多处肌小梁窦向室腔。

经胸超声心动图右心声学造影：房水平可见微量右向左分流。

胸部CT：①肺气肿并多发肺气囊；②右肺上叶前段炎性病变；③左肺上叶后段钙化结节；④心脏增大。

头颅CT：左侧额、颞、岛、顶叶、基底节区、侧脑室旁多发脑梗死（急性期）（图4-6-3）。

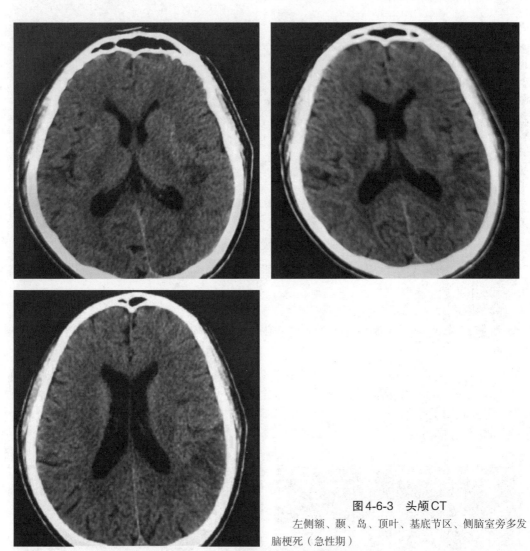

图4-6-3 头颅CT

左侧额、颞、岛、顶叶、基底节区、侧脑室旁多发脑梗死（急性期）

颅脑磁共振成像（头颅MRI）：左侧额颞岛顶叶、基底节区、侧脑室旁多发脑梗死（急性期）（图4-6-4）。

磁共振脑动脉成像（头颅MRA）：颅内动脉管腔粗细略欠均匀，椎-基底动脉走行纡曲，双侧大脑中动脉未见狭窄，双侧大脑后动脉局限性狭窄。

颈部动脉超声：双侧颈总动脉内膜不光整、左侧内中膜增厚，右侧颈总动脉、颈内动脉、右侧锁骨下动脉等回声斑块形成（图4-6-5）。

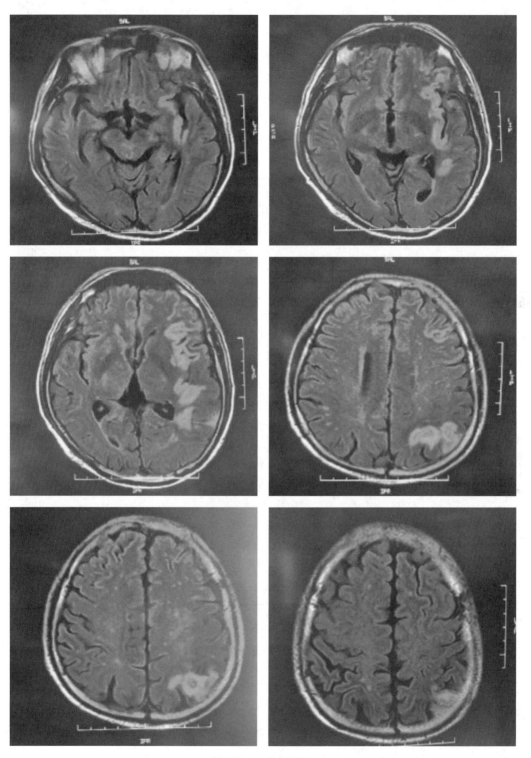

图 4-6-4 头颅 MRI
左侧额颞岛顶叶、基底节区、侧脑室多发脑梗死（急性期）

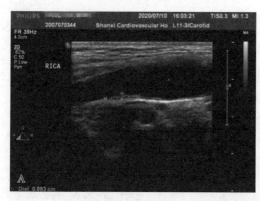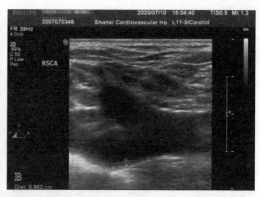

图4-6-5 颈部动脉超声
A.右侧颈内动脉等回声斑块；B.右侧锁骨下动脉等回声斑块形成

双下肢动静脉超声：左侧股总动脉斑块形成，左侧股总静脉反流信号——深静脉瓣功能不全，右侧股总静脉、股浅静脉、股深静脉、胫前静脉、胫后静脉及双侧腘静脉血流淤滞。左侧小腿肌间静脉增宽、血流淤滞，余双下肢深动脉、深静脉未见明显异常。

静息心肌灌注显像：左心室壁各节段运动幅度及室壁增厚率均弥漫性中至重度减低，左心室机械收缩同步性差，左心室整体收缩功能重度减低。左室舒张末容积（EDV）440ml，左室收缩末容积（ESV）391ml，射血分数（EF）11%，左室腔明显增大，左室心肌血流灌注弥漫性不均匀减低，以下壁为著，未见明确节段性造影剂分布稀疏或缺损影（图4-6-6）。

心脏MRI：左心房前后径47mm，左心室横径86mm，右心房及右心室不大，室间

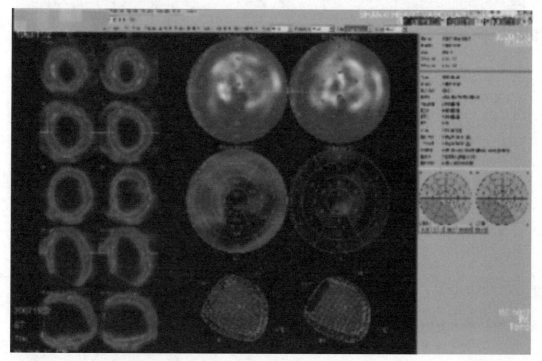

EDV：440ml，ESV 391ml，EF 11%，左心室各壁运动及室壁增厚率均弥漫性中-重度减低。左心室整体收缩功能重度减低

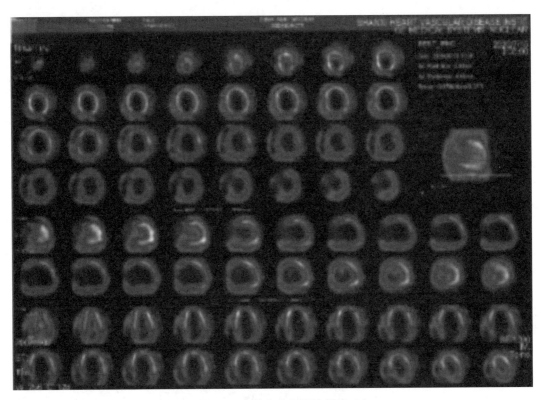

图4-6-6　静息心肌灌注显像

左心室心腔明显增大，左心室心肌血流灌注弥漫性不均匀减低，以下壁为著

隔舒张末期厚度约7.5mm（薄），左心室前壁舒张末期厚度约6mm，左心室下壁舒张末期厚度约5mm，左心室侧壁舒张末期厚度约5mm，左心室心肌弥漫性运动减弱，心肌收缩增厚率减低，未见左室过度小梁化倾向，房间隔膨出瘤，二、三尖瓣及主动脉瓣反流，造影剂延迟扫描示室间隔肌壁间线样延迟强化灶（图4-6-7）。

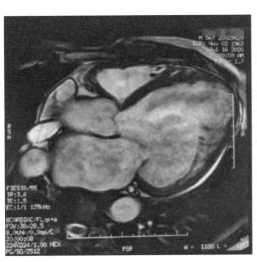

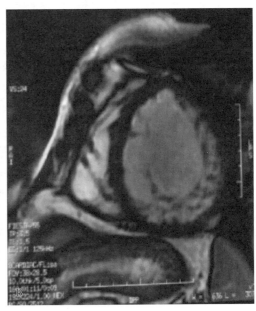

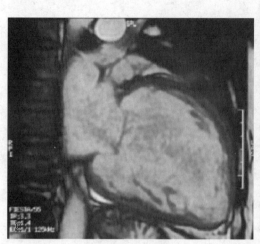
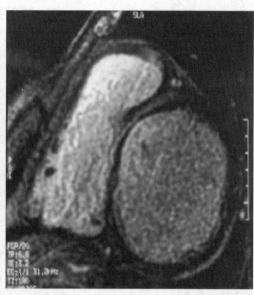

图4-6-7 心脏MRI

A、B、C示左房、左室增大，左室壁变薄，左室小梁略增多；D示造影剂延迟扫描示室间隔肌壁间线样延迟强化灶

【入院诊断】脑梗死急性期（心源性脑栓塞？），吞咽功能障碍，日常生活能力障碍，扩张型心肌病，心脏扩大，心功能Ⅱ级（NYHA分级），心律失常，房性期前收缩，室性期前收缩，非持续性室性心动过速，先天性心脏病，房间隔缺损，2型糖尿病，胆石症，阑尾炎切除术后。

【诊疗经过】给予扩容、升压，改善脑循环，清除自由基，营养脑细胞，调脂，降糖，改善心室重塑及抗心律失常等治疗。

【转归】患者经积极治疗，未遗留肢体活动障碍、言语不清等功能障碍，生活完全自理，病情好转出院。

【鉴别诊断】

1.颈动脉粥样硬化性脑栓塞　动脉来源包括主动脉弓和颅外动脉（颈动脉和椎动脉）动脉粥样硬化性病变，斑块破裂及粥样物质从裂口逸入血液，形成栓子导致栓塞；同时损伤的动脉壁易形成附壁血栓，当血栓脱落时也可致脑栓塞，其他少见栓子有脂肪滴、空气、肿瘤细胞、寄生虫卵、羊水和异物等，少量栓子来源不明。本例患者颈动脉斑块均位于右侧，考虑不是此次急性脑梗死发病的原因。

2.脑血栓形成　是脑梗死常见类型，约占全部脑梗死的60%，是在各种原因引起的血管壁病变基础上，脑动脉主干或分支动脉管腔狭窄、闭塞或血栓形成，引起脑局部血流减少或中断，使脑组织缺血、缺氧性坏死，出现局灶性神经系统症状和体征。常见病因为动脉硬化、动脉炎，少见病因为脑淀粉样血管病、烟雾病、肌纤维发育不良和颅内外动脉瘤等。该患者MRA检查不支持此类致病原因。

二、讨论

缺血性脑卒中TOAST分型包括：①大动脉粥样硬化（large artery atherosclerosis,

LAA），具体有颈动脉、大脑中动脉、椎动脉或基底动脉；②心源性栓塞（cardioembolism，CE）；③小血管闭塞（small artery occlusion lacunar，SAA）；④不明原因脑卒中（隐源性脑卒中，stroke of underminded etiology，SUE）；⑤其他病因（stroke of other determined etiology，SOE），包括免疫性、血液病、滥用可卡因、遗传性血管病等。该分型是目前国际公认的第一个缺血性脑卒中（ischemic stroke，IS）病因学分型，被临床和科研广泛采用。

该患者2018年3月于我院住院期间发现左心室血栓，华法林治疗6个月，血栓消失后停用华法林。时隔2年后突发急性脑梗死，住院期间影像检查虽未发现左心室、下肢静脉血栓，但结合先天性心脏病房间隔缺损、扩张型心肌病病史，患者头颅CT及MRI影像学检查表现为皮质或皮质下楔状缺血区，累及多个血管区域的分散性梗死病灶，为比较典型的心源性脑卒中影像模式。遗憾的是，患者拒绝完善经食管超声进一步明确左心室血栓，综合考虑心源性栓塞所致急性缺血性脑卒中可能性极大。

心源性栓塞造成的脑卒中占缺血性脑卒中的14%～30%，且病情更严重，死亡率、致残率及复发率均更高。同时有研究表明隐源性脑卒中（占缺血性脑卒中的25%）的机制推测为心源性栓塞所致为主。心源性脑卒中的机制通常归纳为三种：①血流缓慢导致心腔内血栓形成并脱落（特别是各种病因造成心腔扩大、心房规律收缩功能丧失、左室室壁瘤等）；②异常瓣膜表面的附着物（退行性变瓣膜表面的钙化物、感染性心内膜炎的瓣膜赘生物、人工瓣膜表面的血栓等）脱落；③体循环静脉系统血栓经异常心房间通道（房间隔缺损或未闭的卵圆孔）进入动脉系统造成栓塞（"矛盾栓塞"）。

心源性脑卒中与多种心血管疾病密切相关，最常见病因有心房颤动、缺血性心脏病（急性大面积心肌梗死、室壁瘤）、非缺血性心肌病（扩张型心肌病、围生期心肌病）、瓣膜性心脏病、自体瓣心内膜炎、人工瓣心内膜炎、心内辅助装置、非瓣膜性心内膜炎（晚期恶性肿瘤、抗磷脂抗体综合征、系统性红斑狼疮）、心内黏液瘤或乳头状弹性纤维瘤、主动脉粥样硬化形成的血栓栓塞或胆固醇结晶栓子、卵圆孔未闭、房间隔膨出瘤、房间隔缺损等。

2019中国心源性卒中防治指南建议：心肌病合并心力衰竭的患者，如为窦性心律（不合并心房颤动），其卒中的年发生率为1%～2%，左室收缩功能严重减低及急性失代偿性心力衰竭在一定程度上增加卒中风险。由于抗凝及抗血小板治疗对窦性心律的心力衰竭患者的临床获益并不确切，对于不合并心房颤动、无既往栓塞史及心腔内血栓证据的射血分数减低的慢性心力衰竭患者均不推荐常规抗凝或抗血小板治疗。《2018中国心力衰竭诊断和治疗指南》建议：扩张型心肌病患者，对于心腔内已经有附壁血栓形成和血栓栓塞并发症发生的患者必须接受长期抗凝治疗。由于多数扩张型心肌病心力衰竭患者存在肝淤血，口服华法林时须调节剂量使国际化标准比值（INR）保持在1.8～2.5，或使用新型抗凝药（如达比加群酯、利伐沙班）。另外，发生急性心源性栓塞之后，还应注意抗凝药物使用时间，特别是大面积急性缺血性脑梗死后，紧急抗凝的风险（出血性转化）大于益处（预防复发性血栓栓塞）。在高危患者中，如大面积脑梗死（通常定义为大脑中动脉1/3以上或大脑后动脉面积的50%以上）、初期出血性转化、高血压未控制和出血倾向的患者，抗凝开始可延迟至急性脑梗死后2～4周。对于大血管闭塞及心源性栓塞所致脑卒中，静脉溶栓的血管再通率较低，治疗效果欠佳，近年来随着介入材料和技术的发展，血管内治疗（动脉溶栓、机械取栓和急诊血管成形术）显著提高了闭塞血管再通率，延长了治疗时间窗，显示了良好的应用前景，有条件的医院和患者可以考虑选用。根据指南建议该患者须长期抗凝治疗预防卒中事件发生。

脑栓塞的来源除了左心房、左心室、颈动脉树、锁骨下动脉、主动脉弓、升主动脉和降主动脉外，卵圆孔未闭的静脉血栓也是缺血性脑卒中栓塞的来源。除行常规经胸超声心动图、经食管超声心动图、颈部血管超声、双下肢静脉超声外，经胸或经食管超声行右心声学造影（经肘静脉注射搅动生理盐水的发泡试验）可检测右向左分流（如卵圆孔未闭或房间隔缺损），在评估卵圆孔未闭或小的房间隔缺损所致的反常栓塞方面表现出一定的优越性。

（心内科　韩慧媛　杜　霞）

第五章

外周动脉疾病

病例1 "定时炸弹"——腹主动脉瘤

一、病例报告

【患者】男性，76岁。

【主诉】发现下腹部搏动性包块9天。

【现病史】患者于2019年4月9日发现下腹部搏动性包块，无心悸、胸痛、腹胀、腹痛、恶心、呕吐、咳嗽、咳痰、耳鸣、黑矇，无腰背部疼痛及下肢疼痛、发凉，近期否认外伤、感染病史，于某县医院行腹部平片、腹部彩超及腹部CT示"腹主动脉中段瘤样扩张"，诊断"腹主动脉瘤"。建议转上级医院进一步诊治。遂收住我科。

【既往史】高血压病20年，口服"苯磺酸左旋氨氯地平片2.5mg，1次/日"，血压控制在（120～130）/（70～80）mmHg。有"肺结核"病史，已于当地医院治愈。对"青霉素"过敏。否认冠心病、糖尿病病史。

【个人史】否认吸烟、饮酒史。

【体格检查】T 36.4℃，P 62次/分，R 19次/分，BP 146/86mmHg，SpO$_2$ 97%。身高160cm，体重54kg，BMI 21.1kg/m^2，神志清楚，正常面容，查体合作。双侧颈静脉未见充盈及怒张，双侧颈动脉未见异常搏动。双肺叩诊呈清音，双肺呼吸音清，未闻及干湿啰音及胸膜摩擦音。心界叩诊不大，心率62次/分，心律齐，各瓣膜听诊区未闻及病理性杂音。腹部平坦，脐左侧可触及一膨胀性搏动性肿块，位置固定，无压痛，未触及震颤，未闻及血管杂音。全腹无压痛、反跳痛及肌紧张，肝、脾肋下未触及肿大。双下肢无水肿。双侧股动脉及足背动脉可扪及。

【辅助检查】入院心电图：窦性心律，心率63次/分，电轴不偏，无ST-T改变（图5-1-1）。

【初步诊断】腹主动脉瘤，高血压病3级（很高危）。

【初步治疗方案】给予降压、调脂治疗，同时积极完善相关检查。

【入院后化验及检查】血常规：白细胞3.8×10^9/L，红细胞4.61×10^{12}/L，血红蛋白129g/L，血细胞比容39.0%，血小板166×10^9/L。

血气分析：pH 7.42，二氧化碳分压（PCO$_2$）45mmHg，氧分压（PO$_2$）69mmHg，血氧饱和度（SpO$_2$）94%；D-二聚体1400.6μg/L。

血脂：总胆固醇4.38mmol/L，三酰甘油0.95mmol/L，高密度脂蛋白胆固醇

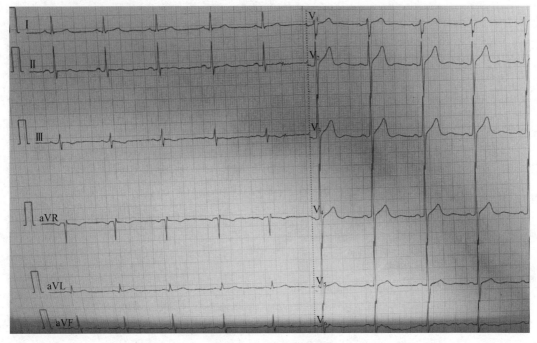

图 5-1-1　入院心电图

0.96mmol/L，低密度脂蛋白胆固醇2.69mmol/L。

空腹血糖5.3mmol/L；钾3.59mmol/L。

血同型半胱氨酸19μmol/L。

糖化血红蛋白5.9%。

心肌标志物、血糖、尿液常规、肾功能、肝功能均未见有意义异常。

床旁心脏彩超：主动脉宽度（AAO）32mm，左心房内径（LA）29mm，右心房内径（RA）33mm×35mm，右心室内径（RV）20mm，左心室内径（LV）50mm，室间隔厚度（IVSd）10mm，左心室射血分数（LVEF）62%，心脏形态结构未见异常，二、三尖瓣关闭不全（轻度），左心室收缩功能未见异常，舒张功能减低。

床旁腹部大血管彩超：腹主动脉可见多发高回声斑块形成，较大约17.6mm×7.9mm，近双侧髂总动脉分叉处可见瘤样扩张，范围约72mm×46mm×42mm，附壁可见30mm×12mm等回声斑块，彩色血流局部呈涡流状。提示腹主动脉瘤样扩张，腹主动脉多发斑块形成。

胸腹主动脉CTA：胸腹主动脉管壁可见多发混合斑块及钙化斑块。升主动脉直径34.3mm。腹主动脉远段囊状扩张，直径46.0mm，上下径76.0mm。腹腔干可见囊状扩张，直径约10.9mm，右侧髂总动脉远段直径17.4mm，左侧髂总动远段直径18.0mm。结论：腹主动脉瘤，双侧髂总动脉远段较宽，腹腔干囊状扩张，考虑动脉瘤，胸、腹主动脉粥样硬化性改变（图5-1-2、图5-1-3）。

腹主动脉造影见图5-1-4、图5-1-5。

行择期腹主动脉瘤腔内隔绝术，术后患者生命体征平稳，安返病房。

【**随访及结局**】术后1个月后随访，患者病情稳定，无不适主诉，查体：未见阳性体征。后电话随访，患者一般情况好。

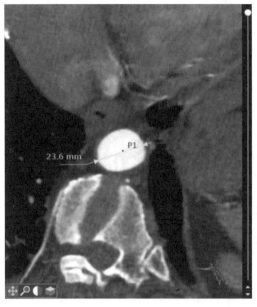

图5-1-2　腹主动脉CTA平片

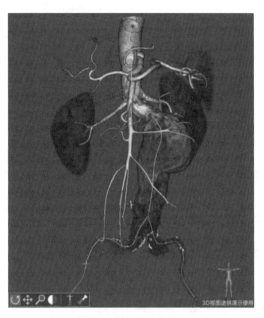

图5-1-3　腹主动脉CTA重建

肾下腹主动脉瘤，累及双侧髂总动脉

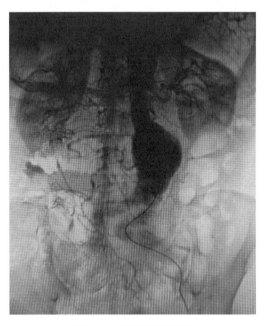

图5-1-4　腹主动脉造影

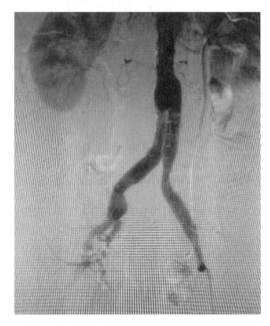

图5-1-5　腹主动脉瘤覆膜支架隔绝术后造影

二、讨论

动脉瘤是指动脉壁因局部病变或损伤而向外膨出，形成永久性的局限性扩张。动脉瘤可以发生在动脉系统的任何部位，以肢体主干动脉、腹主动脉、颈动脉较为常见。症状包括搏动性肿物、疼痛、压迫、栓塞及破裂。

腹主动脉瘤是腹主动脉的扩张性疾病，通常情况下，腹主动脉直径＞3cm可诊断为腹主动脉瘤。腹主动脉瘤的发病率与年龄相关，65岁人群患病率可达4%，男女比例为（3～5）:1。另外，吸烟、肥胖、高血压、高血脂、家族史均是促进腹主动脉瘤发生发展的重要因素。

对于确诊或疑似腹主动脉瘤的患者，必须进行股腘动脉检查。反之，若患者有股腘动脉瘤，建议必须进行腹主动脉瘤检查。

腹主动脉瘤的自然发展过程是瘤体逐渐增大，瘤腔内血液持续湍流形成附壁血栓。因此，腹主动脉瘤最常见的并发症为瘤体破裂、远端脏器栓塞和邻近脏器受压。腹主动脉瘤瘤体较大时会压迫十二指肠引起进食困难等上消化道梗阻症状，严重时可侵破十二指肠形成十二指肠瘘，导致消化道大出血；腹主动脉瘤还可以压迫下腔静脉或肾静脉，甚至发生腹主动脉-下腔静脉、腹主动脉-肾静脉瘘，导致急性心力衰竭。

由于β受体阻滞剂在全身系统中的副作用，不建议腹主动脉瘤患者常规使用β受体阻滞剂，但若伴有心血管疾病，应当加用β受体阻滞剂以改善心脏情况。指南推荐围手术期常规使用他汀类药物。其原因并非他汀类药物对于限制腹主动脉瘤患者的瘤体增长有一定的作用，而是因为他汀类药物可通过稳定斑块，改善稳定心血管疾病，带来明显益处，且其副作用相对较小。

腹主动脉瘤腔内修复术（endovascular aneurysm repair，EVAR）是应用支架型人工血管（stent-graft，SG）将瘤体与血流隔离开来，从而减少高速血流对瘤壁的不断冲击，降低瘤体不断增大和破裂的风险。由于EVAR避免了腹部长切口，因此大大减少了手术创伤；有时甚至可以用区域阻滞麻醉或局部麻醉，尤其适用于合并严重心肺功能不全及其他高危因素的患者。因此，腔内治疗作为腹主动脉瘤首选的治疗方法。

治疗的关键点在于替换或隔绝腹主动脉病变段。国内目前普遍公认的原则如下。

（1）当腹主动脉瘤瘤体直径＞5.5cm时需行手术治疗。由于女性腹主动脉直径偏细，如果瘤体直径＞5cm就应该考虑手术治疗。

（2）不论瘤体大小，如果腹主动脉瘤瘤体直径增长速度过快（每半年增长＞5mm）也需要考虑尽早行手术治疗。

（3）不论瘤体大小，如出现因瘤体引起的疼痛，应当及时手术治疗。

腹主动脉瘤破裂的相关因素除瘤体直径外，还有高血压、慢性阻塞性肺疾病、长期吸烟、女性及阳性家族史等，都会增加腹主动脉瘤破裂的危险。因此，其手术治疗指征应参照患者多方面因素来制订。

术前仍然需要评估心脏功能，了解患者既往是否有急性心肌梗死或心力衰竭病史。同时还应该评估其他器官功能，尤其应注意肾脏功能，防止发生术后造影剂肾病。对病变的评估应有良好的CTA资料，清楚了解近端锚定区、远端锚定区和径路血管条件。

EVAR术前应先处理有显著症状或者有病变的肠系膜上动脉及肾动脉。若副肾动脉直径≥3mm，或供应了超过1/3的肾组织，则行EVAR或者OSR时应保留副肾动脉，对于已经存在肾功能不全的患者更应如此。患者的髂主动脉未累及，建议使用直筒状的人工血管。尽可能保留一侧髂内动脉，双髂内动脉均需要栓塞者建议分期进行，减少臀肌缺血跛行等并发症。在接受EVAR治疗的患者中，建议在术前和术后用生理盐水或5%的葡萄糖/碳酸氢钠进行水化。

内瘘和移植物感染是腹主动脉瘤行EVAR术后的严重并发症。内瘘发生率为15%～50%，可分为四型。研究表明，Ⅰ型内瘘会逐渐进展，其囊腔压力会逐渐增高，破裂风险也逐渐增大，因此指南推荐对于Ⅰ型内瘘，应当积极进行干预（推荐等级：Ⅰ；证据质量：B）。对于Ⅱ型内瘘，50%的Ⅱ型内瘘会逐渐自愈，不需要干预且Ⅱ型内瘘结局不唯一，25%患者囊腔逐渐减少，50%～70%患者囊腔保持稳定，25%患者其囊腔直径增大。因此指南推荐仅当其瘤体逐渐增大时，需要主动进行干预，而对于无扩张的患者，定期监测即可。Ⅲ型内瘘多为植入移植物时，因输送器械误伤支架或织物所致，对于所有的Ⅲ型内瘘，都应积极干预，方式首选腔内治疗（推荐等级：Ⅰ级；证据质量：B）。对于Ⅳ型内瘘，可不必积极干预，定期观察监测即可，因为Ⅳ型内瘘织物上的裂孔可由于血液凝块堵住小孔后自行消失，患者可自愈，但若裂孔较大时，应当主动干预。需要特别注意的是，对于Ⅰ型内瘘或者瘤体进行性增大的Ⅲ型内瘘型腔内干预失败时，需及时转开放手术治疗。

移植物感染相对少见，目前报道其发生率为1%～6%。移植物感染的诊断一般须通过临床表现与实验室诊断，如果患者术后出现不明原因疼痛、脓毒症、腹股沟渗液、假性动脉瘤形成，同时实验室检查结果为非特异性的炎症表现（白细胞计数升高、血沉增快、C反应蛋白升高等），应当重点怀疑移植物感染（推荐等级：Ⅰ级；证据质量：A）。研究发现，在动脉重建手术中，术前预防性使用抗生素可有效降低伤口感染及早期移植物感染的风险。一般推荐静脉注射第一代头孢，如果患者对青霉素过敏时，可于术前30分钟用万古霉素。

建议65岁以上的吸烟人群，尤其是男性，每年定期进行血管筛查，以便早期发现、及时干预，减少腹主动脉瘤的发生发展。腹主动脉瘤腔内修复术是一种微创手术，手术创口小，术后恢复快，预后好。建议术后30天、6个月、12个月、18个月随访SCTA，以后每12个月复查1次。

（心内科　白子良　贾保平）

病例2 肢体"杀手"——下肢动脉闭塞症

一、病例报告

【患者】男性，78岁。

【主诉】双下肢活动后憋胀6年，加重伴右足疼痛20天。

【现病史】患者于6年前逐渐出现步行50m左右双下肢憋胀，伴轻度乏力，不伴麻木、疼痛、皮温降低，停止步行约1分钟缓解，未予重视。后上述症状间断出现。近1年患者自觉症状较前加重，步行4～5m后即可出现上述症状，未诊治。2020年6月始，患者睡眠时出现右下肢麻木、憋胀、右足发凉，坐位可缓解。近20天患者自觉症状较前明显加重，步行10步左右即可出现双下肢憋胀、乏力，右足第2～5足趾疼痛，无破溃、黑紫等表现，坐位可缓解，2020年10月28日就诊于当地医院，行双下肢动脉彩超，提示"双下肢动脉硬化伴多发斑块形成，双侧下肢股总动脉及股浅动脉闭塞"，为求进一步诊治入住我院。患者自发病以来，精神、食欲可，睡眠欠佳，大小便正常，体重无明显减轻。

【既往史】2003年曾发"急性心肌梗死"，未规律诊治，曾于2014年就诊于我院，诊断"冠状动脉性心脏病，不稳定型心绞痛，陈旧性心肌梗死，心脏扩大，心功能Ⅲ级"，并行冠状动脉造影术，于前降支植入1枚支架。目前规律口服"阿司匹林肠溶片、阿托伐他汀钙片、坎地沙坦、琥珀酸美托洛尔、螺内酯、托拉塞米"。否认高血压，否认糖尿病病史，否认食物、药物过敏史。

【个人史】吸烟50年，平均5支/天，未戒烟，不饮酒。

【体格检查】T 36.0℃，P 56次/分，R 20次/分，BP 114/53mmHg，身高162cm，体重72kg。一般情况：发育正常，营养良好，神志清楚，查体合作。双侧颈静脉未见充盈及怒张，双侧颈动脉未见异常搏动。双肺叩诊呈清音，双肺呼吸音清，未闻及干湿啰音及胸膜摩擦音。心界叩诊不大，心率56次/分，心律齐，各瓣膜听诊区未闻及病理性杂音。腹部平坦，全腹无压痛、反跳痛及肌紧张，肝、脾肋下未触及肿大。触诊左侧足背动脉搏动减弱，右侧足背动脉消失，双足皮温低。双下肢无水肿。

【辅助检查】入院心电图：窦性心律过缓，心率56次/分，一度房室传导阻滞，PR 232毫秒，Ⅲ、aVF呈QR型，Ⅲ、aVF、V_5～V_9导联T波低平。

冠状动脉造影（2014年）：左主干未见有意义狭窄；前降支近段管壁钙化，狭窄30%～95%；回旋支远段狭窄约90%；中间支近段狭窄30%～80%；右冠状动脉开口100%闭塞；侧支循环形成：左向右。于前降支近段植入Firebird支架（3.0mm×29mm，微创）。

心脏彩超（2015年）：左心房内径（LA）40mm，左心室内径（LV）57mm，室间隔厚度（IVSd）10mm，左心室后壁厚度（LVPWd）11mm，左心室射血分数（LVEF）46%，左心房增大，左室壁节段性运动异常，二、三尖瓣关闭不全（轻度），左心室收缩、舒张功能减低。

下肢血管彩超（2020年，当地医院）：双下肢动脉硬化伴多发斑块形成。双侧下肢股总动脉及股浅动脉闭塞。

【初步诊断】下肢动脉硬化闭塞症（Fontaine Ⅲ期），冠状动脉性心脏病，陈旧性心肌梗死，冠状动脉支架植入后状态，心脏扩大，心功能Ⅲ级（NYHA分级），脂肪肝。

【入院化验】血常规：白细胞6.37×10⁹/L，中性粒细胞百分比63.0%，红细胞3.26×10¹²/L，血红蛋白108g/L，嗜中性粒细胞计数4.01×10⁹/L，血小板216×10⁹/L；降钙素原0.07ng/ml；血脂：总胆固醇4.64mmol/L，三酰甘油5.58mmol/L，高密度脂蛋白胆固醇0.76mmol/L，低密度脂蛋白胆固醇2.47mmol/L；肾功能：尿素8.4mmol/L，肌酐115.0μmol/L，尿酸450.0μmol/L；肝功能、电解质、风湿系列、甲状腺功能、尿常规、便常规、血沉、凝血系列、NT-proBNP、传染病系列、便常规未见明显异常。

【诊疗经过】给予阿司匹林肠溶片、硫酸氢氯吡格雷片双联抗血小板，阿托伐他汀钙片、依折麦布调脂稳定斑块，盐酸罂粟碱改善血管痉挛，前列地尔注射液改善症状。同时积极完善相关检查。肢体ABI检查：左侧下肢胫后动脉狭窄，右侧下肢胫后动脉闭塞，肢体远端血流灌注欠充足；双侧下肢足背动脉狭窄，肢体远端动脉血流灌注欠充足，右侧明显（图5-2-1）。

下肢动脉CTA：腹主动脉远段，双侧髂总动脉及双侧髂内动脉改变可见多发钙化

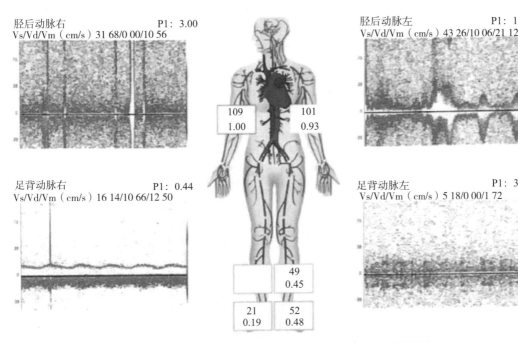

位置		右	左
上臂（肱动脉）	mmHg	109	101
	index	1.00	0.93
脚踝（胫后动脉）	mmHg		49
	index		0.45
脚踝（足背动脉）	mmHg	21	52
	index	0.19	0.48

图5-2-1 肢体ABI检查

斑块，双侧髂内动脉管腔不规则。右侧髂外动脉、右侧股动脉未见明确显示。左侧髂外动脉、左侧股动脉近段显影尚可，左侧股动脉中远段未见明确显影，可见侧支血管显示。双侧腘动脉管壁可见多发钙化。双侧胫前动脉近中段显影，远段显影欠佳。双侧胫后动脉近段管壁可见弥漫钙化，中段显影欠佳。双侧腓动脉末端显影欠佳（图5-2-2）。

入院后经对症治疗，右足静息痛较前明显好转，仍有间歇性跛行、右下肢麻木不适。遂行右下肢动脉造影及支架植入术。

造影结果：右侧髂外动脉近段100%闭塞，左股总动脉远段狭窄约80%。

介入过程：在硬泥鳅导丝导引下交换KCFW长血管鞘（6F 90cm，COOK）至右髂外动脉开口，依次选择硬泥鳅导丝、Treasure 12导丝（ASAHI）、Halberd导丝（ASAHI）在CXI支持导管（4.0F 35～135cm，COOK）支撑下通过右髂外动脉、股总动脉闭塞病变部位达股深动脉，经支持导管造影证实位于血管真腔，依次选择SABER球囊（2.0mm×150mm，Cordis）、SABER球囊（4.0mm×100mm，Cordis）扩张右髂外动脉、股总动脉病变部位，用4～8atm扩张6次，每次扩张时间30秒；复查造影右髂外动脉-股深动脉残余狭窄明显减轻，血流通畅。依次选择硬泥鳅导丝、Treasure12导丝（ASAHI）、Gaiathird导丝（ASAHI）、Gaia third导丝（ASAHI）、Astato XS20导丝（ASAHI）在CXI支持导管（4.0F 35～135cm，COOK）支撑下通过右股浅动脉闭塞病变部位达胫后动脉远端，依次选择SABER球囊（2.0mm×150mm，Cordis）、SABER球囊（4.0mm×100mm，Cordis）、SABER球囊（5.0mm×100mm，Cordis）扩张右股浅动脉病变部位，用4～8atm扩张8次，每次扩张时间30秒；于右髂外动脉病变处植入SmartFlex自膨胀支架系统（8.0mm×80mm，Cordis），选择Sterling Monorail球囊（7.0mm×20mm，Boston）于支架内后扩张，用8～12atm扩张5次，每次扩张时间10秒；术后复查造影未见明显残余狭窄，血流通畅（图5-2-3～图5-2-6）。

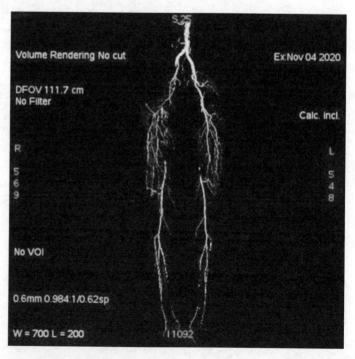

图5-2-2 下肢动脉CTA

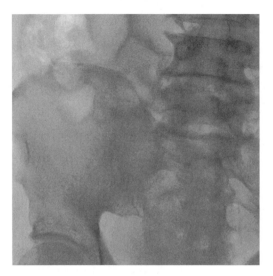

图5-2-3 髂外动脉闭塞

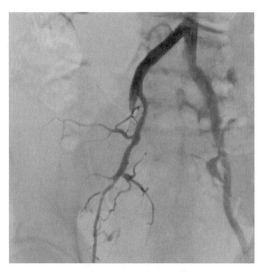

图5-2-4 导丝通过闭塞病变部位

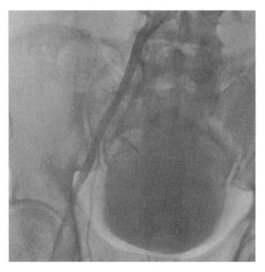

图5-2-5 球囊扩张病变部位

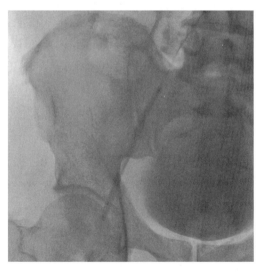

图5-2-6 右髂动脉血流恢复通畅

术后情况：患者诉右下肢麻木、疼痛较入院时明显好转。查体：神志清楚，查体合作。双侧颈静脉未见充盈及怒张，双侧颈动脉未见异常搏动。双肺叩诊呈清音，双肺呼吸音清，未闻及干湿啰音及胸膜摩擦音。心界叩诊不大，心律齐，各瓣膜听诊区未闻及病理性杂音。腹部平坦，全腹无压痛、反跳痛及肌紧张，肝、脾肋下未触及肿大。触诊右侧足背动脉搏动较前增强，皮温较前升高。

术后评估：肢体ABI检查示单纯收缩期高血压，双侧下肢胫后动脉狭窄，肢体远端血流灌注欠充足；双侧下肢足背动脉狭窄，肢体远端动脉血流灌注欠充足，右下肢肢体踝肱指数（ABI）较前升高（图5-2-7）。

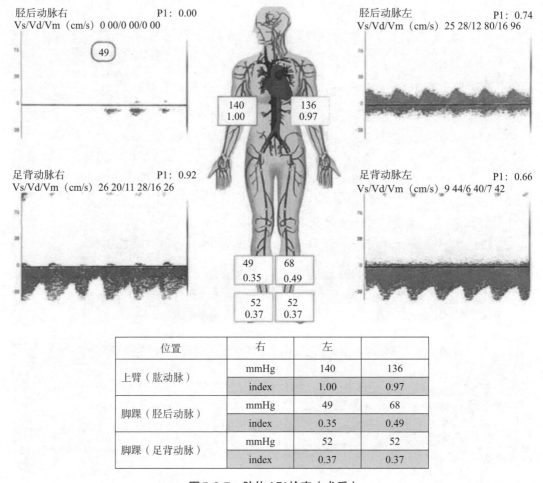

图 5-2-7 肢体 ABI 检查（术后）

位置		右	左	
上臂（肱动脉）	mmHg	140	136	
	index	1.00	0.97	
脚踝（胫后动脉）	mmHg	49	68	
	index	0.35	0.49	
脚踝（足背动脉）	mmHg	52	52	
	index	0.37	0.37	

二、讨论

下肢动脉硬化闭塞症（闭塞性动脉硬化，arteriosclerosis obliterans，AOS）是指由于动脉硬化造成的下肢供血动脉内膜增厚、管腔狭窄或闭塞，病变肢体血液供应不足，引起下肢间歇性跛行、皮温降低、疼痛，甚至发生溃疡或坏死等临床表现的慢性进展性疾病。AOS好发于中老年人群，男性发病率略高于女性，与吸烟、糖尿病、高血压、高脂血症、高同型半胱氨酸血症、慢性肾功能不全等因素相关，随着人均寿命延长、生活习惯改变，AOS发病率呈逐年上升趋势。

AOS患者的非手术治疗包括控制危险因素、运动康复治疗及药物治疗，其中药物治疗主要包括抗血小板药物、前列腺素类药物、沙格雷酯等。这些治疗对于促进侧支循环建立、改善下肢动脉血供、提高无痛步行距离等可以起到一定的作用。但是对于严重下肢缺血，即下肢肢体处于严重缺血阶段，出现缺血性静息痛、溃疡、坏疽等症状和体征，病程超过2周的患者，当技术可行时，应积极予以血运重建，以达到保肢目的，改善远期预后、降低死亡率。目前常见的血运重建技术包括经皮腔内介入治疗、动脉内膜剥脱成形术、外科旁路及杂交手术等，都可以达到血运重建目的。

经皮腔内介入治疗是临床上治疗AOS的常用方法之一，主要包括经皮球囊扩张成形术、支架植入、激光成形术、切割球囊、药物球囊等。经皮腔内介入治疗在老年患者中表现出较好的治疗效果和较低的手术风险，是许多医疗中心的首选治疗方法。腔内介入手术入路通常选择股动脉，但本病例遇到特殊情况：如患者下肢病变无对侧股动脉入路，患者合并冠状动脉性心脏病、陈旧性心肌梗死，心功能差，存在手术高危因素，难以耐受外科手术，同时患者远端血管病变严重，无法选择远端逆行开通技术，因此选取肱动脉作为手术入路，有效打通下肢闭塞病变，起到良好治疗效果。

AOS是中老年人常见病，可影响中老年人的日常活动，严重者可造成患肢剧烈疼痛、坏死甚至截肢治疗，具有较高的致残率与致死率。同时，AOS作为全身动脉硬化在外周血管的表现，患者常伴有冠心病。有研究显示，冠心病是AOS患者的主要死因之一，因此，对AOS患者做到早识别、早诊断、早干预，积极改善生活方式，及时选取合适的治疗方法对于改善AOS患者预后具有重要意义。

（心内科　王旭玲　白子良　任婷婷）

病例 3　Kommerell 憩室腔内治疗

一、病例报告

【患者】男性，66岁，2017年9月入院。

【主诉】发现血压高二十余年，加重伴头晕1月余。

【现病史】患者于1997年初体检时测血压160/90mmHg，之后非同日三次测血压均大于140/90mmHg，平时口服"吲达帕胺缓释片1.5mg，1次/日"，血压控制在140/90mmHg左右。2015年因血压控制差（170/90mmHg左右），就诊于山西某医院，改为口服"替米沙坦40mg，1次/日"，平时血压为140/90mmHg左右。于2017年8月开始患者自测血压（90～150）mmHg/（60～90）mmHg，血压波动幅度大，且血压高时伴头晕。

【既往史】否认糖尿病、冠心病病史等。

【个人史】吸烟四十余年，平均20支/日，已戒1年，偶饮酒。

【入院查体】T 36.5℃，P 84次/分，R 18次/分，BP 140/88mmHg，双肺呼吸音清，未闻及干湿啰音，心率84次/分，律齐，各瓣膜听诊区未闻及病理性杂音。全腹无压痛、反跳痛及肌紧张，肝、脾肋下未触及肿大，双下肢无水肿。

【入院诊断】高血压病2级（很高危）。

【诊疗经过】

（1）胸部X线（2017年9月27日）：降主动脉增宽纤曲，最宽约54mm，建议进一步检查。

（2）心脏彩超（2017年9月27日）：左心房增大（40mm），室间隔基底段及中间段增厚（15mm），左室假腱索，主动脉瓣退行性改变，二、三尖瓣关闭不全（轻度），左心室收缩功能未见异常，舒张功能减低，EF 67%。

（3）由于胸部X线提示降主动脉增宽纤曲，建议进一步检查。于2017年9月28日行主动脉CTA（图5-3-1、图5-3-2）检查提示右位主动脉弓，升主动脉依次发出左颈总动脉、右颈总动脉、右锁骨下动脉、左锁骨下动脉（变异）；主动脉弓走行于气管、食管与脊柱之间，于纵隔右侧向下走行至膈顶水平，异行于脊柱左前，气管、食管轻度受压，主动脉弓局部可见瘤样凸起，最宽直径约58.3mm。

（4）修正诊断：Kommerell憩室（右位主动脉弓Ⅱ型）、高血压病2级（极高危组）。

（5）患者平时无明显气短及吞咽困难症状，但是患者主动脉憩室最宽直径约58.3mm，远大于50mm，符合手术指征，于2017年10月12日在全身麻醉下行主动脉瘤腔内修复术。

手术过程：全身麻醉，穿刺左侧桡动脉、双侧股动脉，分别置入6～8F导管鞘，分次推注肝素110 000U，选择黄金标测导管植入主动脉行造影测量后，选择超硬导丝植入升主动脉，主动脉左颈总动脉开口以远依次植入Ankura大动脉覆膜支架（32mm×160mm）、Ankura大动脉覆膜支架（34mm×160mm）、Ankura大动脉覆膜支架

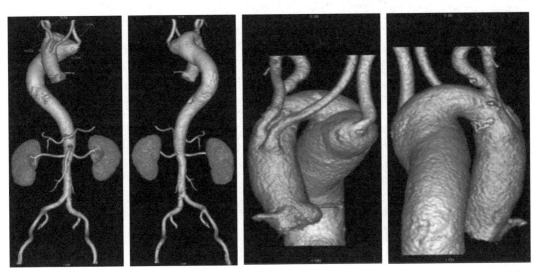

图5-3-1 主动脉CTA三维重建图像

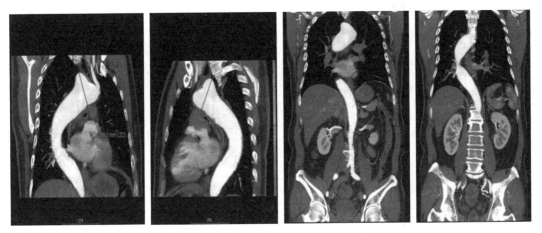

图5-3-2 主动脉CTA矢状位测量（主动脉瘤最大直径约58.3mm及降主动脉走行）

（32mm×200mm）。选择三叶球囊于支架远端后扩张；复查造影无造影剂漏出。术后拔出动脉鞘管，无菌纱布覆盖，加压包扎。

（6）术后给予控制血压、心率、预防感染、补液等治疗。于2017年10月23日好转出院。

（7）院外口服药物：盐酸贝尼地平8mg，1次/日，酒石酸美托洛尔25mg，2次/日。

【随访】出院后1个月复查主动脉CTA（2017年11月24日），瘤体明显缩小（图5-3-3）。

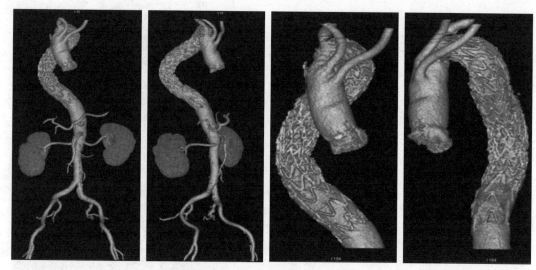

图5-3-3　术后1个月复查主动脉CTA三维重建图像（瘤腔完全隔绝，未见明显内瘘）

二、讨论

Kommerell憩室（Kommerell diverticulum，KD）是先天性主动脉弓畸形的一种，指降主动脉起始部与迷走左或右锁骨下动脉间的瘤样膨凸，也称为主动脉憩室。自1936年德国放射学家Kommerell报道1例主动脉左弓左降，迷走右锁骨下动脉起始于主动脉弓处异常膨大后，此后类似病例均被命名为"Kommerell憩室"。

1. Kommerell憩室的类型与发病机制　　Kommerell憩室通常合并很多主动脉弓系统的变异，但一般没有食管、气管压迫症状。最常见的是右位主动脉弓合并迷走左锁骨下动脉。右位主动脉弓血管分支可分为两型——Ⅰ型：镜面分支型，自主动脉弓依次发出左无名总动脉、右颈总动脉及右锁骨下动脉。Ⅱ型：伴迷走左锁骨下动脉型。Ⅱ型右位主动脉弓伴迷走左锁骨下动脉，较为常见。主动脉弓依次发出左颈总动脉、右颈总动脉、右锁骨下动脉及起自位于食管后方Kommerell憩室的迷走左锁骨下动脉。在胚胎早期，当右第4动脉弓发育成右主动脉弓，左第4动脉弓和此弓至左锁骨下动脉发出处之间的左背主动脉消失，保留其尾侧段而发育成左食管后锁骨下动脉。这种类型很少伴有心脏畸形，但容易伴发气管食管受压，主要因为此型右位主动脉弓、动脉导管或韧带多在左侧，位于Kommerell憩室或迷走左锁骨下动脉与左肺动脉之间，这样就由动脉导管或韧带、左肺动脉、肺动脉干、升主动脉、右位主动脉弓、Kommerell憩室和迷走左锁骨下动脉等结构形成了一个完整的血管环。该血管环通常很宽松，所以大多数患者无明显食管或气管受压迫的症状。其次是Kommerell最初描述的主动脉弓并迷走右锁骨下动脉最后发自憩室，经食管后出胸腔，达右上肢。该类变异是在胚胎发育时期，右侧第4动脉弓演化为右侧锁骨下动脉。如右侧第4动脉弓和右背主动脉近侧段退化消失，右侧第七节间动脉和右背主动脉远侧段即可演化为右锁骨下动脉。随着发育，其起点可逐渐上移至左锁骨下动脉远侧的主动脉弓后壁。该类变异因通常没有包绕食管和气管，一般没有临床压迫症状。但当变异的右锁骨下动脉与主动脉弓形成"动脉环"包绕气管和食管，该"动脉环"可压迫气管和食管导致呼吸和吞咽困难。

2. Kommerell憩室临床意义

（1）扩张的憩室随患者年龄增大，主动脉粥样硬化引起僵硬度增加或变异锁骨下动脉纡曲压迫食管或气管，引起吞咽困难、呼吸困难、反复肺部感染、阻塞性肺气肿或胸痛。

（2）致命性并发症包括假性动脉瘤、Kommerell憩室破裂、主动脉夹层等。

3. 诊断

（1）X线检查：可见"双侧主动脉结"，即在胸部X线正位片上，胸锁关节水平右侧可见主动脉弓及其对气管造成的局限性浅弧形压迹，同层面左侧也有一类似主动脉结样的突起，但气管左侧无压迹，降主动脉向内收隐于心影内。起到重要的筛查作用（图5-3-4）。

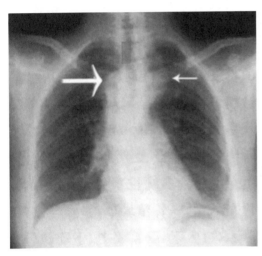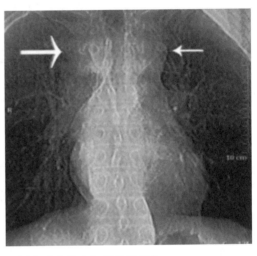

图5-3-4 胸部X线正位片可见双侧主动脉结（如箭头所指）

（2）主动脉CTA：有助于明确主动脉弓的走行，主要动脉分支的起始位置，以及动脉瘤的直径，为诊断Kommerell憩室的金标准。

4. 鉴别诊断 Kommerell憩室需与大动脉炎等结缔组织病导致的主动脉弓降部膨大鉴别。Kommerell憩室为先天性畸形，除了弓降部局限性扩张外，升主动脉、降主动脉及腹主动脉管腔规则；结缔组织疾病为系统性疾病，除了弓降部扩张外，余段大血管往往管腔不规则，管壁增厚，扩张与狭窄并存，而且分支血管如头臂动脉、腹腔干、肠系膜上、下动脉等往往有1支或多支呈闭塞性改变。

5. 治疗 根本治疗为手术治疗，手术指征：直径≥50mm或有严重的压迫症状者。

手术方法包括：①全主动脉弓置换，降胸主动脉置换加锁骨下动脉-颈动脉移位术；②腔内治疗，植入主动脉覆膜支架，隔绝憩室，如影响重要分支可行开窗或烟囱技术，必要时联合外科杂交手术，行头臂动脉旁路移植术。

综上所述，该患者是一例明确的Kommerell憩室，Kommerell憩室较为少见，X线检查结合病史、症状和体征可给出提示，进一步行主动脉CTA检查和血管造影可明确诊断。外科手术、覆膜支架动脉瘤内修复术及两种结合的杂交手术都可取得良好的治疗效果。

（心内科 吕俊伟 王建红）

第六章

高 血 压

病例1 糖皮质激素可治性醛固酮增多症

一、病例报告

【患者】男性，12岁，2019年11月19日入院。

【主诉】发现血压高2个月。

【现病史】患者于2019年9月18日体检测血压为168/109mmHg，无头痛、恶心、呕吐等不适，当地医院给予"比索洛尔2.5mg，1次/日"口服，监测血压最高达180/110mmHg，平素波动于160/106mmHg左右，遂就诊于山西某医院，肾动脉彩超、双下肢彩超、心脏彩超大致正常，为进一步明确诊断，入住我科。

【既往史】否认糖尿病病史，否认药物过敏史，否认家族遗传病史。

【个人史】生于山西省，未到过疫区。否认吸烟、饮酒史。

【家族史】祖母有高血压病、2型糖尿病。父亲于28岁诊断为高血压病，曾就诊于山西某医院，完善肾动脉超声、肾上腺CT等，未见明显异常，目前规律服用"苯磺酸氨氯地平5mg，1次/日；替米沙坦40mg，1次/日"，血压波动于（130～140）/（70～80）mmHg。

【入院查体】T 36.0℃，P 68次/分，R 18次/分，BP 180/110mmHg，身高148cm，体重47kg。神志清楚，正常面容，查体合作。双侧颈静脉未见充盈及怒张，双侧颈动脉未见异常搏动。双侧颈动脉处未闻及血管杂音，甲状腺区未闻及血管杂音。双肺呼吸音清，未闻及干湿啰音。心界叩诊不大，心率68次/分，律齐，各瓣膜听诊区未闻及病理性杂音。腹软，无压痛及反跳痛，肝、脾肋下未触及肿大，脐周未闻及血管杂音，双下肢无水肿。

【辅助检查】入院心电图：窦性心律，心率70次/分，ST-T大致正常（图6-1-1）。

【初步诊断】高血压原因待查。

【诊疗经过】血常规：白细胞$9.3×10^9$/L，红细胞$4.89×10^{12}$/L，血红蛋白137g/L，血小板$207×10^9$/L；尿微量白蛋白4.0mg/L，尿肌酐0.3g/L，尿蛋白/肌酐比值13.3mg/g；尿常规：尿蛋白（－）；凝血正常；甲状腺功能：甲状腺素（TT4）9.41μg/dl，血清三碘甲状原氨酸（T3）1.60μg/L，游离甲状腺素（FT4）12.93pmol/L，游离三碘甲状原氨酸（FT3）7.16pmol/L，促甲状腺激素（TSH）3.62μU/ml；高血压激素卧立位试验：肾素（站位）0.6ng/L，肾素（卧位）＜0.5ng/L，肾上腺皮质激素（7～9点）23.6ng/L，醛固酮（站位）395.4ng/L，醛固酮（卧位）482.5ng/L，血管紧张素Ⅱ（站位）98.1ng/L，血管紧张素Ⅱ（卧位）70.8ng/L。

血生化（2019年10月9日，某医院）：肝功能、肾功能正常，钾3.54mmol/L，钠141.00mmol/L，氯101.00mmol/L。

血脂（2019年9月30日，某医院）：总胆固醇2.95mmol/L，三酰甘油0.59mmol/L，高密度脂蛋白胆固醇1.12mmol/L，低密度脂蛋白胆固醇1.72mmol/L。

血糖（2019年9月30日，某医院）：5.52mmol/L。

心脏彩超（2019年9月30日，某医院）：心脏彩超大致正常，左心室收缩功能正常。

四肢动脉血压（2019年10月9日，某医院）：左上肢血压153/85mmHg，右上肢血压162/87mmHg，左踝血压192/88mmHg，右踝血压206/86mmHg。

肾动脉彩超（2019年10月11日，某医院）：双侧肾动脉未见明显狭窄。

肾脏彩超（2019年10月11日，某医院）：双肾未见明显异常。

髂动脉彩超（2019年10月11日，某医院）：双侧髂总动脉及双侧髂外动脉未见明显异常。

胸部X线（2019年11月20日）：心缘饱满。

肾上腺CT（2019年11月20日）：双侧肾上腺CT平扫未见明确病变，请结合临床。

头颅CT（2019年11月18日）：头颅CT平扫未见明显异常，请结合临床病史。

全腹CT（2019年11月25日）：腹腔内多发结节影，考虑淋巴结？请结合临床。

基因检测（2019年11月26日）：该病例符合家族性醛固酮增多症1型（GRA）（图6-1-2）。

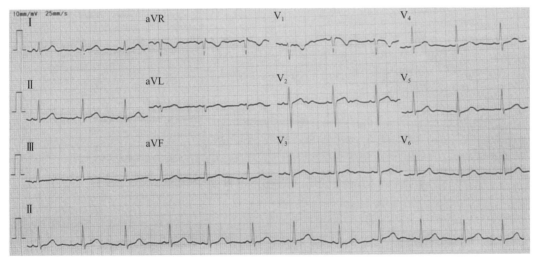

图6-1-1 入院心电图

窦性心律，心率70次/分，ST-T大致正常

家族性醛固酮增多症 1 型（GRA）检测报告

一、检测编号：

样本编号	姓名	性别	年龄	样本类型	收样日期	检测方法
		男	12	外周血	2019/11/26	long-extension PCR(XL-PCR)

二、检测结果：

通过实验分析发现，本样本可以扩增得到融合基因 *CYP11B1/CYP11B2* 产物，推测该样本 *CYP11B1* 和 *CYP11B2* 基因发生了同源重组，形成了融合基因 *CYP11B1/CYP11B2*，具体情况请结合临床。

图6-1-2　基因检测提示：该病例符合家族性醛固酮增多症1型（GRA）

住院期间口服苯磺酸氨氯地平（5mg，1次/日），监测血压波动于140～150/90～10mmHg。

【出院诊断】继发性高血压，家族性醛固酮增多症1型。

【随访】院外规律口服氢化可的松10mg，2次/日，监测血压波动于110～120/70～80mmHg，偶于身体不适（如感冒发热）时监测血压增高，临时加服氨氯地平5mg，1次/日，化验血钾4.1mmol/L，其父亲次年也行基因检测，结果提示家族性醛固酮增多症1型（图6-1-3）。

家族性醛固酮增多症 1 型（GRA）检测报告

一、检测编号：

样本编号	姓名	性别	年龄	样本类型	收样日期	检测方法
		男	38	外周血	2020/07/23	long-extension PCR(XL-PCR)

二、检测结果：

通过实验分析发现，本样本可以扩增得到融合基因 *CYP11B1/CYP11B2* 产物，推测该样本 *CYP11B1* 和 *CYP11B2* 基因发生了同源重组，形成了融合基因 *CYP11B1/CYP11B2*，具体情况请结合临床。

图6-1-3　基因检测（父亲）提示：该病例符合家族性醛固酮增多症1型（GRA）

二、讨论

家族性醛固酮增多症（也称为糖皮质激素可治性醛固酮增多症）多于青少年期起病，可为家族性，是一较为罕见的常染色体显性遗传疾病，也可为散发性。本病1966年由Sutherland等报道，以后有关报道逐年增多，分布于多个国家，在具有爱尔兰血统的白种人中似乎更常见，我国亦有本病的个例报道。肾上腺呈大、小结节性增生，其血浆醛固酮浓度与促肾上腺皮质激素（ACTH）的昼夜节律平行，用生理替代性的糖皮质激素数周后可使醛固酮分泌量、血压、血钾恢复正常。正常时醛固酮合成酶基因在肾上腺球状带表达，受血管紧张素 Ⅱ 调控，11β-羟化酶在束状带表达，受ACTH调控。在GRA中，11β-羟化酶基因5'端调控序列和醛固酮合成酶基因的编码序列融合形成一嵌合基因，此基因产物具有醛固酮合成酶活性，在束状带表达，受ACTH而不受血管紧张素 Ⅱ 调控。可用糖皮质激素治疗，通常成人用地塞米松每日0.5 ～ 1mg，用药3 ～ 4周后症状缓解，一般血钾上升较快而高血压较难纠正，可加用其他降压药治疗，如钙离子拮抗剂等。对于儿童，地塞米松的剂量为0.05 ～ 0.1mg/（kg·d），也可用氢化可的松12 ～ 15mg/m^2，分3次服用，后者对儿童生长发育的影响较小。该患者根据基因检测结果，GRA诊断明确，给予口服氢化可的松治疗后血压控制良好。

（心内科 邢雪琴 王 伟）

病例 2 主动脉缩窄经导管介入治疗

一、病例报告

【患者】男性，23岁。

【主诉】发现血压高5年，间断头晕1年，加重伴胸闷3天。

【现病史】患者于2010年6月体检时发现血压高，测得180/100mmHg，未重视。2014年开始间断出现头晕，伴乏力，无心慌、气短、胸憋、肩背部放射痛、恶心、眼黑、视物旋转、晕厥等，与活动无关，多次于当地诊所测血压大于140/90mmHg，曾就诊于北京某医院，考虑"大动脉炎？"，建议住院治疗，患者拒绝，之后未规律降压治疗，血压波动于（170～180）/（100～110）mmHg。3天前患者劳累后再次出现头晕，伴乏力、胸闷、四肢酸痛，自测血压大于180/100mmHg，为求进一步诊治来我院。

【既往史】否认糖尿病、脑梗死、消化性溃疡病史，否认食物药物过敏史，否认肝炎、结核等传染病史，否认外伤史、输血史。

【个人史】吸烟5年，20支/天，偶饮酒。

【婚育史】未婚未育。

【家族史】否认家族相关遗传性疾病记载史。

【入院查体】BP 170/100mmHg，身高172cm，体重80kg。神志清楚，查体合作，双侧颈内静脉未见充盈及怒张，双侧颈动脉未见异常搏动。心率59次/分，心律齐，各瓣膜听诊区未闻及病理性杂音，腹部平坦，全腹无压痛、反跳痛，肝脾肋下未触及，双下肢无水肿。

【辅助检查】入院心电图：窦性心律，心率56次/分，Ⅰ、aVL、V_5～V_6导联T波倒置（图6-2-1）。

高血压卧立位测定：肾素（站位）462.7ng/L，肾素（卧位）378ng/L；醛固酮（站位）108.7ng/L，醛固酮（卧位）：86.5ng/L。

心脏彩超：左心房内径（LA）36mm，左心室内径（LV）51mm，左心室射血分数（LVEF）61%，室间隔舒张末期厚度（IVSd）13mm，左心室后壁舒张末期厚度（LVPWd）14mm。提示左心房稍大，左心室壁增厚，二、三尖瓣关闭不全（轻度），左心室收缩、舒张功能未见异常。

双肾及肾动脉彩超：双肾大小形态正常，右肾109mm×47mm，左肾113mm×49mm，实质回声均匀，皮髓质分界清楚，集合系统未见分离。CDFI示各段肾动脉血流速度减慢（表6-2-1）。

四肢血压结果：上肢血压明显高于下肢血压（表6-2-2）。

胸腹部大动脉CT成像＋重建（2015年11月19日）：升主动脉直径30.1mm，主动脉弓直径13.9mm。主动脉弓狭部明显狭窄，直径4.5mm。胸主动脉近段直径31.1mm，远段直径21.5mm。腹主动脉直径15.4mm。肺动脉直径35.1mm。左室壁明显增厚，达31.0mm。提示：主动脉弓发育不良；主动脉弓狭部缩窄（广泛侧支血管形成），主动脉弓狭部发出一只血管，考虑动脉导管残端，血管起源异常（左侧椎动脉起自主动脉弓；

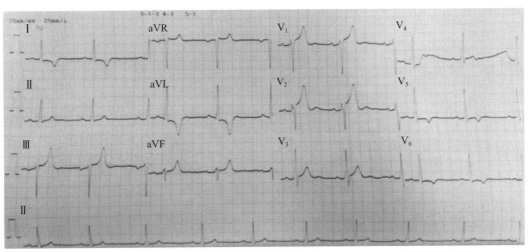

图6-2-1　入院心电图窦性心律，心率56次/分，I、aVL、$V_5 \sim V_6$导联T波倒置

表6-2-1　肾动脉彩超所见两侧肾脏血流速结果

	PW：流速（cm/s）			
	起始段	主干	段动脉	叶动脉
左肾	22	31	35	22
右肾	19	31	24	20

表6-2-2　术前四肢血压值

四肢血压（mmHg）	右上臂：154/82	左上臂：146/84
	右脚踝：118/82	左脚踝：106/75
踝臂指数（ABI）	右下肢：0.77	左下肢：0.69

右侧膈下动脉起自腹腔干，肝总动脉起自肠系膜上动脉），肺动脉增宽（图6-2-2）。

【明确诊断】继发性高血压，主动脉缩窄。

【诊疗经过】行主动脉血管造影（2015年12月2日），提示：降主动脉缩窄约90%，于缩窄部位行球囊扩张，并植入1枚支架，手术过程顺利，患者无不适（图6-2-3）。

【术后结局及随访】术后复查胸腹动脉CT成像＋重建（2015年12月9日）：主动脉缩窄支架植入术后改变，左侧椎动脉起自主动脉弓，肝总动脉起自肠系膜上动脉（起源异常），右侧副肾动脉。

术后复查：四肢血压监测提示上下肢血压压差降低（表6-2-3）。

出院服药：苯磺酸左氨氯地平片2.5mg，2次/日；琥珀酸美托洛尔缓释片47.5mg，1次/日。

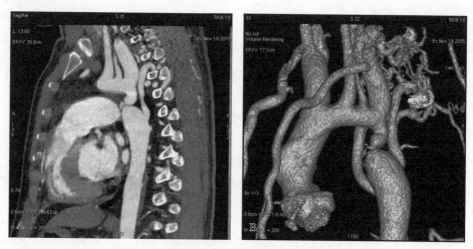

图6-2-2　胸腹主动脉CT

A.胸腹主动脉矢状位图；B.三维重建图

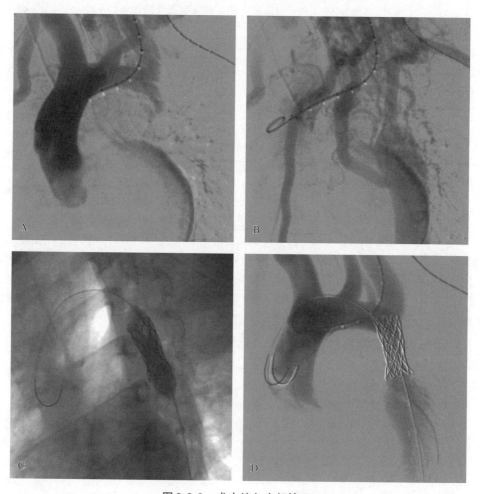

图6-2-3　术中植入支架情况

　　A、B.主动脉血管造影结果，可见血管狭窄远端血流减少；C.支架植入图；D.支架术后再次行主动脉血管造影，查看血流情况

表6-2-3　术后复查四肢血压值

四肢血压（mmHg）	右上臂：130/72	左上臂：123/70
	右脚踝：102/64	左脚踝：114/65
踝臂指数（ABI）	右下肢：0.78	左下肢：0.88

二、讨论

主动脉缩窄是一种先天性动脉缩窄，多发生在左锁骨下动脉靠近动脉导管处，但也可发生在主动脉弓的其他部位，甚至有些可发生在胸主动脉或腹主动脉。其发病率占先天性心脏病总发病率的6%～8%，男性多于女性。

根据缩窄与动脉韧带的关系分为导管前型、近导管型、导管后型。导管前型又称为婴儿型，常合并室间隔缺损、卵圆孔未闭、房间隔缺损、二尖瓣狭窄、主动脉瓣二叶化畸形。近导管型和导管后型又称成人型，动脉导管多已闭合为动脉韧带，很少合并其他心血管畸形。缩窄多呈局限性，管壁中层纤维变性，内膜增厚凸向管腔，管腔不同程度缩小，少数人缩窄段较长，呈细管状，缩窄段以下的动脉建立粗大的侧支循环。

症状与缩窄严重程度相关，主动脉缩窄近端血压高，缩窄部位长、血管阻塞重的患者，长期严重的高血压会导致冠心病、左心室功能障碍、主动脉夹层，研究发现部分患者合并脑血管畸形，多表现为脑动脉瘤形成，且脑出血发病人群整体偏向年轻化，缩窄远端血压低，可能出现活动耐量下降、食欲缺乏、尿少、下肢跛行等症状。新生儿合并主动脉缩窄及动脉导管未闭时，肺动脉向降主动脉供血，下半身会发绀，当动脉导管闭合后心脏后负荷突然增加，心肌耐受不良，加之左心室功能不全，可能会出现休克。体格检查常有上肢血压高，下肢血压低，股动脉、足背动脉搏动弱，左背部肩胛骨旁可闻及喷射性收缩期杂音；心电图提示左心室高电压；胸部X线提示心影大小正常或有不同程度左心室增大，主动脉峡部凹陷，其上下方左侧纵隔增宽，呈"3"字形影像征；主动脉造影可见缩窄血流、侧支循环。

婴幼儿如果缩窄处主动脉管腔横截面积小于正常50%或压力阶差＞50mmHg，一般5岁内手术，如果出现心力衰竭等需尽早手术；对于青年和成年主动脉缩窄患者建议使用球囊扩张支架作为一线治疗。2018年美国心脏协会和美国心脏病学会（AHA/ACC）及2020年欧洲心脏病学会（ESC）成人先天性心脏病治疗指南中关于主动脉缩窄治疗详见表6-2-4。

本病例特点：患者青年男性，长期高血压，曾就诊于北京某医院，考虑"大动脉炎？"，此次因血压高、头晕、头痛就诊于我院，入院后行心脏彩超，无明显异常，化验卧立位醛固酮、肾素、肾上腺彩超及肾上腺CT，发现肾素异常升高，肾血流缓慢，且上肢血压高于下肢，考虑上述症状可能因胸腹主动脉病变引起肾脏灌注不足，下肢血容量减少所致，完善胸腹主动脉血管CT后提示主动脉缩窄，诊断明确；患者为导管后型，联系心外科会诊，考虑患者未合并其他心脏畸形，依据2014年ESC先天性心脏病治疗指南推荐行支架植入术治疗。术后胸腹动脉CT结果及术前对比见图6-2-4。

鉴别诊断：大动脉炎为主要累及主动脉及其重要分支的慢性非特异性严重疾病，可

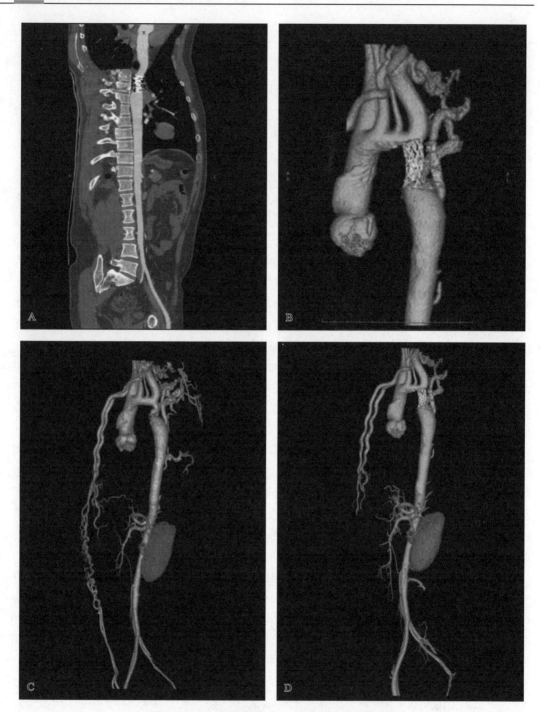

图6-2-4 术后胸腹动脉CT结果及术前对比图

A.胸腹主动脉矢状位图；B.三维重建图；C.术前三维血管重建图，可见侧支循环形成；D.可见支架植入后胸腹主血流恢复正常，侧支循环闭合

表6-2-4　成人主动脉缩窄治疗指南建议

AHA/ACC建议		ESC建议	
推荐高血压合并严重先天性或复发性主动脉缩窄的成年人行外科修复手术或支架植入术	Ⅰ/B	经有创测量确认，上下肢的无创压力梯度增加（峰-峰≥20 mmHg）的高血压患者可行主动脉缩窄和再缩窄修复治疗（外科或经导管治疗）；在技术上可行时，首选经导管治疗（支架植入）	Ⅰ/C
推荐主动脉缩窄的高血压患者进行指南指导的药物治疗	Ⅰ/C	经有创测量确认峰-峰压力梯度＜20mmHg，横膈水平主动脉直径相对缩窄程度＞50%的高血压患者，在技术上可行时，应考虑经导管治疗	Ⅱa/C
对于支架和外科手术不可行的成人先天性和复发性主动脉缩窄患者建议行球囊血管成形术	Ⅱb/B	经有创测量确认，上下肢的无创压力梯度增加（峰-峰≥20 mmHg）的正常血压患者，在技术上可行时，应考虑选择经导管治疗（支架植入）	Ⅱa/C
		有创测量确认峰-峰压力梯度＜20mmHg，横膈水平主动脉直径相对缩窄≥50%的正常血压患者，在技术上可行时，可以考虑经导管治疗（支架植入）	Ⅱb/C

引起节段性动脉管腔狭窄导致闭塞。多发生于40岁以下女性，主要包括四型：头臂动脉型（Ⅰ型），胸腹主动脉型（Ⅱ型），肾动脉型（Ⅲ型）、混合型（Ⅳ型）。其中Ⅰ型多见，最常累及左锁骨下动脉及颈总动脉，常出现患侧肢体发凉、麻木、无力、无脉及锁骨下动脉窃血征等。Ⅱ型常累及降主动脉或腹主动脉，症状与动脉缩窄相似，可行CT及CTA进一步明确，而血管造影是诊断多发性大动脉炎的金标准。

临床结局：该患者术后复测血压较前明显降低，双下肢压差缩小，复查动脉CT提示缩窄部位血流恢复正常，腹腔干压力正常，之前开放的侧支循环收缩闭合；1年后复查动脉CT，支架内血流正常，未见有意义狭窄，血压控制可。

经验总结：对于成年人而言，主动脉缩窄患者因长期、严重高血压会引发致死性心脑血管事件，因此早期明确诊断，早期干预有利于改善预后，降低死亡率。接诊难治性高血压患者时，应拓展思维，积极寻找血压高的原因，询问病史时应注意有无头晕、头痛、活动耐量降低等相关症状，有无家族相关遗传病史，查体是否可闻及心脏杂音、肾动脉杂音，常规监测四肢血压、心脏彩超、胸部X线等，必要时行动脉CT明确诊断，避免漏诊、误诊。

（老年心内科　王　飞）

病例3 双肾动脉狭窄介入治疗

一、病例报告

【患者】女性，77岁，2020年11月29日入院。

【主诉】发现血压升高30年，头晕、头痛半个月，加重1日。

【现病史】患者发现血压升高30年，反复因血压控制不佳调整降压药物，目前口服"非洛地平缓释片5mg，1次/日、替米沙坦40mg，1次/日"降压，血压控制于（130～150）/（70～80）mmHg；2020年11月12日无明显诱因出现头晕、头痛，伴心烦不适，无恶心、呕吐、心慌、出汗、视物旋转、耳鸣、黑矇、肢体活动障碍等，自测血压173/72mmHg，就诊于当地医院，给予降压、抗血小板聚集、调脂稳斑、改善循环等对症治疗，于11月25日好转出院，院外规律服用上述药物。11月28日、29日上述症状再发，伴记忆错乱，无意识丧失、言语不利、肢体活动障碍、情绪异常，无恶心、呕吐，无胸痛、心慌等，测血压（170～193）/（90～100）mmHg，含服"速效救心丸"或"丹参滴丸"30分钟至1小时，症状逐渐缓解。

【既往史】2009年诊断"冠心病"，并于前降支植入1枚支架，长期服用"硫酸氢氯吡格雷片、阿托伐他汀钙片、尼可地尔片"等药物，2017年4月复查冠状动脉造影：左主干未见有意义狭窄；前降支近段管壁钙化、狭窄约30%，中段可见轻度肌桥；回旋支近段管壁钙化、狭窄约70%，远段狭窄约70%；右冠状动脉中段狭窄约50%；冠状动脉分布呈右优势型。诊断"慢性肾衰竭、右肾萎缩"2年，目前服用"金水宝3次，3次/日"。诊断"脑梗死、颈动脉硬化"2年。

【个人及家族史】吸烟史二十余年，10支/日，否认饮酒史。否认家族史。

【入院查体】T 36.1℃，P 64次/分，R 18次/分，BP 140/70mmHg。神志清楚，查体合作。双侧颈静脉未见充盈及怒张，双侧颈动脉未见异常搏动。双肺叩诊呈清音，双肺呼吸音清，未闻及干湿啰音及胸膜摩擦音，心界叩诊不大，心率64次/分，心律齐，各瓣膜听诊区未闻及病理性杂音。腹部平坦，未闻及血管杂音，无压痛、反跳痛，双下肢无水肿。

【辅助检查】

（1）实验室检查：肝肾功、电解质、凝血功能、血糖、血脂、β微球蛋白、肾素、血管紧张素、醛固酮、促肾上腺皮质激素正常。

（2）眼底检查：双眼高血压性视网膜病变Ⅱ级。

（3）双肾动脉彩超：右肾弥漫性病变，右肾稍小，约71mm×36mm，双侧肾动脉起始段血流速度加快，考虑狭窄（表6-3-1）。

表6-3-1 肾动脉彩超所见两侧肾脏血流速结果

	PW: 流速（cm/s）			
	起始段	主干	段动脉	叶动脉
左肾	211	34	19	10
右肾	222	51	26	18

【明确诊断】 双肾动脉狭窄，右肾萎缩，继发性高血压，双眼高血压性视网膜病变Ⅱ级，冠状动脉性心脏病，不稳定型心绞痛，冠状动脉支架植入术后状态，前庭性偏头痛，腔隙性脑梗死，颈动脉硬化，下肢动脉硬化，右侧胫前动脉狭窄。

【诊疗经过】

（1）患者肾动脉彩超提示双肾动脉狭窄，进一步行双肾动脉造影：左侧肾动脉起始段狭窄50%～70%，右侧肾动脉起始段狭窄约90%（图6-3-1、图6-3-2）。于右肾动脉近段病变处植入Express支架（6.0mm×14mm，Boston）（图6-3-3），复查造影残余狭窄不明显。

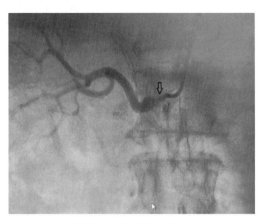

图6-3-1　左肾动脉起始段狭窄50%～70%

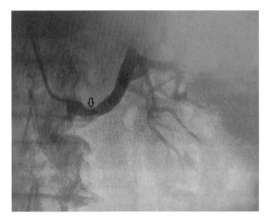

图6-3-2　右肾动脉支架植入术前起始段狭窄约90%

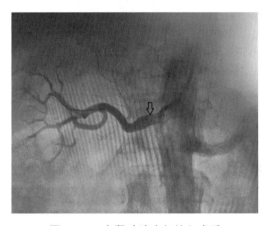

图6-3-3　右肾动脉支架植入术后

（2）术后主要用药：阿司匹林肠溶片100mg，每日1次；硫酸氢氯吡格雷片75mg，每日1次；阿托伐他汀钙片20mg，每日1次；非洛地平缓释片5mg，每日1次。

【随访】 介入治疗后1个月、3个月随访，患者无头晕、头痛等，血压波动于（120～140）/（70～80）mmHg。

二、讨论

随着我国人口老龄化的来临，老年高血压人群成为肾动脉狭窄（renal artery stenosis，RAS）的高发人群。据估计，RAS的患病率在高血压人群占1%～3%，而在继发性高血压人群可达20%。第八届美国国家联合委员会（JNC 8）《2014年成人高血压管理指南》指出，肾血管性疾病占继发性高血压中比例为5%～34%，是继发性高血压发病的第二大病因。RAS可致肾血流量减少进而通过肾素-血管紧张素-醛固酮系统（RAAS）使血浆中肾素-血管紧张素Ⅱ水平升高，导致动脉收缩，引起肾性高血压，一般需要多种降压药联合控制血压，其中RAAS拮抗药物治疗效果较好，但易导致急性肾衰竭，尤其是两侧肾动脉狭窄的患者。我国肾动脉狭窄患者回顾性病因分析提示肾动脉狭窄首要病因是动脉粥样硬化，占81.5%，其次是大动脉炎、纤维肌性发育不良。

但由于RAS的主要临床表现是高血压，部分患者可伴有肾功能损害和高血压并发症，无特异性，可能导致大量RAS患者被漏诊、误诊。因此，如何在高血压人群中准确地鉴别出RAS患者并予以适当的治疗十分重要。2017年肾动脉狭窄的诊断和处理中国专家共识中指出动脉粥样硬化性RAS诊断标准：①至少具有1个动脉粥样硬化的危险因素（肥胖、糖尿病、高脂血症、年龄＞40岁、长期吸烟）。②至少具有2项动脉粥样硬化的影像学表现（肾动脉锥形狭窄或闭塞，偏心性狭窄，不规则斑块，钙化，主要累及肾动脉近段及开口；腹部其他血管动脉粥样硬化的表现）。

关于肾动脉狭窄的介入治疗一直存在很大争议，STAR研究、ASTRAL研究及CORAL研究等研究表明，介入联合用药与单纯药物治疗相比无明显优势，且有增加并发症风险，但动脉粥样硬化是进展性疾病，肾动脉狭窄若逐步加重，必将会导致肾脏萎缩，功能丧失。但上述的临床研究存在研究设计缺陷，多以肌酐或估测肾小球滤过率作为肾功能评价指标，而70%～80%肾动脉狭窄患者为单侧肾动脉狭窄，患侧肾脏灌注不足、肾小球滤过率会下降；健侧肾小球滤过率升高，总体肾小球滤过率、肌酐水平保持稳定，长此以往，患侧肾脏功能会因持续缺血进一步恶化，而健侧肾脏功能会因过度代偿发生损害。同时研究的入选标准可能排除了严重肾动脉狭窄患者，从而造成偏倚，研究结果可信度下降。

2014年8月，美国心血管造影和介入学会发布的肾动脉支架植入术专家共识认为RAS的腔内介入治疗需要满足解剖指征和临床指征。解剖指征包括：①病变狭窄程度介于50%～70%，且病变远端与近端测得的静息状态下平均压差＞10mmHg；②病变狭窄程度介于50%～70%，且病变远端与近端测得的收缩期压差＞20mmHg；③病变狭窄程度介于50%～70%且病变远端与近端测得的压差比≤0.8；④病变狭窄程度≥70%。临床指征包括：①心功能障碍急性综合征（急性肺水肿或冠脉综合征）伴重度高血压；②顽固性高血压（使用三种及以上降压药物，其中含一种利尿剂仍无法控制的高血压，或者无法耐受降压药物）；③缺血性肾病合并慢性肾病［估算肾小球滤过率（eGFR）＜45ml/（min·1.73m²）］，或无法解释的全肾缺血（孤立肾伴单侧重度肾动脉狭窄或双侧重度肾动脉狭窄）。

该患者为老年女性，高血压病史30余年，因血压升高多次急诊住院治疗，同时存在高龄、高血压、吸烟等多种危险因素及外周血管狭窄、冠状动脉狭窄等靶器官功能受损，结合其肾动脉造影为双侧肾动脉开口处锥形狭窄，提示患者为动脉粥样硬化性RAS。右侧肾萎缩，肾小球滤过率为52ml/（min·1.73m²），考虑肾功能轻度受损，于右肾动脉起始病变处植入1枚支架，解除右肾动脉狭窄，避免右肾进一步损伤。建议患者监测血压波动情况，完善肾灌注显像评价肾功能，必要时对左肾动脉进行介入治疗。

（心内科　杨志星　侯书贤）

第七章

心外科疾病

病例1 常见的心力衰竭，不常见的病因
——肺动脉瓣关闭不全

一、病例报告

【患者】女性，41岁，2020年3月26日入院。

【主诉】发现心脏杂音40年，心悸4月余，加重1天。

【现病史】患者出生后不久即发现心脏杂音，当地医院诊断为"先天性心脏病，动脉导管未闭"，因无不适，未予诊治。平素活动耐量可，2020年1月患者无明显诱因出现心悸，伴气短及全身水肿，腹部及双下肢明显，就诊于某医院，诊断为"先天性心脏病，动脉导管未闭，心力衰竭"，予以强心、利尿等药物治疗，症状好转后出院。院外上述症状反复发作，于2020年3月26日入我院进一步治疗。

【既往史】"原发性甲状腺功能减退"病史1月余，服用"左甲状腺素钠片"治疗；否认高血压、糖尿病等慢性病病史，否认结核等传染病病史，无外伤史，无药物、食物过敏史。

【个人史】生于山西省，无疫区居住史，无冶游史，否认吸烟史，否认饮酒史。

【婚育史】21岁结婚，育有1子，配偶体健，子体健。

【月经史】初潮年龄：13，$\dfrac{4 \sim 6}{28 \sim 32天}$，本次月经2020年3月3日。

【家族史】父母已故；2兄体健，1子体健，家族中无特殊遗传病史记载。

【入院查体】T 36.3℃，P 76次/分，R 19次分，BP 80/54mg，CVP 20mmHg。慢性病面容，双侧颈静脉充盈，双肺呼吸音粗，双肺底可闻及少量湿啰音，心界叩诊扩大，胸骨右缘第2肋间可闻及全心动周期连续性机械样杂音，三尖瓣听诊区可闻及3/6级收缩期吹风样杂音，腹部外形饱满，肝剑突下4横指，双下肢水肿。

【辅助检查】心脏彩超：LA 40mm，RA 52mm×44mm，RV 36mm，LV 44mm，EF 63%。肺动脉瓣短小菲薄，闭合不良，瓣上可见多处高回声团附着，随瓣叶活动在右心室流出道与肺动脉腔内来回摆动。提示动脉导管未闭（管型，长5.6mm，宽3mm），肺动脉瓣关闭不全（中～重度），肺动脉瓣赘生物可能，三尖瓣关闭不全（中～重度）。

腹部彩超：肝中静脉增宽，胆囊继发性改变，脾轻度肿大，腹水（81mm）。

化验结果见表7-1-1。

表 7-1-1 入院时相关化验结果

总胆红素 （μmol/L）	直接胆红素 （μmol/L）	间接胆红素 （μmol/L）	丙氨酸转氨酶 （U/L）	尿素 （mmol/L）	肌酐 （μmol/L）	尿酸 （μmol/L）	BNP （ng/L）
54.3	18.4	35.9	17	4.30	57.0	425.0	2178.0

【术前诊断】先天性心脏病动脉导管未闭（管型），三尖瓣关闭不全（中～重度），肺动脉瓣关闭不全（重度），肺动脉瓣赘生物形成可能，心脏扩大，心包积液（中量），心功能Ⅳ级（NYHA分级），肺动脉高压，肝淤血，腹水，原发性甲状腺功能减退，双肺肺炎。

【诊疗经过】于2020年6月1日行体外循环下肺动脉瓣置换术＋三尖瓣成形术＋动脉导管闭合术，探查可见肺动脉瓣瓣叶发育小，瓣缘增厚、卷曲，致使肺动脉瓣明显关闭不全，未见明显赘生物形成，剪除病变肺动脉瓣，探查可通过23号测瓣器，换瓣线间断缝合植入23＃Edwards人工生物瓣，于三尖瓣处植入30＃Edwards成形环进行三尖瓣成形，充分游离动脉导管，可见动脉导管呈管型，长约8mm，宽约10mm，取10号丝线结扎动脉导管，术程顺利，术后恢复良好，于2020年6月15日出院。

【术后结局及随访】心脏彩超：LA 37mm，RA 38mm×52mm，RV 28mm，LV 50mm，EF 57%。提示动脉导管结扎＋肺动脉瓣置换＋三尖瓣成形术后，未见残余分流，人工瓣未见异常。

手术前后心脏彩超结果对比详见表7-1-2。

腹部彩超：肝、胆、胰、脾、双肾未见明显异常。

表 7-1-2 手术前后心脏彩超结果对比

日期	LA（mm）	RA（mm）	LV（mm）	RV（mm）	EF（%）
2020年3月27日	40	52×54	44	36	63
2020年4月15日	43	50×52	31	40	81
2020年5月23日	40	49×56	50	28	56
2020年6月5日	37	38×52	50	28	57
2020年7月15日	36	32×36	47	21	52
2020年9月15日	39	30×42	50	20	54

化验结果见表7-1-3。

表 7-1-3 术后相关化验结果

总胆红素 （μmol/L）	直接胆红素 （μmol/L）	间接胆红素 （μmol/L）	丙氨酸转氨酶 （U/L）	尿素 （mmol/L）	肌酐 （μmol/L）	尿酸 （μmol/L）	BNP （ng/L）
32.6	16.6	16.0	12	6.10	75.3	557.0	436.0

二、讨论

右心衰竭（right heart failure，RHF）是指任何原因导致的右心室充盈和（或）射血障碍，不足以提供机体所需要的心排血量时表现的临床综合征。慢性右心衰竭通常因右心室后负荷缓慢增高如左心衰竭、慢性肺栓塞或慢性阻塞性肺疾病所致，长期容量超负荷如右房室瓣反流也可导致慢性右心衰竭。主要表现有体循环淤血相关的外周水肿、腹胀、腹水、运动耐量下降、乏力，以及房性或室性心律失常等。右心衰竭可引起血压下降、心源性休克、外周水肿、肝肾功能和胃肠功能损害，甚至心源性猝死。

肺动脉瓣位于主动脉瓣的左前方，瓣环与右心室漏斗部心肌相连，借圆锥韧带与主动脉瓣环相连续，是右心室内血流进入肺动脉的通道。

肺动脉瓣关闭不全发病率较低，约占瓣膜病患者总数的0.7%。最常见原因为肺动脉高压，其次为感染性心内膜炎及先天性肺动脉瓣发育不良等。单纯肺动脉瓣关闭不全虽可以增加右心室舒张期容量，但右心室有很好的耐受性而多年无症状；继发性肺动脉瓣关闭不全往往被原发病（风湿性心脏病、先天性心脏病）的症状或肺动脉高压所掩盖，可有咯血、运动耐量差等。继发于肺动脉高压的功能性肺动脉瓣关闭不全应针对引起肺动脉高压的原发病进行治疗；严重的肺动脉瓣病变患者发生难治性右心衰竭时，可考虑做人工肺动脉瓣置换术（PVR）。本病例因患者既往无发热病史，且术中直视未见肺动脉瓣叶赘生物形成，故考虑为先天性肺动脉瓣发育不良。长期肺动脉瓣关闭不全造成右心负荷加重，继发导致三尖瓣关闭不全，因右心室功能耐受性较好，故而在发展为三尖瓣关闭不全（重度）时发病，造成右心衰竭。对于此类患者，及时行瓣膜置换术，是改善患者预后的一个重要治疗手段。

目前世界上尚缺乏指南去指导PVR的临床应用，而临床上PVR相关的重要问题，如手术时机和适应证、选择机械瓣还是生物瓣、术后抗凝和中远期疗效等，都是困扰心脏外科医师的问题。

1. PVR的手术时机、适应证　PVR是严重肺动脉瓣反流和（或）狭窄患者安全有效的治疗手段，中远期效果良好，一旦有手术指征建议尽早手术治疗。

（1）肺动脉瓣反流患者适应证为重度肺动脉瓣反流、活动受限、心律失常、右心室过度增大（右心室/左心室≥2:1）。

（2）肺动脉瓣狭窄患者适应证为重度肺动脉瓣狭窄、右心室收缩压/主动脉压＞60%、进行性的右心室肥厚等。

（3）临床上最常见的PVR适应证是TOF等复杂先心病术后慢性肺动脉瓣反流导致进行性右心衰竭。

2. PVR人工瓣膜的选择　对于左心系统人工瓣膜置换，指南有较为明确的建议，然而，目前尚无指南对PVR如何选择人工瓣膜给出明确的指导，在临床上，PVR使用最多的是生物瓣，但选择合适的患者并行正规的抗凝治疗，机械瓣将会使越来越多的患者受益。

（1）选择生物瓣的主要原因：①右心系统压力较低，血流较慢，生物瓣不易形成血栓；②由于压力的不同，生物瓣在右心系统的衰败率会低于左心系统；③PVR多见于年轻的先天性心脏病患者，而年轻患者活动量大，如果选择机械瓣则需长期服用华法林抗凝，这可能会带来更多的出血风险，且年轻人医从性差，不太容易规律复查并规律服药，这也会带来血栓或出血的风险。

（2）生物瓣的缺陷：①生物瓣容易衰败，耐久性差，年龄小的患者心率快、代谢快，衰败会更快，这就会增加再次手术的机会；②机械瓣相对于生物瓣有更大的有效开口面积和更好的血流动力学表现；③PVR的患者大多年龄小，尚在生长发育阶段，生物瓣相对于机械瓣更容易出现生长发育后带来的患者-人工瓣膜不匹配。

（3）机械瓣的优势：鉴于生物瓣的一些缺陷，近些年越来越多的专家开始选择机械瓣。研究发现PVR时机械瓣是一种不错的选择：①机械瓣的血栓或出血风险并不高于生物瓣；②对于多数年轻人的PVR患者，生物瓣耐久性不理想，而机械瓣中长期效果满意；③机械瓣有更好的血流动力学性能。

（4）PVR后抗凝方案：我国不同于国外的高强度抗凝方案，更推荐适合中国人的低强度抗凝方案，INR 1.8 ～ 2.5安全有效。

本病需与以下疾病相鉴别。

（1）左心衰竭：多见于器质性心脏病患者，重症者肺部有干湿啰音，甚至咳粉红色泡沫样痰，以肺循环淤血症状为主，而右心衰竭以体循环淤血症状为主。

（2）心包积液、缩窄性心包炎：应根据病史、心脏及周围血管体征进行鉴别，超声心动图、心脏CT、CMR可确诊。

（3）肝硬化腹水伴下肢水肿：基础心脏病体征有助于鉴别，非心源性肝硬化不会出现颈静脉怒张等上腔静脉回流受阻的体征，据此可做出鉴别。

对于成年人而言，肺动脉瓣关闭不全患者因长期、严重右心负荷加重引发严重右心衰竭，因此对于明确诊断为本病的患者，选择合适的时机进行瓣膜置换术，对改善疾病预后、降低疾病死亡率有很大意义。接诊此类患者，治疗右心衰竭时，应保证体循环容量，避免过度利尿治疗导致容量不足以致血压难以维持。治疗的目标是降低右心室前负荷和后负荷，增强心肌的收缩力。明确病因，若条件允许，尽早行外科手术。

（心外科　奚吉成　宋　頔）

病例2 外科手术治疗升主动脉假性动脉瘤

一、病例报告

【患者】男性，70岁。

【主诉】间断胸痛、胸憋20余天。

【现病史】患者于入院20余天前无明显诱因出现胸痛、胸憋，无明显气短，无全身出汗，无头痛、头晕，无恶心、呕吐，症状持续1～2小时，休息后可自行缓解，因可耐受，患者未予重视，未至医院明确诊断。此后，患者自觉上述症状间断出现，1周后就诊于某医院，完善冠状动脉CTA，提示升主动脉瘤，前降支、回旋支、右冠状动脉轻度狭窄，后降支重度狭窄。考虑患者病情重，建议患者至上级医院进一步诊治，患者及家属为求手术治疗就诊于我院，我科以"升主动脉假性动脉瘤"收住院。

【既往史】高血压病史20余年，最高血压220/110mmHg，目前口服硝苯地平降压治疗，自述血压控制良好。否认糖尿病病史。否认药物及食物过敏史。否认肝炎、结核等传染病史。否认外伤及手术史。否认输血史。

【个人史】吸烟50余年，吸烟1包/天；偶有饮酒史。

【家族史】家族中无类似疾病患者，无遗传性及家族性疾病患者。

【入院查体】T 36.8℃，P 70次/分，R 18次/分，BP 108/80mmHg。神志清楚，正常面容，查体合作。双侧颈静脉未见充盈及怒张，双侧颈动脉未见异常搏动。双肺叩诊呈清音，双肺呼吸音清，未闻及干湿啰音及胸膜摩擦音。心率70次/分，心律齐，各瓣膜听诊区未闻及病理性杂音。腹部平坦，全腹无压痛、反跳痛及肌紧张，肝、脾肋下未触及肿大。双下肢无水肿。

【辅助检查】心脏冠状动脉CTA（2018年1月17日，某医院）：前降支近中段狭窄10%～20%，回旋支狭窄40%～50%，右冠状动脉全程钙化，狭窄10%～20%，后降支近段狭窄90%～95%，升主动脉见局部突向腔外的膨大改变，长径约6.74cm，与升主动脉开口约2.85cm×3.23cm。

【入院诊断】升主动脉假性动脉瘤，冠状动脉性心脏病，高血压病3级（很高危）。

【鉴别诊断】

（1）急性心肌梗死（AMI）：①AMI疼痛一般逐渐加剧、部位多局限于胸骨后、不向后背放射、吗啡镇痛疗效好；而本病疼痛常突然发生、极为剧烈、部位广泛、多向后背放射、吗啡常用剂量多无效。②AMI发病时血压偏高、后逐渐降低。休克时血压明显降低，双侧脉搏、血压及上下肢血压对称；而本病休克时血压不一定降低、有时反而增高、夹层累及主动脉分支时可出现双侧脉搏、血压及上下肢血压不对称。③AMI发作时心电图和心肌酶谱呈规律性异常演变；而本病心电图和心肌酶谱仅呈非特异性异常。但需注意本病累及冠状动脉时，亦可出现典型AMI的心电图和心肌酶谱演变。

（2）急腹症：主动脉夹层累及腹主动脉与其大分支时，可引起各种急腹症样临床表现，易误诊为肠系膜动脉栓塞、急性胰腺炎、急性胆囊炎、消化性溃疡穿孔及肠梗阻等。但如能注意本病疼痛特点和血压与脉搏异常，再结合超声心动图等影像学检查可鉴别。

（3）肺动脉栓塞：可引起胸痛、咯血、呼吸困难、休克等表现。但有右心负荷急剧增加表现，如发绀、肺动脉区第二心音亢进、颈静脉充盈、肝大、下肢水肿等。心电图示电轴右偏、Ⅰ导联S波加深、Ⅲ导联出现Q波和T波倒置、胸导联过渡区左移，右胸导联T波倒置等改变。再结合超声心动图等影像学检查可鉴别。

（4）主动脉夹层：夹层动脉瘤绝大多数为持续性刀割样锐痛，难以忍受，伴有烦躁不安及大汗淋漓。多伴有高血压病史。其为主动脉中层发生主动脉平行的撕裂，并有血液在裂开段中流动。

（5）真性动脉瘤：临床上最多见，瘤壁具有全层动脉结构，虽然组织学上有破坏，但可辨认该处三层组织结构。一般早期无症状，多于体检时发现，当瘤体增大到一定程度可出现疼痛和压迫症状，可有血栓脱落造成动脉栓塞的表现。

【术前辅助检查】　心脏彩超：AAO 35mm，LA 34mm，LV 45mm，RA 38mm×40mm，RV 26mm，EF 56%，升主动脉前方可见范围约66mm×54mm椭圆形囊性包块，主动脉前壁（距主动脉瓣30mm处）可见范围约25mm×15mm破口，破口与主动脉前方包块相通。CDFI示主动脉内血流经破口进入包块内，破口处血流呈双向，包块内可见范围约65mm×20mm弧形血栓低回声。

胸腹部大血管CTA：升主动脉前方局限性凸向管腔外，形态不规则，与升主动脉相连，破口大小约33mm×25mm，管腔外可见低密度影包绕，厚薄不均，密度尚均匀（图7-2-1）。

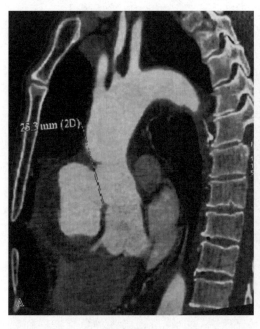
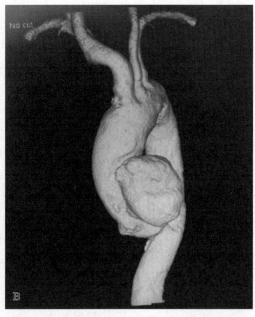

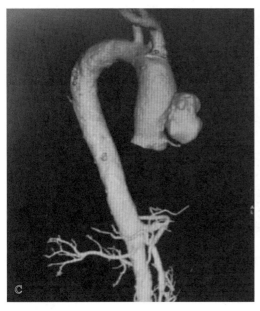
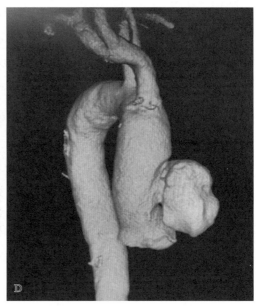

图7-2-1 胸腹主动脉CT成像＋重建

A.矢状位显示假性动脉瘤及破口；B.三位重建显示假性动脉瘤正面观；C.三位重建显示假性动脉瘤侧面观；D.三位重建显示假性动脉瘤侧面及破口

【诊疗经过】入院积极行心脏彩超、胸腹部大血管CTA等检查，给予降压、通便、控制心率等治疗，积极术前准备，在全身麻醉低温体外循环下行升主动脉假性动脉瘤切除术。术中图中见图7-2-2。

【疾病转归】患者术后恢复良好，于术后9小时拔出气管插管，于术后第2天返回普通病房，术后复查心脏彩超：AAO 33mm，LA 35mm，LV 48mm，RA 35mm×41mm，RV 24mm，EF 62%，升主动脉前壁可见人工血管高回声，位置固定，内未见异常回声附着，各瓣膜形态结构未见异常，心包未见异常。患者并于术后第10天治愈出院。

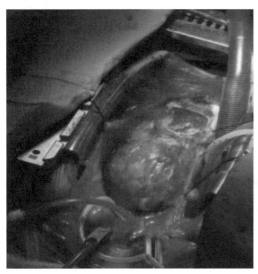
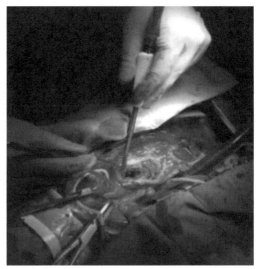

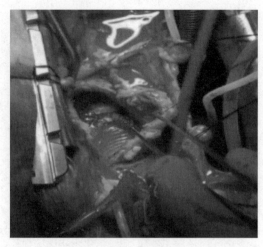

图7-2-2 术中图片

二、讨论

主动脉假性动脉瘤（aortic pseudoaneurysm，AP）指因外伤、感染、手术、免疫性疾病或动脉硬化等因素致动脉壁撕裂或穿破，流出血液被纤维结缔组织包裹形成血肿。由于瘤壁缺少肌层及弹力层，如不及时处理，血肿极易破裂，死亡率高达78% ～ 94%。破裂部位可以位于升主动脉、主动脉弓、主动脉峡部和降主动脉胸段。而随着现代影像学研究的发展，穿透性粥样硬化性主动脉溃疡（penetrating atherosclerotic aortic ulcer，PAU）已经被证实为无症状性主动脉破裂的一个可能原因。

由于AP破裂后死亡率极高，所以本病一旦确诊，应早期进行手术治疗，以减少破裂、感染及栓塞等风险。对于本病治疗主要包括传统的开放性外科手术和主动脉腔内修复技术。但由于传统手术血流动力学变化大，老年患者尤其是合并心、脑、肺、肾等较严重基础疾病的患者，由于各器官功能储备差，术后气管插管拔管困难、心肌缺血、呼吸道感染、脑血管意外、肾功能不全等发生率增加。并且开放手术要求术野显露清楚，游离创面大，出血量大，输血的可能性和输血量要明显增加，而且还有可能带来内脏缺血，甚至脊髓缺血等严重并发症。主动脉腔内修复技术治疗是一种安全、有效的方法，具有创伤小、并发症少、技术成功率高、死亡率低等优点，可作为挽救大血管疾病患者生命的一种较好的选择，所以其已逐步得以广泛应用，并且取代了大部分开放性手术治疗。

与此同时，我们同样不能忽视传统开放手术的地位与作用，对于无法进行腔内治疗、存在介入治疗禁忌或腔内治疗失败的主动脉疾病，传统的开放手术至少在现阶段仍是不可或缺的治疗手段。本病例就是采用传统的外科手术治疗主动脉假性动脉瘤，并且患者术后恢复良好，治疗效果明显。

（心外科　张顺业　马东亮）

病例3 冠状动脉旁路移植术3例

一、病例报告

（一）病例一

【**患者**】男性，49岁。

【**主诉**】活动后胸憋7年，加重10余天。

【**现病史**】患者于7年前休息时出现胸憋症状，伴大汗，不向颈部及肩背部放射，不伴恶心、呕吐、头晕等，急诊就诊于当地县医院，行心电图等检查后考虑"心肌缺血"，给予输液治疗（具体不详），症状逐渐缓解，持续时间约1小时，未进一步治疗；患者院外规律口服阿司匹林、阿托伐他汀、酒石酸美托洛尔、单硝酸异山梨酯等药物，胸憋症状仍间断发作，多于活动或快走后出现，休息5～10分钟可自行缓解，未进一步诊治。患者于7月25日饱餐后再次出现上述胸憋症状，伴大汗、乏力，持续1小时后缓解，急诊就诊于当地县医院，行心电图等相关检查，示急性心肌梗死，予以输液等对症治疗（具体不详），上述胸憋症状未再发作，后转诊于当地市医院，行冠状动脉造影，示"左主干＋三支病变"，建议手术治疗。今为求进一步诊治，就诊于我院，门诊以"冠心病，急性非ST段抬高型心肌梗死"收入院。

【**既往史**】高血压病史3年，血压最高140/100mmHg，间断口服降压药"复方利血平氨苯蝶啶片""吲达帕胺片山"，血压控制在（120～130）/（80～90）mmHg。否认糖尿病病史。否认药物、食物过敏史。否认肝炎、结核等传染病史。否认外伤、手术、输血史。

【**个人史**】从事农民职业，吸烟史30年，2包/天，偶有饮酒。

【**家族史**】患者母亲患冠心病，否认其他遗传性及家族性疾病。

【**入院查体**】T 36.2℃，R 20次/分，P 68次/分，BP 126/82mmHg。双肺呼吸音清，未闻及干湿啰音及胸膜摩擦音，心率68次/分，心律齐，未闻及明显杂音。腹部未触及明显异常。双下肢无水肿。

【**辅助检查**】冠状动脉造影术（2017年7月25日，当地医院）：左主干开口可见95%狭窄，前降支近中段100%闭塞，远段可见经右冠逆灌注显影；回旋支近中段节段性狭窄，最重达60%～70%，发出第二钝缘支后约90%长狭窄，右冠状动脉近中段弥漫性斑块，远段后三叉前可见70%～80%狭窄（图7-3-1）。

【**临床诊断**】冠心病，急性非ST段抬高型心肌梗死，心功能Ⅰ级（Killip分级），2级高血压（很高危），高脂血症，脂肪肝，颈动脉硬化症。

【**诊疗经过**】入院后完善胸部X线、心脏彩超等相关术前检查，给予抗凝、扩冠、调脂、降低心肌耗氧等对症治疗，在全身麻醉非体外循环下行冠状动脉旁路移植术，手术过程顺利，搭桥3支，分别为左侧乳内动脉→前降支，大隐静脉经升主动脉→钝缘支→后降支（图7-3-2）。

【**疾病转归**】患者术后恢复良好，于术后8小时拔出气管插管，于术后第2天返回普

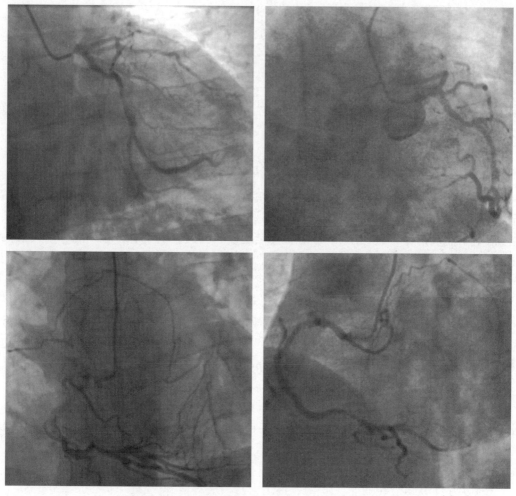

图7-3-1 冠状动脉造影术（2017年7月25日）

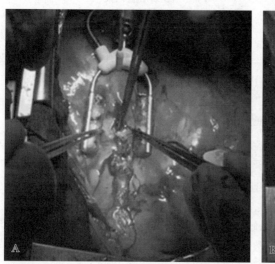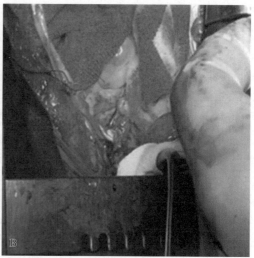

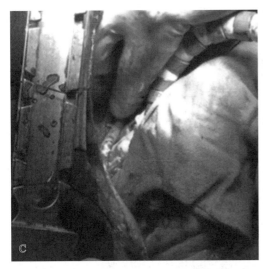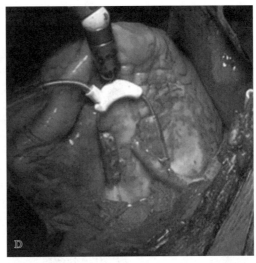

图7-3-2 冠状动脉旁路移植术

A.乳内动脉与前降支吻合；B.大隐静脉远心端与主动脉根部吻合；C.大隐静脉序贯与钝缘支吻合；D.大隐静脉序贯与后降支吻合

通病房，术后第12天治愈出院。

（二）病例二

【患者】男性，55岁。

【主诉】活动后胸憋痛4年余，加重2个月。

【现病史】患者于2014年初开始出现活动后胸骨后憋痛，范围可放射至左肩、左臂内侧及环指和小指，发作持续1～2分钟，休息后可缓解，无恶心、大汗、头晕、呼吸困难等。患者未在意，其间上述症状偶有发作。2014年2月9日下午患者步行过程中再次出现胸憋痛症状，持续约30分钟后缓解，伴左上肢不适，无大汗、恶心、头晕等，于次日就诊于我院。心电图、心肌酶及TnI异常，诊断为"冠心病、急性非ST段抬高型心肌梗死"。住院行冠状动脉造影示左主干末段狭窄约50%，前降支开口处狭窄约30%，近中段狭窄约90%，中段狭窄约30%，局部可见轻度肌桥；回旋支近段狭窄30%～50%，中段次全闭塞，第一钝缘支近段狭窄约70%；右冠状动脉近中段狭窄约50%，中段内膜不光滑，远段狭窄约30%。患者血管病变重，建议行冠状动脉旁路移植术，患者家属要求行PCI术，回旋支100%闭塞处未开通，于前降支近中段植入1枚支架，给予"阿司匹林、氯吡格雷、硝酸异山梨酯及阿托伐他汀治疗"。院外患者规律服药，未再出现胸憋痛不适症状。近2个月来患者自觉胸憋症状反复发作，伴乏力，无出汗、心悸、头晕、恶心等，持续约10分钟，休息后可缓解，遂就诊于我院，考虑"心绞痛"，建议患者住院。自发病以来，患者精神、食欲可，大、小便正常，体重较前无明显变化。

【既往史】2014年1月于我院诊断2型糖尿病，现口服"二甲双胍、格列吡嗪"，未监测血糖。2014年患者发现血压升高，最高160/100mmHg，最近间断口服"苯磺酸氨氯地平片"，未规律监测血压。2000年患者因火灾致全身80%重度烧伤，并多次行植皮手术,住院4月余,其间有输血史。2014年诊断"血小板减低症";否认肝炎、结核等传染病史,否认食物、药物过敏史,否认外伤史。

【个人史】吸烟35年,30支/日,戒烟4年;偶有饮酒史。

【家族史】否认家族中类似疾病患者,否认遗传性及家族性疾病患者。

【入院查体】T 36.5℃,R 18次/分,P 72次/分,BP 100/68mmHg。患者神志清楚,查体合作,体表大面积烧伤瘢痕形成。心率72次/分,心律齐,未闻及明显杂音,双肺呼吸音清,未闻及干湿啰音及胸膜摩擦音。腹部未及明显异常。双下肢无水肿。

【辅助检查】冠状动脉造影术(2018年4月16日,我院):左主干末段狭窄约50%;前降支近中段100%闭塞,中段可见轻度肌桥;回旋支开口至中段狭窄30%~50%,中远段100%闭塞,第一钝缘支近段狭窄约70%;右冠状动脉近中段、远段狭窄约30%,PD近中段狭窄30%~50%;冠状动脉分布右优势型,侧支循环形成右→左(图7-3-3)。

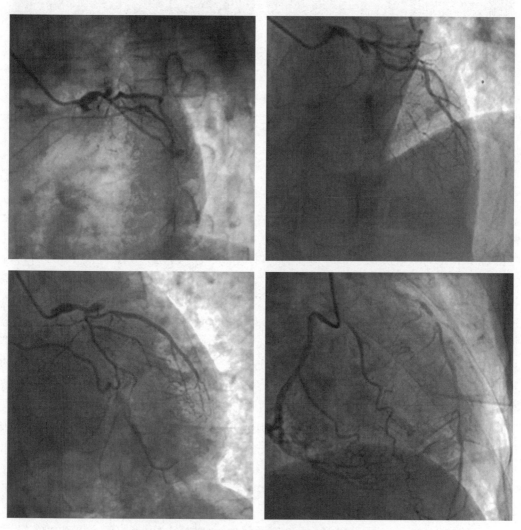

图7-3-3　冠状动脉造影术(2018年4月16日)

【临床诊断】冠心病，不稳定型心绞痛，陈旧性心肌梗死，PCI术后，心功能Ⅱ级，2型糖尿病，高血压病2级（很高危），血小板减低症，高脂血症，腔隙性脑梗死，颈动脉硬化症。

【诊疗经过】入院后完善胸部X线、心脏彩超等相关术前检查，给予抗凝、扩冠、调脂、降低心肌耗氧等对症治疗，在全身麻醉非体外循环下行冠状动脉旁路移植术，由于患者曾因火灾致全身80%重度烧伤瘢痕形成，无大隐静脉可用，遂选择乳内动脉、桡动脉，手术过程顺利，搭桥2支，分别为：左侧乳内动脉→前降支，桡动脉经升主动脉→钝缘支。

【疾病转归】患者术后恢复良好，于术后10小时拔出气管插管，于术后第2天返回普通病房，术后第13天治愈出院。

（三）病例三

【患者】女性，62岁。

【主诉】间断胸憋痛6年，加重9小时。

【现病史】患者于2012年出现胸憋痛症状，位于胸前区，伴出汗，持续约30分钟缓解，就诊于市某医院，行冠状动脉造影时植入1枚支架（具体不详），病情好转后出院，院外服用"阿司匹林、氯吡格雷、美托洛尔、阿托伐他汀"等药物，氯吡格雷口服1年后停药。2018年4月26日患者再次出现胸憋痛，部位、性质同前，伴大汗，持续不缓解，就诊于当地县医院，行心电图检查，诊断"急性广泛前壁心肌梗死"，给予药物溶栓后转至某医院行冠状动脉造影，建议搭桥，患者家属拒绝旁路移植术，好转后出院。院外服用"阿司匹林、替格瑞洛、阿托伐他汀、单硝酸异山梨酯、美托洛尔"等，患者胸憋症状未发作。于2018年5月12日再次出现胸痛，伴出汗，无恶心、呕吐、气紧、头晕等不适，持续不缓解，遂就诊于当地县医院，行心电图检查，诊断"急性广泛前壁心肌梗死"，给予溶栓治疗后患者症状缓解。建议转入上级医院，遂由120转入我院急诊，给予对症治疗后转入我科。患者自发病以来，精神一般，食欲较差，大、小便正常，体重较前无明显变化。

【既往史】发现血压升高十余年，最高160/110mmHg，口服"复方利血平氨苯蝶啶片"（半片/次，1次/日）降压治疗，血压控制在120/70mmHg左右。患者间断反酸、胃灼热3年余，间断口服奥美拉唑抑酸治疗。患者年轻时有"肺结核"病史（具体不详）。患者自述对"青霉素、头孢类药物"过敏，否认食物过敏史；否认外伤、输血史；否认肝炎等传染病史。

【个人史】有吸烟史，5～10支/日，戒烟半个月；偶有饮酒。

【家族史】否认家族中类似疾病患者，否认遗传性及家族性疾病患者。

【入院查体】T 36.1℃，R 18次/分，P 72次/分，BP 100/58mmHg。双肺呼吸音清，未闻及干湿啰音及胸膜摩擦音。心率72次/分，心律齐，未闻及明显杂音。腹部未及明显异常。双下肢无水肿。

【辅助检查】冠状动脉造影术（2018年5月12日）：左主干未见有意义狭窄；前降支开口狭窄约50%，近段原支架内内膜增生，局部可见瘤样扩张，狭窄约80%，近中段狭窄约80%，中段狭窄约50%，第一对角支近段狭窄约80%；回旋支中段狭窄约30%；中间支开口狭窄约80%；右冠状动脉未开口于主动脉窦，由回旋支远段供血（图7-3-4）。

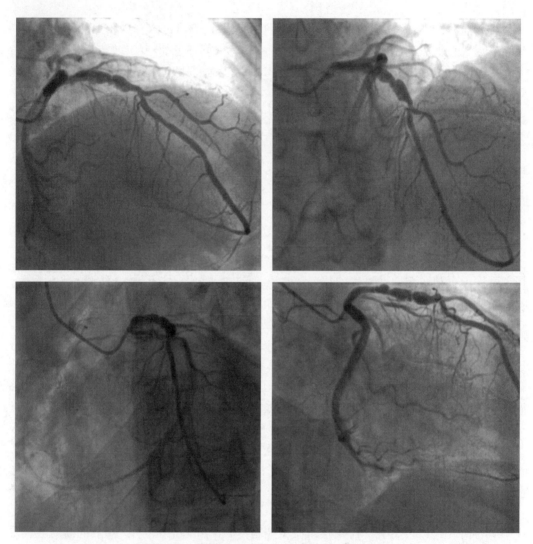

图7-3-4 冠状动脉造影术（2018年5月12日）

【临床诊断】冠心病，急性广泛前壁心肌梗死，心功能Ⅱ级，PCI术后，高血压病3级（很高危），颈动脉硬化症，高脂血症。

【诊疗经过】入院后完善胸部X线、心脏彩超等相关术前检查，给予抗凝、扩冠、调脂、降低心肌耗氧等对症治疗，患者前降支支架内再狭窄，急性心梗溶栓后再次出现急性心肌梗死，而冠状动脉造影提示主要为前降支病变（中间支细小），遂选择微创经胸左前外侧第5肋间入路行冠状动脉旁路移植术，手术过程顺利，搭桥1支，左侧乳内动脉→前降支（图7-3-5）。

【疾病转归】患者术后恢复良好，于术后7小时拔出气管插管，于术后第2天返回普通病房，术后第10天治愈出院。

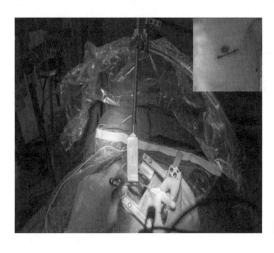

图7-3-5 微创小切口冠状动脉旁路移植术

二、讨论

冠状动脉旁路移植术（coronary artery bypass grafting，CABG）是目前治疗冠心病的有效治疗方法，尤其对于冠状动脉多支复杂病变、糖尿病患者和高危患者而言，CABG是公认的首选治疗手段，可以明显减少心肌梗死及再次血管化比例。目前CABG桥血管的选择以左侧乳内动脉和大隐静脉为主，左侧乳内动脉（left internal mammary artery，LIMA）与左前降支（left anterior descending coronary artery，LAD）的冠状动脉搭桥10年通畅率可达95%以上，LIMA对LAD的远期通畅率一直都是CABG的优势；大隐静脉的远期通畅率相对要低于其他桥血管，但由于位置表浅、便于取材、长度充分等优点，大隐静脉仍是CABG中常用的桥血管；目前可供选择的桥血管有乳内动脉、大隐静脉、桡动脉、胃网膜右动脉，LIMA因其变异少、远期通畅率高，成为CABG中桥血管的首选。

在CABG过程中，除了LIMA和胃网膜右动脉可直接与冠状动脉吻合外，其他桥血管均需吻合于升主动脉前壁。如果出现升主动脉管壁严重钙化、升主动脉短导致血管吻合空间狭小、桥血管材料受限等因素影响，可以根据患者及桥血管条件选择不同的搭桥方式，而且不同的桥血管可以根据患者的实际情况调整成不同组合或形态，如"人"字形、"π"字形桥血管等，所以根据每一个患者的病情可以选择不同的"路"来搭桥，尤其对于有特殊情况的患者，可以选择针对性强的个体化搭桥方案。

微创是心脏外科的重要发展方向，近年来，随着手术器械的不断改进，降低了小切口冠状动脉旁路移植术（minimally invasive direct coronary artery bypass，MIDCAB）的手术难度，使得该技术得到逐渐推广。Holzhey等对左胸MIDCAB 1800例（完全闭塞病变420例）患者10年的随访结果，证实MIDCAB实现LAD完全闭塞病变血运重建成功率为99.8%，5年生存率为90.4%，对于单一LAD病变患者，MIDCAB可以实现与传统CABG一致的手术效果。对于单纯LAD病变的患者，MIDCAB既能有效获取乳内动脉并满意地与前降支吻合，又能最大可能地减少创伤，使心脏不停跳搭桥进一步微创化，或结合PCI治疗多支病变的分站式"杂交"手术，是一种安全有效的治疗方法，给冠心病患者带来更多的选择。

（心外科　邓勇志　陈志强）

第八章

其他疾病

病例1　肺栓塞合并HIT

一、病例报告

【患者】女性，46岁，2018年10月14日入院。

【主诉】活动后气短10天，加重2天。

【现病史】10天前，患者无诱因出现气短、心悸，活动后加重，无胸痛、咯血、咳嗽、咳痰等不适，休息后可缓解，未予特殊处理。2天前，气短进行性加重，出现胸痛、不能走路，休息后缓解不明显。无肩背部放射痛、咳粉红色泡沫痰等，就诊于当地医院，测得D-二聚体14.66 μg/ml，白细胞13.66×10⁹/L，NEU% 78.1%。胸部CT示左肺斑片影。给予抗感染治疗1天，气短、胸痛缓解不佳。为进一步诊治，收住我科。患者在转往我院途中心悸再次发作，无头晕、乏力、胸闷、黑矇、晕厥等。既往无慢性病史，无吸烟饮酒史。

【入院查体】T 36.3 ℃，P 114次/分，R 25次/分，BP 120/70 mmHg，SpO_2（不吸氧）83%，身高163cm，体重70kg。急性面容，自由体位，平卧位休息，神清语利，双侧颈静脉未见充盈。双肺听诊：双肺呼吸音粗，双下肺少许湿啰音，未闻及干啰音及胸膜摩擦音。心脏听诊：心率114次/分，律齐，未闻及明显干湿啰音，未闻及心包摩擦音。腹软，无压痛及反跳痛，肝、脾肋下未触及肿大。双下肢无水肿，未见静脉曲张。

【辅助检查】实验室检查（异常值）（2018年10月14日）：D-二聚体＞10 000μg/L。血气分析（鼻导管吸氧2L/分）：pH 7.47，PCO_2 28 mmHg，PO_2 55 mmHg。肌钙蛋白（TnI）0.22μg/ml，CK-MB 22μg/L。proBNP 15527 ng/ml。WBC 14.3×10⁹/L，Hb 153 g/L，PLT 185×10⁹/L。

心电图（2018年10月14日）：$S_1Q_{Ⅲ}T_{Ⅲ}$，$V_1 \sim V_5$导联T波倒置（图8-1-1）。

CT肺动脉血管造影（CTPA）（2018年10月14日）：肺动脉主干，左、右肺动脉干，双肺上叶、中叶及下叶肺动脉可见不规则低密度充盈缺损（图8-1-2）。

双下肢深静脉超声（2018年10月17日）：右侧股浅静脉远段、腘静脉及胫后静脉血栓形成；右侧小腿肌间静脉血栓形成；双侧下肢余深静脉血流淤滞（图8-1-3）。

心脏超声（2018年10月17日）：右心房、右心室增大，右心室壁稍厚肺动脉增宽、肺动脉高压（PASP约83 mmHg），余未见异常（图8-1-4）。

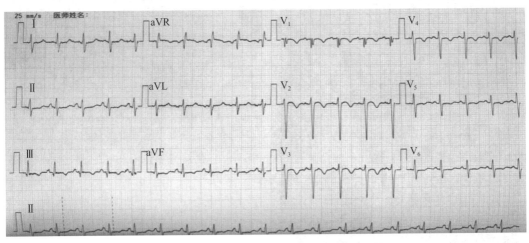

图 8-1-1 心电图（2018 年 10 月 14 日）

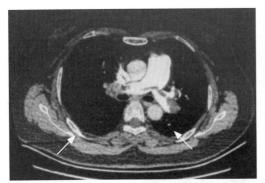 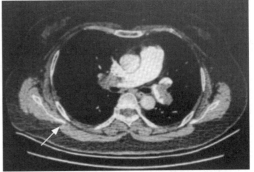

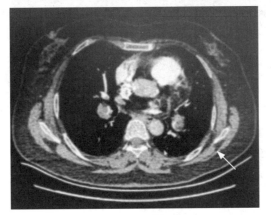

图 8-1-2 CTPA（2018 年 10 月 14 日）
箭头所指处可见不规则低密度充盈缺损

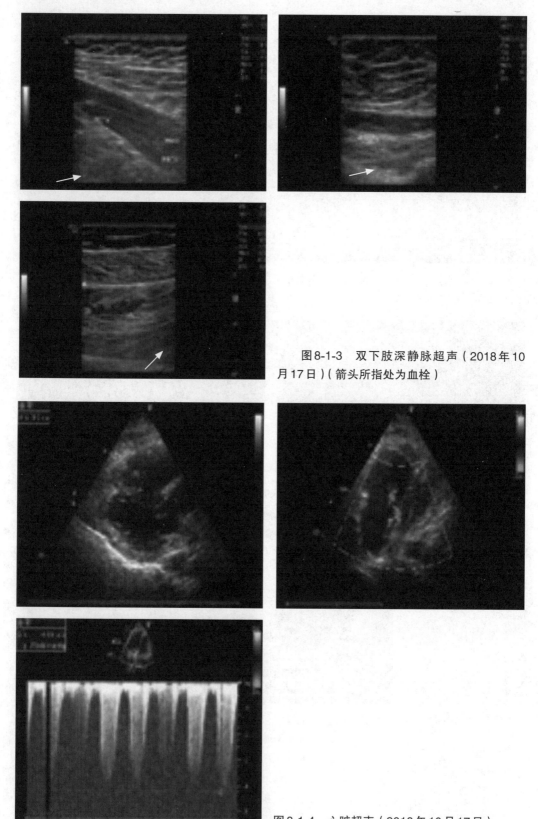

图 8-1-3　双下肢深静脉超声（2018 年 10 月 17 日）（箭头所指处为血栓）

图 8-1-4　心脏超声（2018 年 10 月 17 日）

【初步诊断】肺血栓栓塞症（PTE）（中高危组），Ⅰ型呼吸衰竭，重度肺动脉高压，肺源性心脏病，心功能Ⅳ级（NYHA分级）。

危险分层

（1）高危PTE：休克和低血压为主要表现，收缩压＜90mmHg，或较基础值下降幅度≥40 mmHg，持续15分钟以上。须除外其他。

（2）中危PTE：血流动力学稳定，但存在右心室内径（RVD）的影像学证据和（或）心脏生物学标志物升高。中危PTE再分层：双阳则为中高危，单阳则为中低危。

（3）低危PTE：血流动力学稳定，不存在RVD和心脏生物学标志物升高的PTE。

【诊疗经过】

（1）鼻导管吸氧（3L/min），心电、血氧、血压监护。

（2）卧床休息。

（3）患者出血HAS-BLED评分为0分，予达肝素钠7000U，IH，Q12h，足量抗凝，同时降低肺动脉压治疗，对症治疗。

经予足量抗凝治疗，患者胸痛、气短症状无缓解，于2018年10月15日行介入碎栓溶栓治疗。术中可见肺动脉压力60/30（40）mmHg，给予左右肺动脉非选择性造影，肺动脉干、左右肺动脉干段及左右上、中、下肺动脉段均可见明显血栓影，给予MPA2导管沿左右肺动脉在各动脉段分别行肺动脉碎栓术，术后在肺动脉干段给予尿激酶原25 mg血管内溶栓。

介入治疗后患者不适症状明显缓解，血氧饱和度上升，心率下降。继续卧床休息、抗凝治疗。

10月16日夜间胸憋、胸痛、气短再次发作，休息后缓解不佳，予普通肝素3000U抗凝后好转，可平卧，血压、血氧饱和度未见明显变化。10月17日患者（围绝经期）月经来潮，精神睡眠差，食欲缺乏。考虑应用低分子肝素抗凝出现出血不易控制，予普通肝素钠抗凝治疗，监测APTT，波动于60～65秒，proBNP 1968 ng/L。10月18日，患者胸憋、胸痛、气短症状有所缓解，月经量未见增多，APTT为61秒，继续予肝素抗凝对症治疗。10月20日患者月经结束，继续予依诺肝素7000UIH Q12h足量抗凝治疗，监测D-二聚体＞10000μg/L，proBNP 5878 ng/L。

患者病情较稳定，继续抗凝对症治疗，同时监测凝血、血常规系列。血小板呈下降趋势，10月26日D-二聚体4116μg/L，proBNP 128 ng/L，血小板（PLT）47×10⁹/L。血小板减少原因考虑肝素诱发血小板减少症（HIT），依诺肝素调整为磺达肝癸钠5000U IH Qd。10月27日PLT 66×10⁹/L，10月29日复查PLT 139×10⁹/L，D-二聚体3820μg/L，proBNP 313ng/L。患者病情稳定，继续目前治疗，11月4日复查PLT 210×10⁹/L，D-二聚体1524μg/L，proBNP 313 ng/L。患者病情稳定，于11月5日出院，院外口服利伐沙班每日20mg，随访。

【出院诊断】急性肺血栓栓塞症（中高危组），Ⅰ型呼吸衰竭，重度肺动脉高压，肺源性心脏病，心功能Ⅳ级（NYHA分级），下肢深静脉血栓形成，肝素诱发血小板减少症。

【院外口服药物】利伐沙班20mg/片，早1片。

【随访】第一次随访（2019年1月1日）：患者精神食欲好，活动时无气短、心悸，查体未见异常体征。未吸氧SpO_2 96%。

化验（2019年1月22日）：血常规示白细胞$7.3×10^9$/L，PLT $242×10^9$/L；血气分析示pH 7.42，PO_2 69 mmHg，PCO_2 34mmHg（未吸氧）。凝血系列示APTT 33s，INR 1.26，D-二聚体281.3μg/L，NT-proBNP 87ng/L。

心电图（与2018年10月14日比较）：$S_1Q_{III}T_{III}$消失，$V_1 \sim V_5$导联T波倒置转变为低平（图8-1-5）。

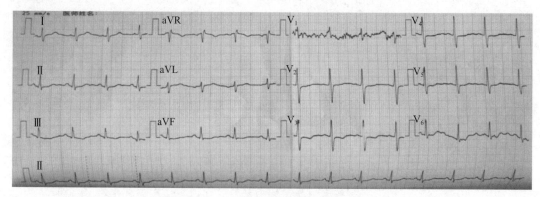

图8-1-5　心电图（2019年1月22日）

心脏超声（2019年1月22日）：各房室腔内径正常范围，室壁厚度及运动幅度未见异常，主动脉、肺动脉内径正常。三尖瓣反流$V_{max} = 257$cm/s，压差26mmHg。

双下肢深静脉超声（2019年1月22日）：右侧腘静脉中远段陈旧血栓，管腔部分再通，双侧下肢余深静脉血流淤滞。

CTPA（2019年1月24日）：右肺下叶背段肺栓塞，与2018年11月1日CTPA比较，充盈缺损明显减少（图8-1-6）。

继续口服利伐沙班20mg/d，随访。

第二次随访（2019年5月5日）：患者精神食欲好，活动时无气短、心悸，查体未见异常体征。未吸氧SpO_2 96%。

化验（2019年5月5日）：血常规示白细胞$5.8×10^9$/L，PLT $244×10^9$/L；血气分析示pH 7.4，PO_2 70mmHg，PCO_2 33mmHg；凝血系列示APTT 40.8s，INR 2.22，D-二聚体275.6μg/L；NT-proBNP 79ng/L。

心脏超声（2019年5月6日）：各房室腔内径正常范围，室壁厚度及运动幅度未见异常，主动脉、肺动脉内径正常。

双下肢深静脉超声（2019年5月6日）：右侧腘静脉中远段陈旧血栓，管腔部分再通，双侧下肢余深静脉血流淤滞。

CTPA（2019年5月10日）：右肺下叶背段肺栓塞，与2018年11月1日CTPA比较，充盈缺损明显消失（图8-1-7）。

停用利伐沙班，随访。

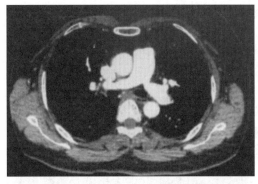
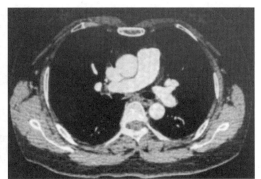
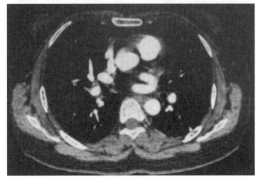

图8-1-6　CTPA（2019年1月24日）

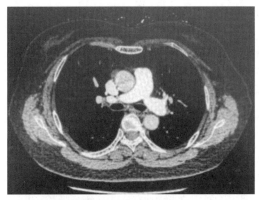
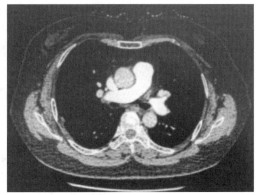
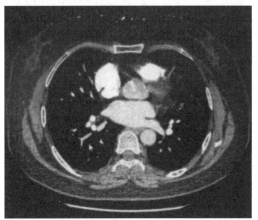

图8-1-7　CTPA（2019年5月10日）

二、讨论

本患者为女性，46岁，入院时有气紧、心悸症状，D-二聚体＞10 000μg/L，血气分析：pH 7.47，PCO$_2$ 28 mmHg，PO$_2$ 55 mmHg。心电图：S$_{\mathrm{I}}$Q$_{\mathrm{III}}$T$_{\mathrm{III}}$，V$_1$～V$_5$导联T波倒置。肺栓塞高度可疑，进一步完善CTPA明确肺栓塞。PTE危险分层主要基于患者血流动力学状态、心肌损伤标志物及右心室功能等指标进行综合评估，本患者血流动力学稳定，但存在RVD的影像学证据和心脏生物学标志物升高。肌钙蛋白（TnI）0.22μg/ml，CK-MB 22μg/L，proBNP 15 527 ng/ml。超声结果提示：右心房、右心室增大，右心室壁增厚，肺动脉增宽，肺动脉高压（PASP约73mmHg）。根据病情严重程度，明确诊断：急性肺血栓栓塞症（中高危组）。

入院治疗：①鼻导管吸氧，心电、血氧、血压监护；②卧床休息；③患者出血HAS-BLED评分为0分，给予依诺肝素7000U皮下注射，12小时1次足量抗凝，对症治疗。

经足量抗凝治疗，患者胸痛、气短症状无缓解，于2018年10月15日行介入碎栓溶栓治疗。介入治疗后患者不适症状明显缓解，血氧饱和度上升，心率下降。继续卧床休息、抗凝治疗。10月17日患者（围绝经期）月经来潮，考虑低分子肝素抗凝如出现出血不易控制，予普通肝素钠抗凝治疗，监测APTT，波动于60～65。10月18日，患者胸憋、胸痛、气短症状有所缓解，月经量未见增多，APTT为61，继续肝素抗凝对症治疗，10月20日患者月经结束，继续予依诺肝素7000U皮下注射，12小时1次足量抗凝治疗，D-二聚体＞10 000μg/L，proBNP 5878 ng/L。

患者病情较稳定，继续抗凝对症治疗，同时监测凝血、血常规系列。10月20日PLT 154×10^9/L。10月26日PLT 47×10^9/L，血小板计数降低大于50%。血小板减少原因考虑肝素诱发血小板减少症（HIT），依诺肝素调整为磺达肝癸钠5000U皮下注射，每日1次。10月27日PLT 66×10^9/L，10月29日PLT 139×10^9/L，患者病情稳定，继续治疗，11月4日复查PLT 210×10^9/L。

急性PTE介入治疗的目的是清除阻塞肺动脉的栓子，以利于恢复右心功能并改善症状和提高生存率。介入治疗包括经导管碎解和抽吸血栓，或同时进行局部小剂量溶栓。介入治疗的并发症包括远端栓塞肺动脉穿孔、肺出血、心脏压塞、心脏传导阻滞或心动过缓、溶血、肾功能不全及穿刺相关并发症。急性高危PTE或伴临床恶化的中危PTE，若有肺动脉主干或主要分支血栓，并存在高出血风险或溶栓禁忌，或经溶栓，或积极的内科治疗无效，在具备介入专业技术和条件的情况下，可行经皮导管介入治疗（2C）。经皮导管介入治疗最常用于出血风险高的高危或中危PTE患者，应在有经验的中心进行，可以在经皮导管介入治疗同时辅以肺动脉内溶栓治疗。对于系统性溶栓出血风险高的患者，如果有导管直接溶栓的设备和人员，导管直接溶栓优于系统性溶栓，导管溶栓时溶栓剂量可以进一步减低，从而降低出血风险。

PTE合并活动性出血是临床治疗中经常遇到的问题，出血的严重程度与抗凝决策（药物、剂量、次数）密切相关。在有效控制活动性出血的同时，应平衡相关治疗措施的临床获益与风险。基于出血的严重程度将活动性出血分为大出血、临床相关性非大出血及小出血。我们常见的出血为皮肤瘀斑、鼻出血、牙龈出血。该患者入院前已绝经3个月，属于围绝经期，而围绝经期女性常见经期延长，经量增多，甚至有大出血可能。在抗凝治疗中出现月经，可能引起大出血，活动性出血是抗凝治疗的禁忌。如果出血不能行局部治疗或无效，需调整治疗方案。

肝素、低分子肝素均有即刻抗凝作用。而普通肝素具有半衰期短，抗凝效应容易监测，可迅速被鱼精蛋白中和的优点。

普通肝素应用期间可能会引起血小板减少症（HIT），低分子肝素引起HIT的概率更低。对于HIT高风险患者，建议在应用期间监测血常规。如果血小板计数下降大于基础值的50%，考虑HIT，关键措施是立即停用肝素或低分子肝素相关物质包括肝素钠封管液，并给予替代的抗凝治疗。磺达肝癸钠为选择性Xa因子抑制剂，通过与抗凝血酶特异性结合，介导对Xa因子的抑制作用。磺达肝癸钠发生大出血或者HIT的风险较低，目前没有证据表明磺达肝癸钠可以诱发HIT，推荐用于PTE患者的初始抗凝治疗，可以替代肝素用于出现HIT患者的抗凝治疗。新型口服抗凝药也有治疗HIT的病例报道，但目前缺乏大量的临床数据。

（老年医学呼吸科 郑曙光 靳小宁）

病例2 急性下壁心肌梗死合并肝素诱导的血小板减少症

一、病例报告

【患者】男性，61岁，2018年4月3日入院。

【主诉】发作性胸憋痛6日。

【现病史】患者2018年3月31日下午2时劳动时发作胸骨后憋闷，伴左侧胸部针刺样疼痛，伴气紧，休息约半小时后上述症状逐渐缓解，就诊于当地某诊所，考虑"冠心病"，给予硝酸甘油片必要时含服。之后患者步行时反复发作上述症状，含服硝酸甘油1片，4～5分钟症状可缓解。4月2日9时左右患者就诊于当地县人民医院时胸憋闷、左侧胸部针刺样痛再次发作，程度较前加重，行心电图检查（未提供），考虑"冠心病，急性心肌梗死"，给予口服阿司匹林肠溶片、替格瑞洛、瑞舒伐他汀钙片及静脉用硝酸甘油，至12时左右上述症状基本缓解。住院期间上述症状仍频繁发作，对症处理后症状可逐渐缓解。4月3日16时30分左右转入我院急诊科，心电图检查示窦性心律，Ⅱ、Ⅲ、aVF导联可见病理性Q波，Ⅱ、Ⅲ、aVF导联ST段压低0.05～0.1mV。心肌肌钙蛋白Ⅰ（TnI）、肌酸激酶同工酶（CK-MB）升高，诊断"冠心病，急性心肌梗死"，阿司匹林肠溶片、替格瑞洛、瑞舒伐他汀口服，低分子肝素皮下注射，注射用单硝酸异山梨酯静脉泵入。胸憋、胸痛未再发作，4月5日18时左右转入心内科治疗。

【既往史】高血压病史2年，最高达180/140mmHg，口服硝苯地平缓释片降压治疗，血压控制在130/（70～90）mmHg。

【个人史】吸烟10年，20～40支/日，戒烟20年。

【入院查体】BP 150/90mmHg。双侧颈静脉未见充盈及怒张。双肺呼吸音清，未闻及干湿啰音及胸膜摩擦音。心界叩诊不大，心率59次/分，心律齐，二尖瓣听诊区可闻及2/6级收缩期杂音。双下肢无水肿。

【辅助检查】血常规（2018年4月3日，我院急诊科）：白细胞计数$8.9×10^9$/L，血小板计数（PLT）$168×10^9$/L，血红蛋白（Hb）124g/L。心肌肌钙蛋白Ⅰ（cTnI）、肌红蛋白（Myo）、N末端脑钠肽前体（NT-proBNP）、降钙素原（PCT）、超敏C反应蛋白（hsCRP）、D-二聚体未见异常，肌酸激酶同工酶（CK-MB）54.73ng/ml（0～5ng/ml）。

心肌标志物三项（2018年4月5日，我院急诊科）：cTnI 1.1ng/ml（0～0.3ng/ml），CK-MB 63.71ng/ml（0～5ng/ml），Myo未见异常。

心电图（2020年4月3日，我院急诊科）：窦性心律，Ⅱ、Ⅲ、aVF导联病理性Q波，Ⅱ、Ⅲ、aVF导联ST段压低0.05～0.1mV，Ⅲ、aVF导联T波倒置（图8-2-1）。

【临床诊断】冠状动脉性心脏病，急性下壁心肌梗死，心功能Ⅰ级（Killip分级），高血压病3级（很高危组）。

【诊疗经过】患者2018年4月5日下午转入我科后给予阿司匹林肠溶片、替格瑞洛片、单硝酸异山梨酯片、瑞舒伐他汀钙片、雷米普利片口服，依诺肝素钠注射液0.4ml皮下注射，12小时1次，18时35分化验血常规：WBC $6.4×10^9$/L，PLT $25×10^9$/L，Hb

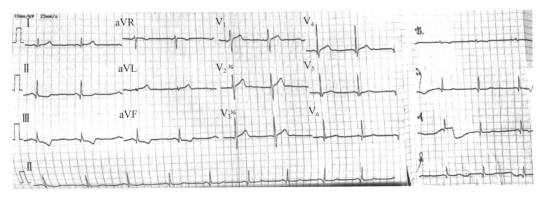

图8-2-1 心电图

123g/L；凝血功能：凝血酶原时间（PT）16.9秒、国际标准化比值（INR）1.24、纤维蛋白原（Fbg）3.91g/L、部分凝血活酶时间（APTT）62.9秒、D-二聚体144.4μg/L。

患者4月3日17时36分于我院急诊科化验，血小板在正常范围，入急诊科后给予低分子肝素皮下注射，4月5日转入我科后18时35分复查血小板重度减低，疑似肝素诱导的血小板减少症（HIT），根据4T′s评分进行临床危险度分层，4T′s评分为5分，HIT为中度临床可能性，持续监测血常规，观察血小板数量变化，并停用依诺肝素及阿司匹林、替格瑞洛。4月6日4时24分复查凝血功能：PT 16.8秒、INR 1.23、Fbg 3.9g/L、APTT 57.6秒。（监测血常规结果见表8-2-1，血小板变化情况见图8-2-2。）

表8-2-1 血常规变化情况

日期	白细胞数（×10⁹/L）	血红蛋白（g/L）	血小板数（×10⁹/L）
4月3日17时36分	8.9	124	168
4月5日18时35分	6.4	123	25
4月6日4时24分	6.6	122	29
4月6日9时56分	6.1	123	31
4月6日13时47分	5.6	122	38
4月7日7时	5.4	121	55
4月7日17时	5.9	120	71
4月8日	5.1	124	84
4月9日	4.7	128	112
4月10日	5.0	131	134
4月11日	5.6	129	172
4月15日	5.2	137	278

停用低分子肝素后血小板逐渐恢复，4月9日开始继续服用阿司匹林肠溶片100mg每日1次口服，4月10日开始给予波立维75mg每日1次口服，并进行氯吡格雷基因检测评价氯吡格雷抗血小板效果，氯吡格雷基因检测结果为CYP2C19*1/*2杂合突变型，提

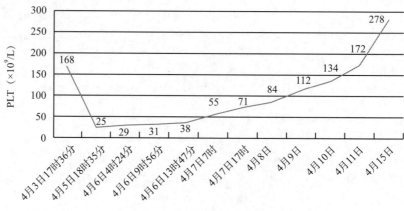

图 8-2-2　血小板变化情况

示使用氯吡格雷时疗效会有所下降，建议调整用药剂量或用药方案。考虑该患者发生急性冠脉综合征，血小板计数已恢复至正常范围，氯吡格雷基因为杂合突变型，4月12日将 P2Y12 受体抑制剂调整为替格瑞洛片 90mg 每日 2 次口服，继续监测血小板计数。

该患者血小板数逐渐恢复正常范围，4月15日行冠状动脉造影：左主干未见有意义狭窄，前降支近段至中段弥漫性病变，狭窄 50%～90%；回旋支近段至中段弥漫性病变，狭窄 50%～70%；右冠状动脉近段狭窄 50%，中段 100% 闭塞；侧支循环形成：左—右，开通右冠状动脉植入 1 枚支架，4月18日前降支植入 2 枚支架。该患者血小板减少考虑 HIT，冠状动脉介入术中使用了比伐卢定，4月22日病情好转出院。

出院后门诊复查血常规情况见表 8-2-2。

表 8-2-2　出院后复查血常规

日期	白细胞数（×10⁹/L）	血红蛋白（g/L）	血小板数（×10⁹/L）
2019年8月2日	6.4	139	211

二、讨论

肝素诱导的血小板减少症（heparin induced thrombocytopenia，HIT）是在应用肝素类药物过程中出现的、由抗体介导的肝素不良反应，临床上以血小板计数降低为主要表现，可引发静、动脉血栓形成，严重者甚至导致死亡。HIT 发病率为 0.1%～5.0%。

目前国际上对于 HIT 的主流诊断思路是，在 4T′S 评分和血小板数量动态监测基础上，联合 HIT 抗体检测和（或）血小板功能试验进行排除诊断和确诊。根据血小板计数、发生时间、血栓情况及血小板减少的可能因素设计的简明 4T′s 评分表（表 8-2-3）得到临床广泛应用，每项要素评分为 0～2 分，根据总分评估 HIT 临床可能性：0～3 分为低度，4～5 分为中度和 6～8 分为高度可能。对于 4T′s 评分为中、高度临床可能性患者，推荐检测 HIT 抗体，并持续监测血小板计数。HIT 抗体检测是目前临床上鉴别诊断 HIT 最常用的诊断依据，临床上 HIT 抗体检测分为两大类，一类是 HIT 复合抗体〔免疫球蛋白 G（IgG）、免疫球蛋白 M（IgM）、免疫球蛋白 A（IgA）〕检测，另一类是特异性 IgG 型 HIT 抗体检测。前者敏感性高，但特异性稍差，适用于排除诊断；后者诊断 HIT 的特异性较高，是临床上首选 HIT 抗体筛查项目。但目前国内可检测 HIT 抗体的实验室仍然较少，根据中文数据库显示，报道 HIT 病例仅少数案例进行 HIT 抗体检测。常用的功能性试验有 5- 羟色胺释放试验和肝素诱导血小板活化试验，2 项实验特异性较高，但检测耗时，操作复杂，且需要筛选合适的健康捐献血小板等因素影响，目前国内极少有实验室可开展，更缺乏商品化 HIT 确诊试剂盒，这也限制 HIT 相关研究及临床 HIT 的确诊率。因此 HIT 诊断主要还是基于对其临床表现的高度警惕。该患者 4T's 评分为 5 分，HIT 为中度临床可能，受限于我院实验室条件未行 HIT 抗体检测和血小板功能试验，持续监测该患者血小板计数变化。

表 8-2-3　4T's 评分

评估要素	2 分	1 分	0 分
血小板减少的数量特征	同时具备下列两者： 1）血小板减少＞50%； 2）最低值≥20×10⁹/L	具备下列两者之一： 1）血小板减少30%～50%； 2）最低值（10～19）×10⁹/L	具备下列两者之一 1）血小板减少≤30%； 2）最低值＜10×10⁹/L
血小板计数减少的时间特征	具备下列两者之一： 1）使用肝素5～10天； 2）再次接触肝素≤1天（且过去30天内曾接触肝素）	具备下列两者之一： 1）使用肝素＞10天； 2）再次接触肝素≤1天（且30～100天曾接触肝素）	使用肝素＜5天（近期未接触肝素）
血栓形成的类型	新形成静、动脉血栓；皮肤坏死；肝素负荷剂量后急性全身反应	进展性或再发生的血栓形成，皮肤红斑；尚未证明的疑似血栓形成	无
其他导致血小板减少症的原因	没有	可能有	确定有

注：肝素接触的首日为 0 天

　　临床上引起血小板减少的原因众多，需与以下原因进行鉴别：血栓性血小板减少性紫癜、免疫性血小板减少性紫癜、药物〔如血小板糖蛋白（GP）Ⅱb/Ⅲa 受体抑制剂替罗非班、抗生素〕和感染（如脓毒血症或合并弥散性血管内凝血、病毒感染）所致血小板减少、使用机械辅助装置（如主动脉内球囊反搏、体外膜肺氧合）及乙二胺四乙酸（EDTA）诱导的假性血小板减少等。

　　HIT 患者一经诊断或者高度怀疑应立即停用肝素，并接受非肝素类抗凝药物治疗〔如阿加曲班、比伐卢定、磺达肝癸钠、新型口服抗凝药物（NOAC）〕，单纯停用肝素仍有血栓继续加重的风险。动态监测血栓相关指标（如 D- 二聚体、纤维蛋白原降解产物、凝血酶 - 抗凝血酶复合物等）有助于判断是否存在血栓风险或高凝状态。超过 50%HIT 患者的新发血栓出现在 PLT 降幅＞50% 前后 3 天期间，因此当患者出现 PLT 下降同时伴有 D- 二聚体持续上升时，需警惕患者新发血栓或体内呈现高凝状态，应提醒临床医师查找 D- 二聚体突然增高原因。该患者多次化验 D- 二聚体、Fbg，均在正常范围，提示血栓风险相对不高，停用低分子肝素后未给予非肝素类抗凝药物替代治疗。

HIT患者经皮冠状动脉介入干预：多个证据显示，比伐卢定可以安全和有效地用于PCI术中抗凝。2017ESC《ST段抬高型急性心肌梗死管理指南》推荐对于HIT拟行直接PCI患者首选比伐卢定（Ⅰ类证据，C级推荐）；《中国经皮冠状动脉介入治疗指南（2016）》对于稳定性冠心病的HIT患者，PCI围术期抗凝建议选择比伐卢定（Ⅰ类证据，C级推荐）。因此急性或亚急性HIT患者需行PCI治疗时建议首选比伐卢定，不可使用肝素或者低分子肝素（LMWH）。由于磺达肝癸钠对接触性血栓作用不佳，所以不适于PCI术中应用。因此该患者冠状动脉介入术中使用了比伐卢定，右冠状动脉植入1枚支架，前降支植入2枚支架。

临床结局：该患者入院时化验血小板在正常范围，使用低分子肝素后血小板迅速下降，疑似肝素诱导的血小板减少症，4T's评分为HIT中度临床可能性，停用低分子肝素，持续监测血小板变化，血小板逐渐恢复至正常范围，逐渐加用抗血小板药物，血小板恢复后行冠状动脉介入治疗，术中使用比伐卢定抗凝，右冠状动脉植入1枚支架，前降支植入2枚支架，病情好转出院。

经验总结：HIT是肝素或低分子肝素抗凝中出现的少见并发症，其发生与免疫有关，对于应用肝素类药物的患者应特别注意监测血小板计数变化，积极询问用药史，及时发现疑似HIT的患者，若有条件及时行HIT抗体检测或血小板功能试验明确诊断。HIT发生时应立即停用肝素类药物，评估患者病情，血栓风险高的患者选择合适的非肝素类抗凝药物替代治疗；对于HIT拟行冠状动脉介入治疗的患者建议首选比伐卢定。

（心内科 安 健 李 君）

病例3 罕见心包积液

一、病例报告

【患者】女性，22岁，2020年9月28日入院。

【主诉】发现心包积液20余日。

【现病史】2020年9月初入学体检时行胸部X线检查发现"肺部阴影"，进一步行胸部CT检查，除肺部病变可见心包积液，之后口服"阿莫西林克拉维酸钾"治疗。9月14日至9月15日于当地医院住院诊治，胸部CT可见心包大量积液，心脏彩超示心脏结构及功能未见明显异常，中量心包积液。9月17日于我院门诊复查心脏彩超，可见心脏结构及功能未见异常，仍可见中量心包积液，给予"托拉塞米、螺内酯"口服对症治疗。9月27日再次于当地医院复查胸部CT，可见心包积液，双肺下叶上段磨玻璃密度影。9月28日入我院诊治。患者既往诊治过程中无胸闷、胸痛、气短，无发热、咳嗽、咳痰、盗汗，无腹痛、腹泻等消化道症状，无黑矇及意识丧失，无偏瘫及失语等不适症状，精神及食欲正常，体重未见明显变化。

【既往史】患者2020年8月底有"感冒"，自觉乏力、全身酸痛，自行口服"感冒颗粒、阿莫西林"，5日左右"感冒"缓解，无发热、咳嗽、咳痰，无腹痛、腹泻，无盗汗；否认高血压、糖尿病史；否认肝炎、结核等传染疾病史；否认手术及外伤史；否认过敏史。

【个人及家族史】患者职业为学生，否认烟酒史，未到过疫区，未接触放射性物质及毒性物质，平时月经规律，否认家族遗传疾病史。

【入院查体】T 36.7℃，P 83次/分，R 16次/分，BP 108/70mmHg，身高160cm，体重50kg。一般情况：发育正常，营养良好，正常面容，神志清楚，查体合作，双侧颈静脉未见充盈及怒张，双肺呼吸音清，未闻及干湿啰音及胸膜摩擦音。心率83次/分，心律齐，各瓣膜听诊区未闻及病理性杂音。腹部平坦，全腹无压痛、反跳痛及肌紧张，肝、脾肋下未触及肿大。双下肢无水肿。

【辅助检查】入院心电图（2020年9月28日）：窦性心律，心率：83次/分（图8-3-1）。

心脏彩超＋左心功能测定（2020年9月28日）：LA 30mm，RA 25mm×34mm，RV 21mm，IVSd 9mm，LV 41mm，LVPWd 9mm，EF 55%，心包脏壁层分离，其内可见液性无回声暗区。前、后、侧、心尖部、右室侧、右房顶心包液暗区分别宽约8mm、13mm、13mm、8mm、11mm、11mm，二、三尖瓣关闭不全（轻度），左心室收缩、舒张功能未见异常，心包积液（中量）。

【初步诊断】心包积液原因待查。

【诊疗经过】2020年9月初入学体检发现肺部病变（图8-3-2）及心包积液，之后口服"阿莫西林克拉维酸钾"治疗。

2020年9月14日至9月15日进一步于山西省某医院住院诊治，9月14日胸部CT可见大量心包积液，右肺上叶小片炎症，9月15日增强CT可见大量心包积液，右肺上叶

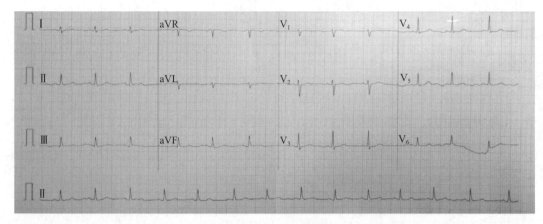

图8-3-1 入院心电图

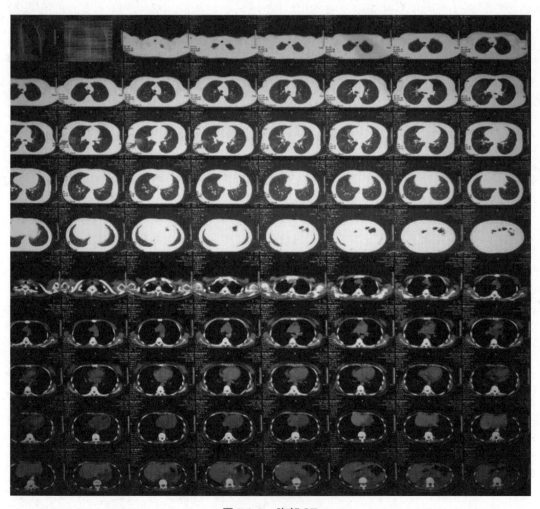

图8-3-2 胸部CT

尖后段结节及小片磨玻璃影，考虑炎症，左侧腋下钙化灶。

其间行甲状腺彩超未见明显异常。

心脏结构及功能未见明显异常，中量心包积液，左室后、左室前、左室侧、右室侧分别为17mm、13mm、17mm、28mm。

腹部彩超及盆腔彩超：肝、胆、胰、脾、双肾、腹盆腔未见明显异常。

于山西某医院化验血糖4.68mmol/L，三酰甘油1.09mmol/L，总胆固醇2.43mmol/L，高密度脂蛋白胆固醇0.95mmol/L，低密度脂蛋白胆固醇0.96mmol/L。

化验血沉、C反应蛋白、降钙素原、血常规、肾功能、肝功能、电解质、心肌酶、甲状腺功能、凝血五项、D-二聚体、NT-proBNP、肝炎、梅毒、HIV传染病系列化验，未见异常。

9月17日于我院门诊诊治，心脏彩超可见心脏结构及功能未见异常，可见中量心包积液，给予"托拉塞米、螺内酯"口服，同时建议除外结核。9月17日于太原市某医院，化验红细胞沉降率、血常规，未见异常，肺炎支原体血清试验为阴性，结核杆菌抗体、结核抗体蛋白16kD、结核抗体蛋白38kD、结核感染T细胞检测均为阴性。

9月28日入我院，已经口服"托拉塞米、螺内酯"11日，复查心脏彩超如上所述，仍有中量心包积液。考虑到心包积液可能原因及患者之前检查及化验情况，考虑到患者还需除外肿瘤、类风湿关节炎、系统性红斑狼疮等风湿免疫相关疾病，入院后再次复查血常规、C反应蛋白、红细胞沉降率、降钙素原等炎性指标，未见异常，CEA、AFP、CA125、CA199、CA153均在正常范围，抗核抗体谱、类风湿相关抗体、抗双链DNA抗体均为阴性。

为进一步明确诊断，决定行心包穿刺抽液。9月30日于超声指导下，局部麻醉，经心尖部成功于心包腔内植入导管，抽出乳白色心包积液（图8-3-3）200ml。

如图8-3-3所示，9月30日心包积液送实验室检测，为重度乳糜样，李凡他试验为阳性，测定三酰甘油20.53mmol/L，总胆固醇2.86mmol/L。心包积液行细菌培养未见细菌生长。

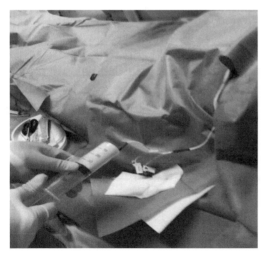
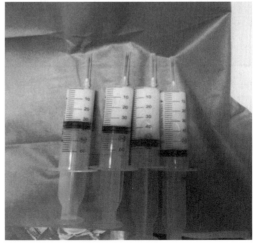

图8-3-3 心包穿刺抽液

【临床诊断】特发性乳糜性心包积液。

【治疗】9月30日嘱低脂饮食，当日抽出心包积液约200ml，至10月6日共抽出心包积液440ml。10月6日复查心包彩超：心包积液微量，前、心尖部心包暗性液区分别宽约3mm、2mm。当日拔除心包置管。10月10日复查心包彩超：心包积液有所增多，前、后、左心室侧、左侧、右心房顶心包暗性液区分别宽约5mm、9mm、10mm、5mm、2mm。其间患者无不适症状，考虑患者保守治疗不能成功，建议上级医院进一步诊治。

【随访】患者继续低脂饮食，无不适症状，10月20日于北京某医院淋巴外科行全身淋巴显像，提示胸导管出口梗阻可能，左肺上叶后段、右肺下叶背段放射性摄取增高斑片影，双肺门及双肺支气管血管束增多紊乱伴放射性分布增高，考虑肺淋巴回流障碍；纵隔放射性分布增高，考虑乳糜性心包积液。双侧静脉角3～6小时持续显影，提示胸导管出口双侧引流伴梗阻可能，随后行淋巴管造影进一步明确，11月4日于北京某医院全身麻醉下行胸导管、右淋巴导管压迫束带松解术＋胸导管外膜剥脱术，随后微信随访患者，平时无不适症状，但仍需要长期低脂饮食，定期随访及复查。

二、讨论

乳糜性心包积液临床上比较少见，第一例孤立性乳糜性心包积液由Hasebroek在1888年报道，乳糜性心包积液临床常表现为慢性或者亚急性，表现为急性进展的较少，部分患者无明显临床症状，多数患者以呼吸困难症状为首诊症状。

心包穿刺术抽取积液并进行细胞学、化学检查和培养是明确诊断的必要条件。心包穿刺液满足以下4个条件中2个及2个以上时可诊断：①乳白色外观；②三酰甘油＞500mg/dl；③胆固醇/三酰甘油＜1；④细胞计数上淋巴细胞占优势（淋巴细胞计数在每毫升几百到几千之间），以及穿刺液培养结果为阴性。

继发性乳糜性心包积液常与创伤、胸部手术、全身淋巴系统异常、纵隔放疗、纵隔肿瘤，其他如各系统的慢性疾病，丝虫病，结核病，先天性淋巴管扩张，锁骨下静脉及腔静脉血栓形成等有关。

Xue等在Dib的基础上提出特发性乳糜性心包积液的发病机制可能是由以下原因造成：①胸导管和心包腔之间的淋巴管受损；②胸导管中压力升高，常可发现淋巴管扩张；③心包腔和胸导管之间存在异常交通支；④先天畸形。

进一步检查淋巴管闪烁显像较常用，在趾间组织间隙注入放射性核素胶体如^{99m}Tc-硫胶体，分别在10分钟、1小时、3小时、6小时后分别行全身CT淋巴显像，该物质不能透过毛细血管基底膜，主要由淋巴管吸收，向心性回流到胸导管进入血液循环，淋巴显像可动态显示淋巴回流状况，因而在鉴别淋巴水肿及外溢定位上具有独特价值。碘淋巴管造影通常切开皮肤后分离穿刺单侧足背淋巴管，注射碘化油乙醚混合液或乙碘油后30分钟在X线下观察，可显示心包腔与淋巴管的异常交通指导外科手术治疗时结扎异常交通支。

继发性乳糜性心包积液应积极治疗继发的原因；特发性乳糜性心包积液一旦诊断明确，寻找原因进行彻底治疗是治疗的原则。调整饮食结构，减少乳糜液的产生，是治疗的最基本措施。目前公认的保守治疗为低脂高中链三酰甘油饮食，对于重症患者辅以心包穿刺引流，约50%以上的患者可以从中获益。对于调整饮食结构及反复心包穿刺引流效果不佳，出现营养不良等严重并发症的患者应积极进行外科手术治疗，保守治疗后复发的患者是手术的绝对适应证。

对于本病例患者，在除外常见心包积液原因后，行心包穿刺术明确为特发性乳糜性心包积液，于北京某医院进一步行全身淋巴成像及淋巴管造影明确淋巴回流障碍原因，从而再行外科手术治疗，特发性乳糜心包积液起病隐匿，临床发病率低，只要诊断明确，及时处理，预后良好，但仍有复发和缩窄心包炎可能，需长期随访。

（心内科　张丽贞　苗状状）

脑血管病篇

第九章

心源性脑血管病

病例 1　急性心源性脑梗死合并肾梗死

一、病例报告

【患者】男性，60岁，2016年4月22日入院。

【主诉】右上肢无力、答非所问2天。

【现病史】患者于2016年4月19日19时无劳累、情绪激动等诱因发现右上肢无力，不能抬起，不伴有头痛、头晕、恶心、呕吐、肢体麻木、抽搐等症，症状持续约半小时后缓解。之后打电话过程中被家属发现答非所问，症状持续。

【既往史】2013年诊断心房颤动，未服用抗凝药物。2014年患脑梗死，治疗后未遗留后遗症，之后未服用二级预防药物。有右肾梗死、萎缩史（具体不详）。否认高血压、冠心病、糖尿病病史。无吸烟、饮酒史。

【入院查体】T 36.6℃，P 74次/分，R 18次/分，BP 140/90mg。双肺、腹部查体阴性。心律失常，双下肢无水肿。神经系统查体：神志清楚，言语流利，答非所问，感觉性失语。双瞳孔等大等圆，直径约3.0mm，对光反射灵敏，双眼活动各向自如充分，眼球无震颤，双侧额纹、鼻唇沟对称，伸舌居中，四肢肌力5级，四肢肌张力正常，四肢腱反射（＋＋），双侧病理征未引出。

【辅助检查】血常规、肝肾功能、心肌酶、血糖、血脂、同型半胱氨酸、凝血检查均正常。

心脏超声：左心房、右心房增大，室间隔基底段增厚，二、三尖瓣关闭不全（轻度）。

心电图：心房颤动（图9-1-1）。

头颅MRA：颅内血管未见狭窄。

头颅MRI、DWI：左侧基底节区、左侧脑室旁、左侧岛叶及左侧颞顶叶脑梗死（急性期）（图9-1-2）。

【诊断】脑梗死（急性期），心房颤动。

【治疗经过及预后】入院后给予口服阿司匹林抗血小板、阿托伐他汀、静脉滴注改善循环药物治疗。4月25日12时50分，入院第4天，患者出现左上腹痛。查体：左上腹有压痛，未见肌紧张、反跳痛，肠鸣音约5次/分。床旁十二导心电图示较入院时ST-T无明显变化。当日14时左右腹痛自行缓解。4月26日晨1时再次出现腹痛，程度较前剧烈，影响睡眠。全腹CT检查提示：左肾多发梗死（图9-1-3）。

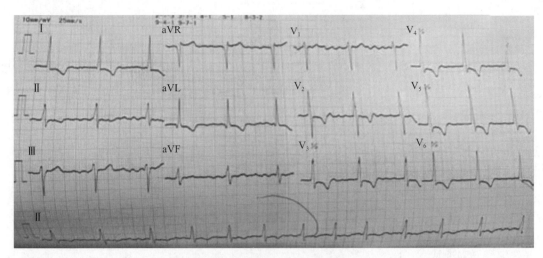

图 9-1-1　心电图（示心房颤动）

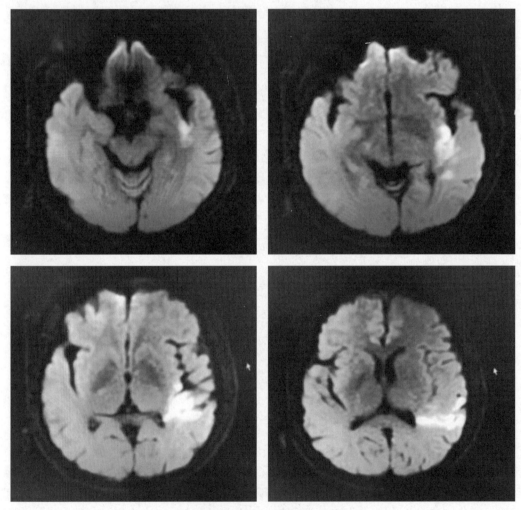

图 9-1-2　头颅 MRI、DWI

左侧基底节区，左侧脑室旁，左侧岛叶及左侧颞顶叶脑梗死（急性期）

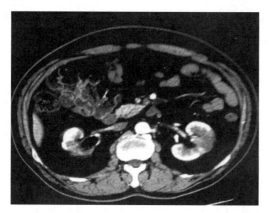

图9-1-3　双肾CT（左肾中下极多发肾梗死；右肾萎缩）

复查心肌酶谱：乳酸脱氢酶（LDH）478U/L，血清天冬氨酸转氨酶（AST）418U/L，肌酸激酶（CK）119U/L，肌酸激酶同工酶（CK-MB）20U/L，α-羟丁酸脱氢酶（α-HBDH）418U/L。复查肾功能：尿素氮23.8mmol/L，肌酐（Cr）117.3μmol/L，尿酸（UA）229μmol/L。血常规：白细胞（WBC）$12.1×10^9$/L，红细胞（RBC）$4.77×10^{12}$/L，血红蛋白（Hb）147g/L，血小板（PLT）$176×10^9$/L，中性粒细胞百分比85.4%.

补充诊断：左肾梗死。

肾内科会诊建议：静脉滴注左卡尼丁2.0g，1次/日；口服羟苯磺酸钙0.5g，3次/日；复方α酮酸片5片，3次/日，用餐时口服；舒洛地特500LSU，3次/日；尿毒清颗粒10g，3次/日；阿魏酸哌嗪片200mg，3次/日；低蛋白饮食。

考虑患者为脑梗死急性期，未予溶栓，给予皮下注射低分子肝素抗凝。4月28日答非所问好转，腹痛缓解。

4月30日心内科会诊，建议行左心耳封堵术，患者家属表示暂不手术。停低分子肝素，改服华法林抗凝治疗。

5月6日复查肾功能：尿素氮6.2mmol/L，肌酐（Cr）57.9μmol/L，已正常。5月9日出院。

患者出院后规律服用华法林，INR在2～3，未再出现栓塞事件。

二、讨论

患者急性起病，表现为发作性右上肢无力、持续答非所问，考虑脑血管病。根据体征：感觉性失语，定位于优势半球颞上回。结合头颅MRI表现，脑梗死急性期诊断明确。患者有心房颤动史，根据房颤鉴别评分（STAF评分）：患者60岁、左心房大、无血管性病因，得5分，脑梗死病因为心源性。同时肾梗死病因亦考虑为心源性。

心源性栓塞，由于栓子大小、栓塞部位和侧支循环建立情况等的不同，对机体的影响也不相同，临床表现各异。栓子所造成的梗死可能为多脏器的，在脑梗死时可能同时或先后合并其他脏器的梗死，如急性肾梗死、脾梗死、肠系膜梗死等，临床表现更为复杂，易造成漏诊、误诊。

急性肾梗死（ARI）是肾动脉主干或其分支的急性栓塞而使肾组织缺血坏死，导致肾功能急性受损的一种疾病。其发病率相对低，由于认识不足，诊断率更低。ARI在临床上表现多样，容易误诊，主要表现为突发性病侧肾区剧烈疼痛，或腹部及背部剧痛，可伴有恶心、呕吐等消化系统症状，而肉眼血尿、少尿、肾衰竭少见，容易误诊为急腹症。在实验室指标中，血乳酸脱氢酶（LDH）和白细胞计数增高具有诊断价值，前者最为敏感，但是均缺乏特异性。有学者将ARI分为4型：心源性、与肾动脉损伤相关、高凝、特发性。研究表明，在ARI的患者中心房颤动是常见的危险因素。ARI为相对罕见的疾病，目前的研究为各个中心的数据，缺乏大规模的数据。腹部超声、腹部平扫CT对于肾梗死诊断敏感度低，腹部增强CT是早期ARI可靠的检查方法。由于ARI病例数较少，目前尚无统一标准的治疗方案。整体而言，ARI如能及时诊治，预后好，主要的治疗措施包括抗凝、溶栓及手术取栓等。临床上一般采用组织纤溶酶原激活物和链激酶、尿激酶行局部血管内溶栓，采取治疗的最佳时间应在发病后12小时内进行。介入治疗在发病72小时内可以进行。对于有心房颤动或风湿性心脏病的患者，如突发腰、腹部疼痛的患者，要考虑到ARI的可能，尽早行相关诊治。

《2020 ESC/EACTS 心房颤动诊断与管理指南》继续推荐 CHA_2DS_2-VASc评分评估心房颤动患者卒中风险，卒中风险高的患者非维生素 K 口服抗凝剂（NOAC）作为首选抗凝药物（Ⅰ，A），并强调动态评估患者的卒中风险，出血风险评估应考虑使用 HAS BLED评分，识别出血高危患者（HAS BLED评分≥3），以便早期和定期地进行临床检查和随访（Ⅱa，B）。

诊治心得：在有心房颤动的患者中，如果出现腹痛，应警惕心源性ARI。腹部增强CT是早期ARI可靠的检查方法。同时心房颤动者，如果发生了血栓事件，应注意积极抗凝，行二级预防。

（神经内科　陈小飞　王建红）

病例 2 心房颤动致脑梗死

一、病例报告

【患者】男性，66岁。

【主诉】言语不能伴右侧肢体无力9小时。

【现病史】患者于2020年10月31日19时左右家属与其电话沟通时发现其言语不能、无法交流。随后邻居发现其右侧肢体无力，表现为右上肢抬举费力，独自站立不能、向右侧倾斜，伴小便失禁、饮水呛咳，无意识障碍，持续不缓解，就诊于当地医院，头颅CT未见高密度影，连夜转入我院急诊。

【既往史】患高血压十余年，最高达220/170mmHg，平素口服药物降压治疗（具体药物不详），未予规律监测血压。10年前诊断为冠心病，平素规律口服"阿司匹林肠溶片，100mg/晚"对症治疗，基本生活可自理，快走气短。发现"心房颤动"7月余，未予重视及诊治。否认冶游史，否认疫水、疫区、毒物接触史等。

【个人史】吸烟40年左右，平均20支/日，未戒烟。

【家族史】否认特殊家族史。

【入院查体】一般查体：双肺、腹部查体阴性。心脏叩诊心界不大，心律绝对不齐，可及脉短绌。神经系统查体：神志清楚，正常面容，查体欠合作。言语不能、严重影响交流，简单指令可配合，定向力、记忆力、计算力、判断力查体不配合。双侧瞳孔等大等圆，直径约3mm，对光反射灵敏，双眼球各方向活动充分，无眼震，双侧额纹对称，右侧鼻唇沟较对侧浅、伸舌右偏。右侧肢体肌力4级，左侧肢体肌力5级。四肢肌张力正常，四肢腱反射（＋＋）。双侧霍夫曼征（－），双侧巴氏征（＋），余体征查体不配合。NIHSS评分11分，Wells评分1分，洼田饮水试验2级。

【辅助检查】

（1）血常规、尿常规、便常规：正常。肝功能、肾功能、电解质、凝血功能：正常。血脂：总胆固醇4.99mmol/L，三酰甘油0.84mmol/L，低密度脂蛋白2.78mmol/L。血同型半胱氨酸26.8μmol/L。BNP 4694ng/L。血糖监测：正常。

（2）心电图（2020年11月1日）：心房颤动，频发室性早搏二联律。

（3）头颅CT（2020年10月31日）：未见异常高密度影（图9-2-1）。

头颅MRI DWI＋MRA（2020年11月5日）：双侧额叶、左侧岛叶、基底节区脑梗死（急性期）；胼胝体、脑桥、双侧丘脑、基底节区、脑室旁腔隙性脑梗死（部分软化）；颅内动脉管腔粗细欠均匀，双侧椎动脉及基底动脉走行略纤曲，双侧大脑后动脉略狭窄（图9-2-2）。

头颅CT（2020年11月6日）：左侧额叶及基底节区脑梗死（图9-2-3）。

（4）心脏彩超（2020年11月2日）：左心房、右心房增大，二、三尖瓣关闭不全（轻度），主动脉瓣关闭不全（轻～中度），左心室收缩功能未见异常。

（5）颈动脉、椎动脉彩超（2020年11月2日）：双侧颈总动脉内膜不光整、斑块形

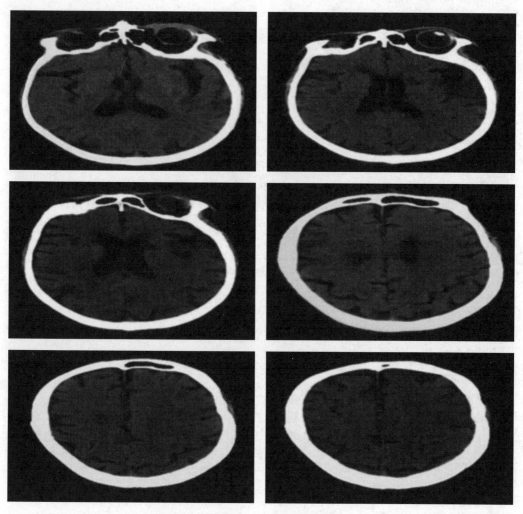

图9-2-1 头颅CT（2020年10月31日）

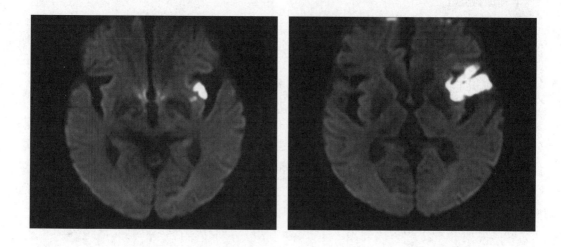

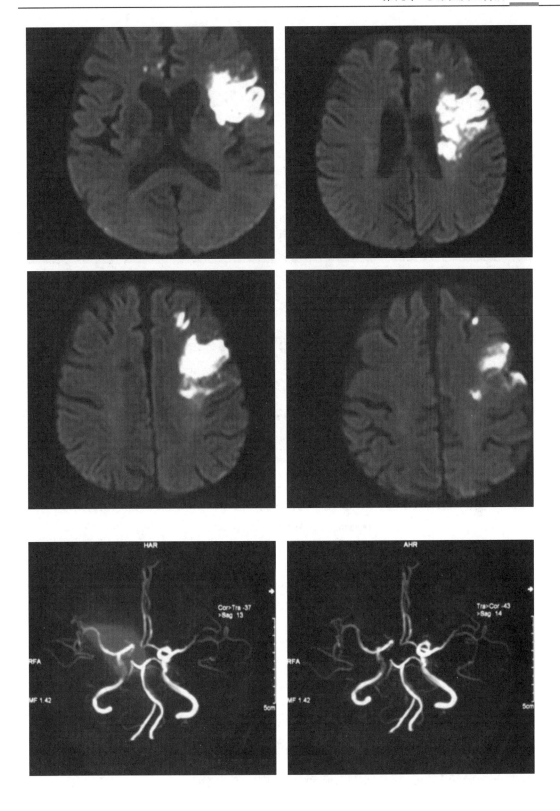

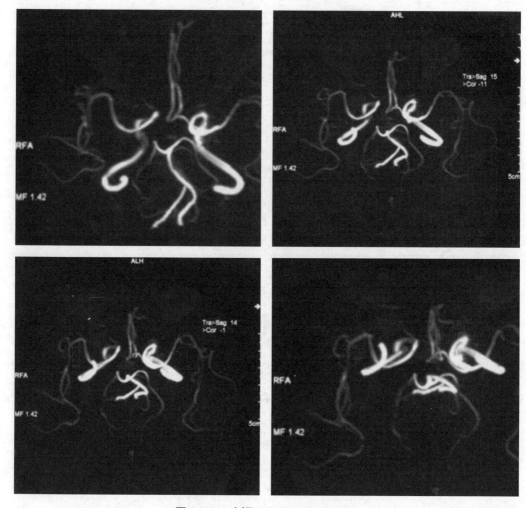

图9-2-2 头颅MRI＋DWI＋MRA

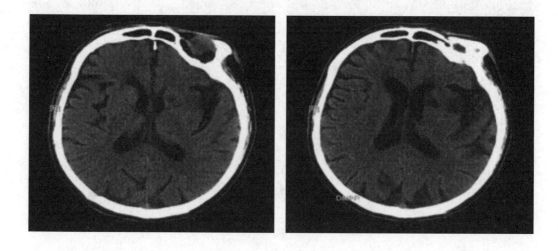

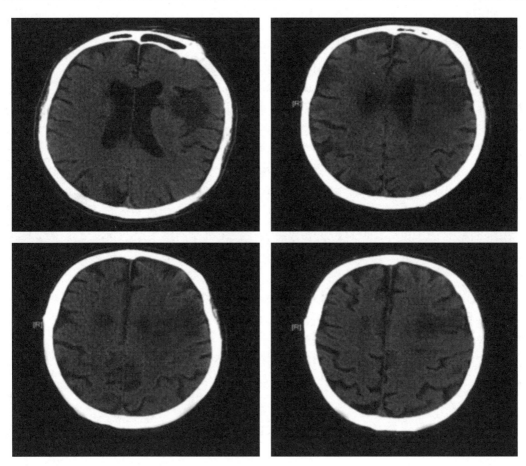

图9-2-3 头颅CT（2020年11月6日）

成，双侧颈内动脉斑块形成，右侧椎动脉斑块形成。

【临床诊断】脑梗死，心房颤动，高血压病3级（很高危），冠心病。

【诊疗经过】患者以言语不能、右侧肢体无力为主要症状，发病次日入院。入院首先完善头颅CT，仅可见双侧大脑半球陈旧腔隙性脑梗死，未见额叶等显著异常。完善头颅MR检查提示双侧额叶（左侧为著）、左侧基底节区脑梗死（急性期）。诊断：脑梗死急性期。患者头颅MRA检查未见明显狭窄，结合患者心房颤动病史，考虑此次发病机制为心源性。初始给予"阿司匹林肠溶片，100mg/d"抗血小板聚集、抗动脉硬化、改善循环、利尿、降同型半胱氨酸等治疗，发病第6天复查头颅CT未见出血，给予"利伐沙班，10mg/d"抗凝治疗，症状逐步改善。

二、讨论

病例特点：①老年男性，急性起病；②主要症状体征：言语不能，右侧鼻唇沟较对侧浅、伸舌右偏，右侧肢体肌力4级；③既往有心房颤动、高血压、冠心病病史。定位、定性诊断：言语不能、严重影响交流，简单指令可配合，为运动性失语，定位于左侧额叶，右侧鼻唇沟较对侧浅、伸舌右偏，右侧中枢性面舌瘫，定位于左侧皮质脑干束，右侧肢体肌力4级，右侧巴氏征阳性，定位于左侧皮质脊髓束。根据症状、体征及影像学，定性为缺血性脑血管病。诊断：脑梗死。

心房颤动可增加4～5倍的卒中风险，而且心房颤动相关脑卒中症状重、致残率高、致死率高、易复发。血栓栓塞事件风险高的心房颤动患者进行规范化抗凝治疗可以显著改善患者预后。根据《中国心房颤动患者卒中预防规范》：①应评估抗凝治疗的风险与获益，明确抗凝治疗是有益的。②瓣膜性心房颤动推荐华法林治疗；伴有终末期肾病或透析的患者，亦可选择华法林治疗。③非瓣膜性心房颤动，相较于华法林，推荐使用新型抗凝药物治疗。④既往有卒中、TIA或CHA2DS2-VASc评分≥2的非瓣膜性心房颤动患者可使用华法林也可使用新型抗凝药物治疗；对于发生过卒中的心房颤动患者，新型口服抗凝药优于华法林或阿司匹林（Ⅰ，B），并且不推荐抗凝药物与抗血小板药物联合用于TIA和卒中患者（Ⅲ，B）；如果患者在接受抗凝药物治疗期间发生卒中或TIA，应考虑更换另一种抗凝药。⑤华法林治疗INR控制不理想时，也可选用新型抗凝药物治疗。

心房颤动患者的卒中风险评估：瓣膜性心房颤动为栓塞的主要危险因素，具有明确抗凝适应证，无须再进行栓塞危险因素评分。非瓣膜性心房颤动，常用CHA_2DS_2-VASc评分（表9-2-1）。此评分改进了中低危患者的评估，有助于识别真正的血栓栓塞低危心房颤动患者，应用该评分表进行评估，仍为0分则为低危患者，不需要抗凝，≥2分则需要抗凝。

表9-2-1 CHA_2DS_2-VASc评分

	评 分
充血性心力衰竭或射血分数≤	1
高血压	1
年龄：	
65岁以下	0
65至74岁	1
75岁及以上	2
糖尿病	1
脑卒中，TIA或系统性血栓栓塞史	2
外周动脉疾病，心肌梗死或主动脉斑块	1
性别类别：女性	1*

＊只有在存在其他风险因素时才考虑

出血风险动态评估：在抗凝治疗前及治疗中应注意对患者出血风险动态评估。HAS-BLED评分，≥3分为出血高危患者，需谨慎使用抗凝药物，严密监测不良事件。出血风险增高者发生血栓栓塞事件的风险往往也高，这些患者接受抗凝治疗的临床净获益可能更大，只要患者具备抗凝治疗的适应证就应进行抗凝治疗，而不应将HAS-BLED

评分增高视为抗凝治疗的禁忌。

在现阶段，新型抗凝药主要适用于非瓣膜性心房颤动患者。新型抗凝药的优势：①较少的药物相互作用；②可预测的药代动力学；③颅内出血风险更低；④不存在饮食影响；⑤无须初始化过程。以下情况优先使用新型抗凝药：①不能或不愿接受华法林治疗的患者，包括不能或不愿监测INR；②未经过抗凝治疗的患者；③以往使用华法林出现出血或INR不稳定者。

卒中患者抗凝治疗的启动时机：根据2016年欧洲非瓣膜性心房颤动应用新型口服抗凝药的指南，目前我们遵循的是1-3-6-12原则（图9-2-4）。

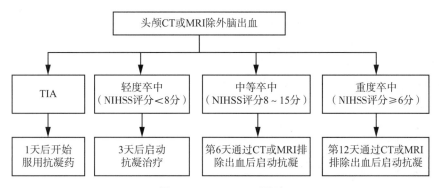

图9-2-4　1-3-6-12原则

目前，心房颤动患者卒中复发风险常用CHA_2-DS_2-VASc评分。CHA2-DS2-VASc≥2分（男）/3分（女）为高风险人群，建议口服抗凝治疗。对于合并心房颤动的卒中患者，无论是哪种病因，从长远来看，都需要长期口服抗凝药物预防卒中复发。瓣膜性心脏疾病引起的心房颤动具有明确抗凝指征，无须再进行栓塞风险评估。目前心房颤动患者中比较新型口服抗凝药和华法林的大型临床试验的Meta分析提示，新型口服抗凝药有效性结局优于华法林，安全性方面所有新型抗凝药均显著减少致命或颅内出血风险。

（神经内科　赵辰生　吴建坤）

病例3　脑梗死合并心房颤动，抗凝时机的选择

一、病例报告

【患者】男性，70岁，2020年8月28日入院。

【主诉】头晕15小时。

【现病史】患者2020年8月27日9时左右出现头晕，头晕为天旋地转，视物旋转，伴行走不稳、全身乏力，不伴恶心、呕吐，肢体活动大致正常，症状持续不缓解。就诊于当地医院，行头颅CT，提示右侧小脑脑梗死，予以对症治疗自觉效果差，为进一步诊治收入我科。

【既往史】发现阵发性心房颤动5天，未口服药物治疗。

【个人史】否认吸烟史，间断饮酒50余年，否认冶游史，否认疫水、疫区、毒物接触史等。

【婚育史】适龄结婚，育有1子。配偶、子体健。

【家族史】家族中无类似疾病患者。

【入院查体】T 36.5℃，P 54次/分，R 20次/分，BP 132/78mmHg。一般查体：双肺、腹部查体阴性。心脏叩诊心界扩大，心律齐，双下肢无水肿。神经系统查体：神志清楚，言语流利，双瞳孔等大等圆，直径约3.0mm，对光反射灵敏，双眼活动各向自如充分，眼球无震颤，双侧额纹、唇沟基本对称，伸舌居中，四肢肌力5级，四肢肌张力正常，四肢腱反射（＋＋），双侧病理征未引出，右侧指鼻试验、轮替试验不稳准。NIHSS评分1分，洼田饮水试验1级，Wells评分0分。

【辅助检查】实验室检查：血常规提示血红蛋白108g/L，尿常规、便常规、肝肾功能、电解质未见明显异常。血同型半胱氨酸15.9μmol/L。血脂提示总胆固醇3.71mmol/L，三酰甘油0.78mmol/L，高密度脂蛋白胆固醇0.77mmol/L，低密度脂蛋白胆固醇2.17mmol/L，总蛋白53.7g/L，白蛋白31.0g/L。

入院心电图：窦性心律，大致正常。

颈＋椎动脉彩超：双侧颈总动脉内膜不光整，右侧内中膜增厚，左侧斑块形成（单发），左侧颈内动脉斑块形成，右侧颈内、双侧颈外动脉未见异常，双侧椎动脉未见异常。

心脏彩超：左心房增大，二尖瓣关闭不全（轻度），三尖瓣关闭不全（轻度），左侧收缩功能未见异常，舒张功能减低。

头颅DWI：双侧小脑半球、延髓偏右侧脑梗死（急性期并亚急性期）（图9-3-1）。

头颅MRA：颅内动脉管腔粗细欠均匀，双侧大脑中动脉 M_2 段局限性狭窄，椎-基底动脉走行纡曲，双侧大脑后动脉局限性狭窄（图9-3-2）。

【诊断】脑梗死急性期（双侧小脑半球、延髓偏右侧、心源性栓塞型），阵发性心房颤动，颈动脉硬化伴斑块形成，颅内动脉硬化伴斑块形成，低蛋白血症。

【诊疗经过】患者以头晕为主要症状入院。头颅CT可见右侧小脑脑梗死，进一步

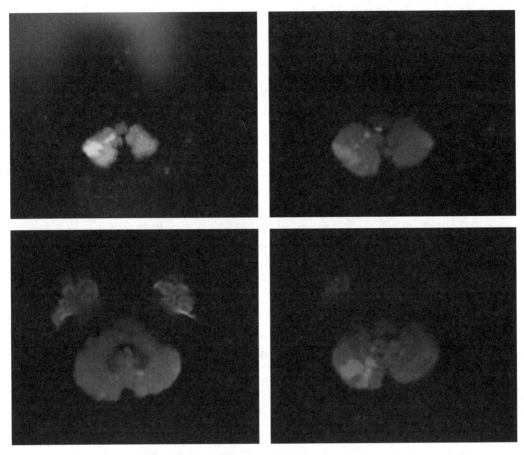

图 9-3-1 头颅 DWI

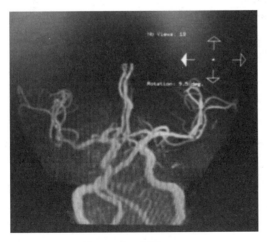

图 9-3-2 头颅 MRA

完善头颅磁共振，提示双侧小脑半球、延髓偏右侧脑梗死（急性期并亚急性期），诊断：脑梗死急性期。患者头颅 MRA 提示颅内血管未见明显狭窄，结合患者有阵发性房颤病史，考虑此次发病为心源性栓塞型。患者入院后阵发性心房颤动发作一次，持续 10 余分钟后自行好转，发作时患者未述不适。治疗上初期予以抗血小板聚集（阿司匹林肠溶片）、调脂稳斑、改善循环、康复训练等对症治疗，监测血压、血糖。发病第6天复查头颅CT未见出血，予以新型抗凝药物（利伐沙班）抗凝治疗。患者出院时头晕消失，右侧肢体活动较稳准，平衡感略差。

二、讨论

本病例患者此次发病表现为头晕，眩晕为主，伴行走不稳，根据体征定位：右侧肢体共济失调，定位于右侧小脑半球，头颅CT未见出血，头颅DWI可见急性病灶，定性缺血性脑血管病。

脑栓塞按栓子来源可分为三类：心源性脑栓塞；非心源性脑栓塞；栓子来源不明。其中心源性栓塞最常见，由于心脏来源的栓子体积通常较大、纤维成分较多，常阻塞颅内主干动脉且不易溶解，因而症状也较其他类型脑栓塞严重。其中心房颤动是心源性脑栓塞的最重要病因之一，其导致卒中的风险是无心房颤动者的5倍，且阵发性心房颤动与持续性或永久性心房颤动导致卒中的风险基本相似。心房颤动时心房有效收缩消失，血流淤滞，容易形成左心房附壁血栓，血栓脱落可引起脑栓塞和（或）系统性栓塞。因血栓可反复形成、脱落，所以对于合并心房颤动的脑栓塞患者，预防性抗栓治疗尤为重要。

心房颤动所致卒中的预防性抗栓治疗以抗凝为主，目前用于临床的抗凝剂主要有华法林和新型抗凝药物。华法林在心源性栓塞二级预防中的作用早已被证实，各国指南均推荐无禁忌证的心房颤动患者使用适当剂量的华法林抗凝治疗，以预防栓塞事件再发。抗凝机制为通过拮抗维生素K使肝脏合成凝血酶原及因子Ⅶ、Ⅸ和Ⅹ减少而抗凝。临床适用于风湿性瓣膜病患者，服用该药物需密切监测INR值（一般为2.0～3.0）调整药物剂量。新型抗凝药物是近年来开发的一组抗凝药物，其作用于凝血过程的不同环节，相对于华法林的优势在于与食物药物相互作用少、无须频繁调整剂量和监测INR、出血风险低，因此使用更加方便。目前用于临床的主要有达比加群、利伐沙班、阿哌沙班等。Connolly等的比较达比加群和华法林治疗心房颤动的研究显示，在预防中-高危人群（$CHADS_2$评分≥1分，平均2.1分）卒中和系统性栓塞方面，达比加群150mg，每日2次的疗效优于华法林，而110mg，每日2次的疗效不劣于华法林，且两种剂量达比加群的颅内出血风险均显著低于华法林。Lansberg等比较利伐沙班和华法林治疗非瓣膜性心房颤动的研究也发现，对高危（$CHADS_2$评分≥2分，平均3.5分）患者，利伐沙班20mg，每日1次的治疗对预防卒中和系统性栓塞的疗效不劣于华法林，且颅内出血和致死性出血的发生率均低于华法林。

2013年ESC发布的非瓣膜性心房颤动患者服用新型口服抗凝剂临床实践指南建议，短暂性脑缺血发作（TIA）后1天可启动抗凝治疗，非致残性小面积梗死抗凝治疗启动应在发病3天后，中度面积梗死应在6天后，而大面积脑梗死应至少在2～3周后。2014版中国缺血性脑卒中/TIA二级预防指南建议，对于伴有心房颤动的缺血性脑卒中/TIA患者，出现神经功能症状14天内给予抗凝治疗，出血风险大者应适当延迟抗凝启动时间。目前缺乏有关脑梗死出血转化后抗凝启动时机的研究，但一项大样本队列研究结果显示合并心房颤动的脑出血患者在出血后7～8周启动抗凝治疗获益最大。合并心房颤动的急性脑梗死患者，若无抗凝治疗的禁忌，应该在14天内开始抗凝治疗，具体抗凝时间可以个体化考虑。抗凝药物的使用需个体化，若患者为风湿性瓣膜病患者，需选择华法林，密切监测INR。其他患者可选择新型抗凝药物治疗。

（神经内科　陈小飞　尚志越）

病例 4　隐源性卒中——卵圆孔未闭引起的脑梗死

一、病例报告

【患者】 女性，41岁。

【主诉】 头晕、复视6天。

【现病史】 患者于2020年3月27日16时出现头晕、不稳感，伴视物成双，左眼不能睁开，无恶心、呕吐，无肢体无力、麻木，无言语不利、饮水呛咳等，症状持续存在，在家属陪同下至某医院，行头颅CT检查，未见出血改变，拟诊"急性脑梗死"，收住入院。

【既往史】 否认高血压、糖尿病、心脏病病史，否认手术、外伤、输血史。

【个人史】 否认吸烟、饮酒史。否认过敏、传染病史。

【婚育史】 适龄结婚，育有1子，配偶、子体健。

【家族史】 其母亲患高血压、冠心病。

【查体】 T 36.3℃，P 70次/分，R 18次/分，BP 120/78mmHg，内科查体阴性。神志清楚，言语流利，反应灵敏，对答切题，记忆力、计算力、注意力、定向力未见明显异常，左眼睑下垂，左眼内收受限，右眼各方向活动充分、灵活，复视，无眼震。双侧瞳孔等大等圆，直径3.0mm、对光反射灵敏，双侧额纹、鼻唇沟对称，伸舌居中，咽反射存在，四肢肌力5级，四肢肌张力适中，四肢腱反射（＋＋），双侧肢体指鼻试验、跟膝胫试验稳准，左面部及肢体针刺觉减退。双侧巴氏征（＋）。NHISS评分2分。

【辅助检查】 血常规（2020年4月4日）：Hb 110g/L，WBC 3.77×10^{12}/L。

空腹血糖（2020年4月4日）：5.0mmol/L，HbA1c（2020-5-22）：4.7%。

凝血功能、心肌酶、电解质、肝功能、肾功能、同型半胱氨酸、BNP（2020年4月4日）：参考范围内。

心电图（2020年4月2日）：窦性心律，ST-T未见明显异常。

头颅CT（某医院，2020年3月28日）：未见明确病变。

头颅DWI（2020年4月4日）：左侧中脑大脑脚、右侧丘脑、右侧脑室旁脑梗死（急性期）（图9-4-1）。

头颅DSA（2020年4月7日）：全脑血管造影未见明显异常。

心脏超声（2020年4月7日）：EF 71%，房间隔膨出瘤，二、三尖瓣关闭不全（轻度），主动脉瓣结构显示欠清，左心室收缩、舒张功能未见异常。

经食管超声（2020年4月9日）：主动脉瓣未见明显异常，房间隔膨出瘤，卵圆孔未闭，左心房、左心耳、右心房、右心耳未见血栓。

颈动脉超声（2020年4月7日）：双侧颈总动脉内膜不光整，双侧颈内动脉、颈外动脉未见异常，双侧椎动脉未见异常。双侧锁骨下动脉未见异常。

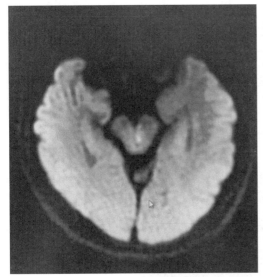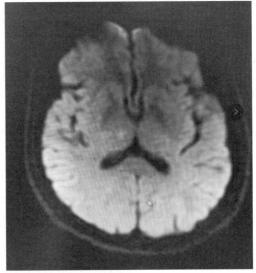

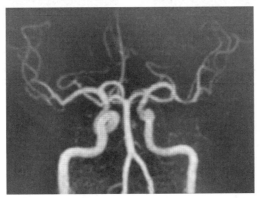

图9-4-1 头颅DWI

【诊断】综合诊断：脑梗死。

（1）定位诊断：左眼睑下垂、左眼球内收受限，定位于左侧中脑，考虑动眼神经不全麻痹。左侧面部及肢体浅感觉减退，定位于右侧丘脑。双侧巴氏征（＋），定位在双侧锥体束。

（2）定性诊断：缺血性脑血管病。

（3）病因：心源性。

【诊疗经过】入院后给予阿司匹林肠溶片＋氯吡格雷片双重抗血小板、阿托伐他汀钙片（20mg）调脂稳斑、改善循环等治疗，10天后患者头晕症状缓解出院。出院3个月后于心内科行卵圆孔封堵治疗。之后的5个月随访中无脑卒中复发。

二、讨论

患者女，41岁，主因"头晕、复视6天"入院，该患者动脉粥样硬化的危险因素只有家族史（母亲患高血压、冠心病）。头颅影像学显示左侧中脑大脑脚、右侧丘脑、右侧脑室旁脑梗死（急性期）。颈动脉超声及大脑血管造影无发现。经食管超声显示卵圆孔未闭（patent foramen ovale，PFO）。提示其脑梗死病因为心源性（CISS分型）。

隐源性卒中是指根据当前的诊疗手段，无法明确其致病原因的缺血性卒中，约占所有缺血性卒中的40%。PFO是指出生后卵圆孔瓣未能与继发膈完全融合，导致心房血液水平分流的先天性心脏病。研究表明，高达50%的隐源性卒中患者可伴有PFO，二者具有明显相关性。

卵圆孔未闭引起隐源性卒中的发病机制主要包括以下几个方面。

（1）反常栓塞：当右心房压力高于左心房时（如Valsalva动作、咳嗽等），可通过未闭的卵圆孔出现RLS，若静脉系统或心腔内有血栓，血栓可经未闭的卵圆孔从右心系统进入左心系统，导致体循环栓塞，称为反常栓塞。研究表明，反常栓塞是PFO导致隐源性卒中的主要发病机制，经导管装置封堵可降低复发性卒中的风险。

（2）PFO管道血栓：PFO内可形成像通道样的结构，由于血液在通道内流速减慢甚至停滞，易导致原位血栓形成，运用TEE可在房间隔两侧看到漂浮的血栓，从而证明PFO是栓塞来源。

（3）房间隔瘤：血栓可在房间隔瘤样膨出内形成，直接造成栓塞。

（4）心律失常：研究发现，PFO患者如存在一过性房性心律失常（如阵发性心房颤动）的潜在危险，会进一步提高发生栓塞的风险。

PFO相关隐源性卒中的影像学特征：多血管分布区多为多发、散在，直径≤15 mm的小梗死，责任血管多为累及大脑后动脉的后循环血管。推测这与PFO的生理结构有关，作为一个"过滤器"，只有比卵圆孔更小的栓子才能通过并引起卒中，因此影像上常表现为小梗死灶。在右心压力增高下，反常栓塞的栓子可随血流进入多个血管系统，较少有栓子仅进入单支血管，因此常表现为多发散在病灶；核素显像等技术显示，在Valsalva动作诱发下后循环血流速度及血流量均显著高于前循环，因此栓子通过未闭的卵圆孔进入后循环血管概率也明显增加。

隐源性卒中患者多数伴有PFO，其发病机制主要是反常栓塞。临床上可使用多种方法检测PFO。对于PFO合并隐源性卒中的患者，推荐抗血小板聚集治疗，部分患者可从抗凝药物或PFO封堵术中获益。PFO合并隐源性卒中患者的治疗目前仍有较多问题等待解决，如新型抗凝药与传统抗凝药、PFO封堵术的疗效对比等，未来需要进一步研究。

（神经内科 陈小飞 刘凤琴）

第十章

动脉粥样硬化性脑血管病

病例1 短暂性脑缺血发作一例

一、病例报告

【患者】男性，71岁。

【主诉】发作性头晕1个月，加重5天。

【现病史】患者1个月前在走路时突然出现头晕，伴步态不稳，自觉双下肢乏力，无视物旋转，持续3分钟左右缓解，5天前在行走时再次出现头晕，症状及持续时间同前，此后头晕反复发作，每日1次，多在站立位出现，头晕时无耳鸣及听力改变，头晕发作与体位和头位变化无明显关系。为求进一步诊治来我院门诊，头颅CT未见出血。门诊收入我科，发病以来精神、饮食、睡眠可，大小便如常，近期体重无明显改变。

【既往史】高血压病史30年，收缩压最高达到180mmHg，口服"苯磺酸左旋氨氯地平片2.5mg"，血压控制在130/80mmHg。10年前因"右侧肢体活动不灵伴言语不清"诊断脑梗死，无遗留阳性体征，出院后未规律口服抗血小板聚集、抗动脉粥样硬化药物。否认糖尿病、冠心病病史。

【个人史】吸烟40年，每天20支，否认饮酒史。

【婚育史】已婚，配偶已故。

【家族史】否认家族遗传史。

【体格检查】T 36.2℃，P 70次/分，R 18次/分，BP 140/70mmHg。双肺、腹部查体阴性。心脏叩诊心界扩大，心律齐，心率70次/分，双下肢无水肿。神经系统查体：神志清楚，言语清晰，粗测记忆力、计算力、定向力、理解力、注意力大致正常，双眼球向各个方向活动可，双眼无复视及眼震，双侧瞳孔等大等圆，直径约3.0mm，对光反射灵敏，双侧面部痛觉对称存在，双侧额纹及鼻唇沟对称存在，无饮水呛咳、吞咽困难及声音嘶哑，双侧咽反射对称存在，双侧软腭动度佳，伸舌不偏，四肢肌力5级，肌张力适中，四肢腱反射对称存在，双侧指鼻及跟膝胫试验稳准，双侧面部及肢体痛觉对称存在，双侧巴氏征（-）。

【辅助检查】心电图：窦性心律，心率75次/分，ST-T异常（图10-1-1）。

头颅CT：左侧颞枕叶软化灶，右侧小脑半球、左侧基底节区、侧脑室旁多发脑梗死，双侧脑室旁、半卵圆中心缺血灶。

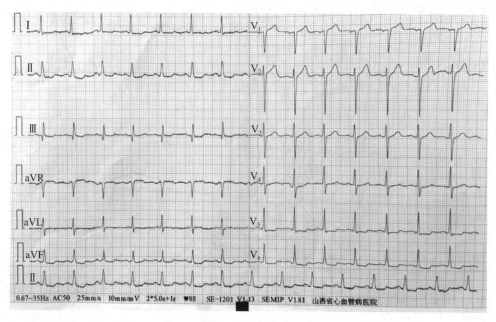

图 10-1-1　心电图

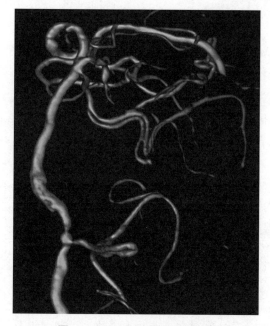

图 10-1-2　DSA 示左侧椎动脉

MRA：颅内动脉粥样硬化性改变，左侧大脑中动脉未见明确显影，左侧颈内动脉虹吸段局限性狭窄，右侧颈内动脉虹吸段局部管腔略膨隆，右侧椎动脉显影细，左侧椎动脉局限性狭窄，双侧大脑后动脉局限性狭窄并远端显影欠佳。

心脏彩超：EF 54%，左心室下后壁基底段、中段运动减弱，左心房增大，室间隔基底段稍厚，二、三尖瓣关闭不全（轻度），左心室收缩功能尚可，舒张功能减低。

全脑血管造影术：右侧椎动脉小脑下丘动脉（PICA）以远未见明确显影，左侧大脑中动脉起始处以远闭塞，左侧椎动脉 V_4 段 PICA 以远斑块形成，管腔重度狭窄（图 10-1-2）。

冠状动脉造影术：前降支近段狭窄约 30%，中段可见轻度肌桥，第一对角支近端狭窄 30%～80%，回旋支中段狭窄 30%～50%，OM_1 近段狭窄 30%～40%，中远段 100% 闭塞，侧支循环形成左→右。

【诊断】短暂性脑缺血发作，高血压病 3 级（很高危），冠状动脉性心脏病，陈旧性心肌梗死。

【诊疗经过】结合患者临床症状及辅助检查等结果，考虑患者左侧椎动脉狭窄程度较重，故在全身麻醉下行左侧椎动脉V₄段球囊扩张及支架植入术。术后患者未再出现头晕表现。拟定于1个月后行冠状动脉支架植入术。

二、讨论

定位：头晕、走路不稳——定位椎-基底动脉系统。定性：①老年男性，高血压、吸烟史，存在引起血管动脉粥样硬化危险因素；②急性起病，发作性病程；③主要表现为发作性头晕，数分钟缓解；④头颅CT未见出血、占位等表现。考虑为急性缺血性脑血管病。综上所述，考虑诊断短暂性脑缺血发作（椎-基底动脉系统）。

随着人口老龄化趋势明显，脑血管疾病发生率不容忽视。在过去的30年里，脑血管病患病率和发病率呈逐年上升的趋势。同时心血管疾病发生率也不容小觑，心脑血管疾病已经严重威胁到人们的健康。目前心脑血管共病防治筛查已成为我国医疗卫生工作重点。心血管疾病和脑血管疾病发生的共同病理基础为血管的动脉粥样硬化，在脑血管病发生的同时临床医师应同时考虑到是否有潜在的心血管疾病发生的风险。尽管目前的血管超声、增强CT、MRA等检查手段已可以初步筛查血管狭窄情况，但并非血管检查的"金标准"，存在一定程度的误差，而全脑血管造影术和冠状动脉造影术的检查可清晰呈现血管情况，是下一步进行血管内治疗的基础。"脑心同造"的造影模式通过一次穿刺、一条通路来达到两种疾病的检查，为患者减少痛苦的基础上带来更大的获益，也将成为临床的一种检查模式。

Jakub Sulženko等对200例重度颈动脉狭窄患者进行冠状动脉造影检查，结果发现冠状动脉狭窄率达到77.5%，对颈动脉狭窄患者进行常规术前冠状动脉造影检查可识别出大部分无症状性冠状动脉疾病患者。Shuzou等对632例怀疑冠状动脉疾病的患者进行血管检查，其中124例患者存在颈动脉狭窄，433例患者存在冠状动脉血管疾病，认为冠状动脉疾病患者颈动脉狭窄患病率很高，建议冠状动脉疾病患者筛查颈动脉狭窄。一项研究结果显示在确诊为冠心病的325例门诊患者中，脑血管狭窄严重程度超过50%的发生率高达25.5%。

动脉粥样硬化为全身性疾病，该患者存在高血压、糖尿病、吸烟等多项血管动脉粥样硬化危险因素，对于缺血性脑血管病患者，尽管患者无心脏疾病史及不适主诉，我们仍应该积极筛查心脏血管情况。如今全脑血管造影术和冠状动脉造影术均为成熟的操作，将两项操作合二为一，对于脑血管疾病合并心血管疾病患者来说，在心理承受、经济承受和术后护理方面，均有很大优势。"脑心同造"将成为未来的一种检查模式，同时"脑心同治"也将逐渐成为心内科和神经内科发展的重要方向。

（神经内科 韩彦青 程经丹）

病例 2 "绝处逢生"——颈内动脉闭塞再通的思考

一、病例报告

【患者】男性，58 岁，2020 年 10 月 12 日入院。

【主诉】右侧肢体无力 10 个月，发作性意识障碍 4 小时。

【现病史】患者 2020 年 01 月 17 日因右侧肢体无力于当地医院诊断为脑梗死，行静脉溶栓治疗，遗留右侧肢体活动稍欠灵活，长期口服氯吡格雷 75mg/d、瑞舒伐他汀钙片 10mg/晚。患者于 10 月 12 日突发头向右侧偏斜，伴意识丧失，伴牙关紧咬、流涎，伴四肢发僵，持续 40 分钟左右缓解，就诊于我院急诊，考虑"意识障碍待诊，癫痫发作"，为求进一步诊治收住入院。

【既往史】2018 年发现左侧颈内动脉闭塞、左侧锁骨下动脉重度狭窄、右侧大脑中动脉 M_1 段局限性中-重度狭窄，未行手术治疗。患高血压 9 个月，血压控制尚可，患糖尿病 10 余年，血糖控制不满意。30 年前因外伤致左下肢断裂，行手术治疗，有输血史。

【个人史】戒烟、戒酒十余月。

【查体】T 36.2℃，R 16 次/分，P 64 次/分，血压：左侧脉搏弱，双侧血压不一致，右侧血压 150/90mmHg，左侧血压 110/90mmHg。发育正常，营养中等，全身皮肤黏膜未见明显黄染、出血点，全身浅表淋巴结未触及肿大。心肺腹未见明显异常。神志清楚，言语欠利，双侧瞳孔等大等圆，直径约 3mm，对光反射灵敏，双眼球各向运动充分、灵活，无眼震。双侧额纹对称、右侧唇沟浅，伸舌居中，悬雍垂居中，咽反射正常。软腭上抬良好。四肢肌力 5 级，肌张力适中，双侧指鼻试验、跟膝胫试验稳准。双侧深浅、复合感觉正常。深浅反射正常，右侧巴氏征（＋）。自主神经系统未见明显异常。NIHSS 评分 1 分。mRS 评分 0 分。

【辅助检查】血生化（2020 年 10 月 12 日）：血尿便常规、肝肾功能正常。凝血全项：正常。传染病系列：正常。

胸 CT（2020 年 10 月 12 日）：主动脉弓步钙化灶。

心脏彩超（2020 年 10 月 15 日）：EF 67%，左心房增大，二、三尖瓣关闭不全（轻度），左心室收缩、舒张功能未见异常。

头颅 CT（2020 年 10 月 12 日）：左侧额叶、侧脑室旁及基底节区脑梗死（图 10-2-1）。

头颅 MRI（2020 年 1 月 20 日，当地医院）：左侧颞叶急性期脑梗死（图 10-2-2）。

术前造影（2020 年 10 月 16 日）：左侧颈内动脉起始处闭塞；左侧锁骨下动脉起始处闭塞；左侧锁骨下动脉盗血；前交通开放；左侧颈外动脉通过眼动脉向左侧颈内动脉海绵窦以远代偿供血（图 10-2-3）。

脑灌注成像（2020 年 10 月 21 日）：左侧额、颞、顶、枕叶部分皮质灌注较对侧减低。

【诊断】左侧颈内动脉闭塞，左侧锁骨下动脉闭塞，症状性癫痫，2 型糖尿病，高血压病 3 级（很高危），脑梗死恢复期。

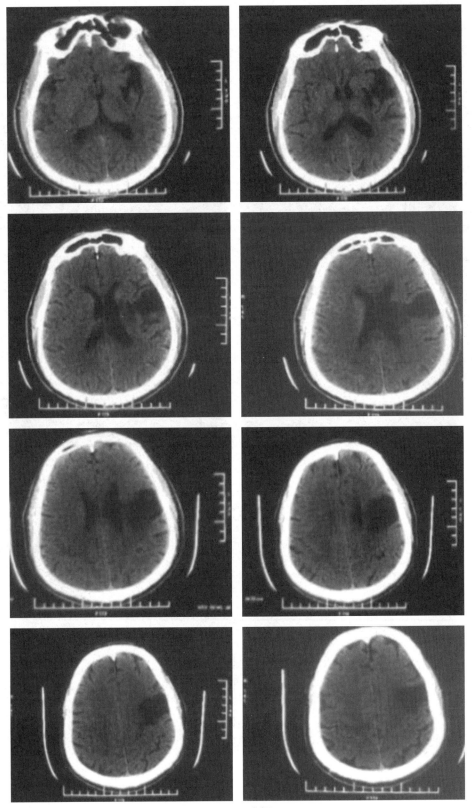

图10-2-1 头颅CT

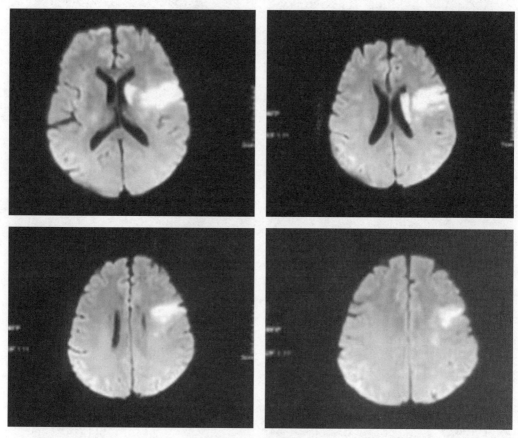

图 10-2-2　头颅 MRI

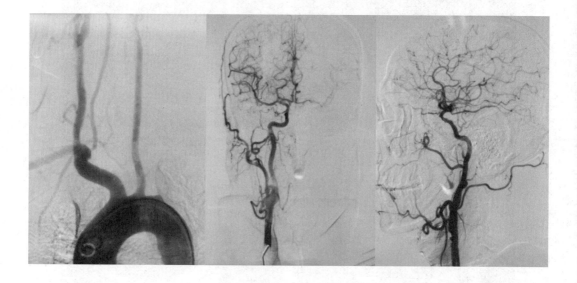

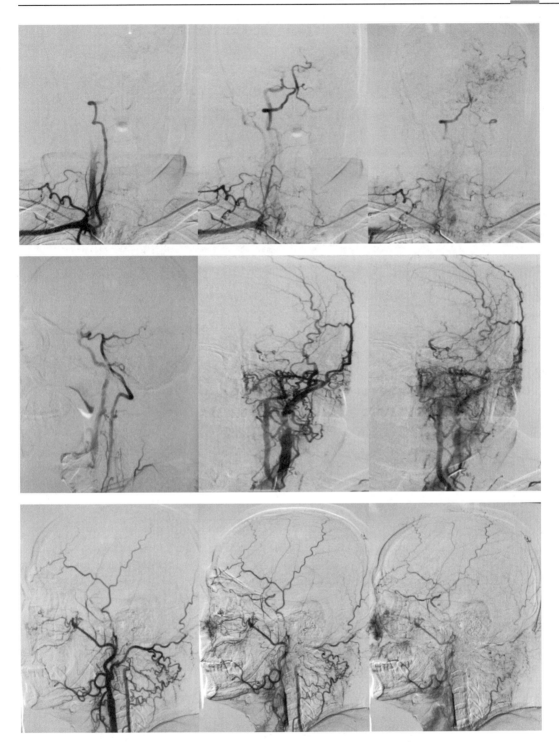

图 10-2-3　术前造影

【诊疗经过】全身麻醉下行左侧颈内动脉闭塞再通术。

（1）手术指征：患者10个月前右侧肢体无力，此次发病考虑继发性癫痫。头颅MRI示左侧大脑半球多发脑梗死，结合脑灌注成像中左侧额、颞、顶、枕叶低灌注表现，考虑左侧颈内动脉闭塞为本次发病原因，有手术指征。

（2）治疗策略：经评估闭塞段近端有锥形残端，远端有来自ECA的代偿血流，如顺利通过闭塞病变，拟行球囊预扩张，放置支架。

（3）相关风险：斑块脱落、梗死、夹层、出血及急性亚急性支架内血栓风险。

手术过程：全身麻醉下右侧股动脉穿刺植入8F血管鞘。

（1）术前正位：见图10-2-4。

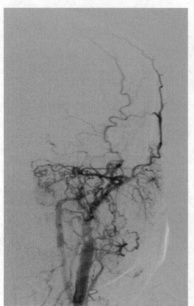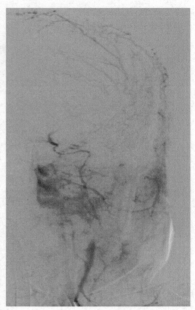

图 10-2-4　术前正位

（2）术前侧位：见图10-2-5。

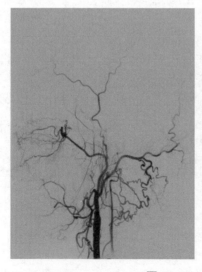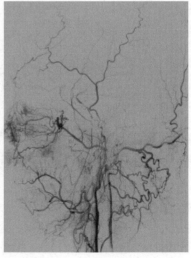

图 10-2-5　术前侧位

（3）工作角度：见图10-2-6。

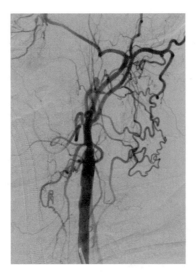

图10-2-6 工作角度

（4）试图单弯、transend 300微导丝失败：见图10-2-7。

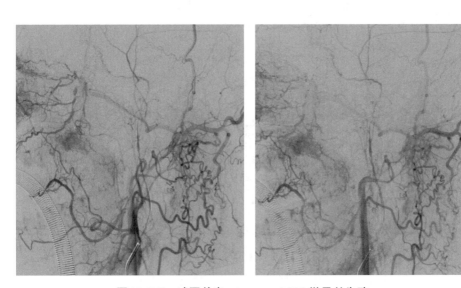

图10-2-7 试图单弯、transend 300微导丝失败

（5）试图8F导引导管支撑下，V-18 300微导丝夹层尝试进入颈内动脉真腔，但夹层出现延伸至颈内动脉段，再通失败（图10-2-8）。

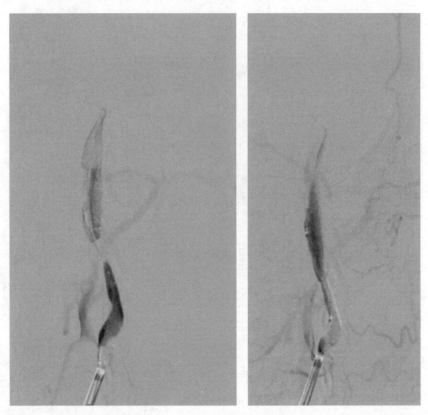

图 10-2-8　试图 8F 导引导管支撑下，V-18 300 微导丝夹层尝试进入颈内动脉真腔，但夹层出现延伸至颈内动脉段，再通失败

（6）更换单弯，V18 微导丝到达颈内动脉眼动脉段（图 10-2-9）。

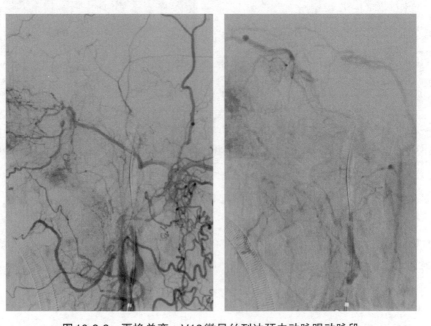

图 10-2-9　更换单弯，V18 微导丝到达颈内动脉眼动脉段

（7）微导管Rebar18确认真腔：见图10-2-10。

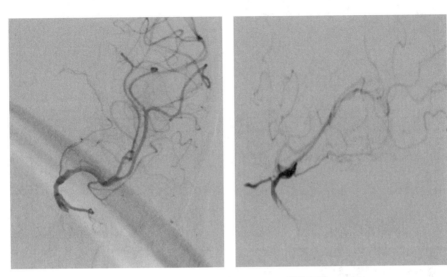

图10-2-10 微导管Rebar18确认真腔

（8）微导丝到达左侧大脑中动脉M_2：见图10-2-11。

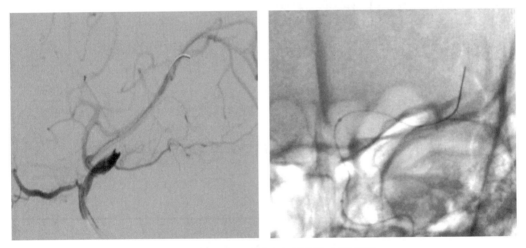

图10-2-11 微导丝到达左侧大脑中动脉M_2

（9）三枚APOLLO支架依次植入（2.5～13mm，3～13mm，3～8mm）（图10-2-12）。

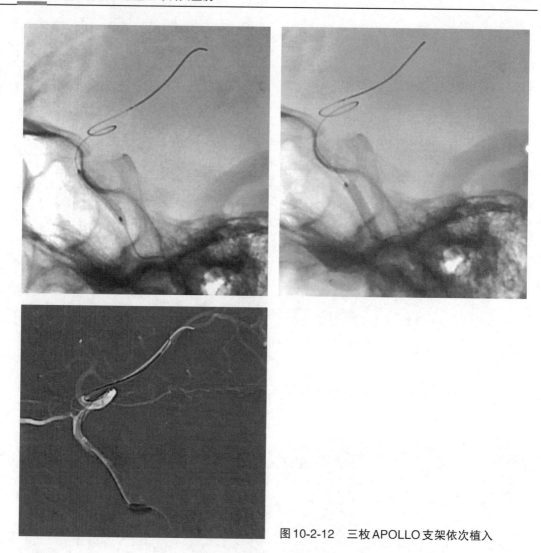

图 10-2-12　三枚 APOLLO 支架依次植入

（10）三枚 APOLLO 支架植入后造影（图 10-2-13）。

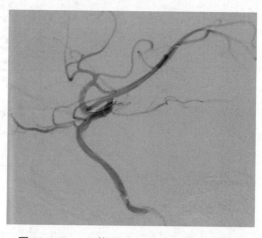

图 10-2-13　三枚 APOLLO 支架植入后造影

（11）第4枚、第5枚APOLLO 4～13mm支架植入（图10-2-14）。

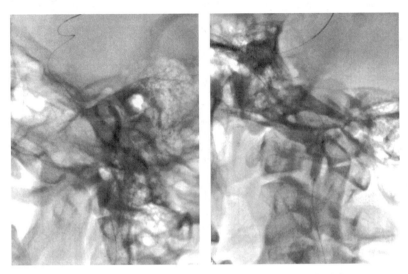

图10-2-14 第4枚、第5枚APOLLO 4～13mm支架植入

（12）PTA 4～30mm球囊扩张颈内动脉C_2起始处（图10-2-15）。

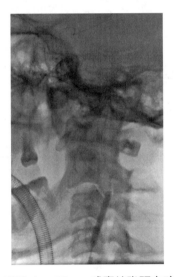

图10-2-15 PTA 4～30mm球囊扩张颈内动脉C_2起始处

（13）5枚APOLLO支架植入后再次6F导引导管造影；植入第6枚APOLLO 4～8mm支架（图10-2-16）。

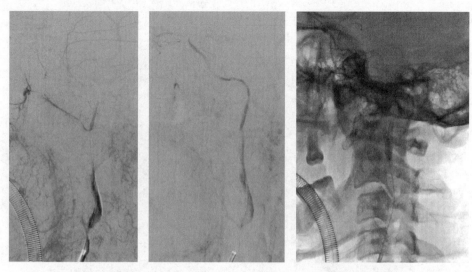

图10-2-16　5枚APOLLO支架植入后再次6F导引导管造影；植入第6枚APOLLO 4～8mm支架

（14）两枚颈动脉支架（PRECISE 8～40mm）植入后颈动脉C_2中段局限性重度狭窄（图10-2-17）。

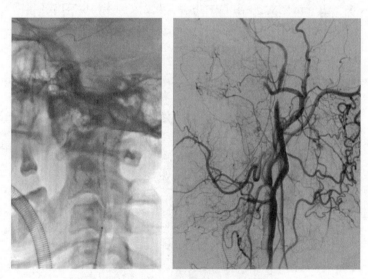

图10-2-17　两枚颈动脉支架植入

（15）狭窄处给予APOLLO 3.5～13mm支架植入后造影（图10-2-18）。

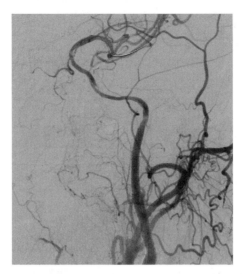

图10-2-18　狭窄处给予APOLLO 3.5～13mm支架植入后造影

（16）术后正侧位造影：见图10-2-19。

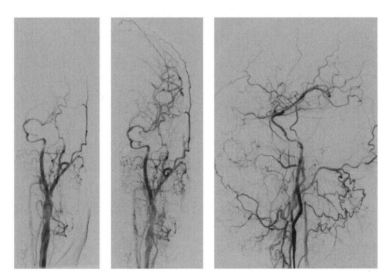

图10-2-19　术后正侧位造影

二、讨论

由于颈内动脉闭塞患者脑梗死复发率、致残率、病死率明显高于其他颅内外大血管病变，慢性颈动脉闭塞再通手术近年来越来越多地应用于临床，试图解决颅内供血，改善预后。随着该项手术大量的开展，手术相关适应证、禁忌证、成功率、安全性逐步被介入医师总结、归纳，在此做简单阐述。

颅内外大动脉闭塞分类：目前较为公认的时间概念为发病24小时内为急性，发病24小时至1个月为亚急性,发病超过1个月为慢性。其中,非急性颈内动脉闭塞(NAICAO,包括颅内段和颅外段)的血管再通治疗开展得比较早,临床研究相对成熟;而非急性大脑中动脉、基底动脉和椎动脉颅内段闭塞的血管再通治疗开展得比较晚。

那么,怎样的颈动脉闭塞患者适合行颈动脉闭塞再通手术治疗?评估标准如下。

1.手术时机 包括症状性与非症状性非急性颈内动脉闭塞。

通常可以通过临床症状和辅助检查大致判断出闭塞时间,由于侧支代偿充分、无临床症状或仅有轻微头痛或认知功能障碍,易被忽视,因此临床上判断血管闭塞时间较为困难。

缺血性卒中1周内血管成功再通有可能导致高灌注出血。非急性颈内动脉闭塞血管再通的治疗时间应在缺血性卒中发生后的2周以上,对于发病后短期内症状波动或呈逐渐加重的患者,需尽快评估病变进展情况,尽早施行手术治疗;若症状相对稳定,可完善高分辨率MRI、CTA、CTP等影像学检查,以明确闭塞病变的性质和侧支代偿情况,从而进一步评估手术风险-获益比。

2.病变评估 应充分评估责任血管及其相关血管条件:关键在于准确评估闭塞段,以及闭塞近端和远端,其中闭塞近端侧重于手术入路的评估,远端评估则包括血管床是否存在"烟雾"状血管增生、侧支代偿等。

"真正闭塞点"位于颅外段如颈内动脉起始部或海绵窦段者血管再通成功率更高、手术风险更低。闭塞部位病变性质也是血管再通成败的关键,病变性质为不稳定、出血、溃疡的斑块容易引起远端栓塞事件。另外,闭塞远端血管床的评估也很重要,远端血管出现"烟雾"状毛细血管增生,即提示高灌注风险,应严格控制围手术期血压。DSA因其良好的时间和空间分辨力,仍是观察闭塞部位、形态和侧支代偿的"金标准"。非症状性非急性颅内动脉闭塞患者通常存在充分的侧支代偿,此类患者血管闭塞时间不明确,应首选药物治疗或动态随访复查。

3.个体化治疗 应全面评估药物治疗及其他治疗方法,充分评估手术风险-获益比、药物治疗及其他治疗方法的疗效。症状较严重[改良Rankin量表(mRS)评分>3分],以及临床诊断为痴呆的患者,是大血管闭塞血管再通治疗的绝对禁忌证。

综上所述,闭塞血管再通可能恢复脑组织血供,存在血流动力学障碍的慢性颈内动脉闭塞(CICAO)患者可能从中获益。但再通治疗往往操作困难、再通率不理想,选择合适的病例才能使患者获益更大。一项包含41例接受血管内开通的CICAO患者的研究结果显示:术前CTA上反流至床突段及以上的患者,其技术成功率、主要并发症发生率、1年再闭率分是52%、22%、91%;而反流至床突段以下患者的技术成功率、主要并发症发生率、1年再闭率分别是89%、0%、0%。另一项回顾性研究显示:反流至后交通及以上者的成功率为29%、反流至眼动脉者为33%、反流至床突段者为73%、反流至海绵窦段者为80%、反流至岩骨段及以下者为93%,因此对于术前推测闭塞至床突段及以上者其手术成功率低、风险高、远期效果不佳,手术带来的益处不多。手术适应证可能还由其他因素决定,闭塞时间是另一个关键因,既往研究显示闭塞时间长开通成功率低,确切的血管何时闭塞往往根据临床症状及影像学检查推测。闭塞时间长时血栓可能延长、血管内血流减少后血管壁塌陷、闭塞段纤维化从而导致术中导丝通过时更难找到真腔,以及更容易出现夹层。原始闭塞点也是影响开通成功率的因素,闭塞点位于颈段的成功率高于远端闭塞者。总之，对于CICAO患者选择血管再通前应进行多方面评估。

（1）有血流动力学的CICAO患者可能从血管再通中获益。

（2）CICAO患者血管再通术前应进行包括超声、CTA、DSA、磁共振斑块分析等综合评估，以预判手术成功率、围术期风险、远期再闭塞率等。

（3）闭塞远端在床突段及以上的非局限闭塞者的成功率低、并发症多、远期再闭塞率高，不建议尝试血管再通。

（4）无血流动力学障碍的CICAO患者不建议尝试血管再通。

（5）闭塞段在床突段及以上的局限闭塞或床突段以下的长节段闭塞，经评估成功率高的可尝试血管再通治疗。

本病例患者此次发病主要表现为右侧肢体无力、意识障碍，责任血管为左侧颈内动脉及左侧锁骨下动脉，本次脑梗死病因为大动脉粥样硬化，虽然前交通开放，但CT灌注提示左侧额、颞、顶、枕叶部分皮质灌注较对侧减低。故发病机制考虑为血流动力学障碍（低灌注）。综上考虑，对于症状性左侧颈内动脉闭塞患者，即使采用积极的药物治疗，致死率及致残性卒中的发生率仍极高，而且闭塞远端能反流至床突上段以下，故再通率高，风险相对较低，手术结果令人满意。

（神经内科 成 涛）

病例3 争分夺秒，与时间赛跑
——急性基底动脉闭塞机械取栓

一、病例报告

【患者】男性，76岁

【主诉】意识障碍2小时30分。

【现病史】患者于2020年7月27日20点30分用餐过程中突发头晕，随即出现意识障碍，呼之不应，无肢体抽搐、舌咬伤、尿便失禁、口吐白沫，症状持续，遂呼叫"120"，于23时就诊于我院急诊。

【既往史】心房颤动十余年，不规律口服华法林，INR未监测。高血压3年，最高170/90mmHg，规律口服"硝苯地平缓释片20mg，1次/日"，血压控制在130/90mmHg左右。2015年曾患"脑梗死"，治疗后未遗留有后遗症。

【个人史】吸烟史二十余年，2包/日。

【体格检查】T 36℃，P 103次/分，心律失常，BP 165/85mmHg，中度昏迷，双侧瞳孔不等大，左侧7mm，右侧4mm，对光反射消失，角膜反射存在。双侧额纹及鼻唇沟对称存在。刺痛双上肢无反应，双下肢可动，双巴氏征（＋）。余查体不合作。NIHSS评分39分。

【辅助检查】急诊床旁心电图（2020年7月27日）：心房颤动。血常规、凝血系列、肾功能、电解质未见明显异常。头颅CT（2020年7月27日23时14分）：未见出血灶（图10-3-1）。

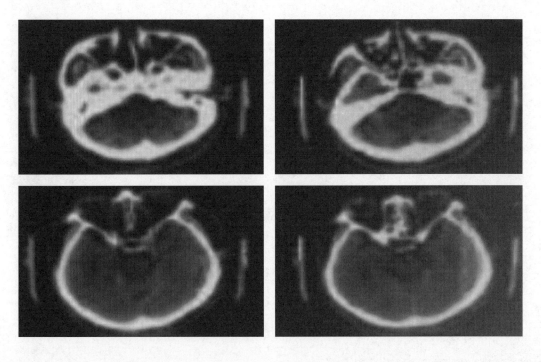

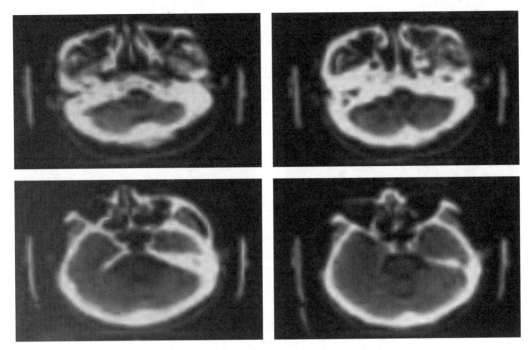

图10-3-1 头颅CT

【诊断】患者老年男性,急性起病,首发症状为头晕,随即意识障碍,呼之不应。患者短时间内迅速出现神经功能缺损症状,为急性脑血管病。患者既往心房颤动病史,不规律口服华法林,INR不达标,心源性栓塞可能。

定位诊断:患者剧烈头晕起病,后出现意识障碍,入院查体神志中度昏迷,定位于脑干上行网状激活系统;双侧瞳孔不等大,左侧7mm,右侧4mm,对光反射消失,定位于中脑。刺痛双上肢无反应,双下肢可动,双巴氏征(+),定位于双侧皮质脑干束。

定性诊断:入院头颅CT未见出血灶,为缺血性脑血管疾病。

病因:心源性栓塞。

综合考虑:诊断脑梗死,基底动脉闭塞所致。

【诊疗经过】于次日凌晨行全脑血管造影术,结果显示患者基底动脉中上段以远未见显影(图10-3-2),考虑急性基底动脉闭塞,心源性栓塞可能,立即进行颅内动脉取栓术,经过三次动脉取栓(图10-3-3),再次造影显示患者基底动脉开通,后循环血供通畅。给予阿司匹林肠溶片100mg每日1次,阿托伐他汀钙片

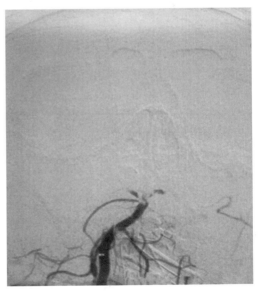

图10-3-2 全脑血管造影术

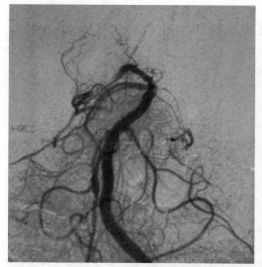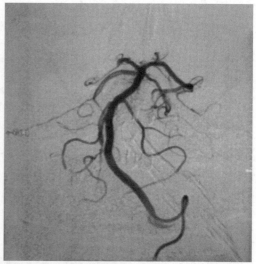

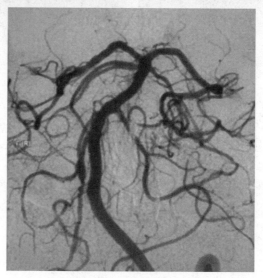

图 10-3-3　动脉取栓

20mg 每晚 1 次，丁苯酞氯化钠注射液 100ml 静脉滴注，每日 2 次，以及营养神经细胞、改善微循环、抑酸、抗感染、脑保护等对症支持治疗。

　　发病第 4 天（2020 年 7 月 31 日）完善头颅 DWI ＋ MRA：双侧小脑半球、中脑、脑桥、右侧枕叶、海马区、双侧丘脑脑梗死急性期，MRA 示后循环血供通畅（图 10-3-4、图 10-3-5）。

　　发病 11 天查体（2020 年 8 月 7 日）：神志清醒—嗜睡，可简单发音（两三个字），双侧瞳孔不等大，左侧 4.0mm，对光反射消失，右侧 2.0mm，对光反射迟钝，左侧上睑上抬无力，不可睁眼，左侧眼球各向活动均差，右侧眼球可内收，偶可外展，余各向活动差。双侧额纹及鼻唇沟对称存在，伸舌居中。四肢肌力 4 级，肌张力适中，左巴氏征（ － ），右巴氏征（ ＋ ）。余查体不配合。NIHSS 评分 16 分。

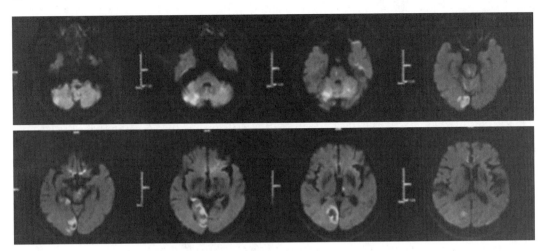

图10-3-4　头颅DWI示双侧小脑半球、中脑、脑桥、右侧枕叶、海马区、双侧丘脑脑梗死急性期

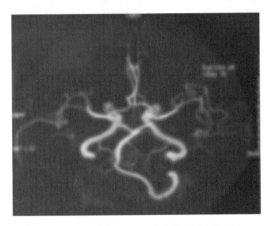

图10-3-5　头颅MRA示后循环血供通畅

二、讨论

椎基底动脉是后循环的主要供血血管，参与大部分脑干、枕叶、小脑半球、丘脑供血。后循环动脉闭塞引起的脑卒中约占所有缺血性脑卒中20%，其中急性基底动脉闭塞占所有缺血性脑卒中的1%，占大血管闭塞性脑卒中的5%。根据基底动脉闭塞近端累及部位，可分为近段闭塞、中段闭塞和远段闭塞。近段闭塞指闭塞近端位于椎动脉、基底动脉汇合处至小脑前下动脉开口处，中段闭塞位于小脑前下动脉开口至小脑上动脉开口，远段闭塞则位于小脑上动脉开口以远。

急性基底动脉闭塞病死率高达80%～90%，治疗关键在于及时有效开通闭塞血管，血管再通的方法包括静脉溶栓和静脉溶栓后机械取栓的桥接治疗。静脉注射阿替普酶对于后循环大血管闭塞的急性缺血性脑卒中而言血管再通率较低，当血管再通失败，再进行补救性的机械取栓会使患者出血风险增加，死亡率增加。而机械取栓具有再通率高、适应证广等优点。然而，尽管自2015年以来几项大型RCT试验证实了取栓治疗在前循环大血管闭塞性急性缺血性脑卒中中的安全性和有效性，但是，后循环大血管闭塞者取栓治疗的高级别证据仍然缺乏。

《中国急性缺血性脑卒中早期血管内介入诊疗指南2018》指出，当患者同时满足静脉溶栓与动脉取栓的要求时，推荐进行静脉溶栓、动脉取栓的桥接治疗模式，不推荐越过静脉溶栓直接进行血管内处理（Ⅰ级推荐，A级证据），且不应等待观察静脉溶栓的具体疗效（Ⅰ级推荐，B级证据）。在该版指南中也同时指出，后循环基底动脉闭塞性急性缺血性脑卒中患者，在仔细分析获益风险后，可越过静脉溶栓而直接对筛选后的患者进行动脉机械取栓治疗（Ⅱ级推荐，B级证据）。尽管如此，我们在临床工作中仍发现在给予后循环大血管闭塞性急性缺血性脑卒中患者桥接治疗后致残率、致死率并未明显下降。

2020年5月7日发表在《新英格兰医学杂志》DIRECT-MT研究，以及2021年1月19日发表在《美国医学会杂志》上的DEVT研究结果均显示，对于发病4.5小时急性前循环大血管闭塞的缺血性脑卒中患者，单独采用血管内取栓术的功能性结局不劣于阿替普酶静脉溶栓联合血管内取栓术。上述研究结果均有力支持跨过静脉溶栓，进行直接动脉取栓治疗，为急性卒中救治提供新策略，为卒中管理指南提供新证据。而后循环大血管闭塞性急性缺血性脑卒中起病快、程度重、致死率高，因此早期开通闭塞血管更为重要。

本例急性基底动脉闭塞患者入院NIHSS评分高达39分，提示患者致残率、致死率极高，静脉溶栓再通率低。我院卒中绿色通道具备完善的卒中救治流程，三组卒中救治团队24小时待命，能够保证快速绕行静脉溶栓直接进行机械取栓。因而我们与患者家属充分沟通后，最终选择绕过静脉溶栓直接进行机械取栓，用最短的时间开通闭塞血管，挽救患者生命。

虽然以目前研究结果不足以否定在后循环大血管闭塞性急性缺血性脑卒中中阿替普酶桥接治疗的价值，但直接取栓的疗效自2015年起已在多项研究中得到肯定。在临床中，我们需要承认任何决策过程中都存在许多可能无法在临床试验中捕获的个体变量。直接进行血管内介入治疗与桥接治疗的临床结局的相似性，支持个体化治疗的概念，但同时也应结合各个医院的卒中团队的现实情况。最后，对于后循环大血管闭塞的急性缺血性脑卒中的多中心研究仍然是我们下一步需要去研究探讨的方向。

（神经内科　王莹颖）

病例 4 基底动脉狭窄血管成形术致夹层

一、病例报告

【患者】男性，47岁，2019年8月3日入院。

【主诉】头晕伴视物模糊1月余。

【现病史】患者于2019年6月20日10时劳动时出现头晕，伴视物模糊、行走不稳，症状持续2～3小时自行好转如正常。次日晨干活时上述症状再次发作，症状持续不缓解，就诊于当地医院，行头颅CT诊断为脑梗死，给予抗血小板聚集、抗动脉硬化治疗7日未见明显改善，其间出现一次发作性左侧肢体无力，10余分钟后自行好转如正常。后就诊于市级医院，行头颅MRI，提示右侧颞、枕叶急性期脑梗死，造影检查提示基底动脉狭窄，建议上级医院进一步介入治疗。

【既往史】患高血压7年，血压最高为190/110mmHg，规律服用"硝苯地平缓释片20mg，每日2次"，平素血压波动于140/90mmHg。否认冠心病、糖尿病病史。

【个人史】吸烟二十余年，30支/日，否认饮酒病史。

【体征】神经系统未见明显阳性体征。NIHSS评分0分。

【辅助检查】血生化、血常规、便常规、肝肾功能正常。

血钾3.4mmol/L。补钾后复查正常。

甲状腺功能正常。

葡萄糖耐量试验：空腹3.9mmol/L，餐后2小时10.5μmol/L。

凝血全项正常。

传染病系列正常。

胸部X线（2019年7月2日）：两肺纹理重。

心电图：窦性心律，心率99次/分，心电图大致正常。

心脏超声：心脏形态结构未见异常，二、三尖瓣关闭不全（轻度），左心室收缩功能未见异常，舒张功能减低，EF 64%。

锁骨下动脉超声：双侧锁骨下动脉内膜不光整。

颈部血管超声：双侧颈总动脉内膜不光整并斑块形成，双侧颈内、颈外动脉未见异常，双侧椎动脉未见异常。

入院头颅CT：右侧丘脑、双侧基底节区、左侧脑室旁、左侧半卵圆中心腔隙性脑梗死，双侧枕叶脑梗死（图10-4-1）。

头颅MR DWI（2019年7月9日，外院）：右侧枕叶急性期脑梗死（图10-4-2）。

全脑血管造影检查（2019年8月12日）：基底动脉重度狭窄，右侧大脑后动脉P$_2$以远闭塞，左侧椎动脉V$_4$ PICA以远闭塞（图10-4-3）。

【诊疗经过】2019年9月15日全身麻醉下行基底动脉球囊扩张＋支架植入术：路图下，泥鳅导丝导引下，将6F导引导管置于右侧锁骨下动脉，尝试超选右侧椎动脉失败，使用加长硬泥鳅将5F单弯导管送至右侧锁骨下动脉；路图下将加长硬泥鳅送至右侧椎

动脉 V_2 垂直段；利用长交换技术，将6F导引导管置于右侧椎动脉 V_2 垂直段造影，示基底动脉中下段重度狭窄（图10-4-4）。

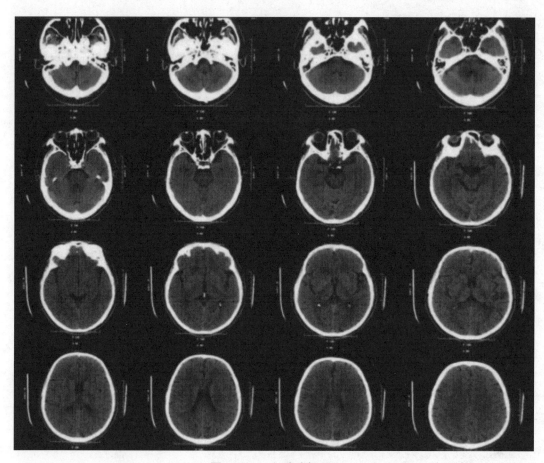

图10-4-1　入院头颅CT

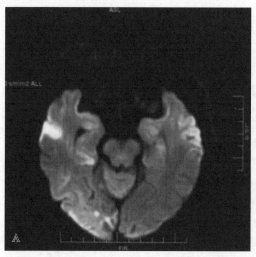
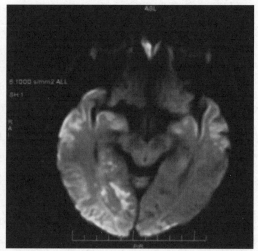

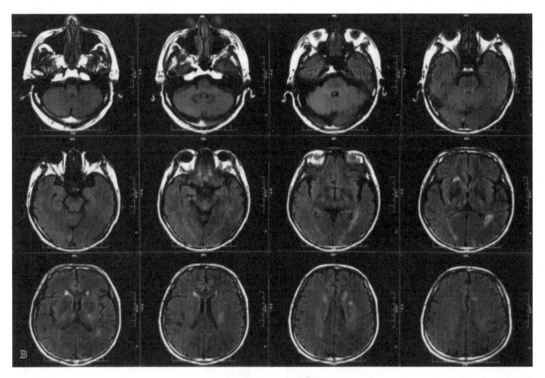

图 10-4-2 头颅 MR DWI

A. DWI 右侧枕叶急性期脑梗死；B. FLAIR 右侧丘脑、双侧基底节区、脑室旁多发腔隙性脑梗死，双侧枕叶缺血灶

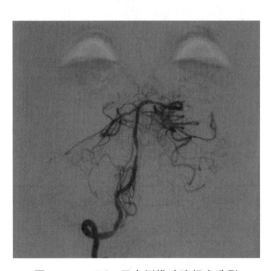

图 10-4-3 DSA 示右侧椎动脉超声造影

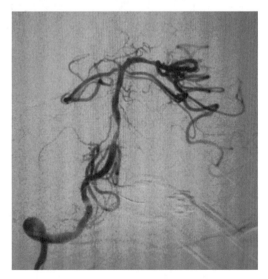

图 10-4-4 术中右侧椎动脉超选造影

PT微导丝塑形后小心穿过基底动脉狭窄段，确认真腔，将微导丝放置左侧大脑后动脉P_2以远（图 10-4-5）；路图下，沿微导丝将2.0mm×10mm球囊送至狭窄段，11atm压力；残余狭窄20%左右；撤出球囊系统（图 10-4-6、图 10-4-7）。

球囊扩张后即刻基底动脉造影提示基底动脉狭窄改善（图 10-4-8）。

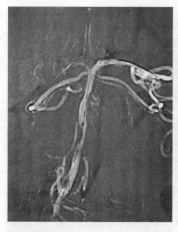 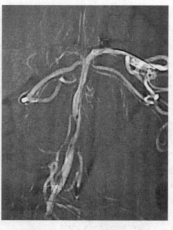 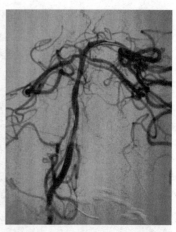

图 10-4-5　微导丝送至左　　　图 10-4-6　球囊扩张时　　　图 10-4-7　球囊扩张后造影
侧大脑后动脉

　　球囊扩张约5分钟后行基底动脉夹层造影，撤出球囊及PT导丝再次造影示基底动脉中上段滞留狭窄（夹层）（图10-4-9）。

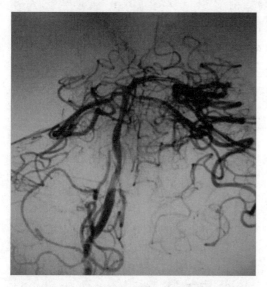 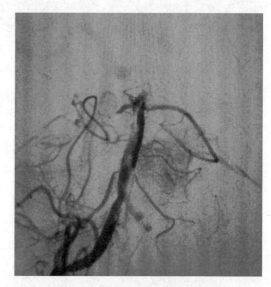

图 10-4-8　球扩后基底动脉狭窄改善　　　　　图 10-4-9　基底动脉长段夹层

　　路图下，再次沿PT微导丝将微导管小心通过狭窄段；抽出微导丝确认真腔（图10-4-10、图10-4-11）。

　　路图下，使用微导丝PT通过夹层及狭窄处，沿微导丝将微导管送至左侧大脑后动脉P_2远端；抽出微导丝；沿微导管将E24.0mm×16mm支架送至基底动脉上段释放（图10-4-12、图10-4-13）；沿微导管将E24mm×23mm支架送至基底动脉中下段释放（图10-4-14）。

　　术后造影见图10-4-15～图10-4-18。

　　术后即时DynaCT：未见出血（图10-4-19）。

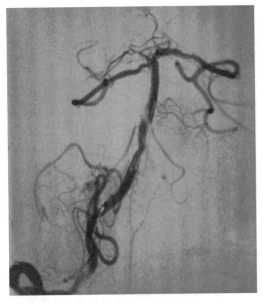

图10-4-10 送入微导管

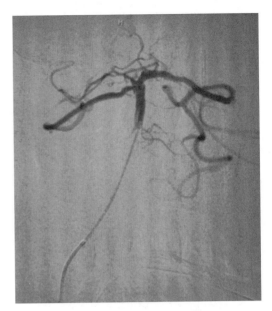

图10-4-11 微导管造影确定真腔

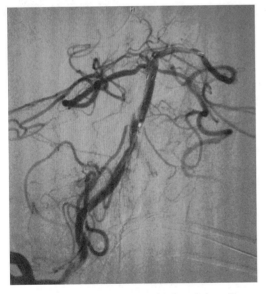

图10-4-12 基底动脉上段植入支架正位

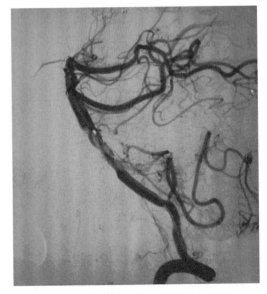

图10-4-13 基底动脉上段植入支架侧位

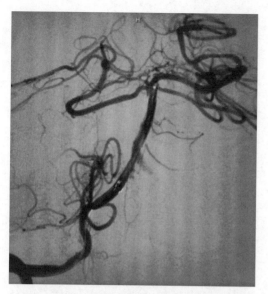

图10-4-14 基底动脉中下段植入支架正位

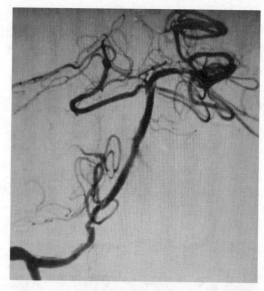

图10-4-15 术后基底动脉造影提示夹层消失

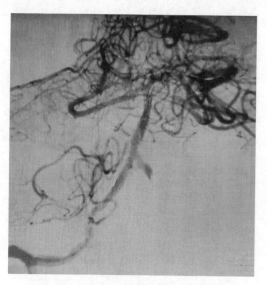

图10-4-16 基底动脉支架位置良好

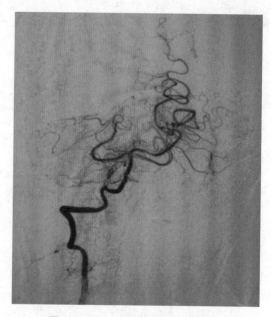

图10-4-17 右侧椎动脉造影正位

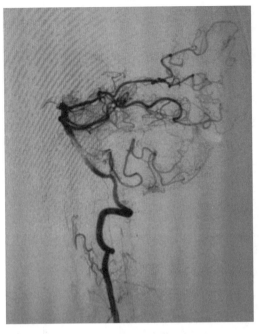

图10-4-18 右侧椎动脉造影侧位

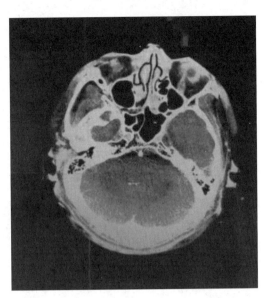

图10-4-19 术后DynaCT脑干未见出血

术后麻醉恢复后患者无特殊不适；神志清楚，查体同术前。打绷带时患者出现言语不清，双眼球向左侧凝视；左侧肢体全瘫。给予替罗非班加量以6ml/h泵入；约10分钟后改善，症状完全缓解，术后安返病房。

【病情变化】术后5小时（2019年8月15日19时）进食、口服药物后出现四肢不自主抖动，自诉四肢麻木感、自下而上的放电感，1～2秒后自行好转如正常。神经系统查体未见明显阳性体征，头颅CT未见出血，继续给予羟乙基扩容、替罗非班治疗。

术后18小时（2019年8月16日8时50分）突然出现言语含糊、左侧肢体无力。无意识丧失、头痛等不适。查体：言语含糊、交流略受限，饮水呛咳，吞咽困难，左侧肢体肌力0级。头颅CT未见出血，将替罗非班调整为12ml/h泵入，继续羟乙基扩容治疗。

病情变化中的肢体放电样抽动：观察发现，左侧肢体瘫痪时无发作，左侧肢体无力恢复后发作频繁。

头颅CT（2019年9月16日）：基底动脉支架术后改变，右侧丘脑、双侧基底节区、侧脑室旁、左侧半卵圆中心多发腔隙性脑梗死，右枕叶低密度影，建议与旧片对照。

头颅DWI（2019年9月19日）：脑桥急性期脑梗死，左侧基底节区、脑室旁亚急性期脑梗死（图10-4-20）。

头颅MRI DWI（2019年9月20日）：脑桥偏右亚急性期脑梗死，左侧基底节区、脑室旁亚急性期梗死，双侧桥臂异常信号（图10-4-21）。

患者拒绝进一步行全脑血管造影检查。

患者出院后未进一步入康复医院行康复治疗，回家后自行康复锻炼。截至目前随访，患者言语略含糊，交流不受限，饮水偶呛咳。吞咽良好。可自行行走，行走时无拖步，行走较稳定。左上肢近端可抬举平肩，前臂可屈伸，左手指可动，不能持物。

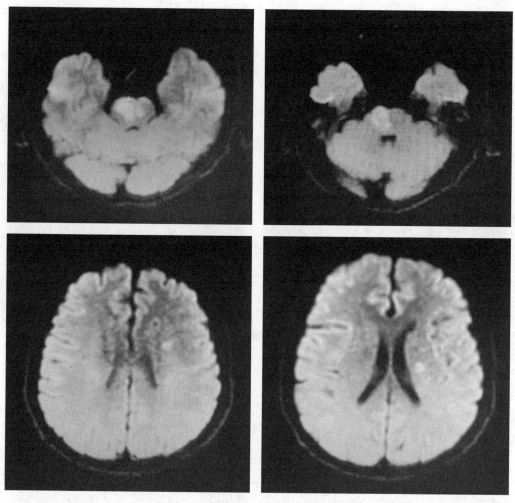

图10-4-20 头颅（2021年9月19日）

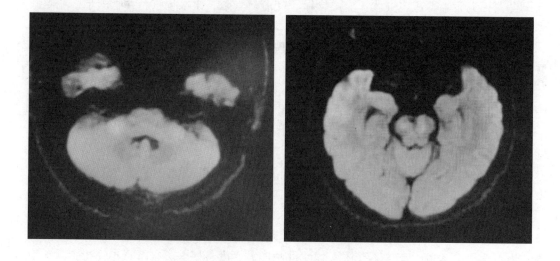

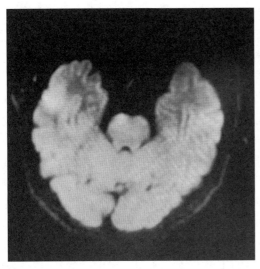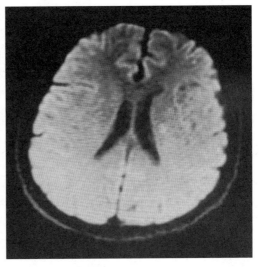

图10-4-21 头颅DWI（2021年9月20日）

二、讨论

该患者此次发病主要表现为头晕、视物模糊，头颅MRI提示右侧枕叶急性期脑梗死，全脑血管造影提示右侧大脑后动脉局部狭窄，基底动脉重度狭窄。右侧大脑后动脉为该次疾病的罪犯血管，该血管暂无介入治疗指征。此次脑梗死病因为大动脉粥样硬化，对于同时发现的基底动脉重度狭窄，发病机制不除外基底动脉斑块脱落引起动脉到动脉栓塞。综上考虑，该狭窄仍可能为症状性基底动脉狭窄。症状性颅内椎-基底动脉狭窄患者的预后极差，即使采用积极的药物治疗，颅内椎-基底动脉狭窄的患者致死及致残性卒中的发生率极高，每年由于缺血性卒中致死及永久致残率仍高达8.5%～22.8%。WASID临床研究采用华法林或阿司匹林治疗，并随访了68例后循环动脉狭窄的患者，结果显示每年发生于狭窄动脉供应区的卒中仍高达10.7%（基底动脉狭窄）、7.8%（椎动脉狭窄），其中4例因缺血性卒中而死亡（5.9%）。该患者有手术指征，椎-基底动脉狭窄的血管吻合搭桥手术操作难度大，并发症发生率高。Hopkins等报道手术的死亡及致残率为34%，介入微创血管内治疗成为椎-基底动脉重度狭窄的主要方式。对于该患者进行基底动脉血管成形术是有必要的。单纯球囊扩张可能导致血管破裂，内膜损伤，容易引起夹层动脉瘤，血管弹性回缩导致残余狭窄及再狭窄。Connors等采用球囊扩张成形治疗颅内动脉狭窄，球囊扩张造成夹层动脉瘤28.6%，狭窄部位治疗后急性闭塞率为10%，治疗后残余狭窄超过50%的高达15.6%。因此对于基底动脉狭窄，球囊扩张时应选用适度而非过度的球囊扩张，即"次最大球囊扩张"，国内普遍翻译为"亚满意扩张"。

基底动脉支架植入术围术期缺血性卒中的发生有一定的原因。一个可能的原因是椎-基底动脉的解剖特点，因其分支多、管径窄、路径长、弹性差，使其在支架植入时更容易发生血管痉挛、分支动脉的闭塞等风险。其次，狭窄的长度、程度和位置对围术期的卒中率也有显著的影响，长的、严重的、基底动脉中段的狭窄发生卒中事件较多，其中狭窄的长度和程度反映了疾病的严重程度。不同的狭窄部位、狭窄长度及斑块性质等均对于介入手术风险及治疗效果有不同。Mori等在分析颅内血管狭窄球囊扩张成形治疗的风险时，将颅内狭窄造影表现分为3型：A型，长度≤5mm的同心性狭窄，没有完全闭塞；B型，管状狭窄，长度5～10mm，严重的偏心性狭窄或3个月内的完全闭塞狭窄；C型，弥漫性狭窄，长度超过10mm，大于90°，近端扭曲明显，或超过3个月的完全闭塞。3种类型狭窄球囊扩张成形后患者的病死率及卒中率分别为8%、26%和87%。只有A型狭窄的治疗效果较好。基底动脉中段狭窄有较高的卒中率可能是该段有丰富的穿支血管所致。术后再狭窄与斑块累及范围密切相关。由于DSA对于斑块累及范围只能间接通过管腔狭窄长度进行判断，因此往往会低估斑块的存在或范围。另外，斑块多累及穿支动脉开口处，这使得术前对斑块位置的评估非常重要。然而，高分辨磁共振成像（high resolution magnetic resonance imaging，HR-MRI）能够很好地评估基底动脉的重塑能力、斑块的性质、斑块的部位及对管壁的累及范围。所以，术前常规行HR-MRI对基底动脉支架术中、术后的安全性至关重要。

对于该患者，狭窄位于基底节段动脉中段，手术中出现长段夹层，及时植入2枚支架完全覆盖夹层，术后清醒后查体同术前。病情变化中出现发作性局灶性神经功能缺损症状，缓解期完全正常，结合术后复查头颅MRI DWI提示脑桥急性期脑梗死，考虑可能为基底动脉狭窄处球囊扩张时因"雪犁效应"引起斑块推挤到穿支血管或夹层而致局部新发血栓引起，即刻加用替罗非班抗血小板、扩容等治疗，但未能阻止病情发展，对患者造成功能残疾。因此对于术前HR-MRI等相关检查的准确评估，术中支架选择的精准及术后相关并发症的精准处理显得尤为重要。

（神经内科　胡　琼）

病例 5   颈动脉狭窄联合临时起搏器介入治疗

一、病例报告

【患者】男性，74岁。

【主诉】发现左侧颈动脉狭窄2年。

【现病史】患者于2017年9月体检发现颈动脉硬化伴多发斑块，左侧颈总动脉管腔58%狭窄，左侧颈内动脉74%狭窄，未诊治。2019年6月复查颈部血管超声，提示左侧颈动脉闭塞，右侧颈总动57%狭窄。为求进一步诊治入院。

【既往史】患高血压10年，血压最高为170/100mmHg，平素规律服用"苯磺酸氨氯地平5mg，每日1次"，平素血压波动于140/90mmHg左右。冠心病10年，5年前冠状动脉植入5枚支架，2015年行冠状动脉旁路移植手术，术后规律服用"阿司匹林肠溶片、瑞舒伐他汀"。患痛风5年。

【个人史】吸烟40年，20支/日，戒烟4年。否认饮酒病史。

【入院查体】神志清楚，言语流利，查体配合。双侧瞳孔等大等圆，直径约3mm，对光反射灵敏，双侧额纹、鼻唇沟对称，伸舌不偏，无饮水呛咳、吞咽困难。四肢肌力5级，肌张力适中。腱反射（＋＋）。双侧痛觉对称存在。双侧指鼻试验、跟膝胫试验较稳准。左侧巴氏征（＋），右侧巴氏征未引出。NIHSS评分0分。

【辅助检查】血、尿、便常规，肝肾功能，凝血未见明显异常。

尿酸494μmol/L。

甲状腺功能：正常。

传染病系列：正常。

胸部X线（2019年7月18日）：左下肺炎症，心影增大，冠状动脉旁路移植术后。

心电图（2019年7月17日）：窦性心动过缓，46次/分，ST-T异常（图10-5-1）。

心脏超声（2019年7月19日）：左心房增大，室间隔基底段增厚，左心室壁节段性运动异常，主动脉瓣退行性改变，二、三尖瓣关闭不全（轻度），左心室整体收缩功能尚可，舒张功能减低。EF 52%（双平面Simpson法测）。

颈部血管超声（2019年7月19日）：双侧颈动脉硬化并多发斑块形成，双侧颈内动脉局部狭窄，左侧椎动脉起始处显示不清，血流速度减低。建议进一步检查，右侧椎动脉未见异常。

头颅CT（2019年7月18日）：右侧基底节区腔隙性脑梗死，双侧脑室旁缺血灶，老年性脑改变（图10-5-2）。

头颅MRI DWI（2019年7月24日）：未见异常弥散受限（图10-5-3）。

全脑血管造影检查（2019年7月22日）：右侧颈内动脉起始处斑块形成，管腔中度狭窄（图10-5-4A）；右侧椎动脉开口重度狭窄（图10-5-4B）；左侧颈内动脉起始处极重度狭窄（图10-5-4C）；左侧椎动脉开口重度狭窄，左侧椎动脉PICA以远未见显影，左侧锁骨下动脉起始处中度狭窄（图10-5-4D）。

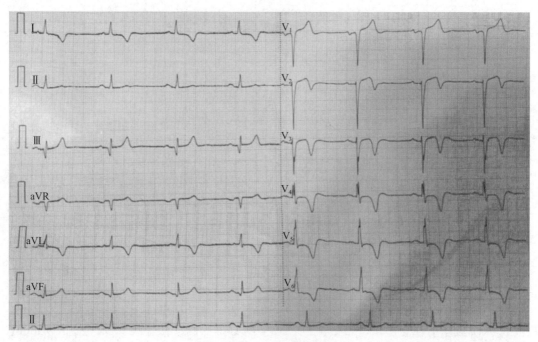

图 10-5-1 入院时心电图

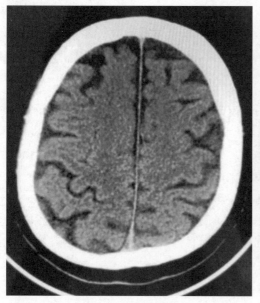 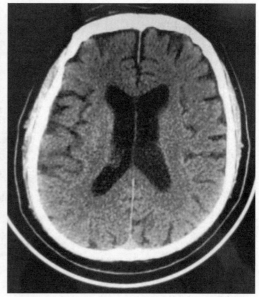

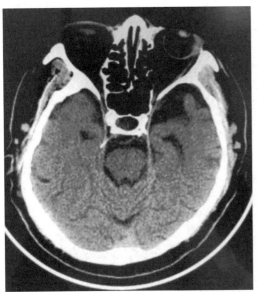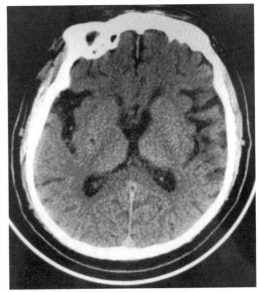

图 10-5-2　入院时头颅 CT

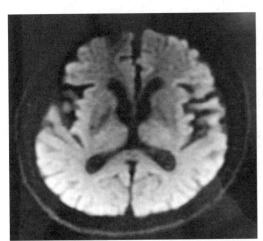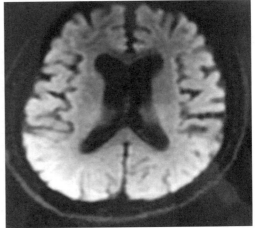

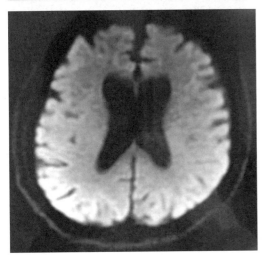

图 10-5-3　头颅 MRI DWI

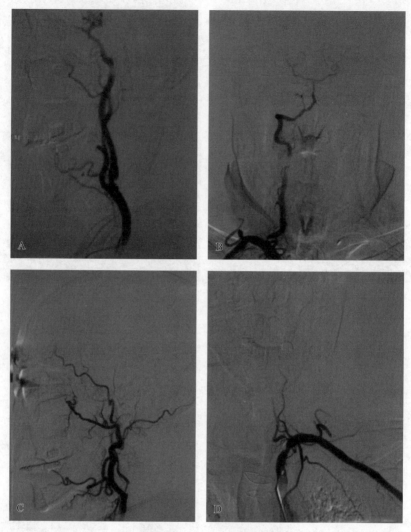

图10-5-4 全脑血管造影

追问病史：患者诉近2年出现头晕，为头部昏沉感，行走及坐位出现，偶伴行走不稳，卧床后头晕可改善，头晕间断出现，晨起明显。

【诊疗经过】行右侧椎动脉起始处球囊扩张及支架植入术＋左侧颈内动脉起始处球囊扩张，择期行左侧颈内动脉支架植入术。

第一次手术（2019年7月25日）：右侧椎动脉开口球囊扩张＋支架、左侧颈内动脉球囊扩张。

左侧颈内动脉球囊扩张之前正侧位造影见图10-5-5。

左侧颈内动脉第一次球囊扩张术后正侧位造影见图10-5-6。

左侧颈内动脉小球囊扩张后，血管局部狭窄改善，颅内灌注血流增快、增多，对比见图10-5-7。

术中观察：术中虽然小球囊扩张，但仍可观察到心率减慢的变化。

完善动态心电图，结果回报：窦性心动过缓偶伴窦性心律不齐，平均心率52次/

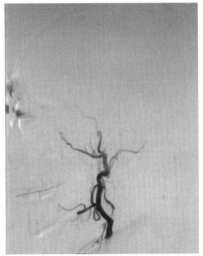
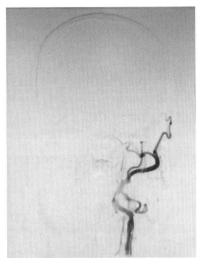

图10-5-5　左侧颈内动脉正侧位造影

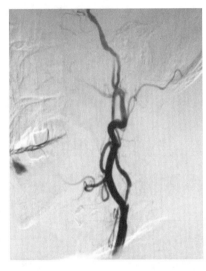
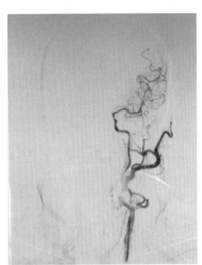

图10-5-6　左侧颈内动脉小球囊扩张术后正侧位造影

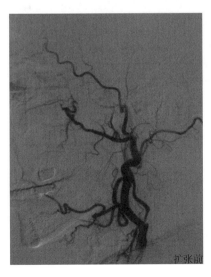
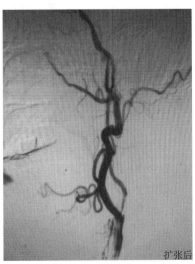

图10-5-7　左侧颈内动脉球囊扩张术前后对比

分，心搏数为 69 173 次，最慢心率 36 次/分，最快心率 78 次/分，多源室性期前收缩，部分呈间位伴干扰性 PR 间期延迟，短阵室性三联律，ST-T 异常。

请心内科会诊，患者动态心电图回报符合病态窦房结综合征诊断，有永久起搏器植入指征，预行颈动脉支架植入术，建议先植入临时起搏器，择日行永久起搏器植入。

第二次手术（2019 年 7 月 30 日）：左侧颈内动脉球囊扩张（图 10-5-8）及支架＋临时起搏器植入（图 10-5-9）。颈动脉球囊扩张时起搏器工作见图 10-5-10。

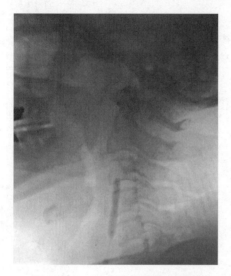

图 10-5-8　颈内动脉球囊扩张时

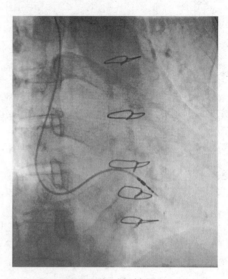

图 10-5-9　临时起搏器植入术

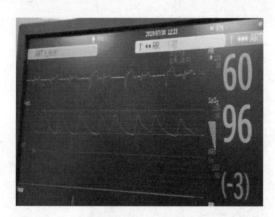

图 10-5-10　颈动脉球囊扩张时起搏器开始工作

左侧颈内动脉支架植入术后，左侧大脑中动脉显影延迟、显影浅淡均明显改善（图 10-5-11）。

2019 年 8 月 1 日心电监护提示起搏心率与自主心律交替（图 10-5-12A），2019 年 8 月 2 日术后恢复自主心律（图 10-5-12B）。

再次请心内科会诊，考虑目前患者心率在 60 次/分以上，均为自主室性心律，建议停临时起搏器，观察心率、心律，必要时拔除临时起搏器，进一步评估心律情况。密切

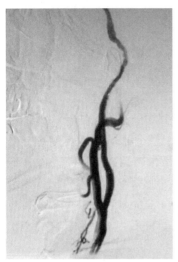
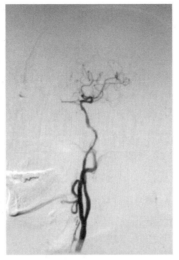
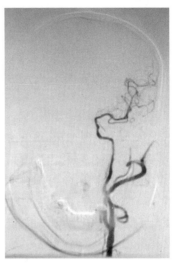

图 10-5-11　左侧颈内动脉起始处支架植入术后，局部及正侧位造影

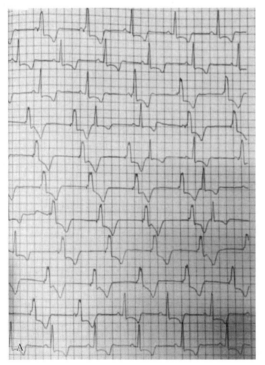
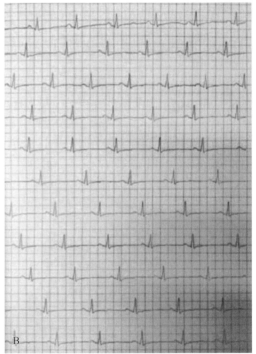

图 10-5-12　心电监护

心电监护，于 2019 年 8 月 4 日拔除临时起搏器。

患者术后活动时头晕症状明显改善，自觉症状不明显，术后 24 小时复查头颅 CT 未见出血。

术后电话随访（2019 年 9 月 18 日）规律服用"阿司匹林肠溶片、氯吡格雷、阿托伐他汀"，无药物不良反应。出院后未再出现头晕症状，无肢体无力等神经功能缺损症状。平素监测心率、心律，无黑矇、晕厥不适。建议复查肝肾功能、血脂、血常规、动态心电图、颈部血管超声检查。

二、讨论

脑卒中现在已经成为造成人类残疾和死亡的重要因素，其中缺血性卒中所占比例最大，颅外颈动脉粥样硬化性狭窄是引起缺血性卒中的主要原因之一，而颈动脉狭窄导致的缺血性脑血管病占 30% ～ 60%。因此颈动脉狭窄的治疗是预防缺血性卒中及复发的重要措施。颈动脉内膜剥脱术及颈动脉支架植入术是治疗颈动脉狭窄的手术方法。该患者双侧椎动脉开口重度狭窄，右侧颈内动脉起始处中度狭窄，左侧颈内动脉起始处极重度狭窄，如进行颈动脉内膜剥脱术，术中血压控制及血流阻断可能导致脑低灌注。对于该患者，解决血管狭窄更适宜颈动脉支架植入术。

颈动脉支架植入术术中主要并发症为血管痉挛、心动过缓、血压下降、斑块脱落栓塞等。引起心动过缓、血压下降的主要原因为经过球囊扩张及支架植入术后，颈动脉窦接受压力，通过舌咽神经向大脑主管心血管延髓发射一个信号，这个信号通过迷走神经抑制心脏的活动，使心脏的跳动减慢甚至停止。心率减慢、血压下降的并发症发生率在 7% ～ 76%，主要发生在术中和术后 24 小时，也可以术后持续一段时间，甚至有持续 2 周以上的报道。其发生的主要危险因素有狭窄距离颈动脉分叉 < 10cm，纤维性斑块或严重钙化斑块、狭窄处高回声斑块，偏心性狭窄，基础心率慢、既往有冠心病史、右侧颈动脉支架植入可能是相关危险因素。该患者合并心脏三支病变、病态窦房结综合征，术中、术后发生颈动脉窦刺激引起低血压、心率减慢等并发症等风险明显增高。

预防颈动脉支架术引起低血压、心动过缓，术中主要使用阿托品，术后可使用异丙肾上腺素。但是药物治疗存在一定的局限性，阿托品术中不能快速起效；该老年患者合并冠状动脉疾病、心肌梗死，使用阿托品及异丙肾上腺素可增加心律失常，诱发心绞痛、心肌梗死等不良事件的发生。该患者患有冠心病，冠状动脉曾植入5枚支架，仍有胸痛，后行冠状动脉旁路移植治疗，行阿托品窦房结功能测定存在隐患。入院后动态心电图及长程心电监测均提示患者窦性心动过缓，考虑患者窦房结功能差，该患者行颈动脉球囊扩张及支架植入术过程中出现严重心率减慢及血压下降的并发症发病率均明显增高。与目前的相关多项研究结果一致，临时起搏器的植入大大减少了术中、术后的相关风险。

综上，该患者在第一次小球囊预扩时心电监护可观察到心率、血压降低的变化。完善动态心电图、长程心电监护，与心内科多次沟通、会诊，制订手术预案。该患者多根血管狭窄，为保证患者安全，避免因颈动脉窦刺激引起迷走反射而引起血压、心率降低，术前进行临时起搏器植入，大大降低了血压、心率减慢引起的低灌注风险，使患者真正获益。

（神经内科　胡　琼）

病例6 脑梗死患者的"前尘往事"

一、病例报告

【患者】男性，71岁。

【主诉】发现意识障碍3小时。

【现病史】患者于2019年2月25日9时刷牙过程中突发言语含糊伴左侧肢体力弱，表现为上肢抬起费劲，走路偏斜，需搀扶，自行平躺休息，未诊治。家属于9时10分发现患者呼之不应，无肢体抽搐、牙关紧闭等症状，于10时32分急诊收入我院。入院后测血压160/90 mmHg，即刻血糖5.9 mmol/L，神志呈浅昏迷，双侧瞳孔不等大，左侧瞳孔直径约2.5 mm，右侧瞳孔直径约3.5 mm，对光反射灵敏，压眶刺激四肢活动差，双侧巴氏征（＋），NIHSS评分35分，Glasgow评分6分。急查血常规、肝肾功能、电解质、心肌酶谱、凝血系列等，头颅CT未见出血灶。为明确患者是否为大面积脑梗死，是否存在溶栓禁忌证，急查头颅DWI，提示双侧丘脑弥散受限，右侧中脑病变不能除外，无溶栓禁忌证。与家属沟通，告知静脉溶栓的获益与风险，家属同意后收住我科，于11时20分启动静脉溶栓，同时行脑血管造影术，必要时行桥接治疗。患者自发病以来，意识呈浅昏迷，未排大小便，体重较前无明显变化。

【既往史】"高血压"二十余年，血压最高180/100mmHg，平素口服降压药物，用药不详；发现"糖尿病"2年，未诊治；发现"心房颤动"4年余，曾口服"华法林"，已自行停药1年。

【个人史】无疫区及传染病区生活史。吸烟30余年，40支/日，偶有少量饮酒。

【婚育史】适龄结婚，育有1子1女，配偶、子女均体健。

【家族史】否认家族性遗传病及传染病史。

【体格检查】听诊双肺呼吸音粗，未闻及干湿啰音及心包摩擦音。心脏叩诊心界扩大，心律绝对不齐，可及脉短促。神经系统查体：神志呈浅昏迷，双侧瞳孔不等大，左侧瞳孔直径约2.5mm，右侧瞳孔直径约3.5mm，对光反射灵敏，压眶刺激四肢活动差，双侧巴氏征（＋）。NIHSS评分35分；Glasgow评分6分。

【辅助检查】血常规（2019年2月25日）：白细胞$7.7×10^9$/L，红细胞$4.98×10^{12}$/L，中性粒细胞百分比57.8%。

血凝功能（2019年2月25日）：PT 15.6秒，APTT 33.0秒，INR 1.22。

血生化（2019年2月25日）：尿素氮7.00 mmol/L，肌酐88.9μmol/L，尿酸283μmol/L，钾3.76 mmol/L，钠140.0 mmol/L。

BNP（2019年2月25日）：1107 ng/L。

床旁十二导心电图（2019年2月25日）：心房颤动。

头颅CT（2019年2月25日）：未见出血灶（图10-6-1）。

头颅DWI（2019年2月25日）：双侧丘脑弥散受限，中脑病变不能除外（图10-6-2）。

DSA造影（2019年2月25日）：主动脉弓、双侧颈总动脉、双侧颈内动脉、双

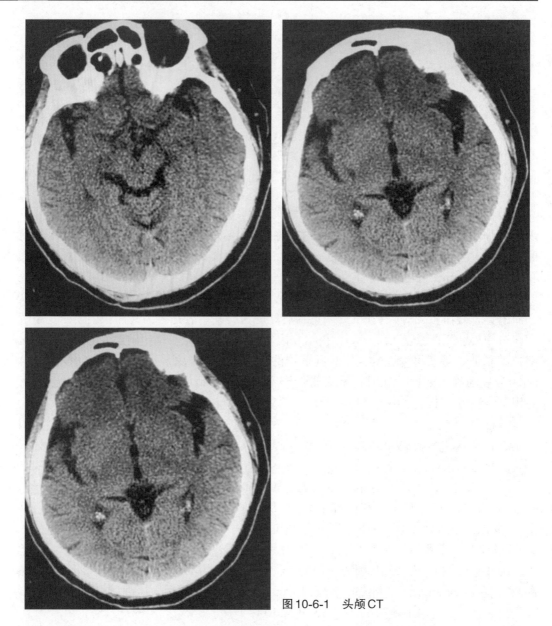

图 10-6-1　头颅 CT

侧颈外动脉、双侧锁骨下动脉、双侧椎动脉血管走行显影良好，未见局部管腔狭窄（图 10-6-3）。

心脏超声（2019 年 2 月 26 日）：左心房、右心房增大；二尖瓣关闭不全（轻度）；三尖瓣关闭不全（中～重度）；主动脉瓣关闭不全（轻～中度）；左心室收缩功能未见异常，舒张功能降低。EF 65%。

【诊断】老年男性，急性起病，首发症状为左侧肢体力弱，言语含糊，随后出现浅昏迷，双侧瞳孔不等大，左侧瞳孔直径约 2.5mm，右侧瞳孔直径约 3.5mm，对光反射灵敏，压眶刺激四肢活动差，双侧巴氏征（＋）。既往高血压、血糖异常和心房颤动等病史。辅助检查：头颅 DWI 提示双侧丘脑弥散受限，中脑病变不能除外。

定位诊断：意识障碍症状，表现为一侧肢体力弱、言语含糊后突发浅昏迷，体征可

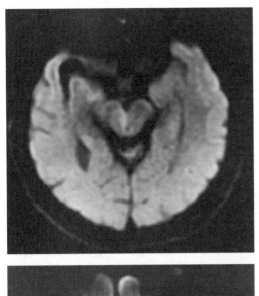
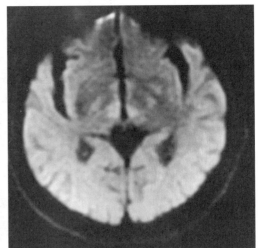
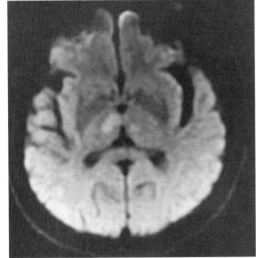

图 10-6-2 头颅 DWI

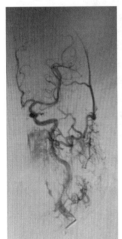
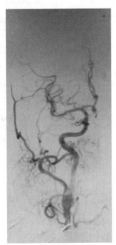
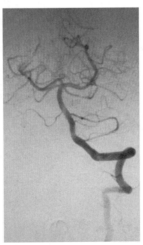
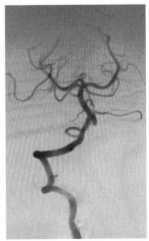

左颈动脉 　　　　 右颈动脉 　　　　 左椎动脉 　　　　 右椎动脉

图 10-6-3 DSA 造影

见瞳孔不等大，双侧病理征阳性；定位于椎-基底动脉系统。

定性诊断：根据既往病史、症状、体征及影像学，定性为缺血性脑血管病。

病因：心源性栓塞。

综合诊断：①脑梗死（双侧丘脑），Percheron动脉闭塞；②心房颤动；③高血压病3级（很高危）；④2型糖尿病。

【诊疗经过】本病例为言语含糊伴肢体力弱后出现意识障碍，既往有心房颤动病史，心电图显示心房颤动，头颅DWI显示双侧丘脑弥散受限，中脑病变不能除外。根据症状和检查考虑双侧丘脑梗死可能性大，全脑血管造影未见局部管腔狭窄，给予静脉溶栓、抑酸、改善脑功能、清除氧自由基、建立侧支循环、抗动脉硬化治疗。患者意识逐渐转清，言语渐流利，肢体无力好转，STAF评分8分（年龄2分，基础NIHSS 1分，左心房扩大2分，血管原因否3分），考虑为心源性栓塞可能，溶栓后复查CT未见出血。随后复查头颅DWI检查，有渗血（图10-6-4），考虑患者目前抗凝治疗可能加重颅内出血。与家属沟通后，给予抗血小板治疗。复查头颅CT渗血好转后启动利伐沙班抗凝治疗。1年后复查，病情稳定、好转。

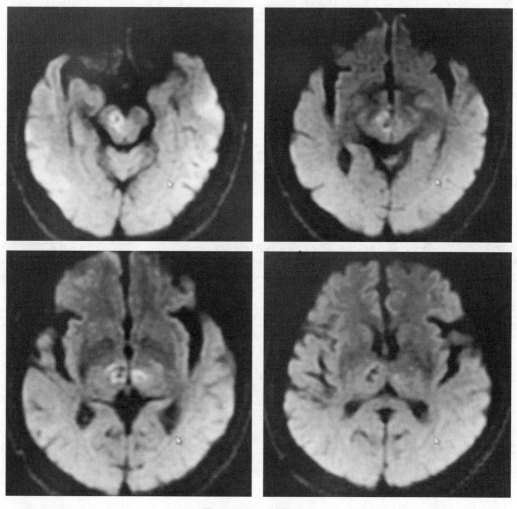

图10-6-4　头颅DWI

二、讨论

基底动脉尖综合征是哈佛大学Captain在1980年最先提出的，其来源于心脏（概率最高）。椎动脉和基底动脉的栓子如果栓塞了基底动脉的尖端部位，则可以造成中脑和丘脑受损的脑干首端梗死和颞叶内侧、枕叶受损的大脑后动脉区梗死。

本病例的特殊之处在于双侧丘脑对称性梗死。丘脑的供血来源于颈内动脉系统和椎-基底动脉系统，主要由脉络膜前动脉、丘脑膝状体动脉、丘脑穿通动脉、丘脑结节动脉、脉络膜后动脉5条动脉供血。丘脑梗死的临床特征取决于病变部位及供血血管。一般来说，出现双侧同时梗死是因为正常人约1/3存在着丘脑穿通动脉变异（Percheron动脉分型，见图10-6-5）。当Ⅱb共干处梗死，则出现双侧穿通动脉梗死，典型的三联征有意识状态改变，记忆障碍和垂直凝视麻痹。本病例患者以意识障碍为主诉，伴言语含糊和瞳孔异常等特点，MRI显示双侧丘脑病变，符合Percheron动脉闭塞致双侧旁正中丘脑梗死的特征，意识状态改变考虑双侧丘脑板内核、中央正中核及上行网状激活系统受累，而语言障碍，包括丘脑性失语及构音障碍。双侧瞳孔不等大，考虑与下丘脑交感中枢下行纤维穿过丘脑路径受损致中枢性霍纳综合征中瞳孔改变。此外，该患者还出现了肢体瘫痪的非典型症状。临床需要与其他脑血管病（基底动脉尖综合征、Galen静脉血栓形成）、代谢和中毒性疾病（Wernicke脑病、渗透性髓鞘溶解症、缺血缺氧性脑病和急性高氨血症）、遗传疾病（肝豆状核变性、亚急性坏死性脑脊髓病、Fabry病、Fahr病）、感染（克雅氏病、西尼罗河病毒感染、流行性乙型病毒脑炎、脑弓形虫病）和肿瘤（中枢神经系统淋巴瘤病、双侧丘脑胶质瘤）等相鉴别。

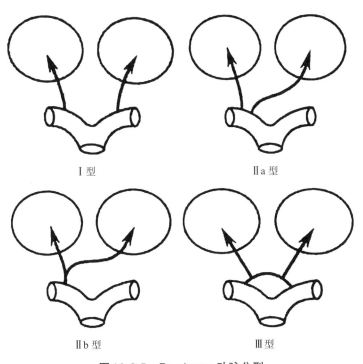

Ⅰ型

Ⅱa型

Ⅱb型

Ⅲ型

图10-6-5 Percheron动脉分型

Percheron动脉闭塞的常见危险因素有高血压、糖尿病、冠心病、动脉硬化、心房颤动、吸烟、颅底脑膜炎、后交通动脉瘤术后、二尖瓣脱垂等基础疾病病史,少见原因为缺乏维生素B_1、狼疮性脑病、脑弓形虫病、脑囊虫病、神经性梅毒、脑肿瘤或真菌感染。研究证实,多数丘脑穿通动脉梗死属于栓塞机制,包括心源性、动脉源性或者不明原因栓塞。本病例患者有心房颤动病史,脑血管造影没有明显的大血管狭窄,STAF评分8分,推测发病机制为心源性栓塞的可能性较大。

根据《中国急性缺血性脑卒中诊治指南2018》,发病3小时内给予患者溶栓治疗,溶栓治疗者24小时后启动阿司匹林等抗血小板药物治疗,后续的治疗过程中予一般处理、调脂稳斑、清除氧自由基、改善循环等综合治疗。复查头颅DWI发现梗死区有渗血,无明显出血,结合《中国脑出血诊治指南(2019)》,患者溶栓后未见明显出血,暂不给予凝血因子和血小板治疗。根据《2016年欧洲心脏病学会心房颤动管理指南》,急性脑梗死后12天启动抗凝治疗。权衡利弊,与家属沟通后,继续给予阿司匹林抗血小板治疗。

该患者从溶栓治疗中得到了获益,同时也给我们带来了一些思考。

如何选择合适的年龄脑梗死急性期患者进行溶栓尤为重要。首先,既往研究表明NIHSS评分较高患者,溶栓后再灌注危害可能性大,在DEFUSE试验中,大面积脑梗死患者再灌注结局恶化,该患者虽然NIHSS评分较高,但是非大面积脑梗死,因此综合判断其从溶栓中治疗获益。其次,多个研究证实,rt-PA静脉溶栓对于急性缺血性脑卒中的益处存在高度时间依赖性,我们根据患者的个体情况综合分析,并与家属积极沟通,权衡溶栓及抗凝治疗的利弊,降低出血风险,结合指南总结了一定的治疗经验。

因此,在实际临床工作中,根据指南要求和患者个体情况,借助各项评分及辅助检查进行综合评估前提下,给予患者个体化的治疗方案,使患者得到最大获益。

(神经重症病区　张晋欣　韩红霞)

病例7 小穿支、大困扰

一、病例报告

【患者】 男性，62岁。

【主诉】 言语不清6小时。

【现病史】 患者于2020年5月21日16时左右卧床休息中突然出现言语不清，伴舌僵、饮水呛咳，伴双下肢乏力，无理解受限，无头晕，无肢体麻木，尚可持物、行走，因症状持续存在不缓解。于21时30分到我院急诊，行床旁心电图、心肌酶检查，不考虑急性心脏病，头颅CT检查未见出血改变，拟诊"急性脑梗死"，22时35分收住入院。

【既往史】 发现高血压16年余，血压最高达154/90 mmHg，平素未服用降压药，未监测血压。发现2型糖尿病20年余，平素服用"二甲双胍缓释片0.5g，每日3次"，血糖控制不详。曾有"胃痛"不适，行胃镜检查，诊断胃、十二指肠溃疡，并服用"奥美拉唑肠溶片"。7年前因"眩晕"在当地医院诊治，症状缓解，同时发现颈动脉狭窄（具体不详）。

【个人史】 吸烟40年余，平均5支/日。偶饮酒。否认手术、外伤、过敏、传染病史。

【家族史】 有家族性高血压病史。

【入院查体】 T 36.4℃，P 53次/分，R 18次/分，BP 154/78mmHg，内科查体未见明显异常。神经科查体：神志清楚，言语不清，交流不受限，反应灵敏，对答切题，记忆力、计算力、注意力、定向力未见明显异常，双侧瞳孔等大等圆，直径3.0mm、对光反射灵敏，双眼球各向活动充分、灵活，双侧额纹对称，右侧鼻唇沟浅，伸舌右偏，咽反射存在，四肢肌力5级，四肢肌张力适中，四肢腱反射（＋＋），双侧肢体指鼻试验、跟膝胫试验稳准，双侧巴氏征（－）。

【辅助检查】 血常规（2020年5月22日）：血红蛋白110g/L，白细胞计数3.72×10⁹/L。

肾功能（2020年5月22日）：尿素9.2mmol/L，肌酐139.7μmol/L。

D-二聚体（2020年5月22日）：1410.5μg/L。

BNP（2020年5月22日）：577ng/L。

空腹血糖（2020年5月22日）：6.4mmol/L。糖化血红蛋白（2020年5月22日）：7.7%。

血同型半胱氨酸（2020年5月22日）：91μmol/L。

凝血功能、心肌酶、电解质（2020年5月22日）：参考范围内。

心电图（2020年5月21日）：窦性心动过缓，广泛导联T波倒置，aVF、$V_1 \sim V_4$导联呈QR型。

头颅CT（2020年5月21日）：右侧额叶、半卵圆中心、侧脑室旁低密度影。

头颅DWI（2020年5月22日）：脑桥偏左侧梗死（急性期）（图10-7-1）。

头颅MRI（2020年6月3日）：脑桥偏左侧脑梗死（亚急性期），右侧脑室旁、半卵圆中心、额叶陈旧性病灶，双侧额部硬膜下少量积液（图10-7-2）。

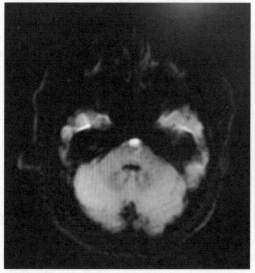
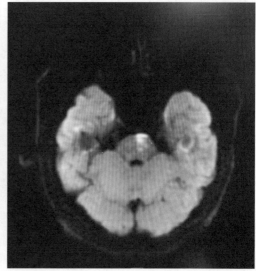

图 10-7-1　头颅 DWI

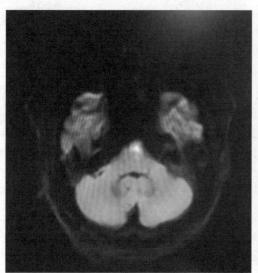
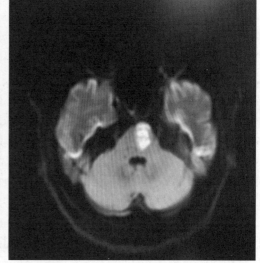

图 10-7-2　头颅 MRI

　　心脏超声（2020年5月30日）：EF 45%，左心房、左心室扩大，左心室壁节段性运动异常，左心室心尖部室壁瘤形成，左心室心尖部血栓形成，二、三尖瓣关闭不全（轻度），左心室收缩、舒张功能减低。

　　颈动脉超声（2020年5月30日）：双侧颈总动脉内膜不光整，右侧颈外动脉斑块形成，左侧颈外动脉、双侧颈内动脉未见异常，双侧椎动脉未见异常。双侧锁骨下动脉未见异常。

　　【临床诊断】定位诊断：言语不清考虑为构音障碍，定位于皮质脑干束；右侧中枢性面舌瘫定位于左侧皮质脑干束。

定性诊断：缺血性脑血管病。

综合诊断：脑桥梗死。

【诊疗经过】入院当晚即予吲哚布芬片＋氯吡格雷片（150mg，考虑到患者合并消化性溃疡，为降低消化道出血风险，未予负荷量）双重抗血小板聚集、阿托伐他汀（40mg）调脂稳斑、右旋糖酐40葡萄糖注射液扩容等治疗。22日早查房患者无消化道不适症状，予氯吡格雷片（150mg）＋吲哚布芬片双重抗血小板，余治疗不变。22日下午起患者出现右侧肢体无力、症状进行性加重，言语不清也较发病时加重，伴头晕、呃逆，症状最重时右侧肢体肌力为2级。26日症状稳定，复查头颅MRI，提示病灶明显扩大，治疗方案无变化。心脏超声发现室壁瘤及附壁血栓形成，经心内科、心外科医师会诊，考虑合并冠心病、陈旧性心肌梗死、室壁瘤、心尖部血栓，建议酌情抗凝治疗。3个月后心外科手术切除室壁瘤。随后症状缓解。

二、讨论

根据病史、体征、头颅MRI结果，该患者诊断脑桥梗死并不难；住院期间辅助检查提示该患者合并冠心病、陈旧性心肌梗死、室壁瘤形成、室壁瘤内血栓、糖尿病、高血压，在病因诊断上首先要与心源性栓塞进行鉴别。心源性栓塞一般起病急骤且症状迅速达高峰，而该患者症状呈进行性加重（患者因不能耐受未能行头颅MRA检查），根据这一起病特点、头颅DWI病灶形态，病因考虑为穿支动脉疾病。

穿支动脉粥样硬化疾病（branch atheromatous disease，BAD）是Caplan教授根据3例患者的病理结果于1989年首次提出的，是指病变发生在直径200～800μm的穿支动脉供血区的病变。多数认为BAD是由于动脉粥样硬化所致的穿支动脉口狭窄或闭塞导致的脑深部单个脑梗死，属于病理学范畴的概念，主要用来区分由小动脉纤维玻璃样变所导致的腔隙性脑梗死（lacunar infarction，LI）或小血管病（small vessel disease）。为了便于临床实践，中国缺血性卒中亚型分型中将穿支动脉疾病作为一型单独列出来，不再具体细分BAD和小血管病。

（1）BAD概念：广义上包括了3种病理表现形式，即载体动脉的粥样硬化斑块导致穿支动脉开口部狭窄或闭塞（图10-7-3A），载体动脉的粥样硬化斑块延伸至穿支动脉开口处（图10-7-3B），穿支动脉起始部的微动脉粥样硬化（图10-7-3C）。狭义的BAD特指穿支动脉起始部的微动脉粥样硬化。脑的穿支动脉病变主要累及大脑中动脉、大脑后动脉、基底动脉发出的穿支动脉，常见包括豆纹动脉、Heubner回返动脉、脉络膜前动脉、丘脑穿通动脉、丘脑膝状体动脉、脑桥旁正中动脉和短旋动脉。常见的累积部位为基底节、丘脑、脑桥、尾状核。豆纹动脉为大脑中动脉M_1段垂直发出，脑桥穿支动脉起自基底动脉，包括脑桥旁正中动脉、脑桥短旋支和长旋支。

（2）病因及病理：目前认为BAD危险因素与大动脉粥样硬化无差异，常见危险因素包括高血压、糖尿病、高血脂、吸烟。

病理改变主要包括动脉粥样硬化、穿支动脉微夹层、斑块内出血、血小板及血小板与纤维蛋白复合物（白色血栓）。

（3）临床诊断：BAD本身属于病理学范畴的概念，但因较难获得病理学标本，因

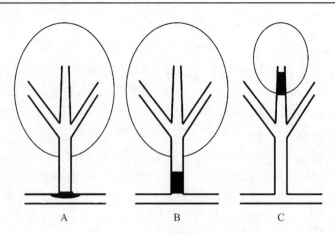

图10-7-3 穿支动脉病变示意图

此临床主要靠头颅DWI上显示的梗死灶与载体动脉的位置关系来判断；目前对前循环BAD尚无统一标准，而基底动脉BAD定义较明确，即位于脑桥旁正中动脉供血区，梗死灶在头部轴位DWI上由脑桥深部延伸至腹侧面。

（4）一般认为BAD更易出现早期神经功能恶化（END），短期的临床转归欠佳，可导致严重的神经功能障碍，需早期识别、预防END。目前缺乏相关临床研究，对于如何预防或阻止END，尚无基于证据的指导方针，也无基于共识的指导方针，可能因多因素导致END。治疗原则为加强抗血小板、抗血小板联合抗凝、血压维持在适当水平并避免波动、抗炎。

（5）随着HR-MRI技术的开展，可以帮助我们更好地研究载体动脉、BAD。

（神经内科　杨　帆）

病例8　小卒中、大问题

一、病例报告

【患者】男性，72岁。

【主诉】双侧肢体无力伴言语不利25小时。

【现病史】患者于2020年5月6日晨起突然出现左侧肢体无力，20分钟缓解。不伴有头痛、头晕、恶心、呕吐等症，未在意。求治于我院急诊，头颅CT未见出血，头颅DWI显示右侧脑桥急性脑梗死，建议入院，患者拒绝。7日晨起再次出现右侧肢体无力，语言不清，症状持续。再次求治于我院急诊，为进一步诊治，入住我科。

【既往史】高血压病史20年，最高血压160/90mmHg，规律口服"左旋氨氯地平2.5mg，每日一次"。否认糖尿病、心脏病病史；否认心房颤动、哮喘等病史。

【个人史】吸烟50年，20支/日，无饮酒。否认冶游史，否认疫水、疫区、毒物接触史等。

【入院查体】神志清楚，言语欠流利。双侧瞳孔等大等圆，直径3.0mm，光反射灵敏，眼球各方向运动充分，无眼震。双侧额纹对称，右侧鼻唇沟浅，悬雍垂居中，咽反射正常，伸舌居中。余脑神经检查无异常。肌力：右侧肢体肌力3级，左侧肢体肌力5级，四肢肌张力正常，右侧指鼻试验、跟膝胫试验欠稳准，左侧指鼻试验、跟膝胫试验稳准，双侧肢体痛觉对称存在。双侧腱反射对称（＋＋），右侧Babinski征（＋）。颈软，Kernig征（－）。NIHSS评分7分。

【辅助检查】心电图（2020年5月7日）：窦性心律，大致正常心电图。

化验（2020年5月8日）：血常规、尿常规、便常规正常。

肝功能、肾功能：正常。

血糖监测：正常。

凝血系列正常。

头颅CT（2020年5月6日）：未见异常（图10-8-1）。头颅DWI（2020年5月6日）：右侧脑桥急性脑梗死（图10-8-2）。

头颅DWI（2020年5月7日）：左侧脑桥急性脑梗死（图10-8-3）。头颅MRA（2020年5月8日）：基底动脉、右侧椎动脉重度狭窄（图10-8-4）。

【诊断】脑梗死急性期。

【诊疗经过】患者急性起病，出现神经功能缺损症状。鉴别诊断如下。

（1）脑出血：多在活动或情绪激动时起病，多有高血压病史，常见症状为头

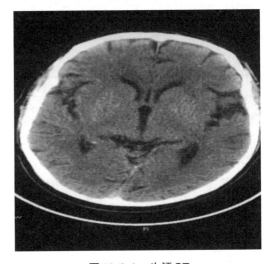

图10-8-1　头颅CT

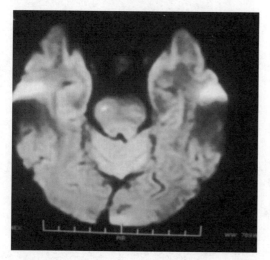

图10-8-2　头颅DWI（2020年5月6日）

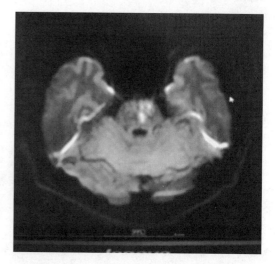

图10-8-3　头颅DWI（2020年5月7日）

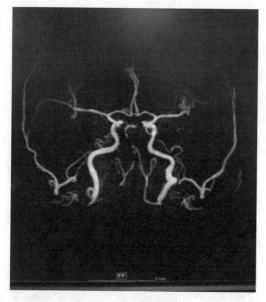

图10-8-4　头颅MRA

痛、意识障碍、偏瘫等，头颅CT可见高密度灶。结合本患者头颅CT表现，排除该疾病。

（2）颅内占位：某些颅内肿瘤尤其转移瘤可急性起病，出现偏瘫、言语欠利等症状和体征，但一般起病缓慢，伴有头痛等颅高压症状，结合患者头颅CT表现，排除该疾病。

结合头颅CT未见出血，定性急性缺血性脑血管病。

治疗方案：抗血小板聚集，阿司匹林肠溶片100mg，口服，每日1次；氯吡格雷75mg，口服，每日1次。强化降脂，阿托伐他汀钙片40mg，口服，每晚1次。清除自由基，依达拉奉30mg，静脉滴注，每日2次，14日。改善循环、活血化瘀，血栓通注射液，静脉滴注，每日1次，14日。患者临床症状改善明显，14日左右言语欠利、右侧肢体无力恢复正常。神经专科查体：神志清楚，言语流利。双侧瞳孔等大等圆，直径3.0mm，对光反射灵敏，眼球各方向运动充分，无眼震。双侧额纹对称，右鼻唇沟浅，悬雍垂居中，伸舌居中。余脑神经检查无异常。肌力：四肢肌力5级，四肢肌张力正常，双侧共济运动大致正常，四肢感觉正常无减退。双侧腱反射对称（＋＋），右侧Babinski征（＋），颈软，Kernig征（－）。NIHSS评分1分。

2020年5月25日患者血运重建后（图10-8-5），至今随访后未再出现临床发作。

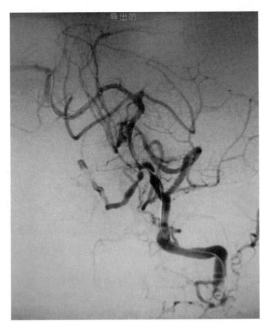

图 10-8-5　基底动脉介入治疗再通后血管造影

二、讨论

患者首次症状为左侧肢体无力，缓解期正常，考虑短暂性脑缺血发作可能，结合患者首次头颅DWI，考虑患者已由短暂性脑缺血发展为急性脑梗死，发病时病灶波及右侧锥体束，且右侧脑干病灶可解释患者症状和体征。次日出现右侧肢体无力，言语欠利，症状持续，查体可见言语欠流利，右侧鼻唇沟浅，右侧肢体肌力3级，右侧指鼻试验、跟膝胫试验欠稳准，右侧Babinski征（＋），定位于左侧面神经核团以上，病灶波及左侧皮质脑干束、皮质脊髓束，左侧脑干病灶可解释患者体征，诊断脑梗死急性期（动脉粥样硬化型）。

急性后循环脑梗死（acuteposterior circulation infarction，APCI）是一种与后循环动脉狭窄、灌注不足、原位血栓形成或栓塞相关的急性缺血性临床综合征。急性前循环脑梗死与急性后循环脑梗死在病因和危险因素方面有一定差异。结合本病例出现两次脑梗死病因及危险因素分析如下。

（1）基底动脉弯曲：基底动脉弯曲血管形态异常增加后循环缺血性脑卒中的风险，陆续有研究者采用三维时间飞跃法MRA观察椎-基底动脉的形态，他们提出如下观点。Jeong等的研究纳入338例健康受试者和78例脑桥腔隙性脑梗死患者，与健康受试者相比较，脑桥腔隙性脑梗死患者的椎-基底动脉夹角更大。此外，Kim等关于脑桥梗死的研究发现，冠状位观察，在基底动脉中段最凸处分别与基底动脉起始点（双侧椎动脉汇合点）和椎基底动脉远端大脑后动脉分叉处做连线，2条直线形成的锐角越大，越容易导致基底动脉侧面斑块的形成，引起脑桥中部外侧脑梗死。以上研究结果可能与解剖学特征引起的血流动力学变化有关，双侧椎动脉汇合形成基底动脉，在它们交汇处血流至基底动脉中部时，由于夹角的作用形成湍流，血流到达基底动脉远端时，又恢复层流状态，因此脑桥中部及下部脑梗死较上部脑梗死更常见。

（2）大动脉粥样硬化性病变：有研究显示，定量MRA测量症状性椎动脉和（或）基底动脉狭窄率＞50%或闭塞患者后循环区域大血管的血流状态，是评估其预后的有力指标。症状性椎-基底动脉狭窄是脑卒中复发的强有力预测因素，尤其是对于颅内段椎-基底动脉狭窄患者。椎-基底动脉远端为低血流状态，并且这种现象在伴有椎动脉及基底动脉同时狭窄的患者中更明显。本病例患者基底动脉、椎动脉重度狭窄。狭窄引起血流动力学改变、狭窄远端脑组织灌注不足，从而引发脑梗死。

（3）脑梗死病灶位置：Lim研究发现急性后循环脑梗死患者的病情严重程度及预后与脑梗死病灶位置有关。纳入87例急性孤立性脑桥梗死患者，其中28例（32%）在住院期间出现进行性运动功能障碍。他们认为，脑梗死位置是进行性运动功能障碍的潜在预后因素。其原因可能为，小动脉闭塞型多数发生在基底动脉分支远端，不容易形成侧支循环，容易出现进行性运动功能障碍。

（4）急性后循环脑梗死患者病情的严重程度及预后：还与脑梗死病灶形态有关。研究认为，急性孤立性病灶是脑干腔隙性脑梗死的特征之一，并且它是穿支动脉区域腔隙性脑梗死患者进行性运动功能障碍的独立预测因素。可能的作用机制如下：①基底动脉不稳定斑块脱落或破裂形成栓子，堵塞远端的穿支动脉；②基底动脉粥样硬化斑块延伸至穿支动脉近端，引起穿支动脉狭窄或闭塞；③基底动脉的多个分支病变，引起分支末端闭塞。上述情况都可能造成多个小梗死，加重病灶的反应性水肿、炎性反应，可能损伤脑干腹侧的皮质脊髓束，因而导致功能障碍恶化。

影响急性后循环脑梗死疾病严重程度及预后的因素还包括血管变异（包括椎-基底动脉发育不良）、动脉粥样硬化穿支病变、侧支循环状态。其中，大动脉狭窄或闭塞导致急性后循环脑梗死的患者病情严重、预后差，对于此类患者临床医师应该尽早积极内科治疗，必要时，考虑血管内介入治疗。

该患者首次临床表现为短暂性脑缺血发作，但脑血管、脑组织病变很严重，此后再次出现右侧肢体无力、言语欠利提示我们"小卒中"潜藏着"大风险"，应尽快对其进行血管情况及潜在风险评估，以免"小卒中"引起"大问题"。

（神经内科　陈小飞　刘文青）

病例9 穿支动脉病变

一、病例报告

【患者】男性，65岁，2016年5月23日入院。

【主诉】发作性左侧肢体无力、麻木3小时。

【现病史】患者于2016年5月23日12时站立过程中突然出现左侧肢体无力、麻木，抬起费力，不能行走，无头晕、意识障碍等症，症状持续约1.5小时缓解，16时就诊于我院急诊，头颅CT未见出血。

【既往史】否认高血压、糖尿病、冠心病病史。

【个人史】吸烟20年，1包/日，偶尔饮酒。

【婚育史、家族史】无特殊。

【查体】T 36.3℃，P 74次/分，R 19次/分，BP 120/80mmHg。双肺呼吸音清，未闻及干湿啰音及胸膜摩擦音。心率74次/分，心律齐，各瓣膜听诊区未闻及病理性杂音。腹部平坦，全腹无压痛、反跳痛及肌紧张，肝、脾肋下未触及肿大。双下肢无水肿。神志清楚，言语流利。双眼球各向运动充分、灵活，无眼震。双瞳孔等大等圆，直径约3mm，对光反射灵敏。双侧额纹、鼻唇沟对称，伸舌居中，四肢肌力、肌张力正常。双侧指鼻试验、跟膝胫试验稳准。四肢腱反射（＋＋），双侧巴氏征（－），双侧面部及肢体痛温觉对称存在。颈软，无抵抗，布氏征（－），克氏征（－）。NIHSS评分0分，ABCD2评分5分。

【辅助检查】血常规、便常规、肝功能、肾功能、凝血均未见明显异常。

空腹血糖5.7mmol/L，餐后两小时血糖6.0mmol/L。

甲状腺功能五项：无异常。

血脂：总胆固醇4.38 mmol/L，三酰甘油8.35mmol/L，高密度脂蛋白胆固醇0.55mmol/L，低密度脂蛋白胆固醇2.35mmol/L。

尿常规：细菌（＋）。

维生素B_{12}：82.1pmol/L。

同型半胱氨酸：25μmol/L。

心电图（2016年5月23日）：大致正常心电图。

头颅CT（2016年5月23日）：未见异常（图10-9-1）。

头颅MRI＋DWI（2016年5月24日）：未见异常（图10-9-2）。

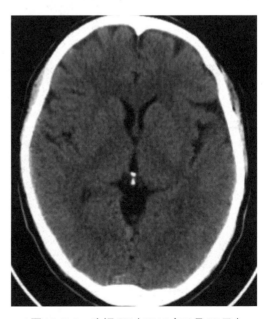

图10-9-1 头颅CT（2016年5月23日）

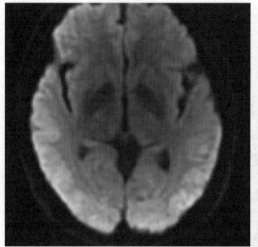
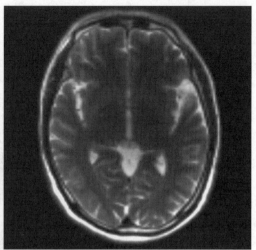
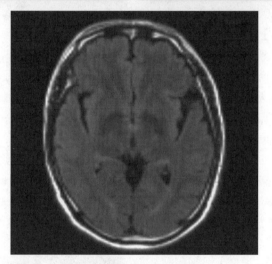

图 10-9-2　头颅 MRI ＋ DWI（2016 年 5 月 24 日）

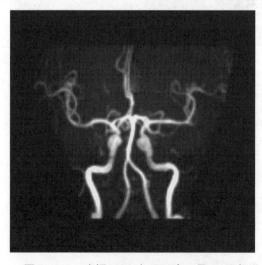

图 10-9-3　头颅 MRA（2016 年 5 月 24 日）

头颅 MRA（2016 年 5 月 24 日）：未见异常（图 10-9-3）。

颈动脉、锁骨下动脉超声未见异常。心脏超声：心脏形态结构未见异常，三尖瓣关闭不全（轻度），左心室收缩功能未见异常，舒张功能减低。

【诊断】短暂性脑缺血发作（颈内动脉系统，微栓子型），高三酰甘油血症，高同型半胱氨酸血症，颅内动脉硬化。

【诊疗经过】口服阿司匹林肠溶片，100mg/d；硫酸氢氯吡格雷片，首剂 300mg，后 75mg/d 维持；阿托伐他汀钙片，40mg/晚。给予该方案后 3 日内症状未再发作。

【病情演变】患者于2016年5月26日15时5分再次出现左侧肢体无力、麻木，伴言语欠利，症状持续。查体：BP 130/80mmHg。言语欠流利，左侧唇沟浅，伸舌左偏，左上肢肌力4级，左下肢肌力5级，左侧指鼻试验、跟膝胫试验欠稳准，左下肢痛温觉较对侧减退，左侧病理征阳性。NIHSS评分5分。复查头颅CT（2016年5月26日）未见出血（图10-9-4）。头颅DWI（2016年5月26日）提示右侧脑室旁急性脑梗死（图10-9-5）。考虑院内卒中，发病1小时15分给予标准剂量（0.9mg/kg）阿替普酶静脉溶栓治疗。溶栓后3.5小时神经系统缺损症状完全缓解，NIHSS评分0分。溶栓后24小时复查头颅CT（2016年5月27日）未见出血（图10-9-6）。完善头颈部CTA（2016年6月1日），提示颅内外血管未见有意义狭窄（图10-9-7）。

此时患者诊断变为脑梗死（急性期），病因及发病机制考虑穿支血管闭塞。继续给予阿司匹林肠溶片，100mg/d，硫酸氢氯吡格雷片，75mg/d，阿托伐他汀钙片，40mg/晚。2016年6月3日出院时患者言语流利，左侧肢体无力好转如正常，无肢体麻木。NIHSS评分0分。

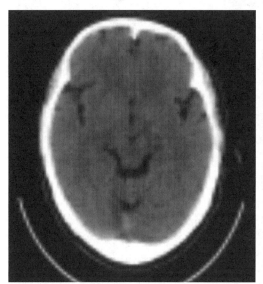
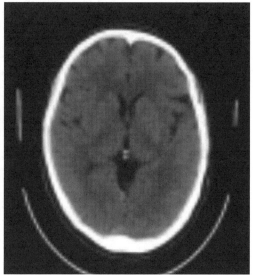

图10-9-4　头颅CT（2016年5月26日）

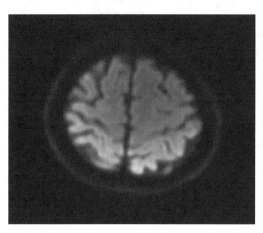
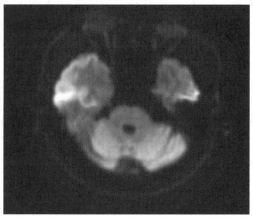

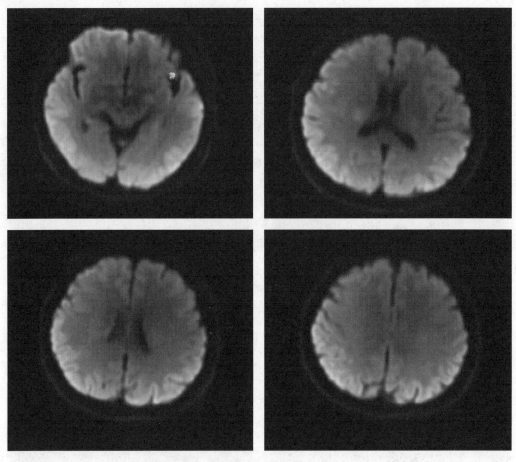

图 10-9-5　头颅 DWI（2016 年 5 月 26 日）

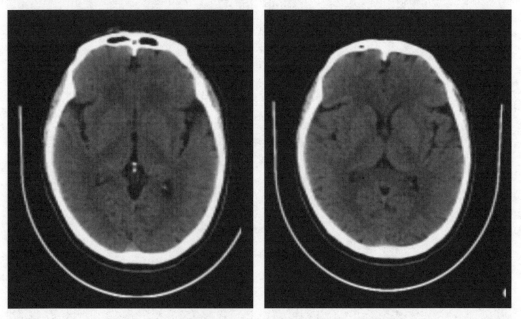

图 10-9-6　溶栓后 24 小时头颅 CT（2016 年 5 月 27 日）

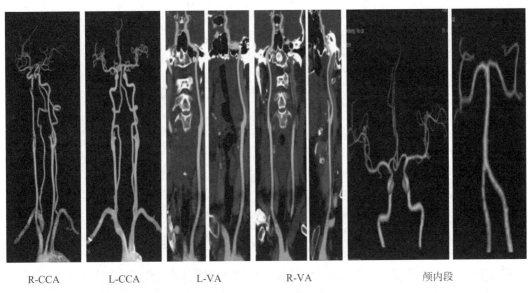

| R-CCA | L-CCA | L-VA | R-VA | 颅内段 |

图 10-9-7　头颈部 CTA（2016 年 6 月 1 日）

该患者于 2016 年 6 月 4 日凌晨 0 时睡眠过程中左侧肢体无力、麻木再次发作，持续不缓解，于 3 时再次入院。查体：BP 120/75mmHg，言语欠利，左侧唇沟浅，伸舌左偏。左侧肢体肌力 3 级，肌张力低，左侧巴氏征（＋）。左侧面部肢体痛温觉较对侧减退。NIHSS 评分 6 分。由于刚出院又入院，此次住院完善了一些免疫方面的化验，用以排查血管炎相关卒中。完善了经食管超声，排查心源性卒中。完善了血栓弹力图，以排查阿司匹林抵抗所带来的卒中复发。结果如下：红细胞沉降率 6mm/h。梅毒、HIV 均阴性，肝炎系列正常。血栓弹力图：AA 抑制率 100%，ADP 95.8%。氯吡格雷基因检测：CYP2C19*1/*1。头颅 MRI DWI ＋ MRA（2016 年 6 月 4 日）：右侧基底节区、侧脑室旁梗死灶（急性期）（图 10-9-8）；头颅 MRA 未见明确病变。24 小时动态心电图（2016 年 6 月 11 日）：窦性心律，频发室上性期前收缩、三联律，偶发室性期前收缩 1 次伴室房逆传，ST-T 未见明显异常。经食管超声（2016 年 6 月 13 日）：左心房、左心耳、右心房、右心耳内未见血栓。

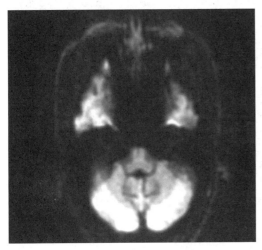
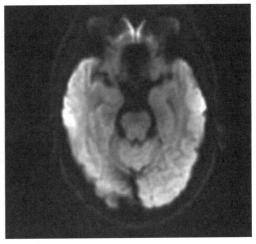

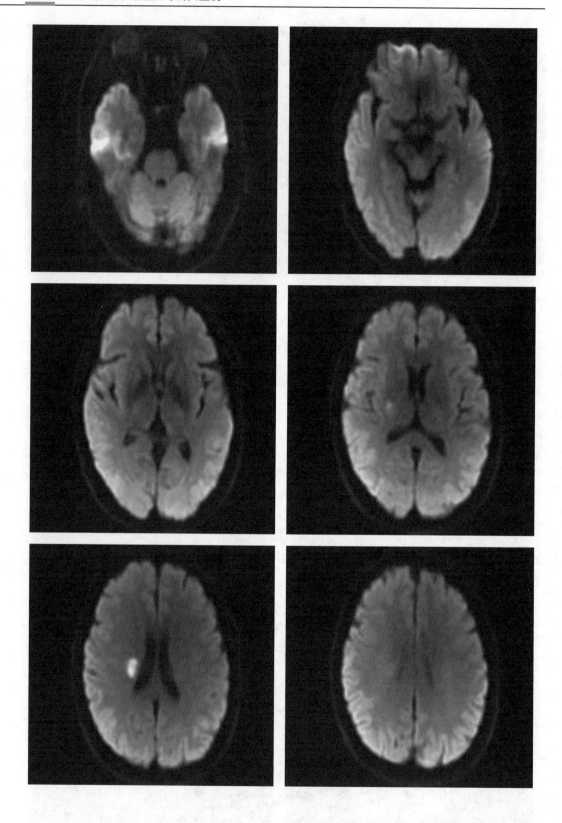

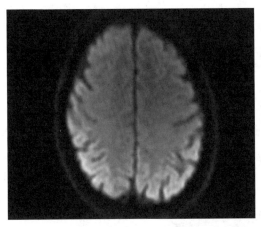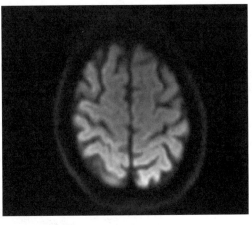

图 10-9-8　头颅 MRI DWI（2016 年 6 月 4 日）

至此，该患者再次入院后诊断为脑梗死（急性期），病因考虑穿支动脉闭塞。仍然给予口服阿司匹林肠溶片，100mg/d，硫酸氢氯吡格雷片，75mg/d，阿托伐他汀钙片，40mg/晚治疗。同时给予肢体康复治疗。出院时患者言语尚流利，左侧肢体无力、麻木感较前好转。NIHSS 评分 4 分。出院后二级预防方案：阿司匹林 100mg ＋氯吡格雷 75mg 口服，21 日后改为阿司匹林单药口服，阿托伐他汀 20mg/晚。3 个月随访：言语及肢体肌力基本恢复，仍有左侧唇沟浅，左侧肢体麻木感。NIHSS 评分 2 分。

二、讨论

该患者的最终结局不尽如人意，尽管住院期间给予了十分积极的治疗，仍然无法避免致残的结局，这引起了我们的思考。

1.深究穿支动脉梗死——历史沿革　1989 年，Caplan 把脑深部小梗死的发病机制分为 4 类（图 10-9-9）。

（1）由于脂质透明样变或纤维玻璃样变所引起的穿支动脉终末部分病变，即临床上常说的腔隙性脑梗死（LI）（图 10-9-9C）。

（2）颅内外载体动脉病变：由于发出穿支动脉的载体动脉狭窄或闭塞导致穿支动脉供血区低灌注或动脉-动脉的栓塞，即大动脉粥样硬化性脑梗死（LAI）（图 10-9-9A）。

（3）心源性栓塞。

（4）主干动脉分出穿支动脉入口处发生动脉粥样硬化病变，引起管腔狭窄或闭塞，即穿支动脉粥样硬化病（BAD）（图 10-9-9B）。

2.深究穿支动脉梗死——发病机制　如果此时穿支动脉未完全堵塞，会导致穿支低灌注，尚未达到梗死阈值时此时临床表现为频繁 TIA。如果完全堵塞，也就是达到梗死阈值的时候，临床和影像都会表现为症状持续的脑梗死（图 10-9-10）。

3.深究穿支动脉疾病——病理　根据病变部位的不同分为以下三种类型（图 10-9-11）。

（1）病变部位在大动脉时，此时病理多为大动脉粥样硬化。发病机制则考虑为载体动脉斑块堵塞穿支动脉开口处（图 10-9-11A）。

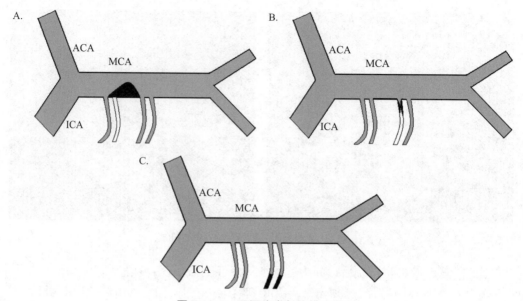

图 10-9-9　不同病变部位模式图

ICA.颈内动脉；MCA.大脑中动脉；ACA.大脑前动脉

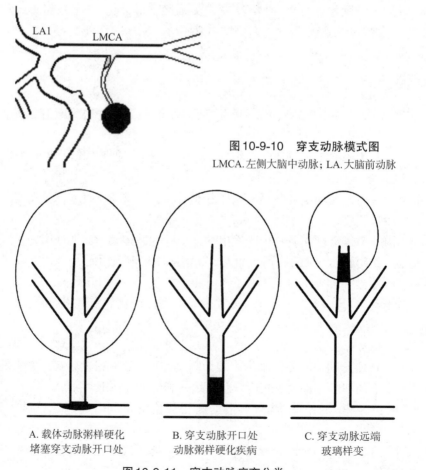

图 10-9-10　穿支动脉模式图

LMCA.左侧大脑中动脉；LA.大脑前动脉

A. 载体动脉粥样硬化
堵塞穿支动脉开口处

B. 穿支动脉开口处
动脉粥样硬化疾病

C. 穿支动脉远端
玻璃样变

图 10-9-11　穿支动脉病变分类

（2）当病变在穿支动脉起始部（直径＞200μm）时，此时的病理仍考虑为穿支动脉粥样硬化（图10-9-11B）。

（3）而在穿支动脉终末端（直径＜200～300μm）处，此时病理特点多为纤维玻璃样变（图10-9-11C）。

实际上在CISS分型中，第二、三种情况才是我们所谓的穿支动脉病变，第一种情况则是归属于动脉粥样硬化型脑梗死中。

4.穿支动脉疾病——临床特点 这类穿支动脉疾病常见的危险因素有高血压、糖尿病、高脂血症、吸烟等。临床症状可表现为纯运动性轻偏瘫、共济失调性轻偏瘫、构音障碍-手笨拙综合征等。病情常进展，甚至会导致对侧肢体全瘫，常预后不良。与腔隙性梗死的辨别目前可通过影像来分辨。

5.穿支动脉疾病——诊断

（1）病理诊断：由于动脉粥样硬化所致的穿支动脉口狭窄或闭塞，导致脑深部的单个脑梗死。由于很难获得病理组织学标本，因此病理诊断困难。

（2）临床诊断：目前临床上主要通过头颅MRI DWI上梗死灶与载体动脉的位置关系来确定。不同研究所采用的定义尚不统一，主要依靠影像诊断。

例如，豆纹动脉的BAD，大多由于动脉粥样硬化斑块阻塞豆纹动脉开口，形成靠近大脑中动脉且至下向上似（图10-9-12）扇形扩展的"逗号样"梗死灶。一般认为病灶在头部轴位DWI影像上≥3个层面，病灶大小≥10mm或者15mm。

当基底节区存在梗死灶，且头颅MRA提示大脑中动脉存在明显狭窄，考虑其病因为大动脉粥样硬化型。当基底节区存在梗死灶，但MRA未见大脑中动脉狭窄，建议行HR-MRI检查，如发现大脑中动脉存在斑块考虑为大动脉粥样硬化型；如血管仍未见明显异常，考虑为穿支动脉粥样硬化斑块形成。而彼时该病例未能完善HR-MRI，因此对于病因的判断多是基于危险因素及头颅MRI平扫的影像特点。

脑桥BAD的MRI影像特征则表现为梗死灶靠中线，病灶多为楔形，底部紧靠脑桥腹侧表面，尖部朝向脑桥被盖；病灶大部分位于基底动脉旁中央支的供血区域内，常位于脑桥中下部，很少累及第四脑室底，多数情况下不同时合并脑桥外病灶（图10-9-13）。

6.穿支动脉疾病——影像特点 BAD累及的穿支动脉包括大脑前动脉、大脑中动脉、大脑后动脉、椎动脉及基底动脉所发出的所有穿支动脉。前循环主要分支有豆纹动脉（大脑中动脉的分支）和Heubner回返动脉（大脑前动脉的分支），供应基底节和内囊；还包括脉络膜前动脉，其起源于颈内动脉，供应放射冠后部、内囊、尾状核尾部和苍白球中部。后循环包括丘脑穿通动脉（大脑后动脉的分支）、丘脑膝状体动脉（大脑后动脉的分支）、脑桥旁正中动脉和短旋支（基底动脉的分支）。

穿支动脉的1级、2级和3级分支构成了终末端的微血管床，这一结构是解释LI的结构基础。Phan等发现穿支动脉区梗死的大小取决于穿支动脉的分级，1级穿支动脉病变者梗死灶最大，3级穿支动脉病变者梗死灶最小，其中最大的梗死直径可达30mm。

7.穿支动脉疾病-预后 BAD患者的功能预后介于小血管病和大动脉粥样硬化患者之间。Suto等随访1310例患者平均751日，结果显示大的皮质下梗死（＞15mm，提示BAD）近期预后与动脉粥样硬化卒中患者相似，与经典的LI患者（小血管病）相比，近期预后不良而远期预后相似。与心源性卒中和大动脉粥样硬化卒中相比，BAD患者

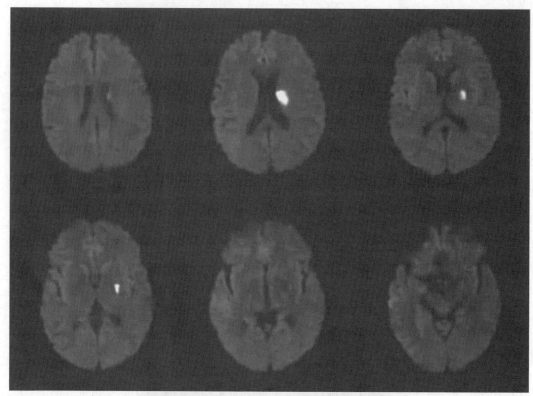

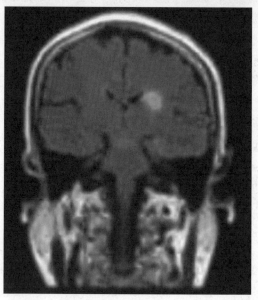

图10-9-12 豆纹动脉的BAD影像特点

头颅MRI DWI：病灶位于与动脉主干邻近的穿支动脉近端区域（累及基底节最底层），大于3个层面

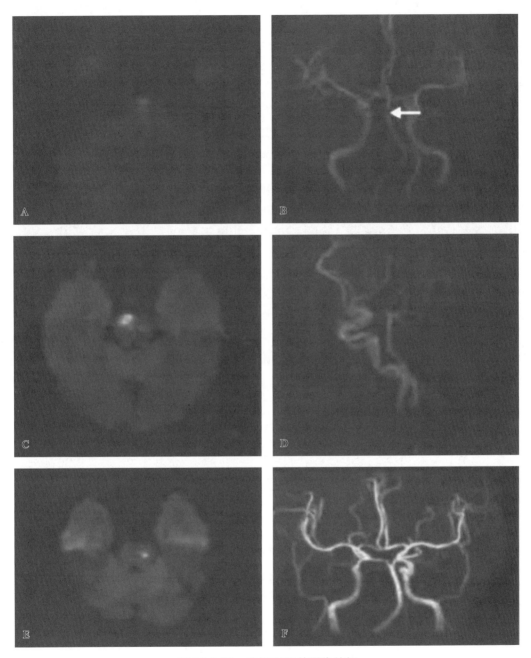

图10-9-13 脑桥BAD的影像特征

A～B.基底动脉狭窄所致穿支动脉粥样硬化疾病影像特点（A.头颅MRI DWI 示脑桥深部延伸至脑桥腹侧表面；B.头颅MRA示基底动脉中段狭窄）；C～D.基底动脉正常的穿支动脉疾病（C.头颅MRI DWI示脑桥深部延伸至脑桥腹侧表面；D.头颅MRA显示基底动脉正常）；E～F.基底动脉正常的小血管病（E.头颅MRI DWI示脑桥深部未延伸至脑桥腹侧表面；F.头颅MRA显示基底动脉正常）

病死率及卒中复发率明显减低。

BAD患者更容易出现早期神经功能恶化，且近期预后相对要差。高同型半胱氨酸血症为进展型BAD患者的独立危险因素，低密度脂蛋白升高是小脑进展性BAD的最主要的危险因素，年龄是脑桥进展性BAD最主要的危险因素。

8. 穿支动脉疾病——治疗　总体来说要参照其他的缺血性脑卒中治疗方案。急性期治疗包括静脉重组组织型纤溶酶原激活剂（rt-PA）溶栓治疗。Mustanoja等对957例接受rt-PA溶栓治疗患者的病因分型进行了回顾性分析，结果显示穿支动脉区域孤立梗死患者相对于其他类型脑梗死患者，在经静脉rt-PA溶栓治疗后出血率更低，神经功能结局更好。

其次是抗血小板聚集、降脂、抗凝、扩容等治疗。Yamamoto等分3个阶段对BAD患者进行联合抗血小板治疗研究。第1阶段（2001～2005年，105例患者），给予患者当时被认为最好的内科治疗；第2阶段（2005～2009年，104例患者），联合阿加曲班、西洛他唑和依达拉奉治疗；第3阶段（2009～2012年，104例患者），在第2阶段治疗基础上加用氯吡格雷抗血小板治疗；采用改良Rankin量表评分评价患者1个月后的功能状态。结果显示：第2阶段和第3阶段患者的预后优于第1阶段的患者（$P = 0.000\,4$，$P < 0.000\,1$）。西洛他唑在脑桥旁中央供血区组更有优势，而氯吡格雷在豆纹动脉供血区组更具优势。

从该病例来说，在院内已经给予了十分积极的静脉溶栓、抗血小板聚集等治疗，但是仍未能阻止致残结局，结合文献，类似病例可考虑联合阿加曲班抗凝治疗，以改善患者结局。

（神经内科　陈小飞　张　萱）

病例10 致命的眩晕

一、病例报告

【患者】男性，55岁，2015年5月4日入院。

【主诉】眩晕伴恶心、呕吐1天。

【现病史】2015年5月3日10时左右，患者吃饭过程中突发头晕、视物旋转，伴有恶心、呕吐。不伴耳鸣、耳聋、复视、吞咽困难、肢体无力等症状。头晕症状持续不缓解，且睁眼、活动诱发加重。

【既往史】否认高血压、糖尿病、冠心病病史。

【个人史】否认吸烟、饮酒史，否认冶游史，否认疫水、疫区、毒物接触史等。

【婚育史】适龄婚配，配偶、子女体健，家族史无特殊。

【入院查体】一般查体：双肺、腹部查体未见明显异常。心脏叩诊心界扩大，心律绝对不齐，可及脉短绌。神经系统查体：神志清楚，言语流利，双瞳孔等大等圆，直径约3.0mm，对光反射灵敏，双眼动各向自如充分，双眼向左、向右注视可见水平眼震，双侧额纹、唇沟基本对称，伸舌居中，四肢肌力5级，四肢肌张力正常，四肢腱反射（＋＋），双侧病理征未引出，双侧指鼻试验、跟膝胫试验稳准，颈抵抗（－）。

【辅助检查】血常规、尿常规、便常规：正常。肝功能、肾功能：正常。血糖监测：正常。凝血系列：PT 14.5秒，APTT 30.4秒，Fbg 4.05g/L，TT 12.6秒，PTR 1.04，INR 1.04，AT-Ⅲ 130%。

心电图（2015年5月4日）：心房颤动，ST-T异常。

头颅CT（2015年5月4日）：左侧基底节区及双侧脑室体旁腔隙性脑梗死（图10-10-1）。

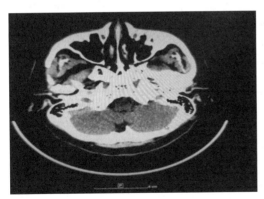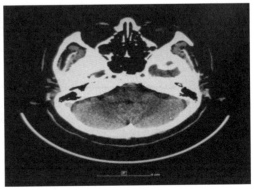

图10-10-1 头颅CT（2015年5月4日）

头颅MR（2015年5月5日）：右侧小脑半球、小脑蚓部脑梗死（急性期），双侧额叶皮层下点状缺血灶，空蝶鞍，颅内动脉管腔粗细略欠均匀，椎-基底动脉走行略纡曲（图10-10-2）。

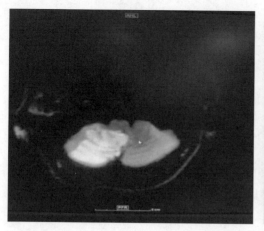
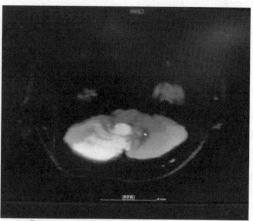

图 10-10-2　头颅 MR

头颅 CT（2015 年 5 月 16 日）：右侧小脑半球梗死（图 10-10-3）。

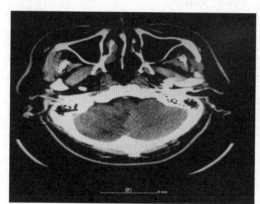
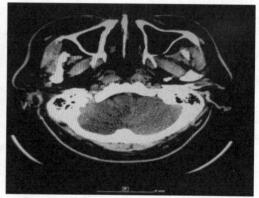

图 10-10-3　头颅 CT（2015 年 5 月 16 日）

心脏彩超（2015 年 5 月 5 日）：左心房、右心房增大，升主动脉增宽，二、三尖瓣关闭不全（轻度），左心室收缩功能未见异常。

颈动脉、椎动脉彩超（2020 年 5 月 5 日）：双侧颈动脉未见异常，双侧椎动脉未见异常。

【诊断】小脑大面积梗死。

【诊疗经过】患者临床表现为孤立性头晕症状，伴有恶心、呕吐，发病次日入院。入院首先完善头颅 CT 仅可见双侧大脑半球陈旧腔隙性脑梗死，未见小脑、脑干等显著异常。入院第 2 天完善头颅 MR 检查示右侧小脑半球、小脑蚓部脑梗死（急性期）。①一般处理：普通饮食，头高 30° 卧位休息，心脏监测，监测控制血压、血糖等。②因患者入院距发病时间约 28 小时，已超过静脉溶栓及血管内治疗时间窗，未考虑。给予抗栓、他汀类、神经保护治疗。抗栓早期选择"阿司匹林"抗血小板聚集治疗，5 月 16 日复查头颅 CT 排查出血转化后调整为"华法林"抗凝治疗。③并发症处理："20% 甘露醇"脱水降颅内压，同时请心内科医师会诊指导下抗心律失常治疗。患者于 2015 年 5 月 8 日眩晕症状逐渐好转。5月23日好转出院，监测INR达标。

二、讨论

病例特点：①中年女性，急性起病，病程28小时。②主要症状体征：头晕、呕吐，双眼球水平眼震。③既往无特殊病史。④辅助检查：头颅MR可见右侧小脑半球、小脑蚓部急性梗死灶；入院心电图示心房颤动。定位、定性诊断：孤立性眩晕症状，表现为持续性、剧烈头晕、视物旋转，体征可见双眼水平眼震；定位于小脑/前庭系统。根据症状、体征及影像学，定性为缺血性脑血管病。诊断：小脑大面积梗死。

眩晕主诉神经科临床多见。眩晕是机体对空间定位障碍而产生的一种运动性或位置性错觉。据统计，以眩晕为主诉者在神经内科门诊中占5%～10%，住院病例中约占6.7%。眩晕可由眼、本体感觉或前庭系统疾病引起，也可由心血管疾病、脑血管疾病等引起。根据疾病发生部位，临床上常将眩晕分为周围性眩晕、中枢性眩晕。其中中枢性眩晕是中枢前庭通路病变导致，病因复杂，急性起病者以脑血管病多见，具有致命性及致残性风险。本病例为表现为孤立性眩晕的小脑梗死，临床多见病之一。在诊疗过程中，引发的思考有二。

（1）本病例为小脑梗死所致的孤立性眩晕症状。既往由于没有将MRI作为常规诊断手段，故通常认为孤立性眩晕，特别是发作性、体位改变加重且伴有明显自主神经系统症状者，为前庭周围性眩晕所特有。随着MRI的广泛应用，越来越多的孤立性眩晕被确诊为小脑梗死，因小脑梗死临床表现没有特异性，早期误诊率接近30%。误诊可能导致凶险后果——10%～25%的小脑梗死患者可能产生占位效应，大面积的小脑梗死会导致脑干受压、脑积水，引起心肺并发症、昏迷甚至死亡，大面积小脑梗死病死率高，文献报道高达23%～25%。研究数据表示，约有11%的孤立性小脑梗死患者以眩晕为唯一症状，所以眩晕疾病鉴别需格外重视小脑梗死，做到尽早诊断、尽早处理。以下特点提示小脑梗死：①早期严重程度重，不单表现为眩晕，更主要体现在躯体平衡障碍方面；②早期可有头痛和剧烈呕吐，但其他自主神经症状相对不明显；③多数有脑血管病危险因素，Essen脑卒中风险评分量表＞3分对小脑性眩晕的鉴别诊断有重要价值；④尽管眼球震颤阳性和肢体共济失调阳性率不足50%，但眩晕间歇期直线行走困难者对诊断有重要意义。

（2）在发病机制的考虑上，该病例有以下特点：①入院后发现非瓣膜性心房颤动；②无相应颅内外动脉粥样硬化证据；③不存在肿瘤栓塞、凝血系统疾病等其他原因；④因患者拒绝，未完善主动脉弓部血管检查。根据中国改良CISS分型为可能的心源性栓塞。在本病例抗栓治疗选择上，依从《2016年欧洲心脏病学会心房颤动管理指南》的推荐意见（图10-10-4）：于发病13天后复查头颅CT排除出血后启动抗凝治疗，后定期随访观察INR。抗凝治疗是缺血性卒中合并非瓣膜性心房颤动（NVAF）治疗的基石，但在临床工作中，抗凝药使用率存在着严重不足。原因有二：①心房颤动检出率低；②医师及患者担心抗凝相关出血风险。所以提倡在临床工作中，借助各项评分及辅助检查进行心房颤动筛查，同时评估出血风险。需要指出的是，高出血风险并非抗凝禁忌，而是提示我们在抗凝治疗同时应积极控制出血的危险因素（如血压、INR波动），严密

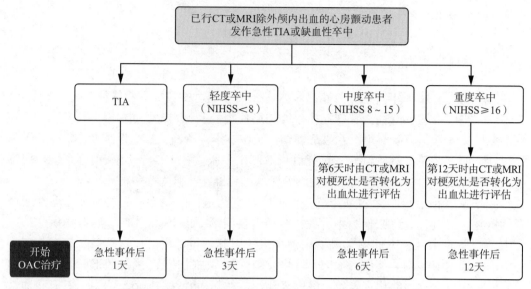

图10-10-4　NVAF合并缺血性脑卒中/TIA抗凝启动时间

监测，并与患者做好沟通。

眩晕为神经科常见症状，孤立性眩晕并非前庭周围性眩晕所特有，亦多见于小脑梗死。小脑具有特有的解剖特点，占位性质的小脑梗死具有致命性，早期的鉴别诊断至关重要。需要翔实的体格检查及血管病危险因素的评估。怀疑小脑梗死的患者应尽早完善头颅MRI。NVAF合并缺血性脑卒中患者二级预防推荐抗凝治疗，抗凝启动时间遵循《2016年欧洲心脏病学会心房颤动管理指南》1、3、6、12原则，抗凝治疗同时需评估出血风险，高出血风险患者应注意出血因素管理，严密监测。

（神经内科　程　娜）

病例11 头晕的十年"长跑"

一、病例报告

【患者】女性，68岁，2018年7月4日入院。

【主诉】头晕10年，加重1月余。

【现病史】患者于2008年出现头晕，头部闷沉感，由坐位到站立时头晕加重，自觉双下肢无力。无头痛、视物旋转、耳鸣等不适。曾就诊于多家医院神经内科及精神科，前后服用"银杏叶片、养血清脑丸、脑心清片"等多种药物，疗效欠佳。于2014年诊断为"抑郁症"，长期服用"氟哌噻吨美利曲辛1片，2次/日"，疗效欠佳。于2018年6月初自行停药。自觉上述症状较前加重，6月5日就诊于我院神经内科门诊，行颈部血管彩超，提示左侧锁骨下动脉盗血不除外，于7月4日住院治疗。

【既往史】否认高血压、糖尿病、冠心病病史。

【个人史】否认吸烟、饮酒史，否认冶游史，否认疫水、疫区、毒物接触史等。

【入院查体】一般查体：双肺、心脏、腹部查体未见异常。神经系统查体：神志清楚，言语流利，双瞳孔等大等圆，直径约3.0mm，对光反射灵敏，双眼球各向运动充分自如，眼球无震颤，双侧额纹、鼻唇沟基本对称，伸舌居中，四肢肌力5级，肌张力正常，腱反射（＋＋），双侧病理征未引出，双侧指鼻试验、跟膝胫试验稳准，颈抵抗（－）。

【辅助检查】血常规、尿常规、便常规：正常。肝功能、肾功能、凝血系列：正常。空腹血糖4.8mmol/L，同型半胱氨酸46μmol/L，三酰甘油2.49mmol/L。

心电图（2018年7月4日）：大致正常心电图。

头颅CT（2018年7月4日）：双侧脑室旁缺血性脑梗死（图10-11-1）。

颈动脉＋椎动脉彩超（2018年6月5日）：双侧颈内动脉内膜不光，斑块形成，双

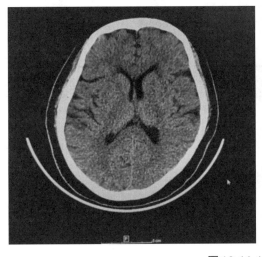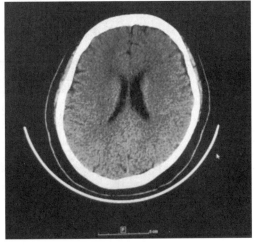

图10-11-1 头颅CT

侧颈内及颈外动脉未见异常。左侧椎动脉血流反向，考虑左侧锁骨下动脉盗血，右侧椎动脉未见异常。

锁骨下动脉彩超（2018年6月5日）：双侧锁骨下动脉内膜不光，左侧起始处狭窄。

头颅MRI（2018年7月10日）：左侧丘脑、双侧基底节区、侧脑室旁缺血性脑梗死，右侧上颌窦炎。头颅动脉管腔粗细略欠均匀，右侧大脑前动脉A_1段显影细，左侧大脑前动脉A_3段显影略细（图10-11-2）。

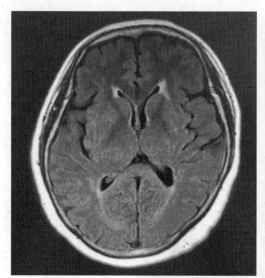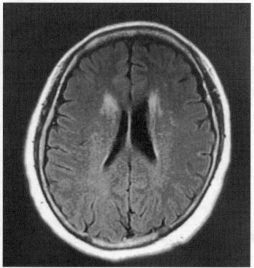

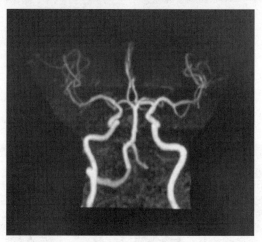

图10-11-2　头颅MRI

心脏彩超（2018年7月10日）：EF 68%，心脏形态结构未见异常。

头颅DSA（2018年7月13日）：左侧锁骨下动脉起始段重度狭窄（图10-11-3A）。

【临床诊断】锁骨下动脉盗血综合征。

【诊疗经过】入院后给予监测双上肢血压，同时抗栓、稳定斑块、神经保护、对症治疗。积极完善心脏彩超、头颅MRI、头颅DSA等检查，给予左侧锁骨下动脉支架植入（图10-11-3B）。于7月21日症状完全缓解出院。

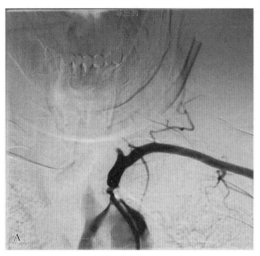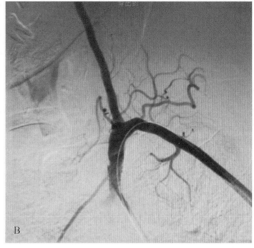

图 10-11-3 头颅 DSA

二、讨论

本病例特点：①中老年女性，慢性病程。②主要症状体征：头晕、头闷，双下肢无力；神经系统查体未见阳性体征。③既往无特殊病史。④辅助检查：头颅 CT 示双侧脑室旁缺血性脑梗死。颈动脉＋椎动脉彩超示左侧椎动脉血流反向，考虑左侧锁骨下动脉盗血。锁骨下动脉彩超示左侧锁骨下动脉起始处狭窄。

本病例患者主要表现为头晕，以头闷为主，无特征性，查体无明确的神经功能定位定性体征。头颅 CT 检查可见双侧脑室旁缺血灶。双上肢血压监测差异无临床意义。多次被误诊为功能性症状。后行颈动脉及锁骨下动脉彩超检查发现锁骨下动脉起始段狭窄，左侧椎动脉中的血流逆行，存在锁骨下动脉盗血。住院后行左侧锁骨下动脉支架植入术，患者头晕症状完全缓解。

锁骨下动脉盗血综合征是指一侧锁骨下动脉或无名动脉在其近心端发出椎动脉前狭窄或闭塞时，颅内血流经患侧椎动脉逆流进入锁骨下动脉，代偿患侧上肢的血液供应。患者临床症状通常不明显，严重狭窄患者可表现出上肢症状或与锁骨下动脉病理相关的症状。上肢症状包括上肢易疲劳、静息痛、肌无力、指动脉栓塞等。与锁骨下动脉病理相关的症状由于近端锁骨下动脉狭窄导致远端锁骨下动脉压力减低，压力差导致闭合的椎-基底动脉液压系统发生血流反向，将健侧血流"虹吸"至患侧，患者可能出现头晕、肢体无力、皮肤温降低、感觉异常等临床症状。

因头晕而就诊的患者在神经内科门诊比较常见，尤其无特征性的头晕，无明确的神经科定位定性体征，易被误诊，应警惕锁骨下动脉盗血综合征。在诊治时应注意测定患者双上肢血压，颈部血管彩超有助于诊断，确诊则需要脑血管造影。

本病例提醒我们：头晕患者一定要注意鉴别锁骨下动脉盗血综合征，避免漏诊、误诊。

（神经内科 柴秀琴）

病例12　双侧PICA供血区域的小脑梗死

一、病例报告

【患者】男性，46岁，2019年11月6日入院。

【主诉】头晕1天。

【现病史】患者于2019年11月5日上午平躺过程中突然出现头晕，表现为头部闷胀感，伴恶心、呕吐，无视物旋转，无耳鸣及听力下降，无肢体活动障碍，与体位变化无明显关系，无明显加重或缓解因素，症状持续存在不缓解，以"头晕待诊：后循环缺血？脑梗死？"收入院。

【既往史】发现血压升高二十余年，最高血压可达160/110mmHg，平素规律口服"苯磺酸左旋氨氯地平片5mg/d"，平素血压控制于130/80mmHg左右。否认冠心病、糖尿病病史。

【个人史】否认吸烟史，偶饮酒。

【家族史】母亲及姐妹6人均患有高血压。

【入院查体】T 36.1℃，P 72次/分，R 18次/分，BP 146/92mmHg。内科查体：未见异常。神经系统查体：神志清楚，言语流利，正常面容，查体合作。定向力、记忆力、计算力、判断力等高级功能大致正常。双侧瞳孔等大等圆，直径约3mm，对光反射灵敏，双眼球各方向活动充分，无眼震，双侧额纹、鼻唇沟对称，伸舌不偏。四肢肌力5级。双侧肌张力正常，四肢腱反射（＋＋）。双侧霍夫曼征（－），双侧巴氏征（－），指鼻试验、跟膝胫试验稳准。头面部及肢体深浅感觉对称存在。NIHSS评分0分。

次日患者出现左上肢体麻木，持续不缓解。查体：双眼向左凝视时可见水平眼震，左上肢浅感觉减退，左侧腱反射（＋＋＋），左侧病理征阳性，余查体同前。NIHSS评分1分。

【辅助检查】血常规、尿常规、便常规、肝功能、肾功能、血同型半胱氨酸均未见异常。血脂：总胆固醇5.41mmol/L（↑），三酰甘油2.57mmol/L（↑），低密度脂蛋白3.24 mmol/L（↑），高密度脂蛋白0.78 mmol/L。

心电图、心脏彩超均未见明显异常。

颈部血管彩超（2019年11月6日）：双侧颈总动脉内膜不光整、右侧增厚（约1.4mm），左侧斑块形成（大小约5.2mm×1.7mm，等回声），双侧椎动脉未见异常。

头颅CT（2019年11月6日）：未见明显异常。

头颅DWI（2019年11月7日）：双侧小脑后下动脉（PICA）供血区域梗死（图10-12-1A、B、C）；双侧脑桥梗死（图10-12-1D）。

头颅MRA（2019年11月12日）：右侧椎动脉未汇入基底动脉，并局限性狭窄，左侧椎动脉局限性狭窄，基底动脉间断显影（图10-12-2）。

头颈部DSA（2019年11月14日）：右侧后交通动脉向双侧大脑后动脉供血（图10-12-3A），正常的椎基底动脉（图10-12-3B）右侧椎动脉V₄段闭塞直接延续为右侧小脑后下动脉（图10-12-3C）。左侧后交通动脉向大脑后动脉供血。基底动脉多发狭窄、中上段闭

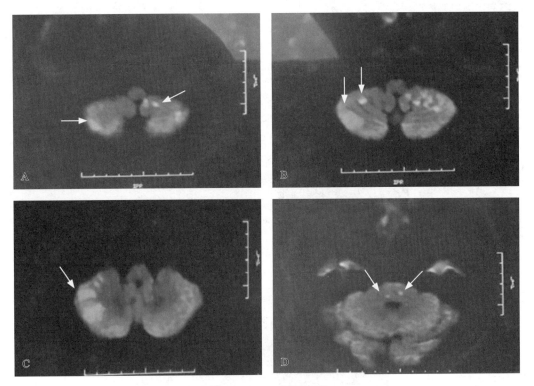

图 10-12-1 头颅 DWI

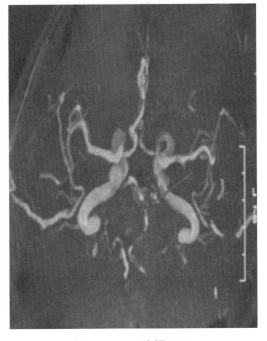

图 10-12-2 头颅 MRA

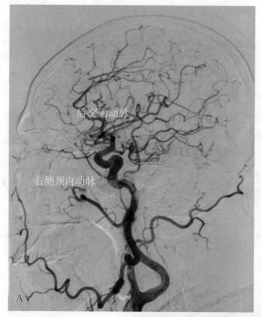
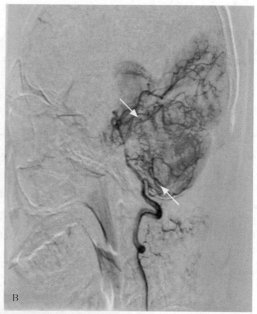
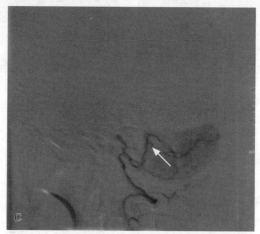

图 10-12-3　头颅部 DSA

塞，左侧椎动脉 $V_3 \sim V_4$ 重度狭窄，左侧 PICA 显影浅淡。

【临床诊断】脑梗死，基底动脉多发狭窄，左侧椎动脉重度狭窄，右侧椎动脉闭塞，颈动脉硬化，高血压病3级（很高危）。

【治疗经过】患者以头晕1天入院，入院后完善头颅 CT，排除出血，考虑头晕待诊，入院第2天出现左侧肢体麻木，结合查体存在神经功能缺损体征，完善头颅 DWI，可见双侧小脑、脑桥多发急性梗死灶。该患者基底动脉多发狭窄、远端闭塞，手术风险过大，因此我们给予内科保守治疗，给予吲哚布芬片0.1g，2次/日，以及硫酸氢氯吡格雷75mg/d 抗血小板聚集；瑞舒伐他汀钙片10mg/d 抗动脉硬化及改善循环，补液维持脑灌注，营养神经等治疗。预后：2019年11月23日患者症状明显缓解后出院。出院后1个月、3个月、6个月随访患者，均未见不适及复发。

二、讨论

患者中年男性，既往有高血压、饮酒史。此次因头晕肢体麻木入院，入院后完善相关检查明确诊断脑梗死。定位诊断：头晕，肢体麻木，定位在椎-基底动脉系统。左侧肢体浅感觉减退，定位于右侧脊髓丘脑束。左侧腱反射较右侧活跃，左侧巴氏征阳性，定位于右侧皮质脊髓束。双眼向左侧凝视可见水平眼震定位于前庭、小脑及其联系纤维；头颅DWI检查定位在双侧小脑、脑桥。定性诊断：中年男性，急性起病，既往有高血压及饮酒史，以头晕伴偏侧肢体麻木为主要症状，症状持续，查体可见神经系统缺损体征，头颅CT未见出血，定性为缺血性脑血管病脑梗死急性期。病因诊断：患者既往有高血压病史，入院化验示血脂高，DSA可见大血管狭窄，故TOSAT分型考虑动脉粥样硬化型。发病机制：头颅DWI可见双侧小脑、脑桥多发急性梗死灶，CISS分型考虑动脉狭窄基础上出现的低灌注、动脉到动脉栓塞。头颈部DSA右侧后交通动脉向双侧大脑后动脉供血；右侧椎动脉V_4段闭塞直接延续为右侧PICA。因此，右侧PICA供血区域的梗死考虑与右侧PICA远端分支血流差有关。左侧后交通动脉向大脑后动脉供血；左侧椎动脉V_3～V_4重度狭窄，左侧PICA显影浅淡；左侧PICA供血区域脑梗死考虑与左侧椎动脉远端狭窄及左侧PICA显影浅淡有关。基底动脉多发狭窄、中上段闭塞，双侧脑桥梗死灶，考虑与基底动脉多发狭窄及中上段闭塞有关。

小脑梗死常表现为头晕及共济失调，临床症状不典型，有时可为孤立的头晕症状。孤立性头晕的患者为脑卒中的可能性很小，所以极其容易误诊。有研究指出，孤立性头晕患者的年龄和既往脑血管病危险因素对于小脑梗死的识别很重要。一项关于急诊科孤立性头晕的研究报道，在50岁以上的24例患者中有6例患有小脑梗死。在一项类似的研究中，42例有脑血管病危险因素的患者中有34例（任何年龄）患有小脑或脑干卒中。既往研究表明双侧小脑梗死并不多见，且临床症状复杂，多伴有小脑以外的后循环梗死灶及基底动脉狭窄；考虑病因机制为大动脉粥样硬化型，动脉到动脉栓塞、低灌注。本病例患者病情与既往研究相符。

本病例提示我们，对于一些头晕的患者，其他临床症状可能在单纯的头晕之后出现，继续观察可以帮助我们进行正确诊断。对于双侧小脑梗死患者要注意保证脑灌注，并进一步明确是否有基底动脉狭窄，以指导二级预防，减少其复发。

（神经内科　赵辰生　刘东星）

病例 13 不寻常的头晕——基底动脉尖综合征

一、病例报告

【患者】男性，67岁。

【主诉】头晕10天，加重1天。

【现病史】患者于2020年12月24日上午烧柴时突发头晕，自觉双眼发黑，有视物晃动，无明显耳鸣耳聋、恶心呕吐、意识丧失等不适（旁边的人无不适，房间通风），症状持续约20分钟较前好转。2021年1月3日下午患者看手机时自觉头晕、视物旋转，无明显肢体无力、言语不清等，症状持续3～4小时稍好转，未完全缓解。此后患者自觉视物重影（具体不详）。1月4日8时左右患者行走时自觉头晕，程度较轻，行走欠稳，稍有额部闷痛，约9时扫地时头晕明显加重，视物旋转，站立不稳，遂坐下休息，头晕症状持续存在，至我院就诊。

【既往史】2016年行"心脏支架"（具体不详）。

【个人史】吸烟史40余年，平均1包/日，戒烟5年。

【婚育史、家族史】无特殊。

【体格检查】T 36.2 ℃，P 51次/分，R 18次/分，BP 136/84mmHg。身高170cm，体重65kg。神志清楚，言语流利，双眼右侧部分视野缺损，双侧瞳孔等大等圆，直径3mm，对光反射灵敏，双侧眼球各向运动可，向左上注视时视物重影，双侧额纹、鼻唇沟对称，声音无嘶哑，双侧软腭上抬良好，悬雍垂居中，双侧咽反射对称存在，伸舌居中。肌张力正常，四肢肌力5级，双侧指鼻试验及跟膝胫试验稳准，双侧痛觉及振动觉对称存在，双侧腱反射对称存在，病理反射未引出，颈软，克氏征（-），布氏征（-）。NHISS评分1分，改良的Wells评分0分，洼田饮水试验1级。

【辅助检查】床旁心电图（2021年1月4日）：窦性心律，可疑ST-T异常。指脉氧监测（2021年1月4日）：95%。心脏彩超（2021年1月5日）：左心房、左心室扩大，室壁节段性运动异常，左心室心尖部室壁瘤形成，二、三尖瓣关闭不全（轻度），左心室整体收缩功能尚可，舒张功能未见异常。颈部血管彩超（2021年1月5日）：双侧颈动脉硬化并斑块形成，左侧颈内动脉局部狭窄，双侧椎动脉所示段未见异常。头颅MRI＋MRA（2021年1月6日）：①左侧小脑半球、枕叶、丘脑脑梗死（急性期并亚急性期）可能，并少量渗血不除外，双侧脑室旁腔隙性脑梗死；②颅内动脉管腔粗细略欠均匀，右侧椎动脉显影细，右侧大脑后动脉局限性狭窄，左侧大脑后动脉间断显影（图10-13-1、图10-13-2）。心电图（2021年1月11日）：心房颤动（图10-13-3）。

【诊断】脑梗死（基底动脉系统，心源性栓塞型）出血转化，心间部室壁瘤，左颈内动脉狭窄，双侧大脑后动脉狭窄，阵发性心房颤动。

【诊疗经过】给予阿司匹林肠溶片、阿托伐他汀、丁苯酞氯化钠注射液、依达拉奉注射液等治疗，住院期间患者发生阵发性心房颤动，给予毛花苷C、胺碘酮转复窦性心律，复查CT无出血后给予利伐沙班抗凝治疗。建议患者行心房颤动射频消融术及左

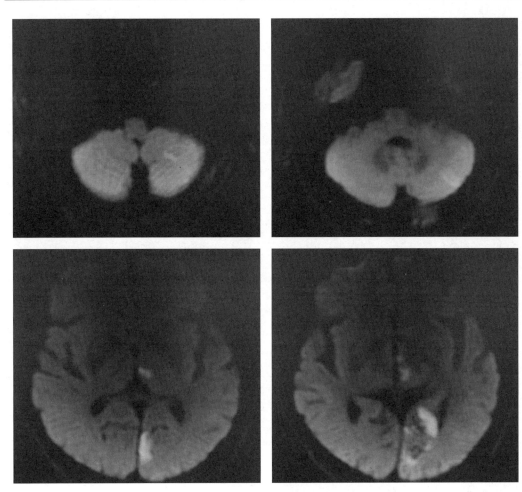

图 10-13-1 头颅 DWI

心耳封堵，其因经济原因拒绝。1月19日患者仅诉轻度视物模糊，余病情平稳，查体：双眼右侧部分视野缺损，余未见神经系统查体阳性体征。办理出院。

二、讨论

1.基底动脉尖综合征 基底动脉尖是指基底动脉顶端为中心2cm直径范围内5条血管的交汇部分，即左右大脑后动脉、左右小脑上动脉和基底动脉顶端形成的"干"字结构。

大脑后动脉作为基底动脉终末支，绕过大脑脚，跨过小脑幕切迹，最后到达距状裂，其供应的脑区主要包括枕叶内侧面

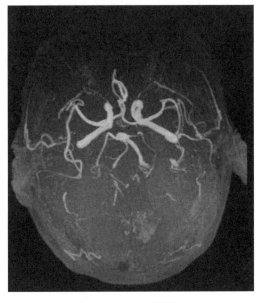

图 10-13-2 头颅 MRA

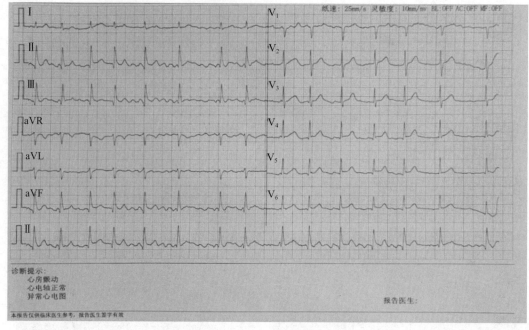

图 10-13-3　心房颤动时心电图

及颞叶底面，此外许多小的分支还从该动脉发出，供应网状结构、背侧丘脑内侧部、大脑脚、外侧膝状体及动眼神经。

小脑上动脉的供血区：双侧大脑脚，包括中脑、小脑上部，始于基底动脉顶端的向外绕大脑脚的小脑上动脉，达小脑的上面，其紧靠动眼、滑车神经的走行，小脑蚓部、前髓帆、结合臂、小脑髓质和齿状核的血液供应由其主要负责。

基底动脉顶端血管支配脑桥深部核团，因供应丘脑、中脑的分支较细小，侧支循环较难建立，故上述血管阻塞时丘脑、中脑等部位梗死的概率超过大脑、小脑。基底动脉尖血管示意图见图 10-13-4。

临床表现包括以下几方面。

（1）意识障碍：当上行网状激活系统、脑室周围灰质受损时，体内外刺激不易上传至大脑皮质，后者兴奋性下降，表现为间断性发作的不同程度的意识障碍。常见意识低下、对周围缺乏注意力，严重时出现嗜睡、昏睡、昏迷，甚至去大脑强直。

（2）眼球运动障碍、眼震及瞳孔异常：是最突出的临床特征。位于中脑被盖内侧的动眼神经核或神经根缺血致一侧或双侧动眼神经麻痹，多为不全麻痹，表现为眼睑下垂、复视及眼球运动障碍；上丘水平眼球垂直运动中枢病变出现眼球垂直注视麻痹；病灶侧完全动眼神经麻痹伴对侧上视障碍引起假性 Parinaud 综合征，是核性损害最具有特征的表现；内侧纵束缺血出现核间性眼肌麻痹及眼震；瞳孔反射弧传入纤维在视束至动眼神经副核段（W-E 核）受损，出现瞳孔不等大、不规则，对光反射迟钝或消失；间脑病灶损伤瞳孔反射弧的传入纤维及双侧交感纤维时，出现小瞳孔、会聚障碍及假性展神经麻痹。

（3）其他：幻视、记忆障碍、内脏行为异常、视觉障碍、运动障碍、感觉障碍、共

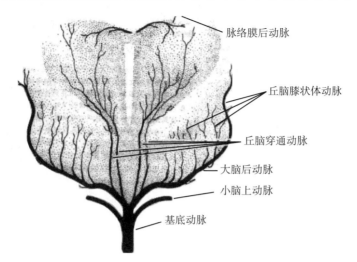

脉络膜后动脉

丘脑膝状体动脉

丘脑穿通动脉

大脑后动脉

小脑上动脉

基底动脉

图10-13-4 基底动脉尖血管示意图

济失调等相应神经纤维受损表现。

目前认为基底动脉尖综合征的主要病因是栓塞，约占61.5%，栓子来源主要为心源性，其次为动脉粥样硬化斑块脱落所致。从解剖学特点分析，基底动脉远端管径较近端细，所以形成的血栓可以通过基底动脉近端而在管径较窄的基底动脉远端分叉处发生栓塞。

本病例小脑病灶为小脑上动脉及小脑前下动脉分布区，又因小脑前下动脉与相邻血管吻合支丰富，单纯梗死少见，考虑为小脑上动脉梗死。若近端闭塞，多引起双侧梗死，本病例责任血管均为左侧，且MRA上基底动脉未见明显狭窄，原位血栓形成及载体动脉病变堵塞穿支血管可能性小，发病机制指向栓塞，但究竟是动脉到动脉栓塞，还是心源性栓塞？患者多发脑血管狭窄，STAF评分小于5分，提示动脉源性可能性大，同时无明显栓塞证据，但枕叶病灶内渗血，而心源性栓子破裂后易形成出血性梗死，心间部室壁瘤形成为心室内附壁血栓危险因素，若枕叶病灶为心源性栓塞所致，抗血小板预防效果差。故我们行长程心电遥测，拟择期复查心脏彩超，后捕捉到心房颤动，CHA_2DS_2-VASc评分4分，HAS-BLED评分3分，抗凝为合适的二级预防策略。

至此，定位诊断：眩晕、行走不稳、视野缺损。查体：双眼右侧部分视野缺损，向左上注视时视物重影。定位于小脑半球（眩晕、行走不稳）、上丘部分动眼神经核团（视物重影）、左侧枕叶（双眼同向视野缺损），小脑上动脉、基底动脉、左侧大脑后动脉系统。

定性诊断：老年，急性起病，数秒至数分钟症状达到高峰，无明显头痛、呕吐等高颅内压表现，结合入院头颅CT，定性为缺血性脑血管病，心源性栓塞可能性大。诊断：脑梗死（左侧小脑、中脑、丘脑、枕叶），基底动脉尖综合征。

本病例患者中无意识改变，但在基底动脉尖综合征中，多数患者表现意识障碍，格拉斯哥昏迷评分量表（GCS）能客观地反映意识障碍程度。国外研究显示此评分与患者临床结局存在相关性，可能为溶栓治疗转归重要预测因子，相比之下NIHSS评分对后循环卒中患者病情评估敏感性较差。

2.脑梗死出血转化后重新启动抗栓治疗的时间　目前尚缺乏高质量研究证据指导出血转化后重新启动抗栓治疗（抗血小板和抗凝）的最佳时间，不同研究推荐的重启时间差异较大，从出血后7天到30周不等。美国《2015 AHA/ASA自发性颅内出血管理指南》认为抗凝治疗在脑出血后至少4周重启可能是安全的，必要时抗血小板单药治疗可以在脑出血后数天启动，但重启的时间仍不明确。美国《2014 AHA/ASA脑卒中二级预防指南》推荐对于出血转化患者抗凝治疗的时间应该推迟到脑梗死发病14天后。美国《2018 AHA/ASA急性缺血性脑卒中早期管理指南》对此意见进行了修订，认为根据具体临床评估的结果，出血转化的患者可以考虑启用或继续使用抗血小板或抗凝治疗，有观察性研究结果显示出血转化的患者使用抗栓药物不会加重出血。我国急性脑梗死指南的推荐意见是对于需要抗栓治疗的患者，可于症状性出血转化病情稳定后10天至数周后开始抗栓治疗，应权衡利弊。

抗血小板药物相关脑出血：抗血小板药物可能增加脑出血的发生。有研究发现服用阿司匹林的人群中，每10 000人中脑出血增加12例。老年人尤其是未经治疗的高血压患者中大剂量阿司匹林引起脑出血的风险进一步增加。长期联合使用阿司匹林和氯吡格雷可能增加脑出血的风险。一项多中心随机对照研究（PATCH）显示：与标准治疗组相比，常规接受血小板输注的患者出现3个月时死亡或功能依赖的概率更高，且住院期间更易出现严重不良事件。

推荐意见：①使用抗栓药物发生脑出血时，应立即停药（Ⅰ级推荐，B级证据）。②对溶栓药物相关脑出血，可选择输注凝血因子和血小板治疗（Ⅱ级推荐，B级证据）。③对于使用抗血小板药物相关性脑出血，不推荐常规输注血小板治疗（Ⅰ级推荐，A级证据）。出血转化后可根据患者临床评估结果，个体化重新启用或继续使用抗栓治疗（包括抗血小板或抗凝药物）。④对于症状性出血转化的患者，应评估患者临床情况并权衡利弊，待病情稳定10天至数周后开始抗栓治疗；对于再发血栓风险相对较低或全身情况较差者，可用抗血小板药物代替华法林。⑤出血转化后启动抗栓治疗的确切时间，有待大样本临床研究进一步探索提供证据。

（神经内科　杨　阳）

病例 14 颈动脉夹层致脑梗死

一、病例报告

【患者】47岁，2020年7月12日入院。

【主诉】四肢麻木无力17小时。

【现病史】患者于2020年7月11日17时突然出现四肢无力，上肢拿物费力、下肢行走发软，有摔倒趋势，左侧肢体明显，伴肢体麻木、头晕头闷不适，不伴有言语含糊、饮水呛咳、吞咽困难、呼吸困难、意识障碍等症状，持续不缓解，遂就诊于我院急诊，行头颅CT检查，未见出血、脑干低密度影，考虑脑梗死，收入我科诊治。

【既往史】高血压病史3年余，血压最高达170/100mmHg，平素未口服药物治疗。否认糖尿病、冠心病病史。

【个人史】否认吸烟、饮酒史。

【家族史】父母亲均患有高血压病史。

【体格检查】T 36.5℃，P 66次/分，R 20次/分，BP 140/100mmHg。心肺腹查体未见异常。神经系统查体：神志清楚—嗜睡，言语流利，双侧瞳孔等大等圆，直径约2.5mm，对光反射灵敏，双眼向右侧不全凝视，右眼睑下垂，无眼震。双侧额纹对称，左侧唇沟浅，伸舌居中，咽反射存在。左上肢肌力3-级，左下肢肌力4级，右侧肢体肌力5-级，四肢肌张力适中，腱反射（＋），左巴氏征（＋），右巴氏征（－）。双侧面部及肢体深浅感觉对称存在。左侧指鼻试验及跟膝胫试验无法完成，右侧尚稳准。颈软，无抵抗，克氏征（－），布氏征（－）。NIHSS评分6分（意识1＋凝视1＋面瘫1＋左上肢2＋左下肢1）。

【辅助检查】血常规、尿常规、便常规、肝功能、肾功能、电解质、凝血、甲状腺功能、传染病均正常。

维生素B_{12} 88.10pg/ml，同型半胱氨酸27μmol/L。

血糖4.1mmol/L。

血脂：胆固醇4.42mmol/L，三酰甘油0.95mmol/L，高密度脂蛋白0.83mmol/L，低密度脂蛋白2.73mmol/L。

入院心电图：窦性心律，大致正常心电图。

头胸CT：脑干可疑低密度影，双侧脑室旁多发腔隙性脑梗死，建议MR进一步检查；胸部CT平扫未见明确病变（图10-14-1）

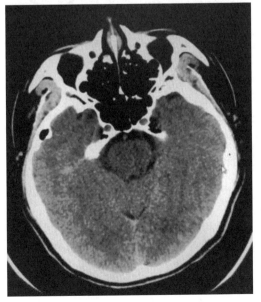

图10-14-1 头胸CT

头颅MRI＋DWI：右侧额顶叶、半卵圆中心、脑室旁脑梗死（图10-14-2）。

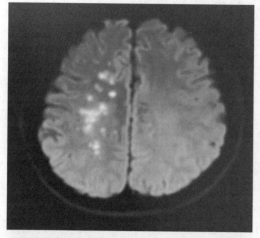 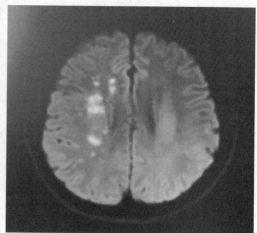

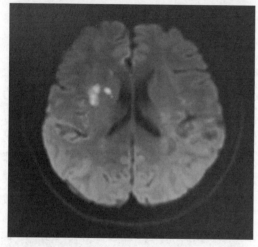

图10-14-2 头颅DWI（2020年7月12日）

心脏彩超：心脏形态结构未见异常，二、三尖瓣关闭不全（轻度），左心室收缩、舒张功能未见异常，EF 67%。

颈动脉彩超：双侧颈总动脉内膜不光整，左侧内中膜增厚，右侧颈内动脉血流速度减低，阻力指数减低，左侧颈内、双侧颈外动脉未见异常，双侧椎动脉未见异常，建议进一步检查，考虑颅内血管病变。

经颅多普勒超声：右侧颈内动脉病变（发出眼动脉前、颈内动脉岩段？），右侧颈外动脉—眼动脉—颈内动脉侧支开放。

【初步诊断】脑梗死急性期（右侧大脑半球，右侧颈内动脉系统），右侧颈内动脉重度狭窄可能，高血压病2级（很高危），高同型半胱氨酸血症，维生素B_{12}缺乏。

【诊疗经过】入院后给予抗血小板聚集、强化他汀抗动脉硬化、血栓通改善循环、丁苯酞改善侧支循环、依达拉奉清除自由基等对症治疗。

入院后第3日病情加重，左侧肢体麻木无力加重，查体阳性体征神志清楚—嗜睡，言语欠利，双眼向右侧不全凝视，右眼睑下垂，左侧唇沟浅，左上肢肌力2-级，左下肢肌力3级，右侧肢体肌力5-级，左巴氏征（＋）。NIHSS评分9分（意识1＋凝视1＋言语1

＋面瘫1＋左上肢3＋左下肢2）。急查头颅MRI＋DWI＋MRA：右侧基底节区、侧脑室旁、半卵圆中心、额叶、胼胝体多发脑梗死（急性期）（图10-14-3）；颅内动脉硬化改变：右侧颈内动脉间断显影，右侧大脑前动脉A$_1$、A$_2$段显影细，右侧大脑中动脉显影细并远端分支显影稀疏，椎基底动脉走行纡曲，左侧胚胎型大脑后动脉并局部显影细（图10-14-4）。脑梗死病灶较前扩大，右侧颈内动脉病变，考虑存在低灌注，予以补液扩容治疗。

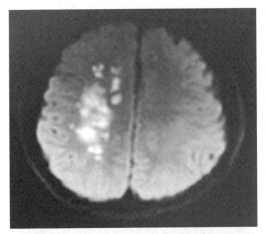
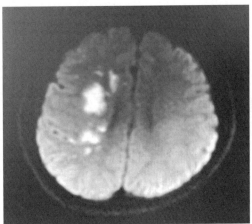
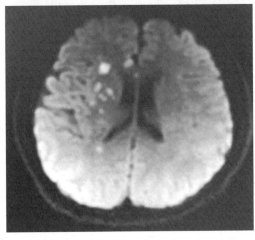

图10-14-3　头颅DWI（2020年7月16日）

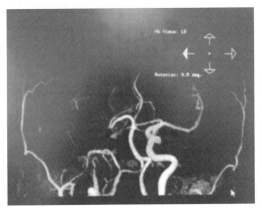
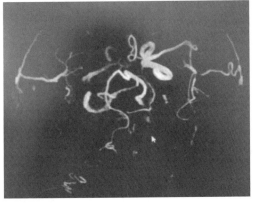

图10-14-4　头颅MRA（2020年7月16日）

当日行全脑血管造影，结果显示右侧颈内动脉岩段夹层（动脉瘤形成），管腔次全闭塞（图10-14-5）。追问病史，患者诉发病前10余天有右颈部重物砸伤史，考虑外伤性颈动脉夹层动脉瘤形成，目前右侧颈内动脉次全闭塞，症状加重，暂行右侧颈内动脉球囊扩张术，术后狭窄略改善（图10-14-6），待病情稳定后可行支架辅助弹簧圈重建治疗。

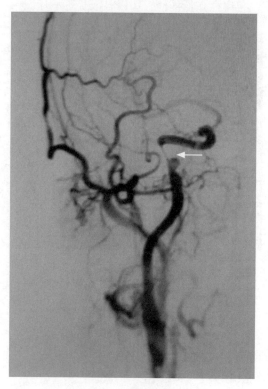

10-14-5　头颈部DSA（1）

右侧颈内动脉岩段夹层动脉瘤

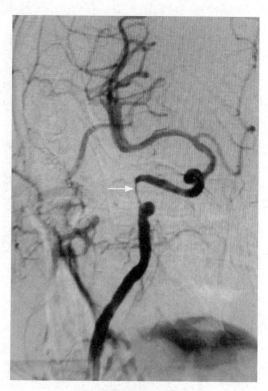

10-14-6　头颈部DSA（2）

右侧颈内动脉岩段夹层动脉瘤球囊扩张术后，狭窄略改善

术后第8日，患者脑梗死病情明显好转，神清语利，双侧额纹对称，左侧唇沟稍浅，伸舌居中，左上肢肌力4级，左下肢肌力5-级，左巴氏征（＋），感觉正常，NIHSS评分2分（面瘫1＋左上肢1）。复查头颅DWI，病灶较前吸收。患者因经济原因不考虑进一步行血管内治疗。

出院后1个月随访，患者肢体功能完全正常，查体存在左侧中枢性面瘫。出院后3个月复查，患者已恢复正常生活，查体无阳性体征。

【出院诊断】脑梗死急性期（右侧颈内动脉系统，动脉夹层），右侧颈内动脉岩段夹层动脉瘤，右侧颈内动脉次全闭塞，高血压病2级（很高危），高同型半胱氨酸血症，维生素B$_{12}$缺乏。

二、讨论

本病例患者中年男性，急性起病，突发神经功能缺损症状，查体存在阳性体征，定位诊断：意识障碍定位于脑干网状结构或大脑皮质；双眼向右侧不全凝视，定位于右侧大脑半球或左侧脑干；右眼睑下垂，考虑为同侧交感神经受损或动眼神经麻痹；左侧中枢性面瘫，定位于右侧皮质脑干束；左侧肢体肌力差明显，左巴氏征（＋），定位于右侧皮质脊髓束。综合分析定位于右侧大脑半球受损。定性诊断：中年男性，急性起病，突发神经功能缺损，表现为肢体无力麻木，偏侧明显，发病前无外伤、感染等，考虑急性脑血管病，头颅CT未见出血，定性缺血性脑卒中。结合影像学检查，诊断脑梗死明确。患者既往有高血压病史，入院后监测血压尚可，血糖、血脂、同型半胱氨酸等脑血管病危险因素筛查基本正常，患者无吸烟饮酒史，缺乏脑血管病明确的危险因素，追问病史患者发病前有右颈部外伤史，并且有不完全Horner征，DSA影像可见典型的夹层动脉瘤形成，故病因为外伤性颈动脉夹层明确。

颈部动脉夹层（CAD）是指颈部动脉内膜撕裂导致血液流入其管壁内形成壁内血肿，继而引起动脉狭窄、闭塞或动脉瘤样改变，主要有颈内动脉夹层和椎动脉夹层。CAD发生率为（2.5～3.0）/10万人年，多为中青年患者，平均发病年龄为44～46岁，无明显性别差异。尽管发生率低，但CAD仍是导致脑卒中的重要病因，研究显示CAD导致脑卒中约为所有缺血性卒中的2%。CAD的具体发病机制尚不明确，创伤（非开放性）是发生CAD的重要危险因素。目前CAD的治疗方法包括急性期的溶栓、抗血小板及抗凝治疗、血管内介入治疗。《中国颈部动脉夹层诊治指南2015》推荐：在发病4.5小时内用静脉重组组织型纤溶酶原激活剂治疗CAD所致急性缺血性脑卒中是安全的，推荐在CAD形成的急性期使用抗血小板或抗凝治疗，通常维持治疗3～6个月，而抗凝治疗和抗血小板治疗在预防脑卒中发生上无明显的差异。如在积极药物治疗的基础上仍有缺血性事件发生，可考虑血管内介入治疗或手术治疗。该患者入院时已超溶栓时间窗，入院后在规律予以双联抗血小板聚集治疗基础上病情仍有加重，积极完善血管评估，DSA检查发现右侧颈内动脉岩段夹层动脉瘤形成，管腔次全闭塞，我们第一时间行血管内介入治疗——右侧颈内动脉球囊扩张术，改善狭窄的血管，建立通路，术后患者症状改善。同时按照指南嘱患者严格行双抗血小板治疗3个月，避免血压过高、情绪激动、劳累等危险因素诱发动脉瘤破裂，随诊时患者症状完全缓解。

综上所述，对于缺乏明确脑血管病危险因素的脑卒中患者，需仔细寻找病因，警惕动脉夹层等一些少见原因。对于脑卒中合并夹层动脉瘤，需优先处理动脉夹层，建立血流通路，防止脑卒中进展，条件许可时应积极行支架结合弹簧圈栓塞术治疗。

（神经内科 陈小飞 张 华）

病例15 急性脑梗死缘何短期内"卷土重来"

一、病例报告

【患者】男性，57岁。

【主诉】言语欠流利伴有右侧肢体无力1天。

【现病史】患者于2019年9月20日无明显诱因出现言语不利，无肢体活动障碍、头痛及头晕等，未予以诊治。9月21日16时出现右侧肢体无力，表现为持物困难，行走不稳，于我院完善头颅CT，回报双侧脑室旁多发腔隙性脑梗死，完善头颅MRI，诊断急性脑梗死，给予改善循环、抗血小板等治疗后于9月29日好转出院。2019年9月30日上午10时，无明显诱因再次出现言语不利，无肢体活动障碍，头痛、头晕等表，9月30日13时左右症状加重，伴右侧肢体无力，表现为右上肢较前抬举费力，右下肢行走不稳，于当地医院行头颅MRI，考虑急性脑梗死，为求进一步诊治，再次收住于我院神经科。

【既往史、个人史、家族史】高血压3年，最高血压180/120mmHg，平时口服"苯磺酸氨氯地平片1片，每日一次"降压治疗，血压控制一般。冠状动脉性心脏病、不稳定型心绞痛、PCI术后2年，平素口服"阿司匹林片0.1g，每日1次。盐酸阿罗洛尔10mg，每日2次"。2型糖尿病1年，平素口服盐酸二甲双胍片500mg，每日3次；伏格列波糖片0.2mg，每日3次。

【体格检查】一般情况可，心肺未见异常，BP 146/100mmHg，神志清楚，言语欠流利。双瞳孔等大等圆，直径3.5mm，对光反射灵敏，双眼球各方向活动良好，未见眼震。双侧鼻唇沟对称，伸舌右偏，悬雍垂居中，右上肢肌力3级，右下肢肌力4级，四肢肌张力正常，腱反射（＋＋），右侧巴氏征（＋），双侧肢体浅感觉对称存在。左侧指鼻试验，跟膝胫试验尚稳准。颈软，无抵抗。NIHSS评分4分。洼田饮水试验1级。Wells评分1分。

【辅助检查】血细胞分析、同型半胱氨酸、凝血、甲状腺功能测定未见异常。血生化示肝肾功能基本正常。空腹血糖11.5mmol/L，糖化血红蛋白7.7%，总胆固醇5.5mmol/L，三酰甘油4.00mmol/L，低密度脂蛋白胆固醇：3.43mmol/L。尿液分析示葡萄糖2＋。

头颅DWI（2019年9月21日）：左侧基底节区急性脑梗死（图10-15-1）。

头颅DWI（2019年9月30日）：左侧

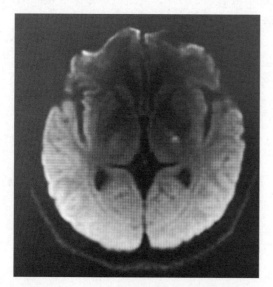

图10-15-1 头颅DWI（2019年9月21日）

基底节区急性脑梗死（图10-15-2）。

颈动脉超声（2019年9月23日）：双侧颈动脉硬化并多发斑块形成（图10-15-3）。

颈动脉超声造影（2019年9月24日）：左颈总动脉中段后壁等回声斑块及右侧颈总动脉中段后壁等低回声斑块新生血管形成（图10-15-4、图10-15-5）。

【诊断】脑梗死（急性期），高血压病3级（很高危），2型糖尿病，冠状动脉性心脏病，不稳定型心绞痛PCI术后。

【诊疗经过】给予抗血小板聚集、抗动脉硬化、改善循环、控制血压、降血糖等治疗后好转出院。

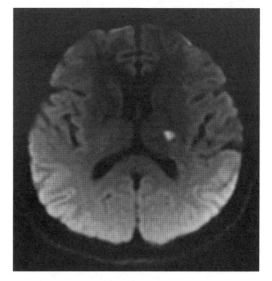

图10-15-2 头颅DWI（2019年9月30日）

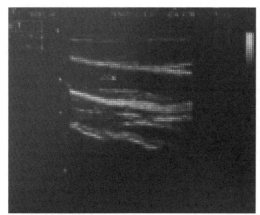

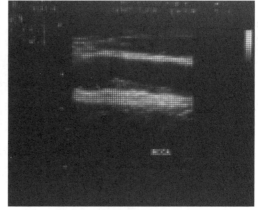

图10-15-3 颈动脉超声

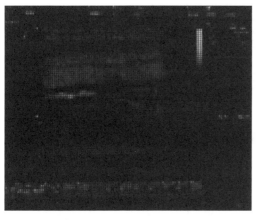

图10-15-4 颈动脉超声造影（1）

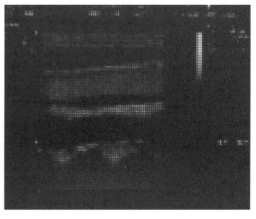

图10-15-5 颈动脉超声造影（2）

二、讨论

病例特点：①患者中年男性，急性起病，反复发作；②既往患有高血压、糖尿病及冠心病病史；③本次发病主要表现为言语欠流利伴有右侧肢体无力。定位诊断：患者右侧肢体无力，定位于左侧皮质脊髓束；言语欠流利，伸舌右偏，定位于皮质脑干束。定性诊断：患者中年，急性起病，完善头颅DWI，回报脑梗死，头颅CT回报未见异常高密度影，缺血性脑血管病、急性脑梗死诊断明确。

随着对脑梗死发病率的有效控制，对缺血性脑血管病复发事件的研究逐渐成为研究者们共同的探讨热点，急性脑梗死患者再次发生缺血性脑血管事件的可能性非常高，且致死率与致残率均高于首次。据相关研究报道，第1次发生脑梗死患者1年内的复发率为14%～17%，因此研究脑卒中患者的再发因素对二级预防的策略具有重要意义。有学者发现，长期患有高血压与糖尿病、机体慢性炎症，以及颈部动脉粥样硬化、脂类代谢异常、高同型半胱氨酸血症等均会对脑卒中患者的复发概率产生影响，提高复发风险。结合本病例，我们对脑梗死复发因素进行综合分析与思考。

曾经有研究人员观察发现，长时间持续的高血压可以使颅内细小动脉血管功能结构变异，出现小动脉硬化、玻璃样变性、血管脆性增加、血管壁弹性退化、顺应性变差、纤维变性坏死，有可能还会出现微小动脉瘤，较小的血管内、动脉瘤内血流变改变后形成的血栓非常有可能再次造成卒中。24小时动态血压提示收缩压、舒张压等指标在脑梗死再发中起到了特异的作用，因此在日常生活中合理有效、长期稳定地控制血压能够降低脑梗死的再次发生。在另一项研究认为，高血压患者的脉压增大和脑卒中的再次发生也有一定关系。

糖尿病也是脑梗死的高风险复发因素之一，它是导致脑梗死的首要病理基础，长时间血糖的控制不佳，非常容易使微血管及血管内皮受到损伤。对糖尿病患者尸检后发现，血管基膜变厚是最为直观的现象。糖尿病的危害还体现在以下方面：它能使脂肪代谢紊乱，激发胆固醇水平增多而进一步加重动脉粥样硬化。颅内穿支动脉供血区域的脑血管病理表现与糖尿病引起的微血管损害有着一定的关系，糖尿病合并脑梗死的患者因为不良的血管情况容易出现微循环阻塞，血栓形成的可能性高于健康人，因此再次脑梗死的危险性较高。

高同型半胱氨酸同样是脑梗死再次发生的危险因素，它造成的氧化应激反应损害血管内皮细胞，使血管平滑肌细胞老化，促进泡沫细胞产生及斑块的钙化，促使血管内血小板聚集与黏附，从而血管堵塞，提高了脑梗死再发的风险，因此，在诊治脑梗死患者的环节中，还要注意同型半胱氨酸在血清中的观察和及时处置，降低再次脑梗死的风险。

不稳定性动脉粥样斑块破裂是导致脑血管病甚至致死的更为重要的原因，颈动脉粥样斑块稳定性越差，发生缺血性脑血管病的可能性越高，易损斑块目前是近年来缺血性脑血管病的科研重点方向之一。有学者发现，新生毛细血管的形成是斑块不稳定、易脱落、破溃的原因。颈动脉彩超虽然能够反映颈部血管病变，却不具备探查斑块有无新生血管的能力。超声造影用有气体的微泡作为反射体，增强组织和器官显像。造影剂能穿过斑块内的小血管，反映斑块内部的小血管生成情况，在评价稳定性的同时评估脑梗死复发的可能性。

导致脑梗死急性复发的原因非常多，也非常复杂，老年男性、高血压、糖尿病、长期吸烟饮酒史及高脂血症都可以造成脑卒中患者短期内急性复发。颈部动脉超声造影提示的低回声斑块内新生血管形成也具有一定的指导意义，超声的造影技术能发现斑块中新生毛细血管的生长情况。因此，该患者的复发原因是多重危险因素叠加累积导致的，不仅仅是慢性病对血管内皮的损害，血管壁弹性的下降同样增加了脑卒中复发的风险。加强对血压、血糖的管理，改变不良生活习惯，才能更有效地降低复发风险。大样本更进一步的研究与探讨将对分析脑梗死复发因素有更可靠的帮助。

脑梗死是缺血性脑血管病中高患病率、高复发率的疾病。我国缺血性脑卒中的发病率逐渐递增，给老龄化人群带来了严重的威胁。治疗、检查等领域的发展促进了患者病死率的下降，但梗死后遗症依然使患者生活质量下降。有学者研究发现，急性脑梗死患者再次发生缺血性脑血管事件的可能性非常大，且致死率与致残率高于首次，因此，探讨脑梗死复发的高危因素，更深入地理解二级预防十分重要。

（神经内科　陈　晨　马义鹏）

病例16　急性脑梗死合并肢体抖动型短暂性脑缺血发作

一、病例报告

【患者】女性，75岁。

【主诉】右下肢无力4天。

【现病史】患者2017年4月2日临睡前无不适。4月3日7时睡醒后，自觉右下肢无力，尚可行走，无言语欠利、尿便失禁、肢体麻木等症状，持续存在，未诊治。4月6日晨起准备下床时突然出现右下肢不自主运动，表现为右下肢垂直方向不自主大幅度摆动，无意识障碍、头痛等症状，持续约半小时症状缓解，右下肢无力较前加重，行走拖曳。自发病以来，精神、食欲、睡眠正常，大小便正常。

【既往史】高血压四十余年，血压最高达206/90mmHg，现规律口服"氯沙坦钾片50mg，半片，每日一次"及"苯磺酸左旋氨氯地平2.5mg，1片，每日一次"，血压控制在140/80mmHg左右；糖尿病10余年，现规律口服"阿卡波糖50mg，1片，三餐时嚼服"，血糖情况不详；发现心房颤动6年余，近2年规律口服"华法林3mg，3/4片，每日一次"，监测INR位于2.0～3.0，平素无心慌等不适。否认吸烟、饮酒史，无有害物接触史。否认家族相关病史记载。

【体格检查】T 36.5℃，P 86次/分，R 19次/分，BP 180/110mmHg。双肺呼吸音清，未闻及干湿啰音，心律失常，各瓣膜听诊区未闻及病理性杂音，腹软，无压痛及反跳痛，双下肢无水肿，双侧足背动脉搏动良好。神志清楚，言语流利，双侧瞳孔等大等圆，直径约3.0mm，对光反射灵敏，双眼球各向活动自如，无眼震及复视，双侧额纹及鼻唇沟对称存在，伸舌居中，右下肢肌力4级，余肢体肌力5级，四肢肌张力正常，右侧巴氏征（＋），左侧巴氏征未引出。双侧面部及肢体温痛觉对称存在，双侧指鼻试验及跟膝胫试验尚稳准，颈软，无抵抗。NIHSS评分1分。

【辅助检查】入院头颅CT：双侧脑室旁缺血灶，老年性脑改变（图10-16-1）。

血糖8.6mmol/L，糖化血红蛋白7.7%。

血脂：TC 4.60mmol/L，TG 1.74mmol/L，HDL 0.91mmol/L，LDL-C 2.91mmol/L。

肝功能、肾功能、电解质未见异常。

凝血系列：PT 29.5秒，APTT 46.1秒，INR 2.41。

血Hcy 19μmol/L。

心脏彩超：左心房、右心房、左心室增大，肺动脉增宽，二尖瓣退行性改变并

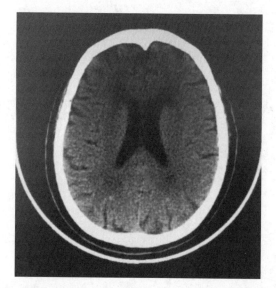

图10-16-1　头颅CT（2017年4月6日）

关闭不全（中度），三尖瓣退行性改变并关闭不全（轻度），左心室收缩功能未见异常，心包积液（少～中量），EF 64%。

颈部血管超声：双侧颈动脉硬化并斑块形成。

头颅MRI：左侧半卵圆中心腔隙性脑梗死（急性期）；双侧基底节区、侧脑室旁、半卵圆中心多发腔隙性脑梗死；颅内动脉粥样硬化改变，左侧ICA虹吸段局限性狭窄，双侧ACA右侧共干，右侧ACA A_2段、左侧MCA M_1段局限性狭窄，双侧PCA局限性狭窄。

脑电图：未见异常放电。

【诊断】急性脑梗死（动脉粥样硬化型），肢体抖动型短暂性脑缺血发作，高血压病3级（很高危），2型糖尿病，心律失常，心房颤动，颈动脉硬化，颅内动脉狭窄。

【诊疗经过】2017年4月6日患者行头颅CT检查，体位改变（平躺—坐起）时再次出现右下肢不自主运动（垂直方向大幅度摆动），不能自我控制，无意识障碍、尿便失禁等，持续约20分钟缓解，肢体肌力同前。

4月7日晨起站起时再次出现右下肢不自主运动，持续约20分钟，右下肢无力加重。右下肌力3级。完善头颅DWI＋MRA（图10-16-2）。

4月8日右下肢肌力进行性加重，肌力2～3级。

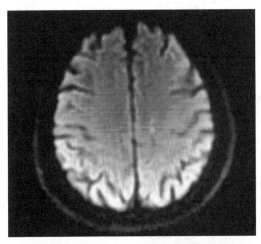
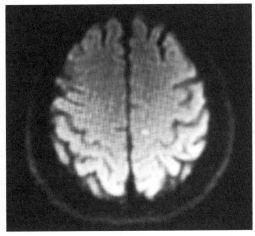
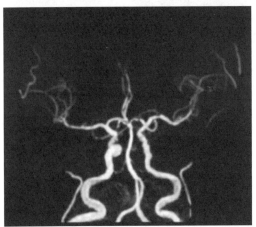

图10-16-2 头颅DWI＋MRA（2017年4月7日）

4月10日病情平稳，未再出现不自主运动，右下肢肌力3～4级。复查头颅DWI（图10-16-3）。

入院后给予阿司匹林肠溶片100mg，每日1次，口服；硫酸氢氯吡格雷片75mg，每日1次，口服；阿托伐他汀钙片20mg，每晚1次，口服，以及改善循环、脑保护、扩容、清除自由基等治疗。4月13日将双重抗血小板药物改为华法林2.25mg，睡前口服，同时监测INR。患者未再出现肢体不自主运动，右下肢轻瘫试验阳性，右侧巴氏征阳性。

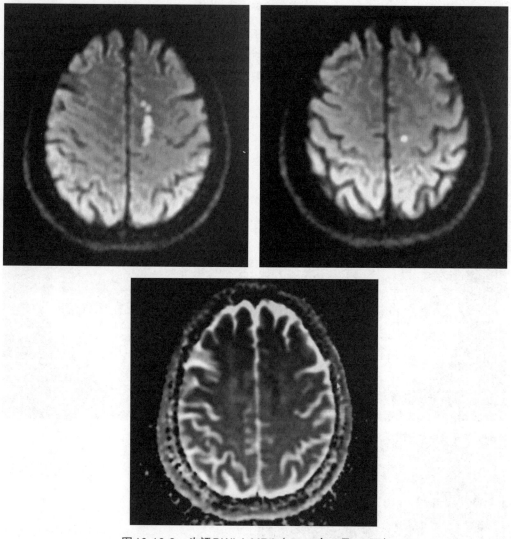

图10-16-3　头颅DWI＋MRA（2017年4月10日）

二、讨论

定位诊断：基于对患者症状体征的分析，考虑定位于左侧大脑半球，累及锥体束。

定性诊断：患者为老年女性，急性起病，结合既往高血压、糖尿病、心房颤动病史及头颅CT，首先考虑急性缺血性脑血管病，进一步影像学检查有助于明确诊断，但与一般的缺血性脑血管病不同的是患者单肢无力，伴有发作性肢体不自主运动，行脑电图排除癫痫发作，考虑合并抖动型短暂性脑缺血发作。病因分析：患者既往有高血压、糖尿病及心房颤动病史。动脉粥样硬化型及心源性栓塞均不能除外，入院后完善相关辅助检查，STAF评分［年龄75岁（2分），NIHSS评分（0分），左心房扩大（2分），血管原因（0分）］共4分。病因考虑为动脉粥样硬化型。经抗栓、抗动脉硬化、改善循环、扩容等治疗后，患者临床症状明显改善。

1962年Fisher等首先报道了伴有对侧颈动脉狭窄的短暂性肢体抖动综合征。肢体抖动型短暂性脑缺血发作是颈内动脉（ICA）系统短暂性脑缺血发作（TIA）的一种少见类型。主要表现为不自主的肢体抖动，一般持续数秒或数分钟，类似于单纯部分性运动性癫痫，通常发作肢体对侧存在严重的ICA狭窄或闭塞。常见的诱发因素为体位改变、长时间站立或行走等，坐位或卧位可缓解症状。若诱因未解除则出现抖动侧肢体无力，持续时间为3～4分钟，临床演变为典型的短暂性脑缺血发作。

目前肢体抖动型短暂性脑缺血发作的发病机制尚不明确，较为公认的是低灌注理论。颅内或颅外血管长期慢性狭窄或闭塞后，脑血管舒缩储备能力下降，在改变体位、长时间站立、颈部过伸或过度降低血压等情况下，血管未能相应舒缩，导致脑组织暂时缺血出现低灌注。

肢体抖动型短暂性脑缺血发作是颈内动脉系统短暂性脑缺血发作的一种少见表现形式，通常是抖动肢体对侧的颈内动脉颅外段存在严重的狭窄或闭塞。倪俊等对我国肢体抖动型短暂性脑缺血发作患者发病的主要责任血管进行了研究，结果显示，这些患者的主要血管病变集中在颅内动脉系统，包括颈内动脉虹吸段、颈内动脉末端和大脑中动脉起始部，而这些血管可能是我国肢体抖动型短暂性脑缺血发作患者病变的主要部位。

本病需与癫痫发作相鉴别。肢体抖动型短暂性脑缺血发作主要为无强直性抽搐和强直-阵挛性抽搐，也不累及面部和躯干，发作期脑电图动态监测未发现癫痫波，特殊的脑电图改变为发作肢体对侧额颞部慢波灶，提示为低灌注诱发的脑功能异常，通过提高脑灌注压或使用抗栓药物治疗。癫痫发作为呈一定节律性的肢体强直阵挛，同时可累及面部肌肉及出现不同程度的意识障碍，发作时肌张力升高，脑电图可监测到癫痫样放电，抗癫痫治疗有效。

肢体抖动型短暂性脑缺血发作主要治疗原则是维持或增加脑血流量，改善脑灌注压，减少脑卒中的发生。治疗方式可分为内科治疗和手术治疗。内科保守治疗主要是扩容增加脑血流，一定程度上可预防肢体抖动型短暂性脑缺血发作，手术治疗采用血管重建术，其是目前普遍首选的治疗方法。

本病例为老年女性，急性起病，既往有高血压、糖尿病、心房颤动病史，结合起病方式及辅助检查结果，缺血性脑卒中诊断明确，不同的是患者体位改变后出现瘫痪侧肢体不自主抖动，持续数分钟自行缓解，行脑电图排除癫痫发作，血管检查提示发作肢体对侧颈内动脉虹吸段狭窄，因此急性脑梗死合并肢体抖动型短暂性脑缺血发作诊断明确。类似病例报道不多，但是临床上这样的患者并非真的少见，需要提高认识，及时诊断和治疗对患者的预后非常重要。

（神经重症科　张晋欣　张为艳）

病例 17 肢体抖动型短暂性脑缺血发作

一、病例报告

【患者】男性，70岁。

【主诉】发作性右侧肢体不自主抖动3个月，加重1个月。

【现病史】患者于2019年4月行走时突发右侧肢体不自主抖动，站立不稳，向右侧倾倒，瘫坐在地，不伴肢体强直、意识障碍及大小便失禁等症，症状持续1分钟左右完全缓解。上述症状间断类似发作，1～2次/日，多于行走时及站立时出现，卧床及坐位时无发作。近1个月上述症状发作频繁，2～3次/日，就诊于我院，拟诊"肢体抖动原因待诊"收入院。

【既往史】2型糖尿病13年，胰岛素治疗，血糖控制良好；2014年诊断为冠心病、心肌梗死、PCI术后；2014年诊断脑梗死，未留后遗症；40年前外伤致颅底骨折、脑挫裂伤，遗留左侧面瘫。

【个人史】吸烟50年，80支/日，戒烟酒5年余；饮酒50年，1斤/日，戒酒5年余。

【家族史】否认家族中类似疾病史。

【婚育史】适龄结婚，孩子体健。

【查体】T 36.2 ℃，R 16次/分，P 64次/分，BP 120/68mmHg。内科系统查体未见明显异常。神志清楚，言语流利，高级皮质功能正常。双侧瞳孔等大等圆，直径约3mm，对光反射灵敏，双眼球各向运动充分、灵活，无眼震。左侧额纹、唇沟浅，伸舌居中，悬雍垂居中，咽反射正常。软腭上抬良好。四肢肌力5级，肌张力适中，双侧指鼻试验、跟膝胫试验稳准。双侧深浅、复合感觉正常。深浅反射正常，双侧病理反射未引出。自主神经系统未见明显异常。

【辅助检查】血生化、血常规、便常规、肝肾功能正常。空腹血糖7.8mmol/L，糖化血红蛋白8.0%。尿常规：葡萄糖：（＋＋）。凝血全项：正常。

传染病系列：阴性。

胸部X线（2019年7月2日）：主动脉弓部钙化灶。

心电图（2019年7月1日）：窦性心律，ST段未见明显升高。

心脏超声（2019年7月2日）：左心房增大、二、三尖瓣关闭不全（轻度），主动脉瓣关闭不全（轻度），左心室收缩功能未见异常，舒张功能减低，EF 59%。

颈部血管超声（2019年7月2日）：双侧颈动脉硬化并斑块形成，左侧颈内动脉局部狭窄（82%），双侧椎动脉未见异常。

锁骨下动脉超声（2019年7月2日）：双侧锁骨下动脉内膜不光整、增厚、右侧斑块形成。

头颅CT（2019年7月1日）：左侧半卵圆中心及侧脑室旁缺血灶，双侧基底节区腔隙性脑梗死，脑萎缩（图10-17-1）。

头颅MRI（2019年7月5日）：左侧额顶叶陈旧性病灶可能，右侧小脑半球、双侧

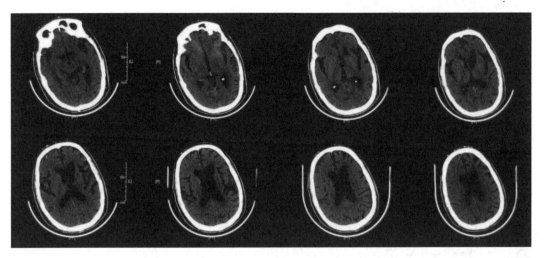

图 10-17-1 入院时头颅 CT

基底节区、侧脑室旁、半卵圆中心、额叶皮质下多发腔隙性脑梗死（部分软化）。老年性脑改变（图 10-17-2、图 10-17-3）。

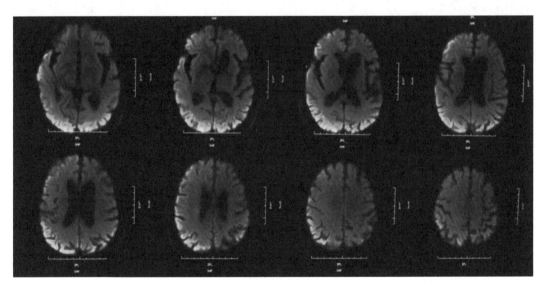

图 10-17-2 DWI 未见异常高信号影

全脑血管造影检查（2019 年 7 月 4 日）：左侧颈内动脉起始段极重度狭窄（图 10-17-4）。

脑电图：清醒安静闭眼状态下可见双侧枕区 8～12Hz，20～50μV 的 α 波为主左右大致对称，夹杂少量低波幅 θ 波，夹杂少量低波幅 β 波，调幅、调节欠佳，各导联散发 15～20Hz 低波幅 β 波，各导联散发 4～5Hz 低波幅 θ 波，未见异常波发放；印象：临界脑电图。

【诊断】肢体抖动型短暂性脑缺血发作，2 型糖尿病，冠心病，冠脉支架植入术后，

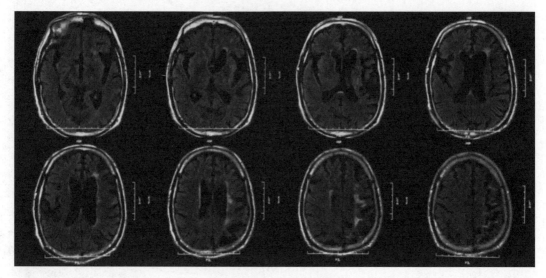

图10-17-3 FLAIR成像

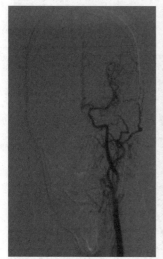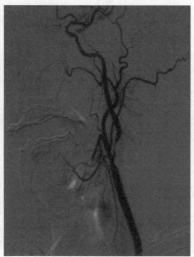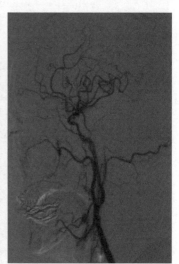

| 左颈内正位 | 左颈内侧位 | 左颈内狭窄局部 |

图10-17-4 全脑血管造影

陈旧性脑梗死,左侧面神经麻痹(外伤)。

【诊疗经过】

(1)内科治疗:给予阿司匹林肠溶片、硫酸氢氯吡格雷片、阿托伐他汀钙片,改善循环、扩容等对症支持治疗。

(2)行左侧颈内动脉起始处球囊扩张及支架植入术(图10-17-5~图10-17-7)(因该患者颈内动脉分叉位置高,不能行颈动脉内膜剥脱术,故给予颈动脉介入治疗)。

【随访】术后24小时复查头颅CT未见出血;见图10-17-8。

【术后观察及随访】术后24小时下地活动,活动后未再出现发作性肢体抖动。

电话随访,未再出现发作性肢体抖动。

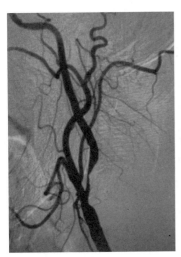

图10-17-5 左颈内动脉起始处狭窄术前造影

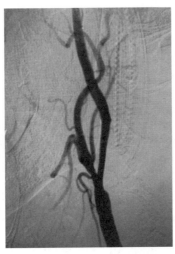

图10-17-6 左颈内动脉起始处狭窄术后造影

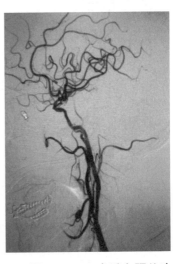

图10-17-7 术后左颈总动脉造影

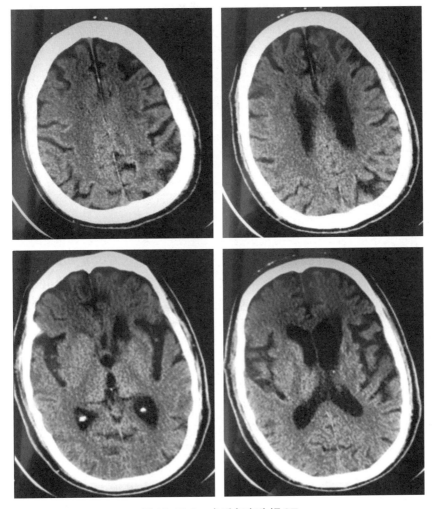

图10-17-8 术后复查头颅CT

二、讨论

肢体抖动型短暂性脑缺血发作，普遍认为是颈内动脉系统短暂性脑缺血发作的一种罕见表现，主要表现为短暂、不自主、粗大、不规则的单侧或双侧肢体的颤动或抖动，单独累及上肢或上、下肢共同受累，而上肢受累最为常见，临床上易被误诊为癫痫。与Jackson癫痫相比，肢体抖动型短暂性脑缺血发作从不累及面部和躯干，也无强直性抽搐和强直阵挛性抽搐。多数研究结果表明，本病大多为颈内动脉狭窄或闭塞所致，少数为大脑中或大脑前动脉狭窄与闭塞所致，烟雾病患者也可出现类似发作。

目前认为，肢体抖动型短暂性脑缺血发作的发病机制与脑血流量或脑血管储备能力明显降低有关，发病机制如下。①低灌注：目前公认的重要理论，由于颈动脉系统严重狭窄或闭塞，脑血管舒缩储备能力下降，在长时间站立、体位改变、颈部过伸或过度降低血压等情况下，血管不能相应扩张，导致脑组织出现低灌注，诱发肢体抖动型短暂性脑缺血发作。最可能的解释是皮质缺氧导致皮质下的脱抑制，从而引起肢体的过度运动。②丘脑底核缺血：该理论认为当颈内动脉系统持续处于血流低灌注状态，导致颅内血流通过Wills环再分配，将后循环血流通过后交通动脉或软脑膜动脉向前代偿，导致供应丘脑的血流量下降，丘脑底核发生缺血时可出现对侧肢体，尤以上肢为主的抖动或偏侧舞蹈。

临床特点如下：①男性略高于女性。②症状持续时间较短，通常＜10分钟，最长未超过1小时。③起病通常有诱因，包括大量出汗、突然站立、运动、情绪变化及服用高血压药物、过度换气、咳嗽等。大多诱因与血压波动有直接关系。④多数病例以单一肢体发病，其中以上肢为主的发病更多，极少数患者全身肢体不自主运动。⑤几乎所有病例表现为肢体无规律、不自主画圈样动作，发作较为刻板。⑥大部分患者伴有高血压，未规律服用降压药物控制血压等。这与相关血管舒缩反应降低导致大脑低灌注状态，最终导致本病的发生可能有直接关系。⑦大部分病例存在患肢对侧的颈内或者大脑中动脉的重度狭窄或者闭塞，若出现少见的双侧发作，则几乎所有病例均会出现双侧的颈内或大脑中动脉重度狭窄或闭塞。这可能对于确诊本病具有重大意义。⑧大部分患者既往出现过不同程度的脑卒中病史，以脑梗死及未积极治疗者居多。⑨几乎所有患者的病程均较短，为数天至1个月，但也有极少数患者病程达到1年以上。⑩大部分患者未出现先兆症状，但也有少数患者肢体抖动前出现失语、肢体无力等症状。

鉴别诊断如下。

（1）局灶性运动性癫痫发作：患者主要表现为右侧肢体抖动，发作时无肌张力增高，无强直阵挛发作，脑电图及头颅MRI未见明显异常。

（2）糖尿病性偏侧舞蹈：该病患者表现为肢体不规则、无节律和无目的的不自主运动，双侧或者单侧均可见，病情严重时肢体可有粗大的频繁动作而表现为投掷症，病变位于尾状核、壳核、苍白球、黑质网状部、丘脑底核等部位，绝大部分位于尾状核头部。注意因高血糖诱导的对侧纹状体灌注改变，其诊断依赖于典型的舞蹈样运动（伴明显高血糖且不伴酮症酸中毒），以及影像学表现（头颅CT早期多显示高密度影，边界清晰，无占位病变及水肿）。头颅MRI提示T_1加权成像病灶部位高信号，几乎在所有病例中存在，可作为糖尿病性偏侧舞蹈症的关键诊断措施。该患者血糖控制良好，肢体抖动规律、刻板。头颅影像学表现未提示特征性影像学改变。偏侧舞蹈症是卒中后不自主运动最常见的类型，该症候通常与对侧尾状核、豆状核、壳核、丘脑、丘脑底核、内囊后肢、放射冠、额叶、顶叶、颞叶皮质、外囊、脑桥等这些皮质-基底节环路相关结构的卒中病灶密切相关。头颅MRI未见明确病灶，也可基本排除偏侧舞蹈症。

（3）帕金森病：早期表现为一侧上肢远端震颤，静止时明显，情绪激动时加重，伴有运动迟缓、肌张力增高及步态异常。该患者无静止性震颤，不伴运动迟缓及肌张力增加，症状多于活动时出现，卧床及坐位休息时无发作。遗传代谢性脑病：入院肝肾功能正常，否认家族病史，起病年龄大，暂不考虑常见代谢性脑病，如肝性脑病、肝豆状核变性等。

治疗分为内科治疗及手术治疗，内科保守治疗主要是扩容及抗血小板聚集，在一定程度上可以预防发作，手术治疗采用血流重建术或经皮腔内血管成形术。

肢体抖动型短暂性脑缺血发作一种少见表现形式，对其认识不足，极易误诊、漏诊，发作性不自主肢体抖动的患者要警惕肢体抖动型短暂性脑缺血发作可能，应完善脑血管相关检查。

（神经内科　韩彦青　胡　琼）

第十一章

其他疾病

病例 1 发作性肢体无力病例的鉴别诊断

一、病例报告

【患者】男性，51岁，2018年10月30日入院。

【主诉】发作性右下肢无力1月余。

【现病史】患者于2018年9月中旬行走时突发右下肢无力，伴右下肢麻木，摔倒在地，未摔伤，无大小便障碍、头晕、头痛、舌咬伤，持续2～3分钟完全缓解，就诊于当地医院。行头颅CT检查，考虑"脑梗死"，给予"丹红、奥拉西坦、依达拉奉"等药物治疗，10月1日出院。出院后规律服药，患者于10月20日右下肢无力再次发作，当天发作4次。10月30日发作3次，症状及持续时间同前，来我院急诊科，收入神经内科。

【既往史】2001年发现2型糖尿病，2017年发现糖尿病肾病、糖尿病性肠病；2017年发现高血压，平素口服降压药物，血压控制在130/80mmHg左右；2017年7月有冠心病、下壁心肌梗死病史，平素口服"阿司匹林、阿托伐他汀"；2017年11月发现脑梗死，未遗留后遗症。

【个人史、家族史】吸烟30年，20支/日，未戒烟，无饮酒史，否认冶游史，否认疫水、疫区、毒物接触史等，家族史无特殊。

【入院查体】心、双肺、腹部查体阴性。神志清楚，言语流利，四肢肌力正常，四肢肌张力正常，双侧腱反射（＋＋），右侧巴氏征（＋），脑膜刺激征（-），余未见神经系统阳性体征。

【辅助检查】血常规、便常规、肝肾功能、电解质、心肌酶、凝血、D-二聚体基本正常。尿常规：尿糖（＋＋＋）。心电图：QT间期延长。头颅CT：可见多发脑梗死，未见出血。

【诊疗经过】

（1）定位、定性：该患者发作时右下肢无力，查体可见右下肢肌力4级，定位于左侧皮质脊髓束，发作时右下肢麻木，查体可见右下肢浅感觉减退，定位于左侧脊髓丘脑束，患者急性起病，有高血压、糖尿病、冠心病病史，定性为缺血性血管病，考虑诊断为短暂性脑缺血发作，ABCD2评分4分。

（2）进一步辅助检查：心脏超声提示左心房增大，室间隔稍厚，左心室收缩功能未见异常，舒张功能减低。

脑电图提示大致正常脑电图。

头颅DWI未见明确弥散受限。

头颅MRI提示双侧小脑半球、脑桥、胼胝体、左侧丘脑、双侧基底节区、侧脑室旁、半卵圆中心、右侧额叶皮质可见多发脑梗死，顶叶可见陈旧性病灶（图11-1-1）。

考虑患者为急性缺血性脑血管病，患者于11月5日行脑血管造影：左侧椎动脉V_2、V_4多发轻度狭窄，右侧大脑后动脉轻度狭窄，左侧大脑前动脉A_2起始段中度狭窄（图11-1-2）。

（3）发病机制及责任血管：考虑该患者发病机制为血流动力学改变，责任血管为左侧大脑前动脉A_2段狭窄。

（4）初步治疗方案：干预危险因素＋阿司匹林100mg/d＋硫酸氢氯吡格雷片75mg/d

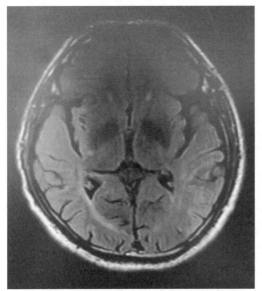
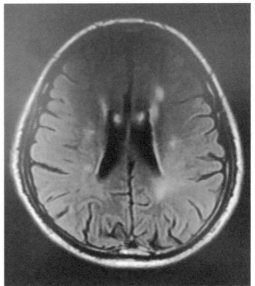
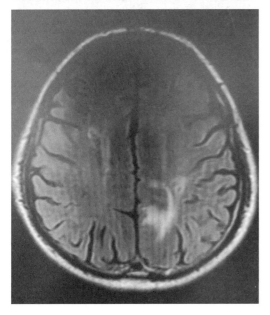

图 11-1-1　头颅MRI

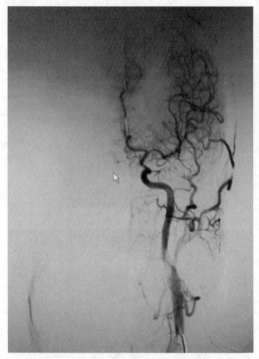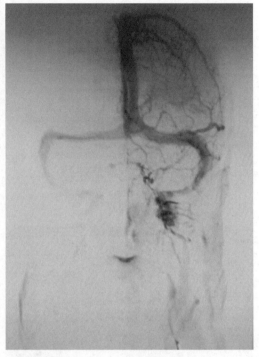

图 11-1-2 脑血管造影

＋阿托伐他汀40mg/d。

（5）症状波动与分析：患者于11月7日坐位时再次出现发作性右下肢麻木无力，持续2～3分钟可自行缓解，反复刻板发作。患者中老年男性患者，有明确的血管危险因素，脑血管造影可见血管狭窄，为什么患者治疗1周仍有发作，双抗治疗及强化他汀治疗效果欠佳？重新回顾患者病历资料（图11-1-3）。

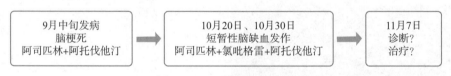

图 11-1-3 患者治疗经过

回顾2017年7月28日曾因心肌梗死在我院住院期间的头颅CT（图11-1-4A）及2018年10月30日我院急诊的CT（图11-1-4B），在左侧顶叶可见陈旧性病灶。该病灶在头颅MRI T_1为等低信号，T_2及T_2 FLAIR为高信号（图11-1-5）。该病灶一直没有被重视，是否为局灶病灶刺激神经元异常放电，症状性癫痫？为进一步明确病灶性质，完善头颅MRI增强，提示左侧顶叶线样强化影（图11-1-6）；磁共振波谱成像提示颅内ROI区Cho峰、Cr峰及NAA峰未见明显增高或减低（图11-1-7）。3D-ASL磁共振灌注成像提示左侧顶叶病灶局部脑血流灌注减低（图11-1-8）。综上所述，考虑该病灶性质为血管病变。

（6）诊断性治疗及最终诊断：11月8日开始予以该患者阿司匹林＋阿托伐他汀＋卡

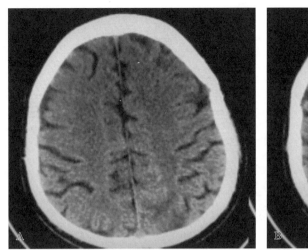
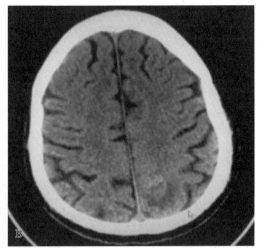

图 11-1-4 头颅 CT

A. 2017年7月28日；B. 2018年10月30日

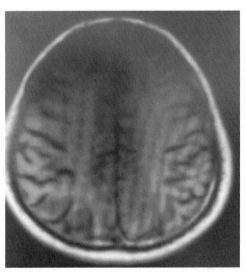
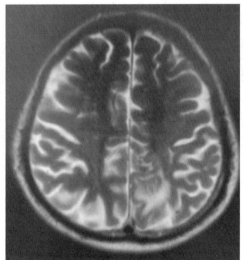

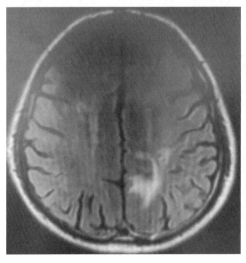

图 11-1-5 头颅 MRI

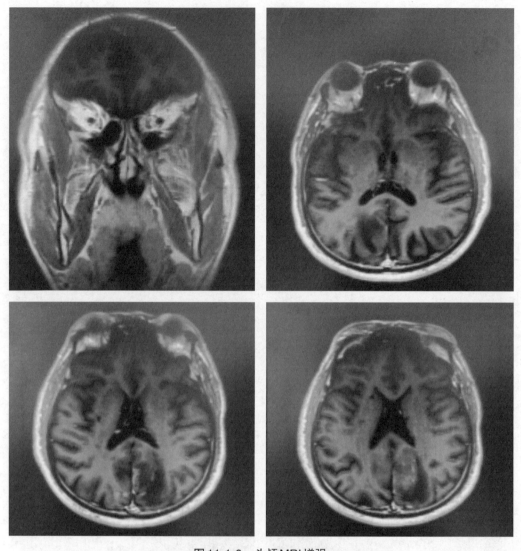

图 11-1-6 头颅 MRI 增强

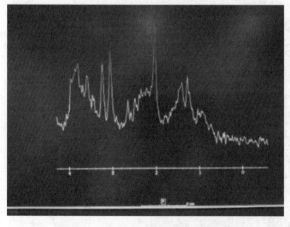

图 11-1-7 头颅磁共振波谱成像

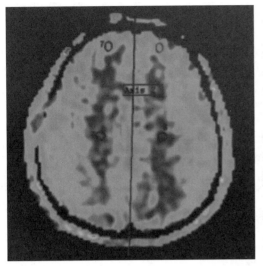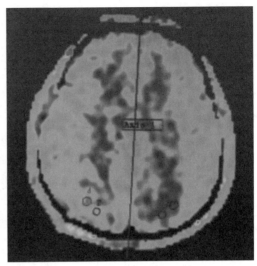

图 11-1-8　头颅 3D-ASL 磁共振灌注成像

马西平治疗，未再有类似发作，结合患者头颅 MRI 增强、灌注、波谱成像及脑血管造影，排除了占位、感染、静脉疾病，考虑脑血管病导致的症状性癫痫，卡马西平治疗有效，出院随访 6 个月未再有类似发作。

二、讨论

短暂性脑缺血发作是指因脑血管病变引起的短暂性、局限性脑功能缺失或视网膜功能障碍，临床症状不超过 1 天，且神经影像学检查为阴性，具有短暂性、发作性的特点；癫痫为多种原因导致的脑部神经元高度同步化异常放电所致的综合征，具有短暂性、发作性、重复性、刻板性的特点。本病例有脑血管病危险因素，一过性的神经功能缺损，首先考虑短暂性脑缺血发作，同时要注意与非惊厥性癫痫相鉴别。

鉴别要点如下。①流行病学及影响因素：短暂性缺血发作多见于老年人，常有脑血管病的危险因素，而癫痫以青少年居多，通常无脑血管病危险因素。②临床表现及辅助检查：短暂性脑缺血发作一般为神经功能缺失的阴性症状，如失明、肢体无力或感觉麻木，持续数分钟至数小时不等，并且患者的症状与血管供血区相关。癫痫发作通常起病急骤，数分钟缓解，表现为刻板症状，包括运动、感觉或视觉通路的阳性症状，特殊情况下，患者可能出现短暂性发作后瘫痪，即 Todd 麻痹。肢体抖动型短暂性脑缺血发作主要表现为单侧肢体的无力及抖动，容易与癫痫发作混淆，但其发作为无规律性的阵挛性抽动，也无头或颈的抽动，缺乏头或眼运动型发作的特点，发作后无后遗症，发作期间脑电图可以鉴别。③治疗：短暂性脑缺血发作患者通过干预危险因素、抗血栓、抗动脉硬化治疗有效，而抗癫痫治疗无效。癫痫患者使用正规的抗癫痫药物治疗大多有效。

除了短暂性脑缺血发作和癫痫，还需与以下疾病鉴别。

（1）运动障碍：发作性运动诱发性运动障碍（PKD）是一种罕见的、突然发作的运动障碍性疾病，以短暂而频繁的肌张力障碍或舞蹈样运动为特征，PKD 常于儿童、青少年时期发病，可为自发性或家族性病例。临床表现为静止状态下突然随意运动诱发短暂、多变的运动异常，可累及单肢、偏身，也可为双侧交替或同时出现，发作时脑电图检查80%未见癫痫样放电，抗惊厥药物治疗有效。

（2）偏瘫型偏头痛：以可逆的运动性先兆偏头痛为主要表现，首次发作易被误诊为卒中、癫痫，临床表现为短暂的偏瘫到反复昏迷，以及长时间偏瘫、癫痫，或反应迟钝。偏瘫型偏头痛中运动症状不是孤立的，而是与感觉、语言或视觉症状相关。当患者的偏头痛先兆为孤立性的运动症状，或由较小的头部创伤触发，并且症状为复发性、可逆性时，应当考虑到偏瘫型偏头痛。头颅MRI异常仅见于一小部分病例，疑诊为偏瘫型偏头痛的患者应当接受一系列检查，包括遗传学检查，详细的病史采集和家族史是诊断的关键。

（3）多发性硬化：部分表现为类似短暂性脑缺血发作，头颅MRI可见颅内多发病灶，需结合脑脊液及肌电图等鉴别。

（4）精神疾病：如心因性非癫痫发作、惊恐发作、发作性控制不良/间歇性爆发性疾病（IED）。心因性非癫痫发作是临床中相对多见的需要与癫痫发作鉴别的疾病，被认为是躯体形式/分离转换障碍，其临床表现类似癫痫发作，但部分表现具有非典型性，需视频脑电监测来鉴别诊断。

（5）晕厥：为脑灌注突然减少引起的一过性意识丧失，临床表现最为关键，此外，辅助检查如直立倾斜试验、动态心电图可进一步提高诊断的正确率。

（6）睡眠障碍：包括发作性睡病、入睡抽动、夜间阵发性肌张力障碍、下肢不宁综合征（RLS）和周期性腿动（PLMS）、睡眠相关节律性运动障碍、快动眼期睡眠行为异常（RBD）等，具有阵发性和发作性的特点，易与癫痫发作混淆，可通过脑电图及多导睡眠图（PSG）鉴别诊断。

（7）淀粉样发作：即凸面蛛网膜下腔出血（cSAH），具有短暂性、反复发作的、刻板的神经系统症状，包括麻木、无力、语言障碍等，其中最为特征性的表现为播散性的感觉异常，通常从手指向上肢近端蔓延，符合感觉皮质分布特征。CT为cSAH的首选影像学检查方法，可显示轻微的脑沟高密度影。

（8）其他：如低血糖症、离子通道病。

诊疗小结：脑血管病是神经科常见病，其中短暂性脑缺血发作是我们已经很熟悉的疾病之一。然而，一过性神经症状发作并非总是短暂性脑缺血发作，且症状持续时间通常较短，给诊治带来了挑战，因此，在诊疗过程中不能放过任何一个细节，在诊疗效果欠佳时要想到常见病的非典型症状及少见病。

（神经内科　西　颖　安丽荣）

病例 2　颅内静脉血栓形成成功救治

一、病例报告

【患者】女性，35岁，2020年10月1日16时入院。

【主诉】头痛、呕吐4天，意识障碍4小时。

【现病史】2020年9月28日患者出现头痛伴恶心、呕吐，呕吐物为胃内容物，不伴视物模糊、肢体麻木无力等不适，予按摩、刮痧对症治疗，症状无明显缓解。9月30日患者因头痛、呕吐仍不缓解于某医院产科住院治疗，住院期间禁食，给予静脉输注"葡萄糖注射液、维生素B_6注射液、氯化钾注射液"等，头痛、呕吐症状无明显好转。10月1日12时患者出现呼之不应，行头颅CT示右侧顶叶出血，中线偏向左侧，脑静脉MRI示矢状窦、右侧横窦未见显影，给予静脉滴注"甘露醇"。由120于当日14时转诊至我院急诊，此时患者呼之可应，对答切题，言语少，睡眠多，双侧瞳孔不等大，为求诊治于2020年10月1日16时收入院。自发病以来，患者精神、食欲差，大小便正常，体重未见明显变化。

【既往史】既往体健，否认高血压、糖尿病、脑血管病、心脏病病史，否认血栓病史，否认手术、输血史，否认肝炎、结核、疟疾病史，否认食物、药物过敏史。

【个人史】否认疫区、疫情、疫水接触史，否认牧区、矿山、高氟区、低碘区居住史，无化学性物质、放射性物质、有毒物质接触史，无吸烟、饮酒史，专业技术人员，右利手。

【月经婚育史】初潮年龄13岁，月经周期28～30天，每次持续5～7天，月经周期规则，经量中等，颜色正常，无血块、痛经，末次月经时间2020年7月14日，孕1产0，妊娠11^{+2}周。

【家族史】父亲有"腘静脉血栓"病史4年，平素口服"华法林"；姑姑有"肠系膜血栓"病史，曾于2014年、2016年行手术治疗，平素口服"利伐沙班"；大伯有"下肢静脉血栓"病史20余年，平素口服"华法林"。

【入院查体】T 36.6℃，P 73次/分，R 15次/分，BP 123/73mmHg，指脉氧饱和度95%，神志嗜睡，对答切题，言语少，查体合作，左侧瞳孔直径约3.0mm，右侧瞳孔直径约4.0mm，对光反射均灵敏，双侧鼻唇沟对称，伸舌居中，四肢可见自主活动，肌张力适中，双侧巴氏征未引出，脑膜刺激征阳性，深感觉及共济检查不合作。心音有力，律齐，双肺呼吸音清，未闻及干湿啰音，腹软无压痛，双下肢无水肿。GCS评分14分，APACHE Ⅱ评分1分。

【辅助检查】头颅CT（2020年10月1日，某医院）：右侧顶叶出血，中线偏向左侧（图11-2-1）。

脑静脉MRI（2020年10月1日，某医院）：矢状窦、右侧横窦未见显影。

【入院诊断】颅内静脉窦非化脓性血栓形成，脑疝，脑内出血，妊娠状态。

【辅助检查】血常规（2020年10月1日）：白细胞$9.04×10^9$/L，红细胞$2.41×10^{12}$/L，

血红蛋白72g/L，血细胞比容21.85%，血小板46×10⁹/L，嗜中性粒细胞计数8.76×10⁹/L，淋巴细胞计数0.25×10⁹/L，单核细胞计数0.02×10⁹/L，嗜酸性粒细胞计数0.01×10⁹/L，嗜碱性粒细胞计数0.00×10⁹/L。

凝血检查（2020年10月1日）：血浆凝血酶原时间21.6秒，PTR 1.54，国际标准化比值1.65，白陶土部分凝血酶原时间36.4秒，血浆凝血酶时间26.8秒，抗凝血酶Ⅲ 23.0%，D-二聚体7.5mg/L。

肾功能（2020年10月1日）：尿素1.2mmol/L，肌酐29.1μmol/L，尿酸74.0μmol/L。

脑血管造影（2020年10月1日）：上矢状窦、窦汇、右侧横窦、乙状窦闭塞（图11-2-2）。

头颅CT（2020年10月2日）：去骨瓣减压术后，局部脑组织向外膨出，中线偏向左侧（图11-2-3）。

【诊疗经过】于2020年10月1日急诊全身麻醉下行脑血管造影术＋血管内介入治疗（静脉窦机械取栓、球囊扩张、尿激酶溶栓）、颅骨去骨瓣减压术，术后给予镇痛镇静、脱水降颅内压、抗凝、抗感染、抗癫痫、营养支持及对症治疗。2020年10月10日行颅内血肿腔穿刺引流术、脑室穿刺引流术。病情平稳后给予康复治疗。

【疾病转归】2021年2月随访患者生命征平稳，神志清楚，高级认知功能正常，言语流利，书写能力同发病前，可自行经口进食，右侧肢体肌力5级，左上肢肌力4级，

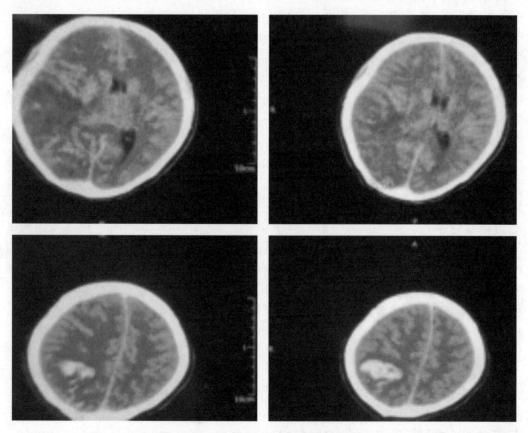

图11-2-1 头颅CT（2020年10月1日）

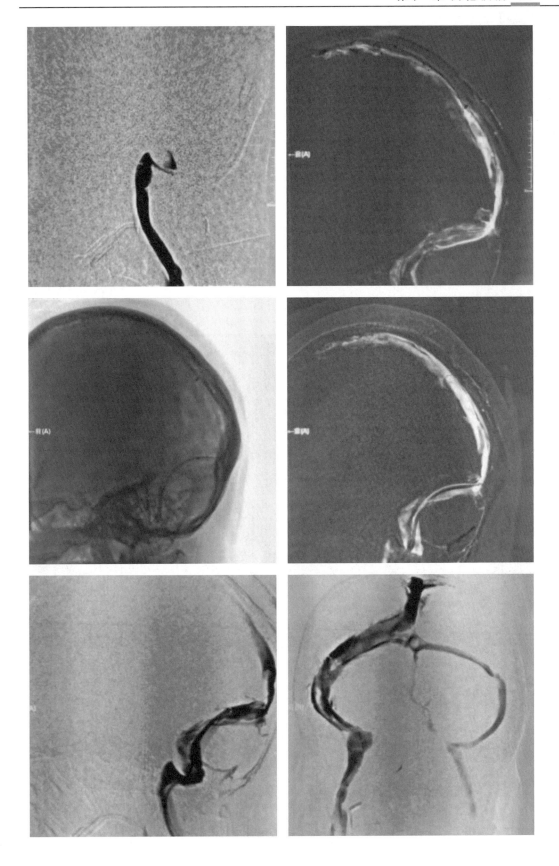

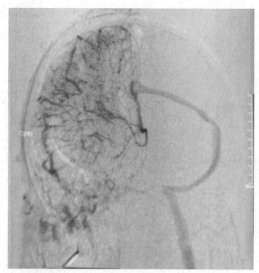
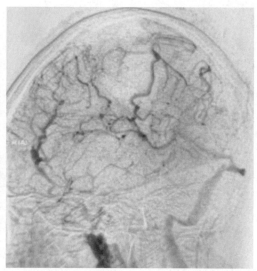

图 11-2-2　脑血管造影（2020 年 10 月 1 日）

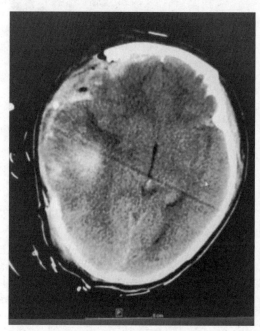
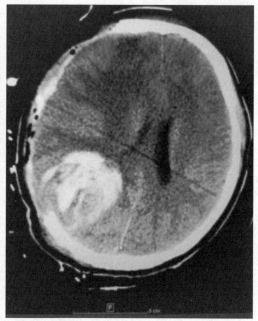

图 11-2-3　头颅 CT（2020 年 10 月 2 日）

左下肢肌力 4＋级，左下肢深感觉减退，可自行行走。

二、讨论

定位诊断：头痛、呕吐、脑膜刺激征阳性，定位于脑膜；意识障碍定位于大脑皮质、脑干上行网状激活系统；双侧瞳孔不等大，考虑颞叶沟回疝；左下肢深感觉减退为右侧顶叶受损。定性诊断：中年女性，妊娠早期，有凝血异常（抗凝血酶Ⅲ低），发病前无发热、感染、头部外伤史，以头痛、呕吐起病，随后出现意识障碍、脑疝形成，头颅CT可见右侧顶叶出血、中线偏向左侧，脑血管造影可见上矢状窦、窦汇、右侧横窦、乙状窦闭塞，定性诊断为颅内静脉窦非化脓性血栓形成、脑疝、脑内出血（顶叶）。

颅内静脉血栓形成（CVT）是一种少见的卒中类型，常累及年轻人，占所有卒中的0.5%～1.0%。目前尚无CVT人群发病率的报道。文献显示，85%以上的CVT患者存在一种或多种危险因素，包括遗传性或继发性血栓形成倾向（如Ⅴ因子Leiden突变、凝血酶G20210A突变、蛋白C缺陷、蛋白S缺陷或抗凝血酶Ⅲ缺陷）、妊娠、产后（包括人工流产后）、口服避孕药物、感染（如头面颈部感染、颅内感染或全身性感染等）、血液系统疾病（如严重贫血、真性红细胞增多症、原发性血小板增多症等）、自身免疫性疾病（如肾病综合征、炎性肠病、系统性红斑狼疮、白塞病等）、颅内外肿瘤（如脑膜瘤、淋巴瘤、肺癌等）或颅脑外伤、相关药物（如激素替代治疗、肿瘤化疗药物、止血药等）、肥胖等。根据神经功能障碍机制，CVT的临床表现为静脉回流受损引起的颅内压增高症状及静脉缺血和（或）出血的局灶性脑损伤症状。大多数患者兼有两种机制引起的临床症状，可出现于就诊时，也可发生于疾病的进程中。CVT的临床表现还与血栓位置有关。临床中有几种临床症状易导致CVT误诊和诊断延迟，分别为颅内出血症状、孤立性头痛、特发性颅高压、孤立性精神状态异常。

CVT的治疗包括对症治疗、病因治疗、血管再通治疗和并发症治疗等。对于感染性CVT主要是尽早针对病原菌使用敏感、足量、足疗程的抗生素及处理原发病灶。对于非感染性的CVT在治疗原发病的基础上应积极降低血液高凝状态，尽早给予抗凝治疗，恢复血流再通。但由于CVT多存在脑梗死伴出血转化或脑出血，使抗凝治疗复杂化。根据研究显示，除非有显著颅内压增高和脑出血，无绝对抗凝禁忌的患者应及早接受抗凝治疗，CVT伴少量颅内出血和颅内压增高并不是抗凝治疗的绝对禁忌证。对于抗凝治疗前已存在的颅内出血，建议动态复查影像监测血肿大小，如血肿逐渐减少，可继续抗凝治疗，否则应避免抗凝。如果抗凝治疗后仍出现临床恶化，或因静脉性梗死与脑出血导致显著占位效应，可考虑血管内介入治疗。CVT的血管内治疗主要包括局部接触溶栓、球囊扩张成形、机械取栓和血管内支架植入等。

妊娠期、产褥期CVT：妊娠期和产褥期是暂时性血栓前状态的常见原因。妊娠可引起凝血系统中几种促血栓因子发生变化，至少持续至产褥期，分娩后由于血容量减少和创伤，高凝状态可进一步恶化。对于妊娠和产褥早期CVT患者的抗凝治疗多选用低分子肝素，华法林由于增加胎儿和新生儿出血风险被禁用。根据现有证据，CVT不是再次妊娠的禁忌证。对于既往有CVT病史的女性，于再次妊娠期和产褥期给予预防性使用低分子肝素可降低血栓形成的风险。

本病例中患者为育龄期女性，发病时处于妊娠早期，既往体健，无特殊病史，无血栓形成史，但家族中多人有血栓形成倾向病史。患者入院后凝血检查提示凝血酶Ⅲ明显低于正常水平，发病时表现为颅内高压症状，脑静脉MRI及脑血管造影提示颅内静脉窦血栓形成。根据病史、临床表现及颅内静脉造影检查结果颅内静脉窦非化脓性血栓形成诊断明确。入院时患者脑疝形成，给予急诊脑血管造影术＋血管内介入治疗（静脉窦机械取栓、球囊扩张、尿激酶溶栓）、颅骨去骨瓣减压手术治疗，术后给予镇痛镇静、脱水降颅内压、抗凝、抗感染、抗癫痫、营养支持及对症治疗，预后较好。至2021年2月患者发病5个月，生命征平稳，神志清楚，高级认知功能正常，言语流利，书写能力同发病前，可自行经口进食，右侧肢体肌力5级，左上肢肌力4级，左下肢肌力4⁺级，左下肢深感觉减退，可自行行走。本病例提示：对于急性颅内静脉窦非化脓性血栓形成有脑疝风险患者，应积极予以颅内静脉窦取栓、溶栓等血管内介入治疗，无绝对抗凝禁忌的患者应及早接受抗凝治疗，尽早实现颅内静脉血流再通，缓解颅内高压，从而挽救生命。

（神经重症病区　张晋欣　张永红）

病例3 抽丝剥茧话头痛

一、病例报告

【患者】男性，45岁。

【主诉】头痛3天，视物模糊2天。

【现病史】2017年9月4日下午无明显诱因突发后枕部头痛，呈胀痛，不伴恶心、呕吐、肢体无力、言语不清等不适，休息后头痛稍好转。9月5日19时左右，突发左眼视物模糊，伴左侧面部麻木、言语欠利，不伴头晕、恶心、呕吐、视物成双、意识不清，就诊于我院，测血压180/110mmHg。于22时行头颅CT途中，自觉左下肢无力，头颅CT未见出血，予以"尼卡地平、单唾液酸四己酸、依那普利、硝苯地平缓释片"治疗后，头痛、左下肢无力及言语欠利稍好转，左面部麻木无变化。于9月6日收住我科。

【既往史】有高脂血症、脂肪肝病史，30年前有头部外伤史。

【个人史】吸烟30年，每天20支，不饮酒，否认冶游史，否认疫水、疫区、毒物接触史等。

【婚育史】适龄婚配，配偶、子女体健，家族史无特殊。

【入院查体】神经系统查体：神志清楚，言语流利，双瞳孔等大等圆，直径约3.0mm，对光反射灵敏，双眼动各向自如充分，双侧额纹、唇沟基本对称，伸舌居中，左下肢肌力5-级，余肢体肌力5级，四肢肌张力正常，四肢腱反射（＋＋），双侧病理征未引出，双侧指鼻试验、跟膝胫试验稳准，颈抵抗（-）。

【辅助检查】血常规、尿常规、便常规、凝血系列：正常。肝功能、肾功能：正常。血糖监测：正常。D-二聚体：1230.3μg/L。

心电图（2017年9月6日）：窦性心律，ST-T异常。

颅CT（2017年9月5日）：未见出血灶。

心脏彩超（2017年9月7日）：左心房增大，二、三尖瓣关闭不全（轻度），左心室收缩、舒张功能未见异常。

颈动脉、椎动脉彩超（2017年9月7日）：双侧颈总动脉、左侧颈外动脉斑块形成。

下肢血管超声（2017年9月28日）：双侧股总、股浅动脉斑块形成。

颈椎MRI（2017年9月14日）颈椎曲度变直，颈椎骨质增生，第3～6颈椎椎间盘轻度突出。

头颅MRI＋MRA＋DWI＋SWI（2017年9月7日）：多发腔隙性脑梗死，颅内动脉管腔粗细欠均匀，右侧椎动脉显影细且未汇入基底动脉，左侧胚胎型大脑后动脉。SWI未见明确病变。

头颅MRV（2017年9月8日）：右侧横窦显影不清。

头颅MRV增强（2017年9月14日）：右侧横窦末端狭窄？建议DSA检查（图11-3-1）。

头颅DSA（2017年9月30日）：右侧横窦末端重度狭窄（图11-3-2）。

眼底检查（2017年9月7日）：视盘边色尚可，视盘周围网膜色红，网膜血管比例

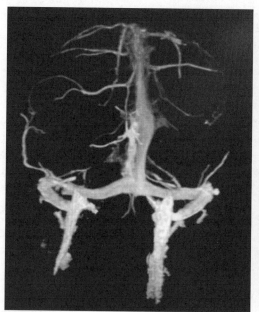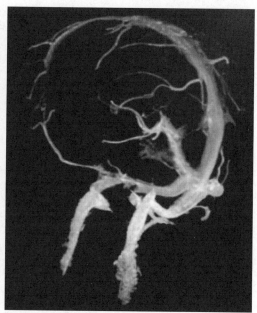

图 11-3-1　头颅 MRV 增强

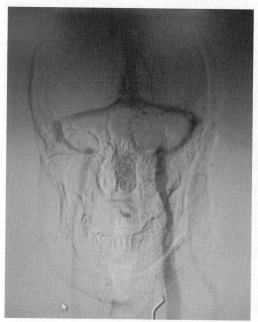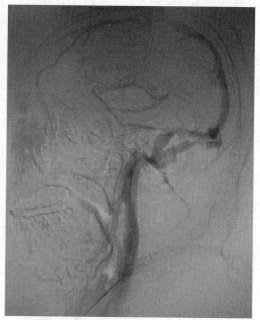

图 11-3-2　头颅 DSA

尚可，动脉反光强，黄斑中心凹反射存在。高血压性视网膜病变Ⅰ级（图 11-3-3）。

腰穿脑脊液化验（2017 年 9 月 11 日）：颅内压 270mmH$_2$O，蛋白 672mg/L，葡萄糖 4.8mmol/L，未见抗酸杆菌、隐球菌，细胞分类未见异常。

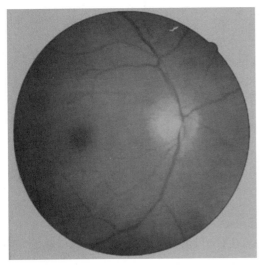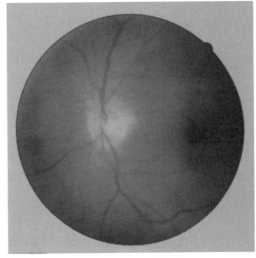

图 11-3-3　眼底检查

二、讨论

本病例为突发头痛症状，有视物模糊，曾有一过性的左侧面部麻木、左下肢无力、言语欠利、舌僵，不能定位到一个部位解释所有症状。头颅静脉可见右侧横窦显示不清，末端狭窄。根据症状考虑以下几种疾病：静脉窦血栓形成、视神经脊髓炎、多发性硬化、蛛网膜下腔出血、肿瘤。头颅 CT 排除出血性病变，头颅 MRI、肿瘤系列排除肿瘤性病变，腰穿提示颅内压很高（270mmH$_2$O），脑脊液化验排除一般的炎性、病毒性病变，给予脱水降颅内压后头痛缓解，故考虑为高颅内压引起的头痛、视物模糊等症状，寻找导致高颅内压的原因成为重点。脑脊液化验无特殊提示，头颅 MRI 增强提示右侧横窦狭窄可能，进一步行脑血管造影证实右侧横窦末端重度狭窄，静脉窦血栓可能性大，给予利伐沙班抗凝治疗，症状缓解，1 年后复诊复查，腰穿颅内压正常。

病例特点：①中年男性，无明显诱因急性起病，病程 3 天；②主要症状体征为头痛；③既往有高血压病史；④辅助检查中头颅 MRI 和 DSA 均提示静脉窦狭窄；⑤服用抗凝药后颅内高压缓解。定位、定性诊断：突发头痛，曾有一过性的左侧面部麻木、左下肢无力、言语欠利、舌僵，阳性体征为左下肢肌力 5- 级，入院 2 天后肌力正常。结合病史、影像学检查、辅助检查，定性为静脉窦病变，静脉窦血栓形成或狭窄可能性大。结合 D- 二聚体增高，服用抗凝药后颅内高压缓解，最终诊断为静脉窦血栓形成。

头痛为神经科常见病，普通人群的头痛罹患率达 90% 以上，国际头痛学会（IHC）的头痛分类第三版（2013 年）头痛分型将头痛划为 3 个主要分类，14 种头痛。其中原发性头痛占比 84%，包括偏头痛、进展型、丛集性和其他；继发性头痛占比 16%，包括感染、出血、脑肿瘤、颅内血管病变（动脉和静脉）、外伤等原因。头痛虽然常见，但诊断却不易，需要我们抽丝剥茧，一步步分析，寻找病因。

头痛病史很重要，需要重点关注起病形式和持续时间、疼痛部位、头痛性质和程度、伴随症状、加重或缓解因素，这些信息为我们的诊断提供了重要线索。对于继发性头痛患者，既往研究提出了警示征象用于指导临床诊断，制定出继发性头痛的筛选症状：①包括发热的全身症状；②肿瘤病史；③神经功能障碍（包括意识下降）；④头痛发作为突然发作；⑤年龄较大（＞50岁）；⑥模式改变或近期头痛发作；⑦体位性头痛；⑧打喷嚏、咳嗽或运动加重；⑨视盘水肿；⑩进展性头痛和非典型表现；⑪妊娠或产褥期；⑫伴自主神经症状的眼痛；⑬创伤后头痛；⑭免疫系统疾病；⑮镇痛药滥用或头痛发作时使用新药。出现以上警示症状，应高度重视寻找头痛原因。该患者符合突然发作的头痛，此类头痛病因多为蛛网膜下腔出血、其他归因于颅内或颈部血管疾病，经过一系列检查后确定病因为静脉窦血栓形成。

颅内静脉血栓形成（CVT）是由大脑主要静脉窦（脑静脉窦血栓形成）或较小的滋养皮质静脉（皮层静脉血栓形成）完全或部分闭塞引起。血液淤滞、血管壁异常和血液成分改变（Virchow 三联征）导致血栓前和纤溶过程之间的平衡破坏，从而导致进行性静脉血栓形成。

CVT的病因和危险因素非常多，可分为遗传性和获得性两大类，常见的是包含雌激素的口服避孕药、血栓前（高凝）状态（遗传性或获得性易栓症）、妊娠和产褥期、感染、恶性肿瘤、头部损伤（对静脉结构造成直接损伤）和炎性疾病。研究发现，高达85%的成年患者至少有一个危险因素；最常见的是使用口服避孕药，其次是血栓前状态（更多是遗传性的，而不是获得性的）。

静脉窦血栓形成的临床表现非常多样，主要由两个方面的因素决定：因静脉系统引流障碍引起的颅内高压症状，静脉缺血/出血或梗死所致的局灶脑部损害。1/3～1/2患者亚急性起病，数天内症状进展，约1/3急性起病，头痛是CVT最常见的症状，约90%的患者出现；约25%的CVT患者只表现为头痛，多为弥漫性进展，咳嗽、用力等加重头痛，也有雷劈样头痛或搏动样头痛。在严重的急性发病患者中，意识障碍很多见，运动障碍可以是单侧或双侧，单瘫或偏瘫均可，视力障碍、视盘水肿、展神经麻痹也较常见，感觉障碍和视野缺损较少见，失语也可发生。上矢状窦最常受累，约占62%，可引起头痛、局灶性神经功能缺损和癫痫发作等各种症状；其次是横窦，约占45%，通常会导致颞叶、顶叶出血性梗死并伴有头痛，左侧受累可引起失语和癫痫发作。

神经影像学检查CT或MR可直接显示血栓和（或）静脉回流障碍。任何实验室检查都不能排除CVT。D-二聚体水平可以正常，特别是在轻症或慢性病例。约1/3的患者中CT显示出的特定征象如静脉窦或深静脉高密度，有时被称为实心三角征（矢状窦或脑深静脉的三角形高衰减），或条索征（由于横窦中的血栓引起的高衰减）。CT静脉造影可显示血栓形成的静脉或窦内血流信号缺失，以及血栓形成的静脉窦的周围部分强化（如空δ征）。MRI也是全面评估脑实质受累（缺血、出血、水肿、肿胀）的最佳技术。据报道，血栓在DWI为高信号的窦再通率低。只有在CT静脉造影或MRI静脉造影不确定或怀疑有血栓形成时，才应使用DSA来确认诊断。

CVT一旦确诊就应立即治疗，包括快速抗凝治疗、病因治疗和对症治疗三个方面。欧洲卒中组织（ESO）相关指南中推荐抗凝使用低分子肝素（LMWH），也是我们的标准做法；每24小时分两次给药，以将出血并发症的风险降至最低。ESO指南建议肾功能不全患者或需要快速逆转抗凝治疗的患者，如即将进行的神经外科干预，应使用普通肝素。但LMWH产品说明书并不把严重肾功能损害作为禁忌证。因此，对于严重肾损害患者，我们会减少LMWH的剂量，并听取血液学专家关于剂量和抗Ⅹa水平监测的建议。出血性静脉梗死、颅内出血或孤立性蛛网膜下腔出血不是CVT抗凝治疗的禁忌证。LMWH的初始抗凝治疗之后是长期抗凝治疗，以预防进一步的静脉血栓形成事件；CVT复发的风险为每年2%～7%，目前的指南建议在3～12个月以标准强度（目标INR 2.5，范围2.0～3.0）使用口服维生素K拮抗剂（华法林）。CVT的最佳抗凝时间是根据复发和出血的潜在风险因素决定的，专家意见和指南的支持如下：有一次CVT发作和短暂风险因素［脱水、药物（如口服避孕药）、感染、创伤、手术干预］的患者应接受3～6个月的抗凝治疗；有一次原因不明的CVT发作的患者应抗凝治疗6～12个月；有两次或两次以上CVT（或一次发作和严重血栓前状态，血栓风险持续增高）的患者通常建议终身抗凝。

有溶栓条件时也可溶栓治疗；血管内治疗可能仅对急性血栓形成最有效，而不是所有的血栓形成。在考虑血管内治疗之前，我们建议对复杂病例进行全面的多学科讨论。ESO指南建议，只有预后可能差的患者才考虑血管内治疗，小规模非随机研究、病例系列和病例报告显示再通率为70%～90%，但颅内出血的发生率约为10%。

本病例经过一系列的排查，可以明确为静脉窦血栓形成所致头痛，经治疗后疗效良好。通过本病例的诊治过程，有如下几点体会：①头痛病史很重要，不管是慢性还是急性病史，都要重视，病史中的一些看似不重要的细节，可能会决定诊治的关键方向；②血管检查精确度很重要，有任何怀疑时，都要做准确性最高的检查，以免漏诊。

（神经内科　刘玉婷）

病例4 可逆性脑血管收缩综合征

一、病例报告

【**患者**】男性，47岁。

【**主诉**】左肢体无力伴言语欠利9小时。

【**现病史**】患者于2019年9月10日7时醒来发现左侧肢体无力，左上肢抬举费力，左下肢行走拖步，伴言语欠利，交流不受限，伴剧烈头痛，无恶心、呕吐，无头晕、视物不清，伴睡眠增多，就诊于我院急诊，测血压230/100mmHg，给予乌拉地尔对症治疗，同时急查头颅CT，未见出血，头颅DWI示右侧基底节区高信号影，考虑脑梗死急性期，收入我科。

【**既往史**】高血压3~4年，血压最高达150/90mmHg，未服降压药物；2016年诊断肺栓塞，曾服华法林抗凝治疗，后因过敏性皮疹等更换为利伐沙班片10mg抗凝治疗，已停药。否认糖尿病、心脏病病史，否认手术、外伤、输血史。

【**个人史**】吸烟二十余年，20支/天，饮酒30余年，250g/次，2~3天1次。否认传染病史。

【**婚育史**】适龄结婚，育有1女，配偶、女儿体健。

【**家族史**】家族中无类似疾病患者。

【**入院查体**】T 36.3℃，P 99次/分，R 18次/分，BP 140/102mmHg，内科查体阴性。神志清楚，言语欠流利，双眼球各方向活动充分、灵活，复视，无眼震。双侧瞳孔等大等圆，直径3.0mm、对光反射灵敏，双侧额纹对称，左侧鼻唇沟变浅，伸舌偏左，咽反射存在，左侧肢体肌力5-级，右侧肢体肌力5级，四肢肌张力适中，四肢腱反射（＋＋），双侧肢体指鼻试验、跟膝胫试验稳准，双侧面部及肢体针刺觉对称存在。双侧巴氏征（－）。NHISS评分2分。

【**辅助检查**】血常规、凝血、心肌酶、电解质、肝功能、肾功能均在正常参考范围内。血脂化验：胆固醇5.59mmol/L，三酰甘油1.68mmol/L，同型半胱氨酸47mmol/L。

心电图（2019年9月10日）：窦性心律，大致正常心电图。

头颅CT（2019年9月10日）：未见出血（图11-4-1）。

头颅DWI（2019年9月10日）：右侧基底节区脑梗死（急性期）（图11-4-2）。

头颅MRA（2019年9月10日）：右侧大脑中动脉M_1段以远间断显影（图11-4-3）。

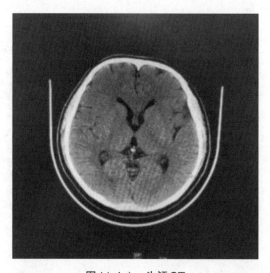

图11-4-1 头颅CT

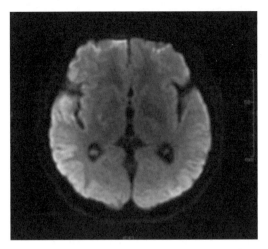

图 11-4-2 头颅 DWI（2019 年 9 月 10 日）

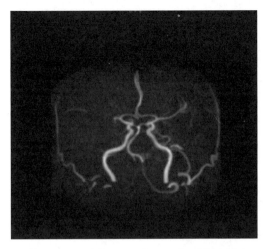

图 11-4-3 头颅 MRA（2019 年 9 月 10 日）

头颅 DSA（2019 年 9 月 12 日）：全脑血管造影未见明显异常（图 11-4-4）。

头颅 MRA（2019 年 9 月 13 日）：右侧大脑中动脉全程显影清晰（图 11-4-5）。

头颅 DWI（2019 年 9 月 13 日）：右侧基底节区、枕叶脑梗死（急性期）（图 11-4-6）。

【诊断】脑梗死急性期（病因为可逆性脑血管收缩综合征）。

【诊疗经过】患者男，47 岁，主因"左肢体无力伴言语欠利 9 小时"入院。患者 9 月 10 日晨醒出现头痛，伴左侧肢体无力，左上肢抬举不能，左下肢站立不能，伴言语不利，就诊我院急诊途中肢体无力缓解。急诊测血压，收缩压达到 230mmHg，给予乌拉地尔缓慢降压，发病约 7 小时后患者左侧肢体无力再次加重伴有轻度睡眠增多，入院后急查头颅 MRA（图 11-4-3），提

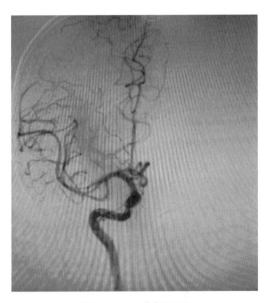

图 11-4-4 头颅 DSA

示右侧大脑中动脉 M_1 分叉以远间断显影，头颅 DWI（图 11-4-2）示右侧基底节区高信号影，给予双重抗血小板聚集，调脂稳斑，改善循环及扩容等治疗，约半小时后症状完全缓解。9 月 12 日完善头颅 DSA（图 11-4-4），未见明显异常。9 月 13 日再次复查头颅 MRA（图 11-4-5），示右侧大脑中动脉显影清晰；复查头颅 DWI（图 11-4-6），示右侧颞叶、侧脑室、额顶叶新发脑梗死。

治疗上给予阿司匹林肠溶片＋氯吡格雷片双重抗血小板、阿托伐他汀钙片（20mg）调脂稳斑、改善循环等治疗，口服尼莫地平片 30mg，2 次 / 日。治疗 2 天后症状消失，2 周后出院。1 年后随访，患者头痛症状消失，未再出现脑卒中症状。

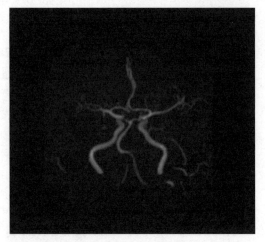

图11-4-5　头颅MRA（2019年9月13日）

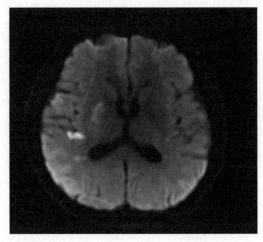

图11-4-6　头颅DWI（2019年9月13日）

二、讨论

患者本次发病时突发右侧颞枕部剧烈疼痛，随即出现左侧肢体无力及言语不利等神经功能缺损症状。根据体征定位：言语欠流利，左侧鼻唇沟变浅，伸舌偏左，定位右侧皮质核束受损；左侧肢体肌力5-级，定位右侧皮质脊髓束受损，综合定位右侧基底节区及以上传导束；头痛定位颅内外痛敏结构。定性：突发头痛伴神经功能缺损，头颅CT未见出血，定性缺血性脑血管病。患者既往有频繁发作的头痛，表现为右侧颞枕部撕裂样疼痛不适，间断发作，时轻时重，每次持续数小时不等。患者左侧肢体无力发作时急查头颅MRA（图11-4-3），示右侧大脑中动脉M_1段以远间断显影，发病3天行头颅DSA示未见异常，发病4天再次复查头颅MRA，示右侧大脑中动脉显影良好。头颅DWI示右侧大脑半球多发脑梗死急性期。综合以上诊断脑梗死急性期，诊断为可逆性脑血管收缩综合征。鉴别诊断：①血管炎性病变，患者发病时的临床和影像学表现不除外原发性中枢神经系统血管炎，不支持点是患者未予以抗炎治疗，但短时间内血管病变完全恢复正常。②动脉粥样硬化，为缺血性和出血性卒中常见病变，患者长期高血压病史，但难以解释影像学上出现的可逆性血管病变。③动脉夹层形成，动脉夹层多发生于颈动脉，常伴有头颈部疼痛，DSA呈双腔征，多因外部作用力导致；颅内动脉夹层多伴动脉瘤形成，致死率高，幸存者中50%遗留中重度功能缺失，且多需要外科手术，故很难短期内恢复正常。

可逆性脑血管收缩综合征又称Call-Fleming综合征，于20世纪末由Call和Fleming首先报道，确切病因尚不明确，可能的发病机制是脑血管张力短暂性失调，可能为原发性，或由血管活性物质、产后血管病引起，以及高钙血症、锻炼、性行为等因素诱发；高峰发病年龄为20～50岁，男女比例约为1.00∶2.40。典型表现为严重的"雷击样"头痛，伴或不伴有畏光、恶心、呕吐、局灶性神经系统症状或癫痫发作。少见的临床表现还包括脑出血及大脑凸面蛛网膜下腔出血，也可能伴发或继发可逆性后部白质脑综合征（PRES）。患者的CT和MRI表现可以是正常的，或者显示出血或梗死灶。典型的血管造影（CTA/MRA/DSA）表现为Willis环或分支动脉多灶性节段性狭窄，呈"串珠样"改变，通常会在1～3个月自行改善。可逆性脑血管收缩综合征的鉴别诊断包括动脉瘤性蛛网膜下腔出血、原发性脑出血、颈动脉夹层、颅内静脉窦血栓偏头痛、脑淀粉样血管病等，影像学检查和脑脊液检查可有助于鉴别。与原发性中枢神经系统血管炎相比，血管炎虽也多有头痛，但主要为持续性闷痛或缓慢进展性头痛，可逆性脑血管收缩综合征则常表现为急骤发作、迅速达峰的"雷击样"头痛。

2007年，Calabrese等提出可逆性脑血管收缩综合征诊断标准：①急性剧烈头痛（多为雷击样头痛），伴或不伴局灶性神经功能缺损或癫痫发作。②单相病程，发病1个月后不出现新发症状。③血管成像（CTA、MRA或DSA）证实存在多发节段性颅内动脉收缩。④排除动脉瘤破裂引起的蛛网膜下腔出血。⑤腰椎穿刺脑脊液正常或仅轻度异常（白细胞计数＜0.01×10⁹/L、蛋白定量＜800mg/L、葡萄糖正常）。⑥发病后12周脑血管造影提示颅内动脉基本或完全恢复正常。发病后3个月复查DSA至关重要，只有病变血管恢复正常才可确诊断为可逆性脑血管收缩综合征。

本病的主要治疗策略包括去除诱因，停用血管活性药物，另外钙通道阻滞剂是合理的一线疗法（如尼莫地平片、维拉帕米）。该患者得益于早期的血管评估，以及早期与长期的钙通道阻滞剂的使用，使其血管异常通常自行缓解，未遗留残障，且1年来未再次出现头痛及卒中症状。

（神经内科　陈小飞　王贵泉）

病例5　痛性眼肌麻痹一例

一、病例报告

【患者】男性，62岁，2018年12月8日入院。

【主诉】发作性视物成双2年，加重1周。

【现病史】2016年5月患者无明显诱因突然出现视物成双，偶伴左颞部头痛，无肢体麻木，无晨轻暮重，在眼科医院排除眼科疾病，给予输液、针灸（具体不详）治疗后症状好转，未重视。2018年11月无明显诱因再次突然出现视物成双，向左右看时可见重影，偶头痛，无发热，无肢体无力，无言语欠利，无吞咽困难，无晨轻暮重。来我院急诊行头颅CT、头颅DWI，排除急性脑血管病，完善胸部CT未见异常，之后自行去眼科医院行针灸治疗21天，效果差，近1周病情进一步加重，影响行走及开车。2018年12月8日以复视原因待诊收住我院神经内科。

【既往史】高血压十余年，血压最高162/93mmHg，长期口服"苯磺酸左旋氨氯地平片2.5mg/d"，血压控制在（120～130）/（70～85）mmHg；心房颤动病史3年，长期口服"华法林片3mg/d"，INR控制在2～3；否认糖尿病、肝炎、结核传染病史，无药物过敏史，否认手术及外伤史。

【个人史】无烟、酒等嗜好，无有害物接触史。

【家族史】否认家族相关病史。

【入院查体】T 36.4℃，P 60次/分，R 18次/分，BP 136/80mmHg。内科查体：未见异常。神经科查体：神清语利，双瞳孔等大等圆，直径3mm，直接、间接对光反射灵敏，左眼外展不充分，向左侧、左下、右侧、右下象限凝视均可见水平复视，双额纹、鼻唇沟对称，左侧面部（三叉神经眼支、上颌支）浅感觉减退，伸舌居中，咽反射对称存在。四肢肌力肌张力正常，双侧肢体感觉检查对称存在。指鼻试验、跟膝胫试验稳准。腱反射（＋＋），左侧巴氏征（＋）。

【辅助检查】血常规、尿常规、便常规、凝血系列、肝肾功能、血脂、反应蛋白（CRP）、传染病系列等未见异常。

心电图（2018年12月8日）大致正常。

糖耐量试验（2018年12月13日）：血糖（空腹）4.5mmol/L；餐后30分钟7.1mmol/L；餐后1小时4.2mmol/L；餐后2小时4.2mmol/L；餐后3小时3.4mmol/L。糖耐量试验阴性进一步排除糖尿病，排除糖尿病眼肌病。

脑脊液检查（2018年12月14日）：脑脊液压力115mmH$_2$O，无色，透明度清晰；潘氏试验阴性，细胞总数13.0×10^6/L，白细胞5.0×10^6/L；生化：葡萄糖5.0mmol/L；白蛋白187.0mmol/L；LDH 15.8U/L；ADH 1.8mmol/L；氯129.0mmol/L。检查结果正常排除颅内感染及脱髓鞘疾病。

甲状腺功能（2018年12月15日）：TT4 7.83μg/dl，T 30.72μg/L，FT4 10.68pmol/L，FT3 4.88pmol/L，TSH 0.61μIU/ml。甲状腺功能排除甲状腺眼肌病。

头颅CT（2018年12月8日）：左侧基底节区腔隙性脑梗死（图11-5-1）。

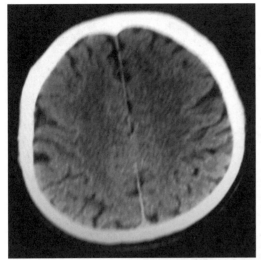
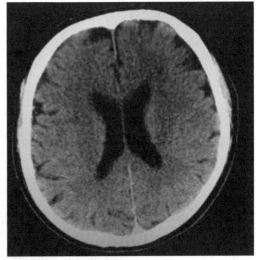
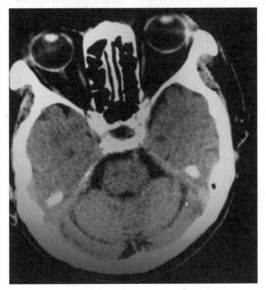

图 11-5-1　头颅 CT

头颅 MRI（2018 年 12 月 13 日）：脑桥、双侧丘脑、基底节区、侧脑室旁、半卵圆中心腔隙性脑梗死，右侧上颌窦炎。头颅 MRI 增强扫描未见明显强化（图 11-5-2）。

头颅 MRA：左侧大脑前动脉 A_3 段局限性狭窄，右侧大脑中动脉 M_1 段局限性狭窄（图 11-5-3）。

常规肌电图及重频刺激试验（2018 年 12 月 11 日）：多发周围神经损害之电生理表现，累及运动感觉纤维，低频重复神经电刺激试验可疑递减阳性（左侧尺神经）。双侧 VEP 异常。

新斯的明试验（2018 年 12 月 16 日）：阴性。

【临床诊断】痛性眼肌麻痹。

【诊疗经过】12 月 15 日地塞米松注射液 10mg，每日 1 次，入小壶，静脉注射；12 月 18 日改为地塞米松注射液 5mg，每日 1 次，入小壶，静脉注射；12 月 21 日改为甲泼尼松

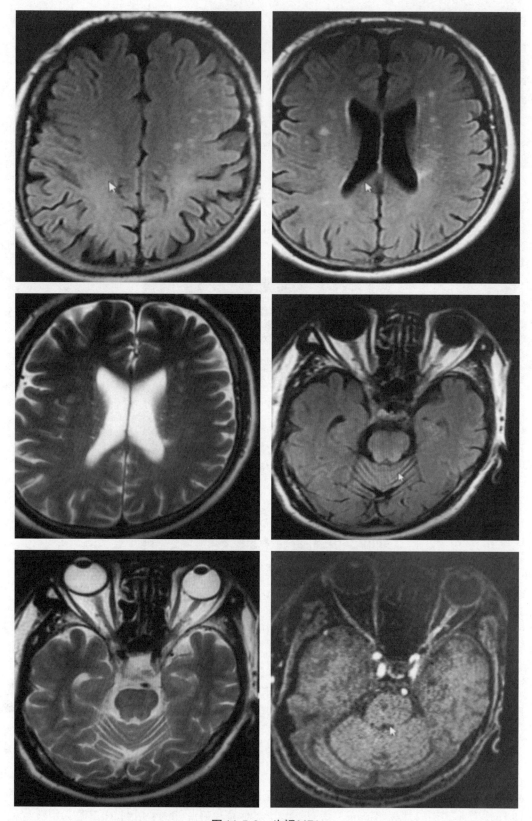

图11-5-2　头颅MRI

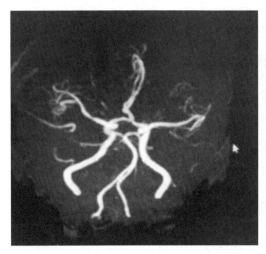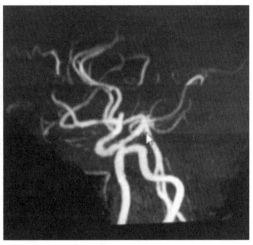

图 11-5-3　头颅 MRA

片 30mg，每日 1 次，晨起顿服（据病情逐渐减量）；泮托拉唑肠溶胶囊 20mg 口服，每日 2 次；甲钴胺片 0.5mg 口服，每日 3 次。预后：12 月 24 日患者出院，出院时症状完全缓解，出院后 3 天、1 周、2 周、1 个月、1 年随访均未见异常。

二、讨论

本病例是一中年男性，以发作性视物重影为主诉来就诊，双眼水平复视，向左侧注视时复像最大，判断左眼外直肌麻痹。详细询问病史发现视物重影偶伴有间断性左侧额颞部及眼眶周围的轻度非搏动性疼痛，结合入院查体得出定位诊断：左眼外展不充分——定位在左眼外直肌或展神经；左眼外展不充分同时不伴有面神经损害，无凝视障碍——定位在左眼展神经核下性损害。根据展神经走行，推测病变部位在颅底、海绵窦还是眶上裂？面部浅感觉减退，根据查体定位在三叉神经眼支及上颌支。解剖上海绵窦的外侧壁由硬脑膜和内侧的第Ⅲ、Ⅳ、Ⅴ对脑神经的鞘膜组成，两层硬膜间从上向下依次排列着动眼神经、滑车神经、三叉神经第 1 支（眼神经）和三叉神经第 2 支（上颌神经）。该患者展神经核下性损害合并三叉神经第 1、2 支损害，综合定位病变在海绵窦附近。定性诊断：中年男性，急性起病，复发病程，参照 Midnights 原则，排除代谢性、变性疾病，肿瘤性、遗传性、外伤性等，初步定性为炎症 / 免疫性？血管性？

入院后完善糖耐量试验排除糖尿病眼肌病；甲状腺功能正常，排除甲状腺功能亢进性肌病，完善肌电图及重频试验、新斯的明试验，排除神经肌肉接头疾病；完善头颅 MRA 后排除动脉瘤、夹层等；完善头颅 MRI 平扫及增强扫描，腰穿脑脊液压力、常规、生化等排除颅内肿瘤、颅内感染、静脉窦血栓、脱髓鞘等病变。除外上述疾病，最后诊断为痛性眼肌麻痹可能性大，给予糖皮质激素诊断性治疗后症状明显缓解，1 周后患者完全恢复正常。

1954 年 Tolosa E 和 Hunt WE 两位教授首先报道痛性眼肌麻痹综合征（Tolosa-Hunt syndrome，THS）。痛性眼肌麻痹综合征发病率低，目前国内未见准确发病率的报道，国外报道各个年龄段均可发病，发病率大约为百万分之一，男女发病比例相当。本病目前病因尚不清楚，据文献报道，许多病例有海绵窦炎症、海绵窦侧壁非特异性炎症、胶原组织病、巨细胞性血管炎、鳞状上皮细胞癌的周围神经转移等。痛性眼肌麻痹综合征多数急性或亚急性起病，临床表现为一种可以缓解和复发的单侧性第Ⅲ、Ⅳ、Ⅴ、Ⅵ对脑神经之一或同时受累，而造成眼肌麻痹如眼球运动障碍、眼睑下垂、视物模糊、复视、斜视，少数患者可有视力下降等；伴有眼眶周围疼痛。动眼神经最常受累，其次展神经及滑车神经。头颅MRI可显示海绵窦内不正常软组织影，显示为T_1WI和T_2WI均呈中等信号强度，海绵窦病变与眼眶异常信号相延续。本病对甾体类激素治疗反应迅速，但是激素递减后也容易复发。

2004年国际头痛学会提出的国际头痛分类第二版（ICHD-2）关于痛性眼肌麻痹综合征的诊断标准：单次或多次单侧眼眶疼痛发作，伴有Ⅲ、Ⅳ和（或）Ⅵ对脑神经中一支或多支麻痹；与疼痛同时或疼痛发作后2周内出现脑神经麻痹；同时排除其他原因引起的头痛及眼肌麻痹；适当糖皮质激素治疗后72小时内疼痛和脑神经麻痹快速缓解。

2018年国际头痛学会ICHD-3痛性眼肌麻痹综合征诊断标准：单侧眼眶或眶周疼痛伴有海绵窦、眶上裂或眶内肉芽肿性炎症所致的一个或多个［Ⅲ、Ⅳ和（或）Ⅵ］脑神经麻痹。①单侧眼窝或眶周头痛，需要满足以下2个条件条件：a.头痛与肉芽肿性炎症在同侧；b.头痛和脑神经麻痹可同时开始，或头痛在脑神经麻痹2周前。②满足以下两个方面：头颅MRI或者病理检查证实邻近海绵窦、眶上裂、眼眶的肉芽肿性炎症；伴有第Ⅲ、Ⅳ和（或）Ⅵ对脑神经（一个或多个）麻痹。③没有更好符合ICHD-3的其他诊断。与ICHD-2痛性眼肌麻痹综合征诊断标准相比，ICHD-3强调了痛性眼肌麻痹综合征患者头颅MRI表现及病理表现，未将糖皮质激素治疗有效作为诊断依据。

痛性眼肌麻痹综合征患者头颅MRI提示海绵窦附近病变包括海绵窦前端存在损伤、海绵窦局部增厚、海绵窦邻近的硬脑膜膨出；T_2加权像硬脑膜边缘模糊、病变累及颈内动脉、向眶上裂延伸及眶尖、视神经受累。但不是所有痛性眼肌麻痹综合征均能发现CT或MRI异常，约1/3的患者影像学检查无异常发现，2/3的患者有影像学的典型表现。治疗方面，目前已经报道的方法主要有糖皮质激素治疗，大部分病例对类固醇激素敏感。目前国内外文献资料对于痛性眼肌麻痹综合征适当的激素治疗方案无统一规定，无明确指南规定激素治疗最有效的剂量、给药途径、给药方案和治疗疗程。

临床上我们碰到复视的患者，首先应该明确是单眼复视还是双眼复视，单眼复视多为屈光不正引起，双眼复视同时伴有眼眶周围疼痛的患者，详细体格检查定位，根据Midnights原则定性，逐一排除病因，注意痛性眼肌麻痹的诊断。约1/3的痛性眼肌麻痹患者影像学检查无异常发现，此时我们需要依靠临床表现及对激素治疗反应确诊，影像学异常不能作为痛性眼肌麻痹综合征诊断的必要条件。

（神经内科　赵辰生　尉晓娜）

病例6 以头晕为首发症状的 Miller Fisher 综合征

一、病例报告

【患者】女性，54岁。

【主诉】头晕、行走不稳3天。

【现病史】患者于2018年6月29日晨起时无头部外伤、情绪激动等诱因出现头晕症状，不伴有视物旋转，伴有恶心，行走不稳，左右摇晃，全身乏力，可自行行走，平躺时可缓解，坐位、站位、行走时出现，无言语障碍、意识障碍等，就诊于当地医院，给予输液治疗（甘露醇、丹参等药物），效果欠佳。6月30日上述症状较前加重，行走需家属搀扶，饮食正常，行头颅CT检查，结果未见异常，后自行回家。7月1日上述症状再次加重，恶心、呕吐，食欲差，全身乏力症状明显加重，再次就诊于当地医院，复查头颅CT，结果提示未见异常。为求进一步诊治，收入我科。病前有"咽痛"史。

【既往史】既往否认高血压、糖尿病、心脏病、脑血管病病史。

【个人史】生于原籍，无地方病疫区居住史，无传染病疫区生活史，无冶游史，否认吸烟、饮酒史。否认遗传性及家族性疾病。

【体格检查】T 36.2℃，P 61次/分，R 18次/分，BP 150/80mmHg。双肺呼吸音清，未闻及干湿啰音，心音有力，律齐，各瓣膜听诊区未闻及病理性杂音，腹部平软，无压痛及反跳痛，双下肢无水肿。神志清楚，言语流利，查体合作，双侧瞳孔等大等圆，直径约3.0mm，对光反射灵敏，双眼球各向活动自如，无眼震及复视，双侧额纹、鼻唇沟对称存在，伸舌居中，双侧咽反射存在，四肢肌力5级，肌张力正常，腱反射（＋＋），双侧巴氏征未引出，双侧面部及肢体针刺觉对称存在，双侧指鼻试验及跟膝胫试验稳准。颈软，无抵抗，克氏征（-），布氏征（-）。

【辅助检查】心电图：T波低平。

头颅CT（2018年7月1日，当地医院）：未见明显异常。

甲状腺功能、凝血系列、心肌酶、肝肾功能、血细胞分析均正常。

血电解质：血钾3.1mmol/L，血钠136.0mmol/L，血氯104.0mmol/L。

叶酸13.13μg/L，维生素B_{12}测定74.2pmol/L。

同型半胱氨酸16μmol/L。

心脏彩超：心脏形态结构未见异常，二、三尖瓣关闭不全（轻度），左心室收缩、舒张功能未见异常，EF 66%。

颈部血管超声：双侧颈总动脉内膜不光整，左侧斑块形成。双侧锁骨下动脉内膜不光整。

头颅DWI：未见明确弥散受限（图11-6-1）。

腰椎穿刺术（2018年7月3日）：颅内压90mmH$_2$O。

脑脊液生化：葡萄糖3.87mmol/L，氯127.3mmol/L，脑脊液蛋白258.0mg/L。

脑脊液常规：颜色为无色，红细胞：$10×10^6$/L，白细胞$5×10^6$/L。

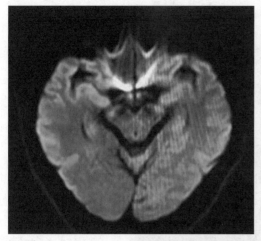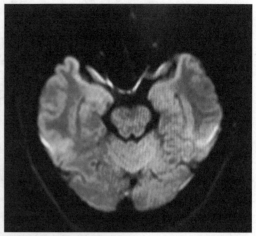

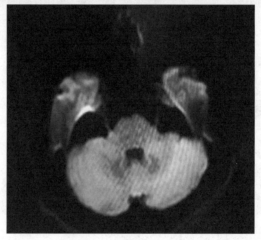

图 11-6-1　头颅 DWI

脑脊液抗神经节苷脂抗体均为阴性（图 11-6-2）。

【诊断】定位诊断：头晕、行走不稳、共济失调定位于小脑及其联系纤维，眼球运动障碍、眼睑下垂、对光反射消失定位于双侧动眼神经、展神经、滑车神经。瞳孔的变化定位于自主神经。腱反射弱提示下运动神经元受损、双上肢肘关节以下痛觉过敏定位于周围神经。综合定位于小脑及其联系纤维、多脑神经及脊神经根。

	英文	中文名称	结果	单位	参考范围
1	GM1-IgG	GM1-IgG	阴性(-)		阴性
2	GD1b-IgG	GD1b-IgG	阴性(-)		阴性
3	GQ1b-IgG	GQ1b-IgG	阴性(-)		阴性
4	GM1-IgM	GM1-IgM	阴性(-)		阴性
5	GD1b-IgM	GD1b-IgM	阴性(-)		阴性
6	GQ1b-IgM	GQ1b-IgM	阴性(-)		阴性

图 11-6-2　脑脊液抗神经节苷脂抗体

定性诊断：患者为中年女性，急性病程，头颅CT、头颅DWI排除脑卒中，有前驱感染史，结合临床表现，考虑为急性炎性脱髓鞘多发性神经病。

综上分析，诊断为Miller Fisher综合征，维生素B$_{12}$缺乏，高同型半胱氨酸血症，低钾血症。

【诊疗经过】2018年7月2日患者坐起、站立、行走时头晕症状明显，伴有不稳感，行走需搀扶，不想睁眼，精神差、食欲差，恶心症状明显。查体：神志清楚，言语流利，双侧瞳孔等大等圆，直径约5.0mm，对光反射差，双眼球水平运动、垂直运动差，双侧额纹、鼻唇沟对称存在，鼓腮不漏气，双侧咽反射存在，四肢肌力5级，肌张力正常，右侧肱二头肌腱反射（＋＋），左侧肱二头肌腱反射、双侧膝腱反射（＋），双侧巴氏征未引出，双侧指鼻试验及跟膝胫试验欠稳准。

2018年7月3日自觉全身乏力较前加重，双手麻木、针刺感，自觉牙龈麻木感，咀嚼略费力，无心慌、气短等不适，无复视、言语障碍等。查体：精神差，双眼睑抬起费力，双侧瞳孔等大等圆，直径约6.0mm，对光反射消失，双眼球固定，水平、垂直运动不能，双侧额纹、鼻唇沟对称存在，鼓腮不漏气，双侧咽反射存在，四肢肌力5级，肌张力正常，右侧肱二头肌腱反射（＋＋），左侧肱二头肌腱反射、双侧膝腱反射（＋），双侧巴氏征（＋），双侧指鼻试验及跟膝胫试验欠稳准。双上肢肘关节以下痛觉过敏。

治疗经过：给予静脉输注丙种球蛋白0.4g/（kg·d），5天为1个疗程，住院期间给予2个疗程，肌内注射维生素B$_{12}$注射液0.5mg/d。患者及家属强烈拒绝再次行腰椎穿刺术。

转归：患者症状较前改善。查体：神志清楚，言语流利，双侧瞳孔等大等圆，直径约4.0mm，对光反射灵敏，双眼球水平、垂直运动略差，双侧额纹、鼻唇沟对称存在，四肢肌力5级，肌张力正常，腱反射（＋），双侧巴氏征（＋），双侧指鼻试验及跟膝胫试验略欠稳准。

二、讨论

Miller Fisher综合征（MFS）是临床上较为罕见的一种自身免疫相关性疾病，被认为是吉兰-巴雷综合征（GBS）的一种变异型，其典型临床表现是由眼外肌麻痹、共济失调和腱反射减弱或消失构成的经典三联征。

本病往往急性起病，以亚洲人群好发，青壮年多见，男性发病率是女性的2倍。MFS发病前常有感染史，也可无明显诱因。本病例患者起病前有明确前驱感染史，以头晕、行走不稳为首发症状，继而出现共济失调、眼外肌麻痹等症状，腱反射减低，且病程中始终未出现意识障碍，符合经典MFS诊断。MFS主要是基于共济失调、腱反射减弱或消失和眼外肌麻痹等关键临床表现的临床诊断。目前，MFS发生的机制尚未完全清楚，以往认为MFS是仅累及外周神经的自身免疫性疾病，但近期研究表明，MFS患者可合并中枢神经系统受累，脑干和小脑是MFS中最常见的中枢神经系统受累位点。

MFS与脑干脑炎（BBE）最易混淆。BBE与MFS相似，常有前驱感染史，其临床症状特点包括眼外肌麻痹、共济失调、意识障碍、腱反射活跃及巴氏征阳性等，头颅MRI可有中枢神经病变表现，肌电图可表现为听觉诱发电位、视觉诱发电位、体感诱发电位及瞬目反射等中枢段通路异常。MFS和BBE曾一直被认为是两个完全不同的疾病，因为BBE仅累及中枢神经系统，而MFS主要影响周围神经系统。然而，GQ1b的IgG抗体在MFS患者（83%～95%）和BBE患者（66%～68%）中均有很高的阳性率，提示两者具有共同的免疫发病机制。2014年GBS专家组制定的诊断标准中，已将是否存在嗜睡等意识障碍作为MFS与BBE主要鉴别点，GQ1b可能在网状结构中表达，因而GQ1b抗体解释了BBE患者的意识水平降低。

本病例患者为中年女性，急性起病，以头晕、行走不稳为首发症状，病情进展，出现典型的三联征：共济失调、眼球运动障碍及腱反射减退。在最初诊断过程中，不排除重症肌无力、痛性眼肌麻痹、甲亢性眼肌病可能。追问患者病史无晨轻暮重现象，疲劳试验（−），排除了重症肌无力。甲状腺功能及甲状腺相关抗体均正常，咨询相关专科后，暂不考虑甲亢性眼肌病。影像学检查均未见到海绵窦炎症现象。脑脊液化验提示GQ1b抗体阴性。静脉输注丙种球蛋白后，患者症状较前改善。血清GQ1b抗体检测有重要的诊断价值，但获得结果需要时间，其结果阴性也不应排除MFS可能，因此不必过于依赖辅助检查，否则易导致诊治延误。部分MFS临床表现复杂多变且不典型，尤其早期症状体征可与BBE、GBS发生部分重叠，容易发生误诊，临床诊治类似患者需要引起高度重视，脑脊液检查、神经电生理及GQ1b抗体检测等辅助检查只能作为支持诊断，不作为排除标准。

（神经重症科　张晋欣　张为艳）

病例 7 常见的头晕，罕见的原因

一、病例报告

【患者】女性，70岁，2019年10月27日入院。

【主诉】视物成双、头晕1天。

【现病史】患者于2019年10月26日晨起时出现眼睛不适，视物成双、头晕，无言语含糊、肢体无力等症状，症状持续存在不缓解，就诊于我院急诊，头颅CT未见明显出血灶，头颅DWI未见急性梗死灶，于10月27日就诊于我院。

【既往史】高血压病史4年余，最高血压达172/90mmHg，平素规律口服"吲达帕胺片"，血压控制不详。

【个人史】否认吸烟、饮酒史，否认冶游史，否认疫区、疫水接触史、否认毒物接触史。

【入院查体】BP 144/80mmHg，神志清楚，言语流利，正常面容，查体合作。双侧瞳孔等大等圆，直径约3.0mm，直接及间接对光反射灵敏，双眼外展稍不完全，可见水平眼震，双侧额纹及鼻唇沟对侧存在，伸舌居中，双侧上下肢肌力5级，肌张力适中，双侧面部及肢体浅感觉对侧存在，双侧腱反射（＋），双侧指鼻试验及跟膝胫试验稳准，左侧巴氏征（±），右侧巴氏征（＋），颈软，无抵抗，克氏征（－），布氏征（－）。

入院第2日体征较前变化：双眼内收、上视不完全，双眼外展不能，双眼存在水平眼震，双上肢肌力5级，双下肢轻瘫试验阳性，双侧腱反射消失，双侧指鼻试验及跟膝胫试验欠稳准。

【辅助检查】血常规：正常。尿常规：隐血±；白细胞＋＋＋；白细胞462个/μl——患者无尿频、尿急、尿痛等不适。便常规：正常。生化系列：高密度脂蛋白胆固醇0.96mmol/L；尿酸552μmol/L；钾离子3.01mmol/L；氯离子97mmol/L；血清维生素B_{12} 87pmol/L——素食者。甲状腺功能：正常。监测血糖：正常。肿瘤系列：正常。

行腰椎穿刺术。脑脊液（10月31日，发病1周）化验：颅内压110mmH$_2$O，无色，透明红细胞0个/mm^3，白细胞1个/mm^3，葡萄糖4.72mmol/L，氯125.8mmol/L，蛋白239mg/L（300～450mg/L），脑脊液及血清中自身免疫性脑炎抗体、副肿瘤系列均为阴性，脑脊液梅毒螺旋体抗体及快速血浆反应素试验阴性。

胸部正侧位片：左上肺散在钙化结节影；主动脉弓部线样钙化灶。

颈动脉＋椎动脉彩超：双侧颈总动脉内膜不光整，斑块形成；双侧颈内、颈外动脉未见异常；双侧椎动脉未见异常。

锁骨下动脉彩超：双侧锁骨下动脉内膜不光整，右侧斑块形成。

腹部彩超＋门静脉彩超：肝、胆、胰、脾、双肾未见异常；门静脉系统未见异常。

心脏彩超＋左心功能测定：心脏形态结构未见异常；三尖瓣关闭不全（轻度）；左

室收缩功能未见异常，舒张功能减低。

胸部CT：双肺上叶胸膜下区多发微结节，建议定期复查；胸主动脉粥样硬化性改变；双侧后部胸膜增厚。

头颅MRI＋DWI＋MRA：右侧小脑半球、脑桥、双侧脑室旁、右侧脑室旁、双侧额叶皮质下腔隙性脑梗死；颅内动脉管腔粗细欠均匀；双侧大脑前动脉左侧共干；右侧大脑前动脉A_3段局限性狭窄；右侧椎动脉显影略细；双侧胚胎型大脑后动脉，并局限性狭窄。

肌电图：右侧正中神经F反射异常之电生理表现，高、低频重复神经电刺激试验阴性，皮肤交感反应异常。

【诊疗经过】入院后给予改善循环治疗未见明显好转，给予维生素B_{12}注射液营养脑细胞，给予静注人免疫球蛋白调节免疫治疗5天后，头晕及视物旋转较前略有好转，查体可见双眼各方向活动欠充分（较入院有所好转），双上肢肌力5级，双下肢轻瘫试验阳性，双侧腱反射减弱，双侧指鼻试验及跟膝胫试验欠稳准。

二、讨论

病例特点：患者中老年女性，此次急性起病，病程短，既往有高血压病史，症状为头晕、视物成双，体征为双眼内收、上视不完全，双眼外展不能，双眼存在水平眼震，双下肢轻瘫试验阳性，双侧腱反射消失，双侧指鼻试验及跟膝胫试验欠稳准。辅助检查无明显可解释病情的相关病灶。定位：周围神经、弥漫性病变。定性：炎症（患者发病前有"感冒"）；考虑脱髓鞘疾病可能性大，根据眼外肌瘫痪、共济失调、腱反射减弱——Miller Fisher综合征可能性大。

头晕系神经科疾病常见症状，需分析其原因，考虑患者视物成双、睁眼时头晕明显、闭眼休息头晕有所改善，考虑患者头晕系视物成双所致，故需进一步分析患者复视原因以明确诊断。患者以眼外肌麻痹为主要表现，因此分析眼外肌的支配对诊断至关重要。患者双眼球外展不能，提示外直肌受损，为展神经受损；双眼内收不完全，提示内直肌受损，为动眼神经受损；双眼上视不能，提示上直肌或下斜肌受损，为动眼神经受损；四肢腱反射消失，提示反射弧通路受损，考虑为传入神经或传出神经或神经中枢受损；双侧指鼻试验、双侧跟膝胫试验欠稳准，提示小脑或深感觉受损，根据一元论，考虑周围神经受损可能性大，其次，需确定病变空间分布，患者为侵犯两侧对称的结构，故考虑弥漫性病变可能性大。

根据MIDNIGHTS原则，进一步明确病变性质，考虑M为代谢性（常发病缓慢，病程较长，在全身症状的基础上出现神经症状），该患者急性起病，病程短，暂不考虑代谢性疾病；I为炎症/免疫性（脱髓鞘疾病常呈急性或亚急性起病，有缓解和复发倾向），该患者发病前有"感冒"史，且病程急性起病，进行性加重，考虑炎症/免疫可能性大；D为变性（起病及病程经过缓慢，呈进行性加重，变性病常累及某些神经元群），该患者病程与此不符；N-肿瘤（起病缓慢，病情呈进行性加重），该患者化验肿瘤系列及筛查胸部、腹部、头颅等结构未见相关肿瘤；I-感染（起病呈急性或亚急性，病变多于数日、数周达高峰），该患者化验脑脊液无明显白细胞增多情况；G为腺体、内分泌（多有内分泌疾病基础，可急性/亚急性或慢性起病，演变过程与系统疾病有密切关系），该患者无明显内分泌基础疾病，化验甲状腺功能未见明显指向性；H为遗传（多于儿童及青年期发病，家族中可有同样疾病），该患者无明显家族史，70岁起病，考虑遗传可能性较小；T为中毒、外伤（可呈急性或慢性发病，原因有化学品、毒气、生物毒素、食物及药物中毒等；外伤多有外伤史），该患者无明显毒物接触史，无外伤史，考虑该原因可能性小；S为卒中（急性起病，症状在短时间内，多为几秒、几分钟、几小时或几天达高峰），该患者行头颅MRI＋DWI未见明显相关病灶，暂不考虑该原因。

综上所述，考虑脱髓鞘可能性大，根据患者的复视、腱反射减弱、共济失调，考虑系急性吉兰-巴雷综合征（GBS）中的Miller Fisher综合征可能性大。

吉兰-巴雷综合征是一种免疫介导的急性炎症周围神经病，临床特征为急性起病，临床症状多在2周左右达高峰，表现为多发性神经根及周围神经损害，常有脑脊液蛋白-细胞分离现象，多呈单时相自限性病程，静脉注射免疫球蛋白和血浆交换治疗有效。

Miller Fisher综合征（MFS）是（GBS）的一种变异型，一种由感染后免疫反应造成周围神经完整性的破坏和功能缺失的瘫痪性疾病。1956年Fisher首先描述其经典的三联征，为眼外肌的麻痹、膜反射的消失和共济失调。2001年荷兰GBS共识专家组首次将MFS列为GBS的分类之一，并提出GBS的基本诊断标准及在此基础上关于MFS和球部GBS变异型的诊断标准，也提出了轴索型和脱髓鞘型GBS的诊断标准。该标准对GBS的基本要求前4项，包括亚急性软瘫、较强的两侧对称性、腱反射减低/丧失和排除其他周围神经病不能完全达到时，脑脊液蛋白-细胞分离和电生理证据可支持诊断。2011年提出将双侧肢体软瘫、无力的肢体腱反射减低或丧失、单时相病程（发病后12小时至28天达到高峰期），以及排除其他引起无力的疾病作为GBS定义的临床核心特征，在脑脊液蛋白-细胞分离和电生理改变符合GBS均具备的情况下确诊GBS，具备其一为很可能，只有核心特征为可能。将双侧眼外肌麻痹及双侧腱反射减低或丧失及共济失调、不伴肢体无力、无意识障碍或锥体束征、单时相病程，以及排除其他疾病作为MFS的核心特征，在脑脊液蛋白-细胞分离和神经传导检查正常或仅累及感觉神经均具备的情况下确诊MFS，具备其一为很可能，只有核心特征为可能，这两个标准仍然只列出了GBS和MFS的典型表现。2014年提出了MFS的核心临床症状为眼外肌麻痹、共济失调和腱反射丧失/减弱，不伴肢体无力和嗜睡，支持特征为检测到抗GQ1b的IgG抗体，使GBS及MFS的诊断更加清晰。该患者符合诊断标准中的前三项，而脑脊液未出现明显的蛋白-细胞分离现象，考虑系行腰椎穿刺化验脑脊液时间未达发病2周。给予患者静脉注射人免疫球蛋白（PH4）治疗5天后患者症状较前有所好转，后于门诊复诊时可见患者症状明显缓解。

在临床工作过程中，遇到的头晕、复视较常见，相关疾病繁多，为尽快明确诊断，需注重症状与体征，详细的病史询问及体格检查至关重要。

（神经内科 贺怡宁 西 颖）

<h2 style="text-align:center">病例8 扑朔迷离的脑水肿</h2>

一、病例报告

【患者】男性，65岁，2020年5月23日入院。

【主诉】右侧肢体无力6天。

【现病史】2020年5月17日左右无明显诱因突发右侧肢体无力，行走时右下肢拖曳，右上肢抬举费力，偶伴头晕，无头痛、恶心、呕吐及视物旋转，不伴言语不利、饮水呛咳、吞咽困难及右侧肢体麻木。近几日，患者有间断气短、咳痰症状，右侧肢体无力持续不缓解，就诊于某医院，行头颅MRI检查，考虑"脑梗死可能"。为进一步诊治，于5月22日来我院急诊，5月23日收住我科。

【既往史】60多年前左侧头皮烧伤，左侧额顶部颅骨缺如。2017年车祸，撞击左侧胸部，未诊治，后无特殊不适。否认高血压、糖尿病、心脏病病史，否认结核、肝炎等传染病史，否认过敏史及输血史。

【个人史】吸烟史50年；饮酒史50年，偶尔饮酒。

【家族史】父亲有支气管病史，无遗传性及家族性疾病。

【体格检查】内科查体未见明显异常。神志清楚、言语流利，双侧瞳孔等大等圆，直径约3mm，直接、间接对光反射存在。双侧眼球各方向运动充分，无眼震及复视。双侧额纹、唇沟对称，伸舌居中，无饮水呛咳及吞咽困难，咽反射存在，双软腭上抬可。右上肢肌力4-级，右下肢肌力4＋级，左侧肢体肌力5级，四肢肌张力适中，双侧指鼻试验尚及跟膝胫试验稳准。深、浅感觉粗测大致正常。四肢腱反射（＋＋），双侧巴氏征未引出。颈软，无抵抗，克氏征（－），布氏征（－）。

【辅助检查】头颅CT平扫（2020年5月21日，某医院）：左侧额顶叶低密度影（图11-8-1）。

头颅MRI平扫（2020年5月21日，某医院）：多发性腔隙性脑梗死，左侧额顶叶不规则病灶，考虑脑梗死，建议增强除外占位病变；左侧额顶部颅骨缺如（图11-8-2）。

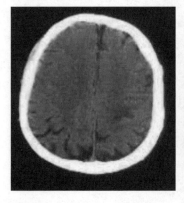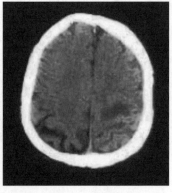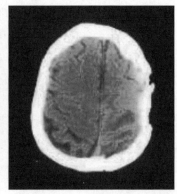

图11-8-1　头颅CT平扫

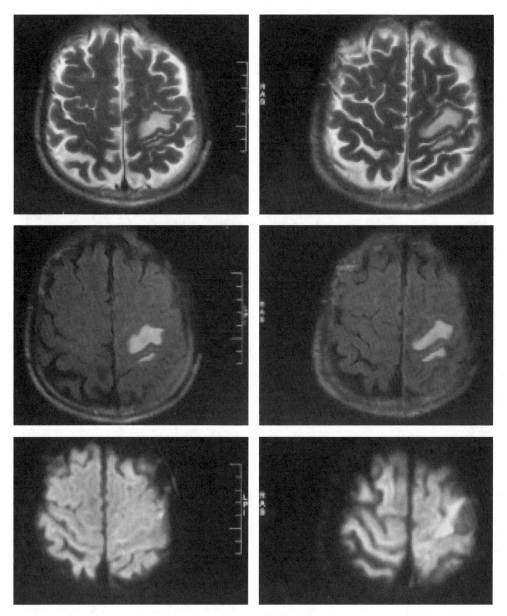

图 11-8-2 头颅 MRI 平扫

2020 年 5 月 22 日 10 时 42 分于某医院行相关检查及化验，NT-proBNP 7869.5pg/ml，肌红蛋白、肌钙蛋白、CK-MB 正常。12 时 17 分心脏彩超：房间隔缺损，左心房、左心室增大，室间隔与左室后壁呈同性运动，二尖瓣口反流（大量）、三尖瓣口反流（少量），肺动脉压增高（轻度），左室舒张功能减退。EF 55%。

当日来我院急诊，23 时 8 分 NT-proBNP 6626.6pg/m，肌红蛋白、肌钙蛋白、CK-MB 均正常。2020 年 5 月 23 日 0 时 15 分心脏彩超：左心房、左心室增大，左心室壁节段性运动异常，二尖瓣关闭不全（中度），三尖瓣关闭不全（轻度），左心室收缩、舒张功能减低。复查头颅 DWI；左侧额叶脑梗死（急性期）？建议完善头颅磁共振平扫（图 11-8-3）。

【诊断】脑梗死？陈旧性心肌梗死。

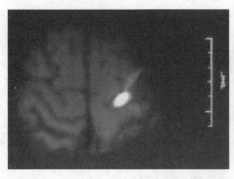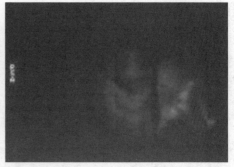

图 11-8-3　头颅 DWI（2020年5月23日）

【诊疗经过】2020年5月23日中午以"脑梗死"收入我科，给予抗血小板聚集、稳斑降脂、改善循环、利尿等治疗。5月24日化验结果：NT-proBNP 4501pg/ml；肌钙蛋白0.33μg/L，复查心电图，请心内科会诊后，考虑为陈旧性心肌梗死，嘱卧床休息，继续给予双抗、利尿等治疗。患者一般情况尚可，5月24日晚下地用力大便后，患者出现右侧肢体无力加重，右上肢无法抬起，右下肢可立于床面，5月25日复查头颅 DWI：左侧额叶异常信号影（图11-8-4）。

5月27日凌晨1时左右患者小便后出现意识丧失伴四肢抽搐，呼之不应，双眼向右凝视，无小便失禁、口吐白沫等症状，考虑继发癫痫持续状态，立即给予地西泮10mg，静脉注射，留置口咽通气道，急查相关化验，监测生命体征，15分钟后患者症状仍未缓解，再次给予地西泮10mg，静脉注射，后给予地西泮20mg泵入，数分钟后，患者症状好转，呼之可应。复查头颅 CT 及头颅 DWI（图11-8-5）。

患者于5月27日上午出现体温升高，达38.9℃，继续给予"哌拉西林钠他唑巴坦

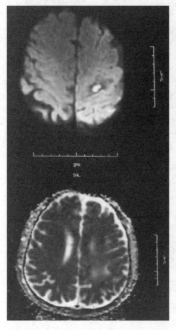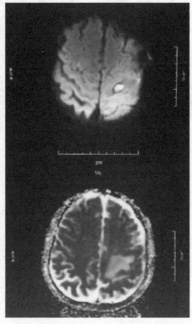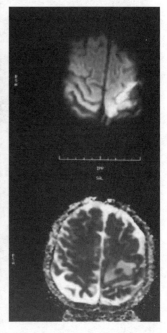

图 11-8-4　头颅 DWI（2020年5月25日）

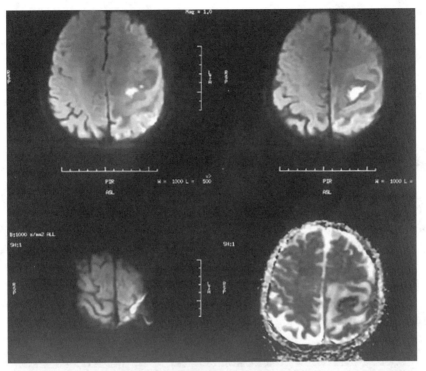

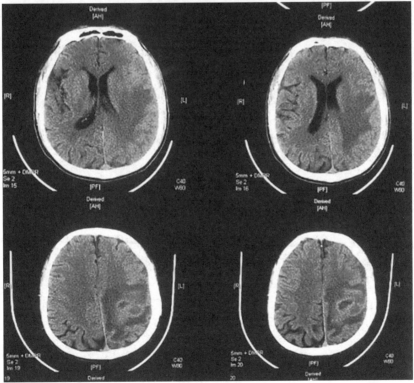

图11-8-5 头颅CT及头颅DWI

钠"抗感染治疗（5月25日已开始使用），于5月28日请示呼吸科后，调整抗生素为"头孢哌酮舒巴坦钠"，患者意识障碍，药物镇静状态，留置胃管、尿管，给予脱水降颅内压、利尿、抗感染、纠正水电解质紊乱、抗癫痫等对症治疗。为进一步明确颅内病变性质，于6月1日复查头颅CT（图11-8-6），行头颅MRI增强检查（图11-8-7）。

患者病情加重，意识呈浅昏迷，生命体征尚平稳，与家属沟通后，于2020年6月2日转综合医院手术治疗。

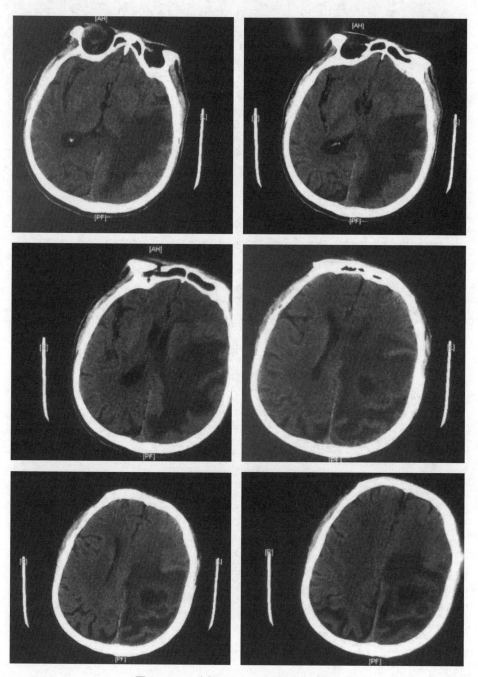

图11-8-6 头颅CT（2020年6月1日）

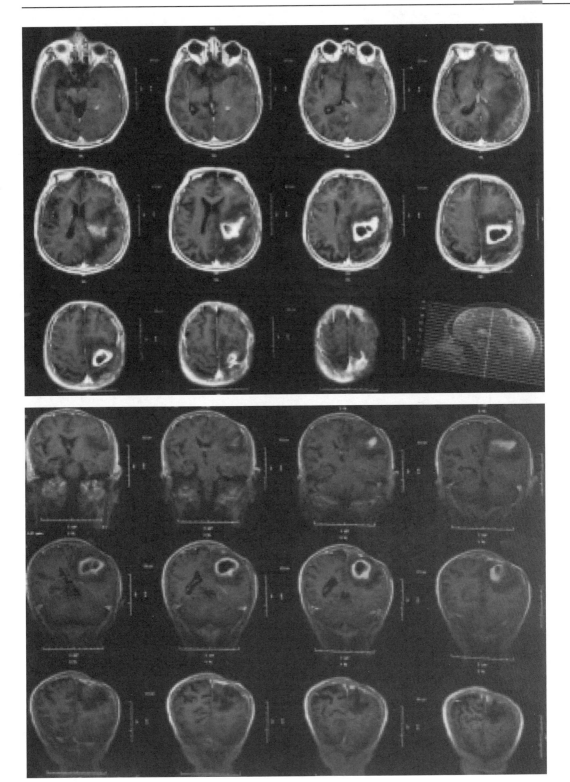

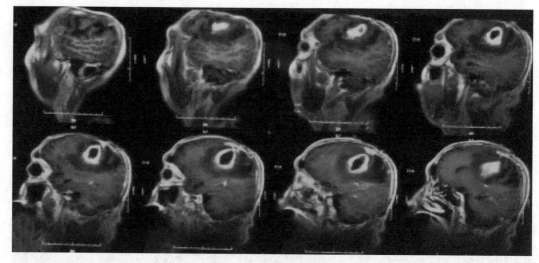

图11-8-7　头颅MRI增强

【更正诊断】脑脓肿，症状性癫痫，冠状动脉性心脏病，陈旧性心肌梗死。

二、讨论

定位诊断：右侧肢体肌力差，定位于左侧皮质脊髓束，在脑脓肿急性演变的早期，我们很容易误诊为其他相似症状、体征的疾病。

头颅CT的影像表现因病情的阶段不同而不同。在急性脑炎阶段可见边缘模糊的低密度影，增强扫描低密度影不发生强化。随着疾病的进展，增强扫描时低密度影的边缘先出现不规则的环状强化，脓肿完全形成后可见完整、厚度均一的环状强化。

头颅MRI因脓肿形成的时间不同而表现各异。脓肿病灶包膜未形成时，表现不规则及边界不清的长T_1、T_2信号；在包膜形成时，脓腔T_1为低信号，T_2为高信号；脓腔周围为T_1低信号、T_2高信号的水肿区；增强后可见完整、均匀、光滑的环形脓腔壁。这些表现在诊断脑脓肿包膜期时具有特征性，但特异性差，因为其与脑胶质瘤、转移瘤相似。在未形成包膜期特异性更差，不易与脑梗死、脑胶质瘤、转移瘤、巨大动脉瘤及机化期血肿鉴别。

DWI是诊断脑脓肿的最有价值的方法，与胶质瘤、转移瘤鉴别，敏感性和特异性均较高。脓肿腔DWI为高信号，ADC值低。脑肿瘤坏死囊变区DWI为低信号，ADC值高。有些脑脓肿病灶受病程、治疗等影响，DWI显示低信号或混杂信号，ADC值也发生变化。不过，可通过DWI脓肿病灶周围的水肿带及ADC值来鉴别。肿瘤周围的水肿是肿瘤细胞浸润脑组织而造成，水分子弥散受到肿瘤细胞的阻碍；而脓肿周围的水肿是单纯性细胞外水分子的增加，水分子弥散较快；因此脓肿病灶周围水肿区ADC值比肿瘤周围水肿区ADC值高。因此，DWI可为脑脓肿病灶的诊断及鉴别诊断提供重要的依据。

脑脓肿为一种十分严重的颅内感染性疾病，为了早期诊断，除需要行头颅CT和MRI检查外，还需行MRI增强、DWI等多种影像学检查。早期诊断、早期采取适当的治疗方法，有助于改善脑脓肿预后。

（神经内科　韩彦青　张　赟）

病例9 颅内占位伴病态窦房结综合征

一、病例报告

【患者】男性，67岁，2020年6月10日入院。

【主诉】右上肢无力9天余。

【现病史】患者于2020年6月1日活动时自觉右上肢无力，右手部为著，握力差、精细活动差，不能持物、拎物，一般日常活动受限，不伴头晕、言语不利、饮水呛咳、吞咽困难、肢体麻木等症状，持续不缓解，未诊治，后自觉症状加重，于8日就诊于当地医院，行头颅CT：左侧顶叶低密度影，考虑"脑梗死？"给予对症治疗后，症状无缓解，为求进一步诊治就诊于我院。

【既往史】2019年3月我院心内科门诊考虑诊断"窦性心律不齐"建议行起搏器植入术，未治疗（具体诊治过程不详）；诊断颈椎病4～5年，间断出现右侧肩膀疼痛、头痛，口服镇痛药对症治疗。

【神经系统检查】神志清楚，言语流利，双瞳孔等大等圆，直径3mm，对光反射灵敏，眼球四周活动充分，无眼震。双侧额纹、鼻唇沟对称，伸舌略居中，无饮水呛咳、吞咽困难。右上肢近端肌力5-级，远端肌力1级，余肢体肌力5级，四肢肌张力正常，四肢腱反射（＋＋），右侧指鼻试验欠稳准，跟膝胫试验稳准，Romberg征（－），右侧巴氏征（＋）。

【辅助检查】动态心电图：窦性心动过缓伴不齐，监测时间为23小时5分钟，分析的总心搏数是60904次；缓慢性交界性逸搏及逸搏心律心室夺获，逸搏一夺获三联律，房性期前收缩总数854次，差传，成对房性期前收缩28对，非持续性房性心动过速12阵（偶伴隐匿性传导），二联律4阵，室性早搏总数6次，ST-T异常。

头颅CT（2020年6月8日，当地医院）：可见左侧额叶低密度（图11-9-1～图11-9-3）。

【初步诊断】右上肢无力待诊，脑梗死？窦性心律不齐。

【诊疗经过】继续完善相关检查。

头颅DWI（2020年6月11日）：左侧额叶异常信号影，建议完善头颅MRI检查（图11-9-4、图11-9-5）。

头颅磁共振（2020年6月12日）左侧额叶可见结节状等 T_1、等长 T_2 信号影，周围可见斑片状长 T_1、长 T_2 水肿信号（图11-9-6～图11-9-9）。

FLAIR：呈等信号，周围斑片状高信号，左侧额叶、基底节区、侧脑室旁异常信号影，建议行头颅MRI增强检查。

头颅MRI增强（2020年6月14日及6月16日）：左侧小脑半球、左侧额叶、左侧基底节区异常强化灶，转移瘤不除外，请结合临床病史（图11-9-10～图11-9-16）。

追问病史，患者诉气喘、痰中带血4年；当地医院诊断慢性阻塞性肺疾病，给予对症治疗无明显改善；考虑：肺癌脑转移？

【修正诊断】颅内占位：转移瘤不除外。

胸部CT（2020年6月16日，我院）左肺门占位，纵隔淋巴结增大，考虑转移（图11-9-16，图11-9-17）。

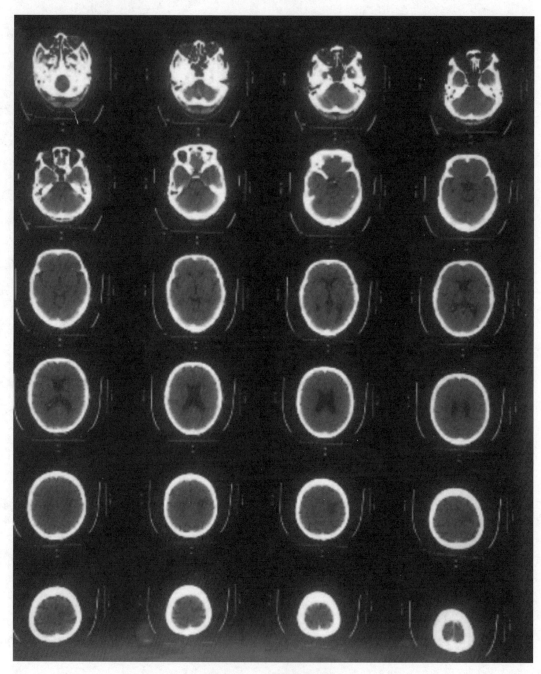

图 11-9-1 头颅CT平扫

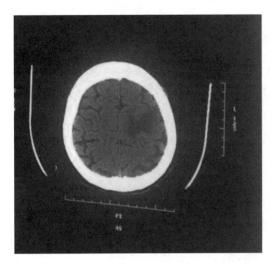

图11-9-2 头颅CT平扫（2020年6月8日当地医院）

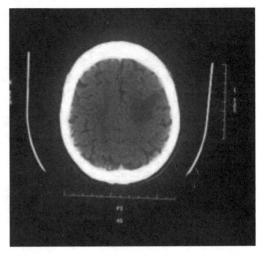

图11-9-3 头颅CT平扫（2020年6月8日当地医院）

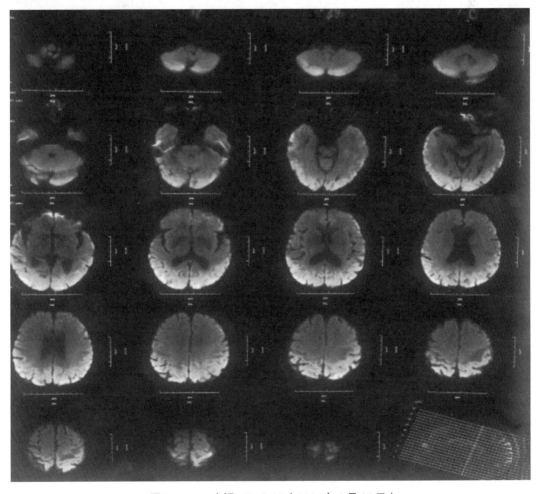

图11-9-4 头颅MRI DWI（2020年6月11日）

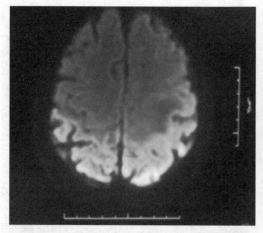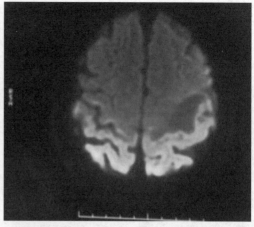

图11-9-5　头颅MRI DWI（2020年6月11日）

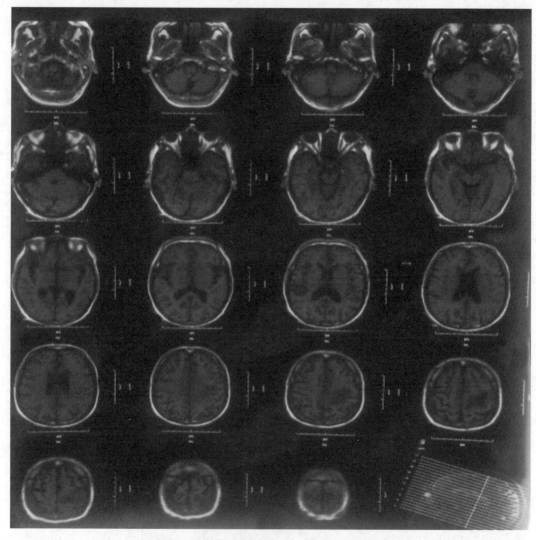

图11-9-6　头颅磁共振平扫（1）（2020年6月12日）

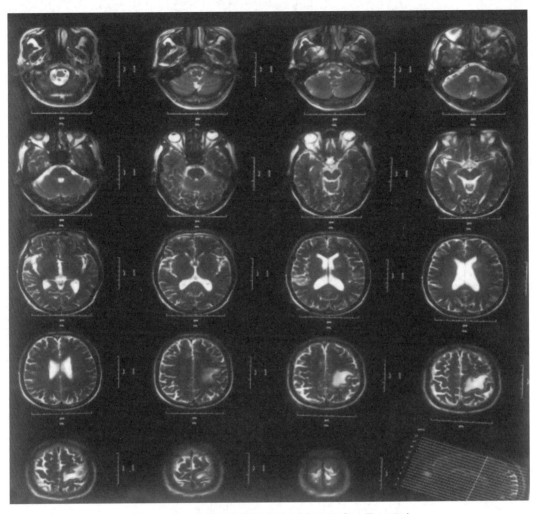

图 11-9-7 头颅磁共振平扫（2）（2020 年 6 月 12 日）

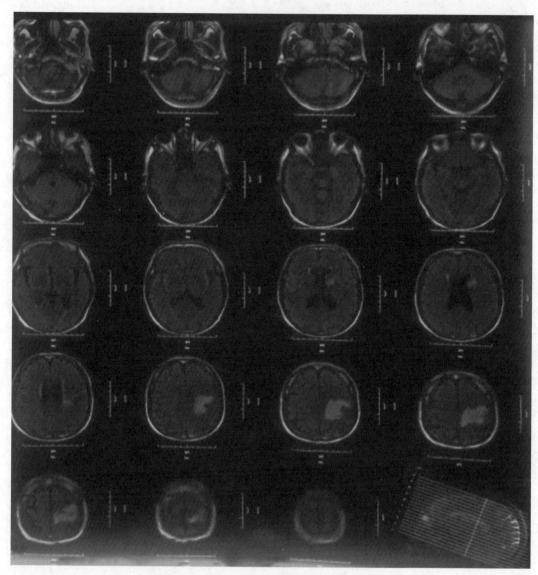

图 11-9-8　头颅磁共振平扫（3）（2020 年 6 月 12 日）

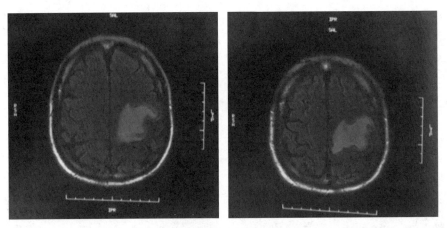

图11-9-9 头颅磁共振平扫（4）（2020年6月12日）

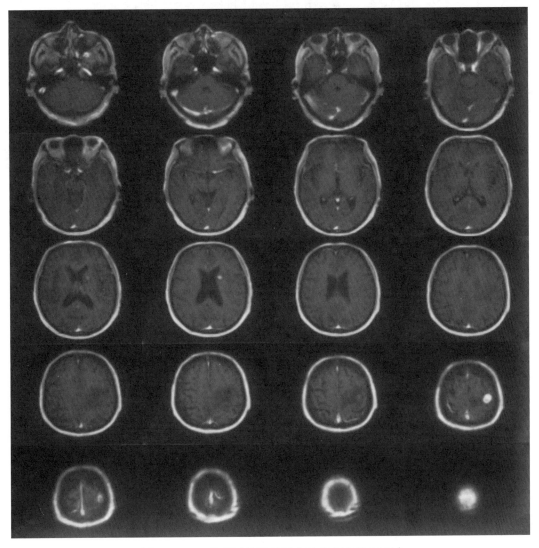

图11-9-10 头颅磁共振平扫（2020年6月14日）

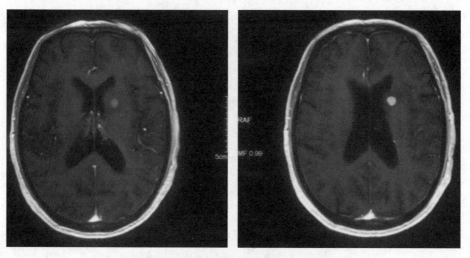

图11-9-11　头颅磁共振增强（1）（2020年6月14日）

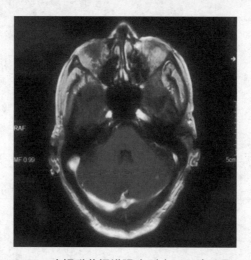

图11-9-12　头颅磁共振增强（2）（2020年6月14日）

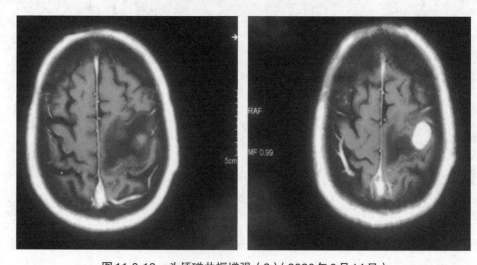

图11-9-13　头颅磁共振增强（3）（2020年6月14日）

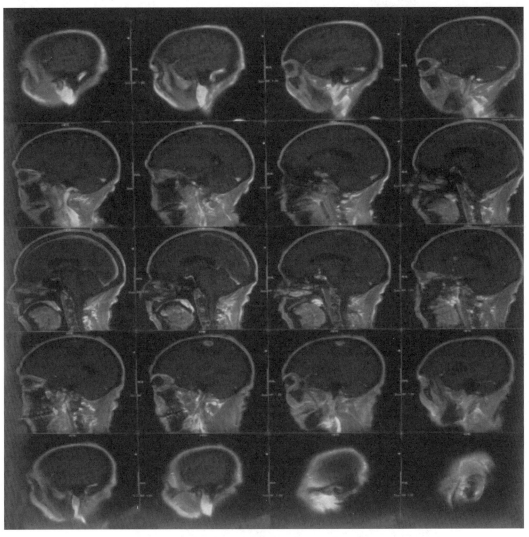

图11-9-14 头颅磁共振增强（4）（2020年6月14日）

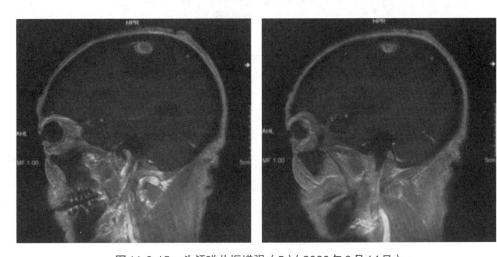

图11-9-15 头颅磁共振增强（5）（2020年6月14日）

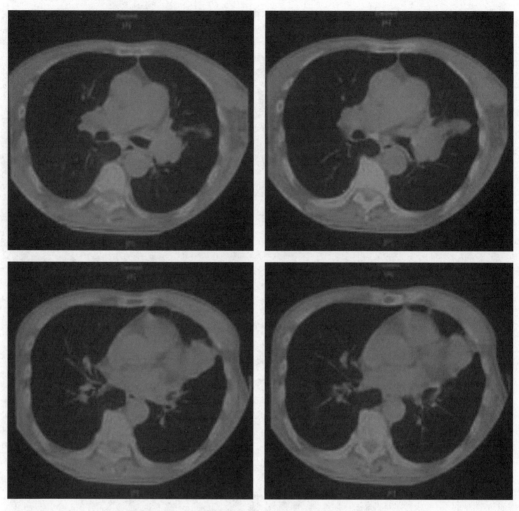

图11-9-16　胸部CT平扫（1）（2020年6月16日）

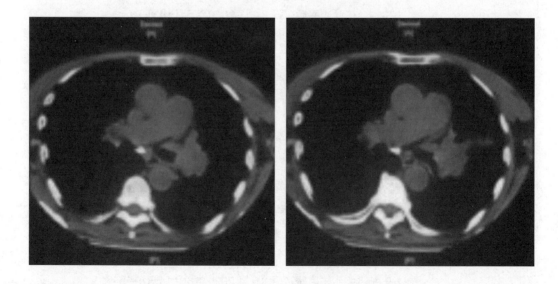

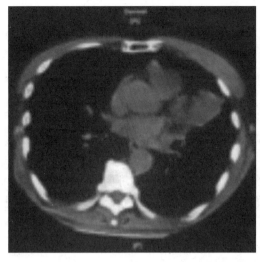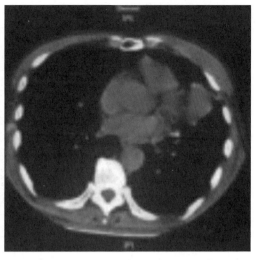

图 11-9-17 胸部 CT 平扫（2）（2020 年 6 月 16 日）

【会诊】（心内科）诊断：心律失常，病态窦房结综合征，交界性逸搏，频发房性期前收缩，偶发室性期前收缩。

处置：患者目前考虑神经系统占位，完善甲状腺功能检查，评估生存期；提升心率，心宝丸，必要时安装临时起搏器。

【治疗方案】自动出院，肿瘤医院评估后给予放疗及化疗。

【随访】肿瘤医院诊断：肺癌脑转移；不建议手术治疗，给予放疗、化疗后患者病情较平稳，精神、食欲较前好转。

二、讨论

定位诊断：患者右上肢无力，右侧病理征阳性，定位于左侧皮质脊髓束。定性诊断：老年男性，亚急性起病，既往否认脑血管病危险因素，查体存在神经系统阳性体征，考虑脑血管病不除外，根据头颅 CT 结果，不除外占位。

颅内各部位病变的影像鉴别诊断。

（1）星形细胞瘤：肿瘤多发生在髓质。CT 密度、MRI 信号不均匀，增强扫描呈不规则强化或不规则环形强化，并随肿瘤恶性程度增高而递增，其强化程度不如脑膜瘤明显，且不均一，不直接与脑膜相连，也不出现颅骨骨质改变。

（2）少突胶质细胞瘤：CT 示不规则混合密度影，病灶内条状或片状钙化是其特征表现。

（3）室管膜瘤：源于脑实质或源于侧脑室而突入脑实质的室管膜瘤呈分叶状，肿瘤内斑点状细小钙化；而星形胶质细胞瘤多呈圆形，钙化较大呈片状或弧形。

（4）脑膜瘤：脑实质外良性肿瘤，影像学示脑外占位征象。CT 示圆形或类圆形稍高或明显高密度影，增强明显强化，瘤内可见囊变或钙化，瘤周多伴水肿，以广基与硬膜相连，多伴有附着处骨质改变。MRI 肿瘤信号与灰质相似，T_1 等信号，T_2 高或等信号。肿瘤边缘清楚，可见包膜、引流静脉及颅骨改变。

（5）转移瘤：既往有肿瘤病史者出现颅内压增高症状和局限定位体征，首先考虑转移瘤。无肿瘤病史，40岁以上人群短期内病情进展迅速，在脑皮质与髓质交界处出现圆形病灶，单发或多发，其密度不均匀，增强扫描示环形强化，可伴有颅骨转移，为破坏性，也应考虑转移瘤。其与脑内病灶有一定距离。多发性转移瘤应与多发性脑脓肿、结核球、淋巴瘤、多发性硬化及多中心胶质瘤相鉴别。单发转移瘤与胶质瘤、淋巴瘤、脑脓肿鉴别。

（6）淋巴瘤：CT不均匀略高密度，增强后均匀强化，但边缘不如脑膜瘤锐利，强化亦不如脑膜瘤明显，且不与脑膜相连，亦无骨质改变。

（7）脑脓肿：CT示圆形或卵圆形密度减低影，增强后明显环形增强，其病灶增强环多规则而连续，厚薄相对均匀，边界清楚，周围脑组织低密度水肿带明显。多发囊性转移瘤和脑脓肿在CT上常难以区分，但脑脓肿有感染源或发热史，抗感染治疗后病灶缩小或消失。

（8）脑梗死：与脑血管分布区相吻合，CT复查病灶密度进行性下降，边界清楚，占位征象消失，并可出现局灶性脑萎缩。

（9）动静脉畸形：CT示不规则混合密度，无占位效应，钙化明显，可伴有局限性脑萎缩。MRI常见血管流空影。DSA可明确诊断。

目前临床上对于颅脑肿瘤的有效治疗方法首选手术治疗，但是为确保手术治疗的有效和安全性，术前患者病变部位的准确定位和定性诊断，对手术方案的制订和预后有着极为重要的临床意义。影像学检查是颅脑肿瘤进行检出和诊断的主要依赖手段，而随着影像学的不断深入发展，多种影像学检查方式在临床上被广泛应用，现如今，MRI和CT检查是诊断颅脑疾病的常用影像学方法。但不同检查方法对颅脑疾病的诊断具有不同的临床价值。颅脑肿瘤是临床神经外科中较为常见的一种疾病，指起源于颅内各组织的原发性肿瘤和延伸/转移至颅内的继发性肿瘤的统称，又被称为脑瘤。根据相关流行病学资料可知，本病的发病率较高，且由于颅脑肿瘤的产生会对患者脑部神经及血管造成压迫，进而会导致患者出现运动、语言及情感方面的障碍，严重影响患者生命安全和生活质量。故尽早进行诊断并采取对应措施是改善颅内肿瘤患者的关键。

在颅内肿瘤中CT检查对颅内肿瘤的定位诊断与MRI相类似，但是在检查颅内肿瘤的过程当中，CT检查难以对颅内肿瘤的大囊小结节进行清晰显示，由此容易发生漏诊事件，延误患者治疗。而MRI扫描检查方式可以形成任意角度的图像，从而对肿瘤的形态进行信号异常的显示，更具有直观性。本组数据也显示采用MRI检查对颅内肿瘤的检出诊断显著较高，除去CT对于微小结节不能检出外，MRI对软组织分辨能力强，可进行三维立体成像，能够很好地避免颅内其他组织影响病灶判断，有利于提高诊断率。另外，MRI下颅脑病灶成像为多方位、多轴面，颅底伪影对病灶诊断和鉴别影响相对小于CT，因此增加其诊断正确率。除此之外，MRI检查无辐射，具有较高的安全性，也更易被患者所接受。

综上所述，MRI对颅内肿瘤的检出及诊断符合率均显著高于CT检查，且MRI对于病灶的性质诊断更为准确，更有利于指导临床医生对颅内多种肿瘤进行鉴别。

（神经内科　韩彦青　鲁　涛）

病例10 颅内占位一例

一、病例报告

【患者】女性，77岁。

【主诉】进行性记忆力下降、睡眠增多5个月。

【现病史】患者于2018年10月左右被家属发现记忆力减退，以近期记忆力减退为主，刚做过的事易忘记，表现为刚吃过的药以为未服、烧煳锅、亲属探望后离开认为未曾离开，曾出现外出后不能按时回家、做饭把盐当成糖，伴情绪低落、兴趣减少，不伴幻视、幻嗅等症，上述症状逐渐加重，日常生活受影响。于2019年1月就诊于当地医院，头颅CT提示腔隙性脑梗死，予以"复方苁蓉益智胶囊、银杏叶片"等药物治疗，症状无明显缓解，并逐渐出现睡眠增多、小便不能控制等现象，为求进一步诊治，收入我院。自发病以来，患者精神一般，食欲可，睡眠增加，大便正常，小便间断失禁，体重较前无明显变化。

【既往史】既往有气喘史，活动后明显，休息后可好转，未诊治。曾因下肢静脉曲张行手术治疗，因子宫肌瘤行手术治疗。否认食物、煤气、CO中毒史，否认有毒、有害物质接触史。否认高血压、糖尿病、心脏病病史，否认食物、药物过敏史。

【个人史】无地方病疫区居住史，无传染病疫区生活史，无冶游史，无偏食或特殊爱好食物，无明确的特殊物质及有毒物质接触史，无吸烟、饮酒史、右利手。

【家族史】否认痴呆、精神疾病家族史。无遗传性及家族性疾病史。

【查体】T 36.0℃，P 67次/分，R 20次/分，BP 118/72mmHg。内科查体未见明显阳性体征。思睡，主动言语少，对答尚可，记忆力、计算力减退，定向力尚可。双侧瞳孔等大等圆。直径约3mm，对光反射存在，无眼震及复视。双侧额纹、鼻唇沟对称，伸舌居中，无饮水呛咳及吞咽困难，四肢肌力5级，肌张力适中。双侧指鼻试验及跟膝胫试验稳准。未见肢体不自主运动。双侧面部及肢体深浅感觉粗测大致正常。四肢腱反射（＋＋），双侧巴氏征（－）。颈软，无抵抗，克氏征（－），布氏征（－）。

【辅助检查】血常规、尿常规、便常规、凝血、血生化、甲状腺功能、叶酸、维生素B_{12}、肌钙蛋白、B型钠尿肽等均在正常范围。血管超声、头颅MRA＋MRV均未见明确异常。

D-二聚体1687.6μg/L（正常值＜500μg/L）。

血气分析：pH 7.45，PCO_2 38mmHg，PO_2 70mmHg。

头颅CT平扫（2019年1月17日，外院）：双侧丘脑肿胀（图11-10-1）。

头颅DWI（2019年2月12日，我院）：双侧丘脑肿胀、信号增高，ADC高信号，第三脑室受压变窄（图11-10-2）。

头颅MRI平扫（2019年2月14日，我院）：双侧丘脑肿胀并信号异常（图11-10-3）。

头颅MRI增强（2019年2月15日）：双侧丘脑病灶内可见多发斑片状强化影，第三

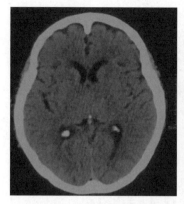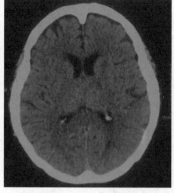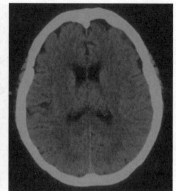

图 11-10-1　头颅 CT 平扫

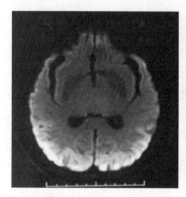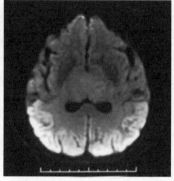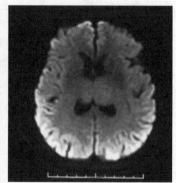

图 11-10-2　头颅 DWI

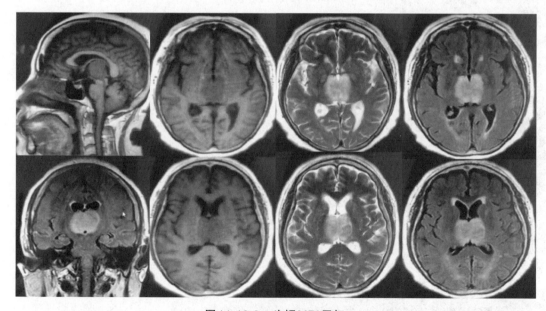

图 11-10-3　头颅 MRI 平扫

脑室受压变窄，病灶大小约2.7cm×2.6cm×3.0cm（上下径×左右径×前后径）；余脑
实质未见明显异常强化灶（图11-10-4）。

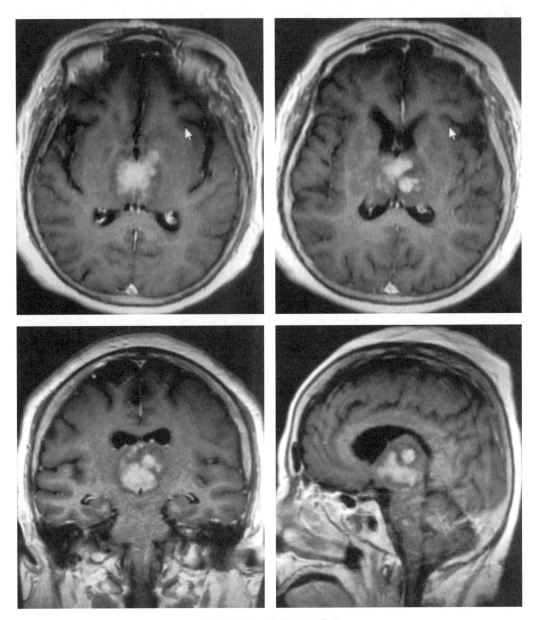

图11-10-4 头颅MRI增强

头颅MRS（2019年2月15日）：颅内ROI区示Cho峰明显升高，NAA峰明显降低，
Cho/NAA值约为5.01（图11-10-5）。

【综合诊断】颅内占位：胶质瘤？（双侧丘脑）

【诊疗经过】入院后予以脱水、改善脑功能等对症支持治疗，效果不佳，后患者就
诊于多家综合医院神经外科，行保守治疗，1个月后患者死亡。

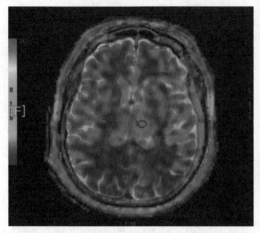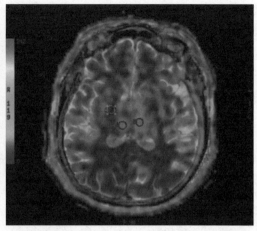

图 11-10-5　头颅 MRS

二、讨论

　　该患者为老年女性，慢性病程，逐渐进展，主要表现为高级认知功能及意识水平改变。根据体征定位诊断：思睡——脑干网状上行激动系统、丘脑、广泛皮质。定性诊断：采用"MIDNIGHTS 原则"分析如下：M（代谢性）——患者病史中未提供有明显代谢方面异常；I（炎症）——患者病程 5 月余，进行性发展，不符合炎症的顿挫或"探底回升"特点；D（变性）——病程上支持，但影像学的动态变化不支持（双侧基底节出现巨大占位）；N（肿瘤）——病程上需要考虑低度恶性或良性肿瘤的可能；I（感染）——无发热等全身症状，不符合一般感染性疾病"来势凶猛"的特点；G（内分泌）——内分泌病变一般引起系统性病变，不会引起实质占位病变；H（遗传）——有明确脑内实质性病灶，读片不符合遗传性占位性病变（如神经纤维瘤等）；T（中毒或外伤）——病史完全不支持；S（卒中）——病程完全不支持。综上所述，诊断为颅内占位。

　　本病例中，患者双侧丘脑对称性肿胀，经相关影像学检查后诊断为颅内肿瘤，因患者病程进展迅速、治疗难度较大，预后差。在临床上，常见的双侧丘脑病变主要有血管性疾病（基底动脉尖综合征、Percheron 动脉闭塞、静脉血栓、动静脉畸形、可逆性后部脑病综合征）、代谢性疾病（Wernicke 脑病）、渗透性髓鞘溶解综合征、感染性疾病（克雅病）、肿瘤（原发性胶质瘤）等。虽然病种较多，但其诊断范围较为有限，需详细询问病史，根据患者的临床症状、疾病进展程度、影像学检查等资料，不断探究病因，精准诊断。

（神经内科　韩彦青　常慧敏）

彩 图

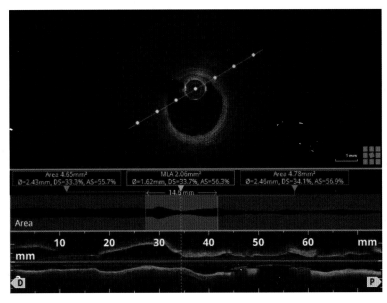

图 1-5-6　前降支OCT结果提示纤维脂质斑块

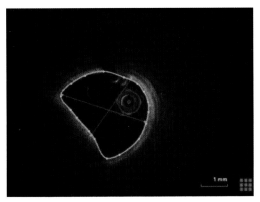 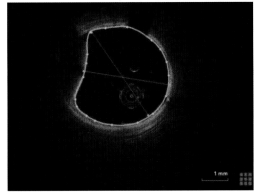

图 1-6-7　冠脉OCT

提示右冠脉中远段可见弥漫性病变，回声均值，病变近段可见一破裂口，考虑内膜下血肿可能

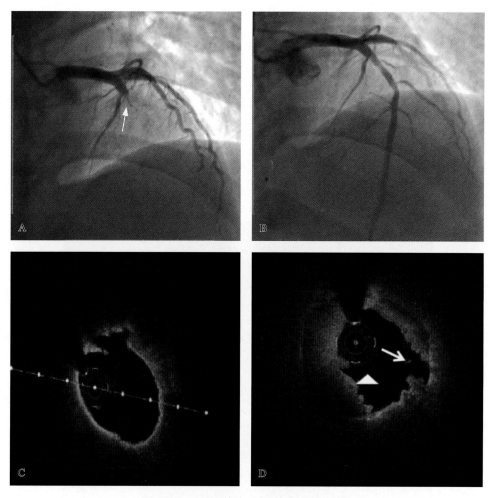

图1-7-2　OCT检查（2018年9月5日）

A.前降支近段闭塞；B.血栓抽吸后；C.斑块破裂、空腔形成；D.△指混合血栓，→指内膜片

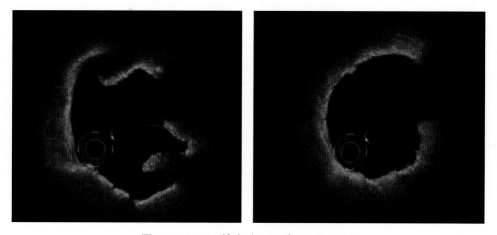

图1-7-3　OCT检查（2018年10月8日）

1个月后复查血栓吸收后撕裂的内膜片、管腔增大

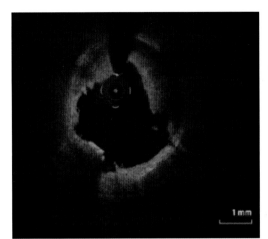

血栓抽吸后

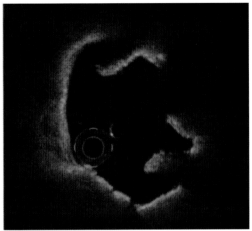

1个月

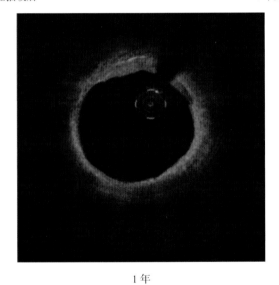

1年

图1-7-4　病变处1年的动态演变

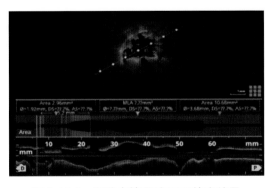

图1-10-9　冠脉内抽吸后OCT检查结果

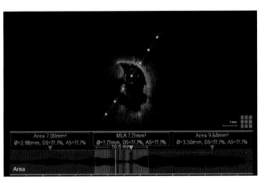

图1-10-10　冠脉内给予尿激酶原10mg溶栓后OCT检查结果

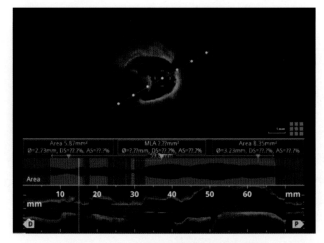

图1-10-15　再次复查回旋支检查结果

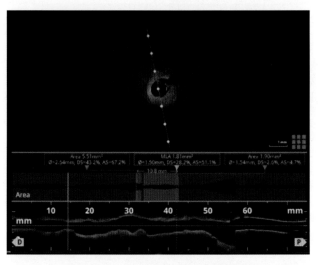

图1-10-21　前降支行OCT检查结果

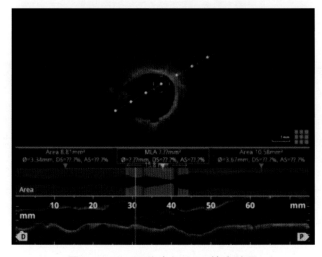

图1-10-23　回旋支行OCT检查结果

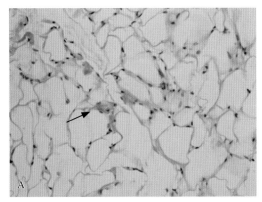

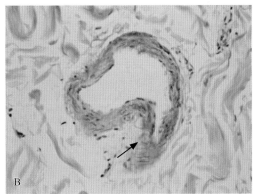

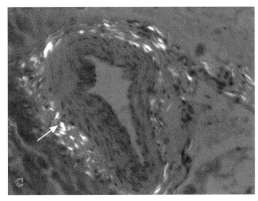

图2-1-4　组织病检结果

A.皮下脂肪组织刚果红染色（＋）×400；B.血管壁刚果红染色（＋）×400；C.血管壁偏振光显微镜下显示双折光物质（＋）×200

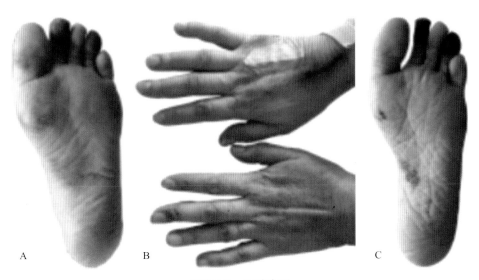

图2-2-5　皮肤表现

A.网状青斑及趾端发绀改变；B.指端发绀改变；C.后期趾端坏疽表现

检 测 项 目：FISH(PDGFRA(4q12))

阳性信号百分率：1%

阈 值：<2.61%

结 论：检测*PDGFRA*基因未见异常

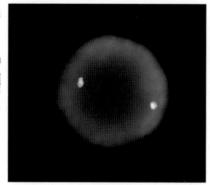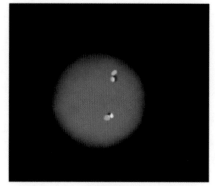

<table>
<tr><td>正常对照</td><td>结果图片</td></tr>
</table>

描 述：nuc ish(FIP1L1×2,CHIC2×2,PDGFRa×2)

结 果 解 释：*PDGFRA*基因重排多见于累及4q12的易位。部分形成FIP1L1/PDGFRA融合基因，可见于FGFR1重排相关的髓系或淋系肿瘤。可见于8%~10%的慢性嗜酸性粒细胞白血病（CEL），高嗜酸性粒细胞综合征（HES）等。

检 测 项 目：FISH(FGFR1/D8Z2(8p11))

阳性信号百分率：0.8%

阈 值：<2.07%

结 论：检测8号染色体相关FGFR1基因未见异常

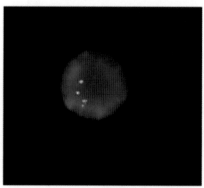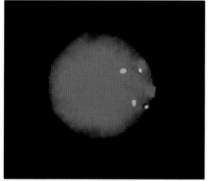

<table>
<tr><td>正常对照</td><td>结果图片</td></tr>
</table>

描 述：nuc ish(FGFR1×2,D8Z2×2)

结 果 解 释：*FGFR1*(8p12)基因重排多见于累及8p11的易位，如t(8;13)(p11;q12)、t(8;9)(p11;q33)、t(8;12)(p11;q15)、t(8;22)(p11;q11)等；常见于慢性嗜酸性粒细胞白血病（CEL），高嗜酸性粒细胞综合征（HES）等；*FGFR1*基因扩增也可见于10%的乳腺癌，预后较差。

图2-3-4 FISH检测，A、B染色体荧光原位杂交 C、D融合基因

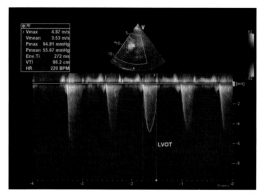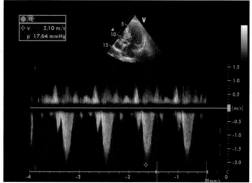

图2-7-2　经胸心脏超声图测左室流出道压差

左图为术前压差95mmHg，右图为术后2个月压差18mmHg

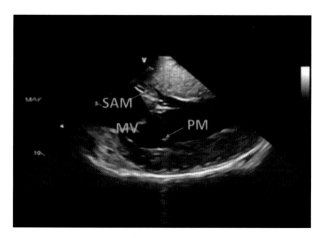

图2-7-4　CartoSound指导下标测SAM区、MV（二尖瓣）、PM（乳头肌）

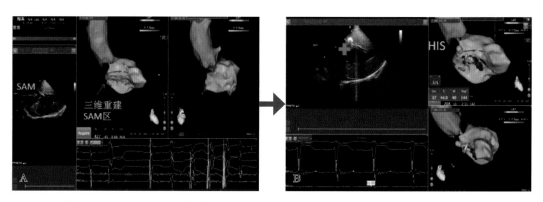

图2-7-5　CartoSound指引下三维重建SAM区（A），消融水肿区及房室束（B）

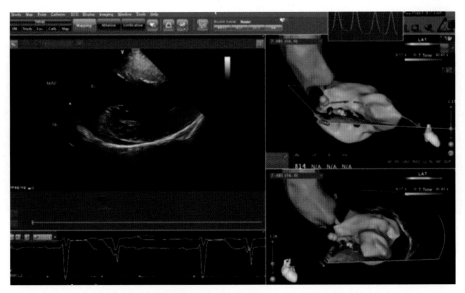

图2-7-6 消融术后SAM区改善，实时监测心包

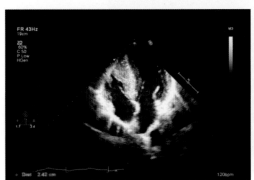 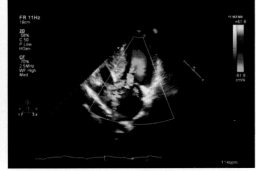

图2-8-2 入院后复查心脏彩超

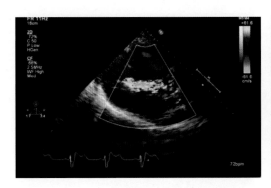 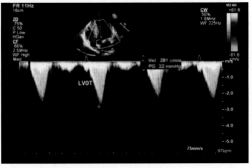

图2-8-9 术后心脏彩超未见SAM征，流出道压差32mmHg

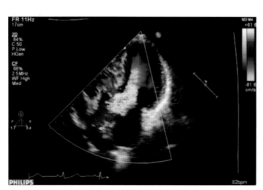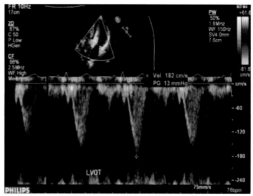

图2-8-12　心脏彩超提示未见SAM征，流出道压差13mmHg

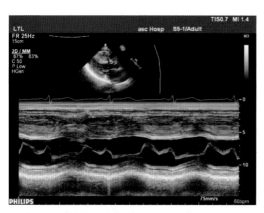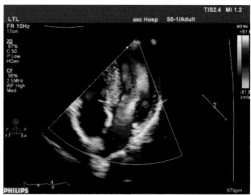

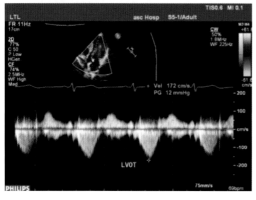

图2-8-14　心脏彩超提示未见SAM征，流出道未见明显狭窄、压差13mmHg

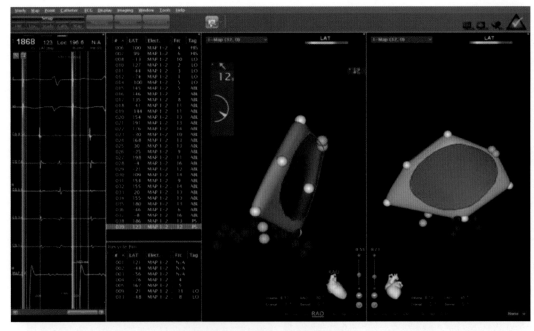

图2-9-4　三尖瓣峡部线性消融

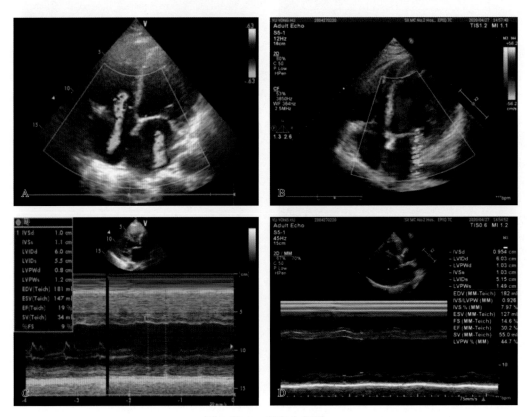

图2-13-2　超声心动图

A、B为2020年4月17日心尖四腔心切面和M型超声；C、D为4月27日心尖四腔心切面和M型超声

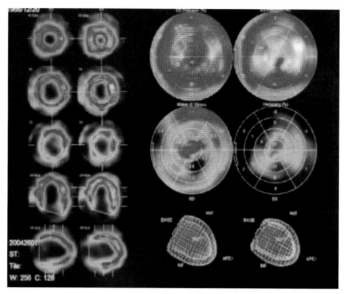

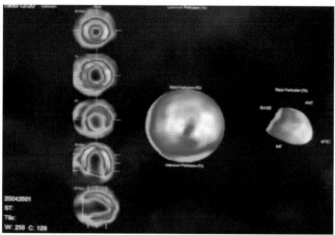

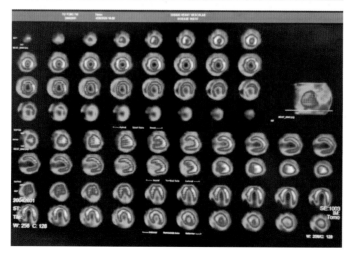

图2-13-3　静息核素心肌血流灌注显像

左室腔增大，LVEF21%，左室心肌血流灌注未见明显异常

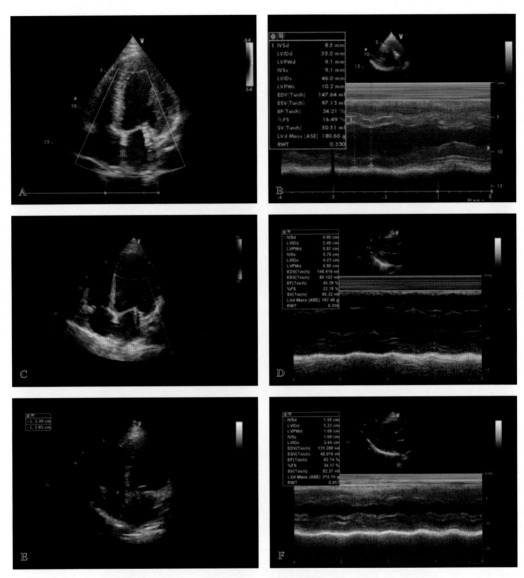

图2-13-5　超声心动图

A、B为2020年6月2日，C、D为7月14日，E、F为10月20日超声心动图

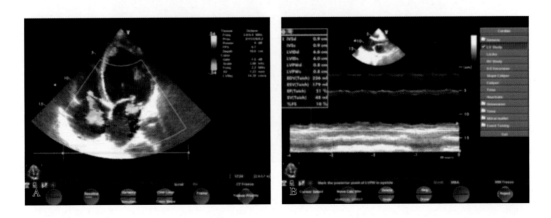

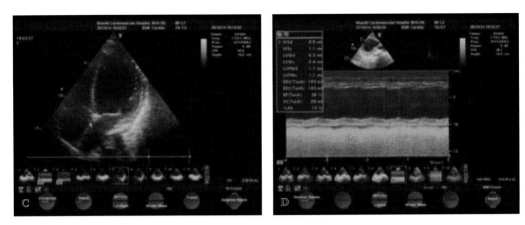

图2-14-2　超声心动图

　　A、B提示左室附壁血栓，LVIDd 64mm，LVEF 21%（2014年10月20日）；C、D提示左室附壁血栓缩小，LVIDd 60mm，LVEF 25%（2014年10月28日）

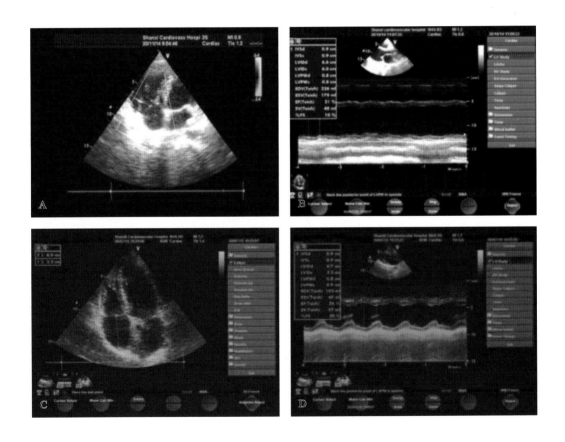

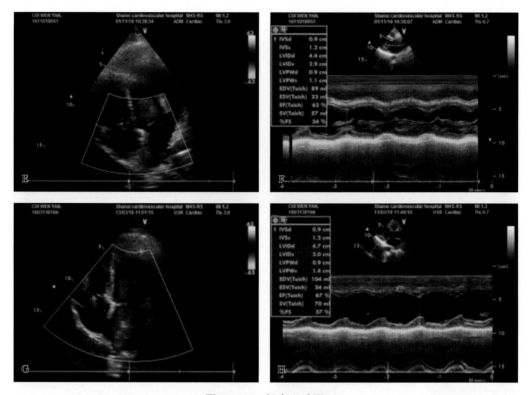

图2-14-3 超声心动图

A、B（2014年11月20日）：LV 58 mm，LVEF 35%；C、D（2015年7月9日）：LV 46mm，LVEF 56%；E、F（2016年11月1日）：LV 42mm，LVEF 63%；G、H（2018年3月13日）：LV 48mm，LVEF 67%

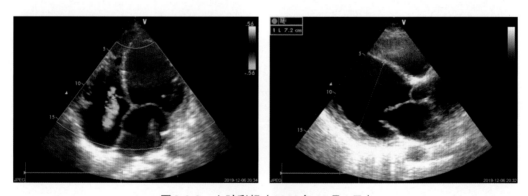

图3-2-2 心脏彩超（2019年12月6日）

LA41mm，RA47mm×57mm，RV28mm，LVIDd73mm，LVEF21%。全心扩大，左室壁运动弥漫性减弱，二、三尖瓣关闭不全（中度），左室收缩功能减低

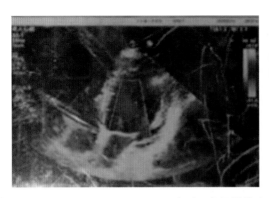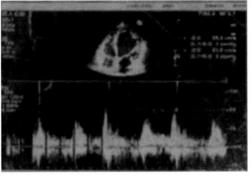

图 3-2-7　术后 3 个月随访心脏彩超（2020 年 3 月 13 日）

LA 35mm，LVIDd 49mm，LVEF 42%。左室增大，二尖瓣关闭不全（轻度），左室收缩功能减低

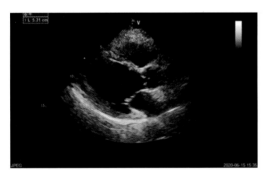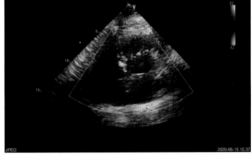

图 3-2-8　术后 6 个月随访心脏彩超（2020 年 6 月 15 日）

LA 35mm，LVIDd 53mm，LVEF 43%。左室增大，左室壁运动减弱，三尖瓣关闭不全（轻度），左室收缩、舒张功能减低

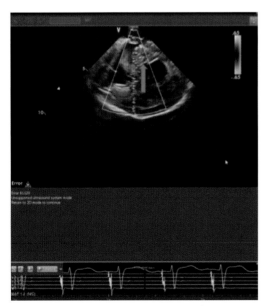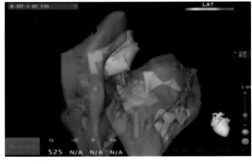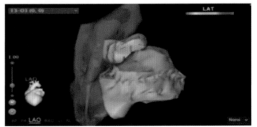

图 3-3-9　心腔内超声左心室建模（蓝色箭头指示憩室）

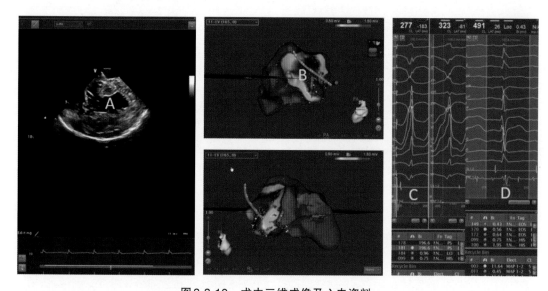

图3-3-10 术中三维成像及心电资料
A.憩室；B.憩室低电压区；C.起搏标测；D.心室舒张期晚电位

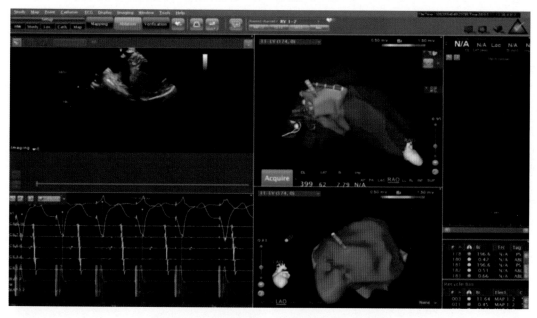

图3-3-11 术后右室Brust刺激验证手术效果

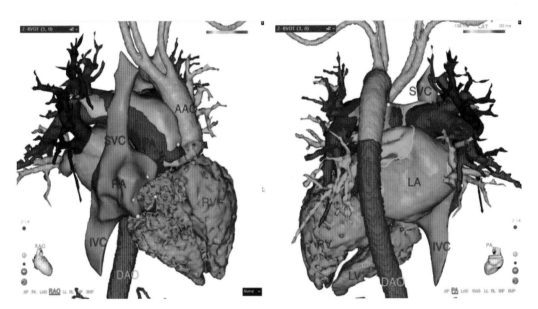

图 3-5-2　整个心脏的结构

　　左图是右前斜30°（RAO30°）；右图片是后前位（PA）。SVC.上腔静脉；RA.右心房；IVC.下腔静脉；LV.病理左心室（功能右心室）；RV.病理右心室（功能左心室）；AAO.升主动脉；DAO.降主动脉；LA.左心房；PA.肺动脉

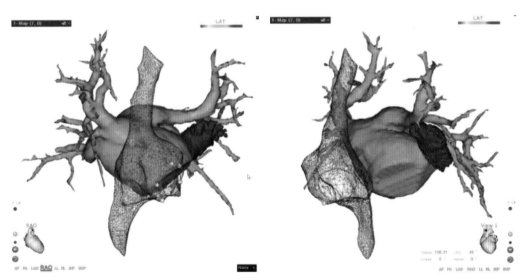

图 3-5-3　左心房与右心房的关系

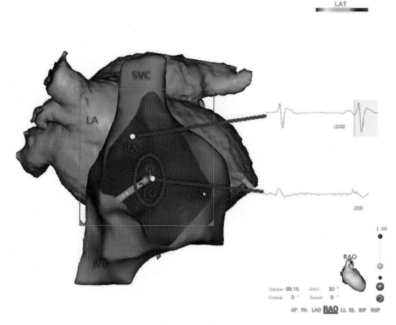

图3-5-4 房间隔卵圆窝的位置

在RAO30°CARTO体系中，根据RAO30°CARTO体系中卵圆窝电位的特点，确定卵圆窝的位置；卵圆窝电位振幅低，波形碎片化，右房电位高

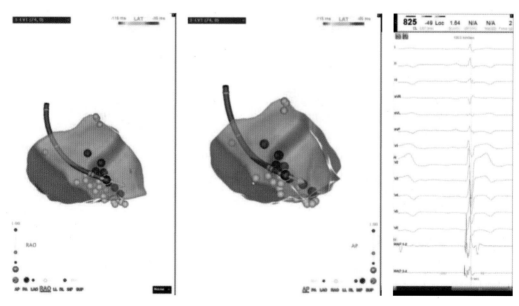

图3-6-3 左室间隔Carto三维图，消融电极直贴靶点

蓝色标测点代表左后分支分布与走行

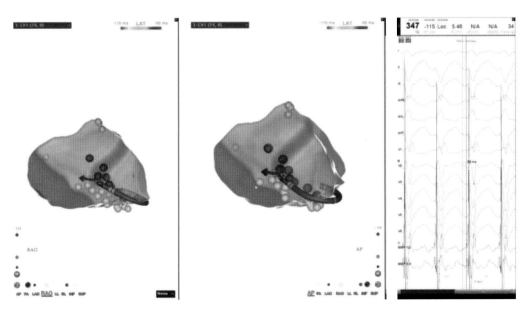

图3-6-4　左室间隔Carto三维图，消融电极打倒U的方式贴靠靶点

消融靶点的位置，及消融电极的贴靠方式

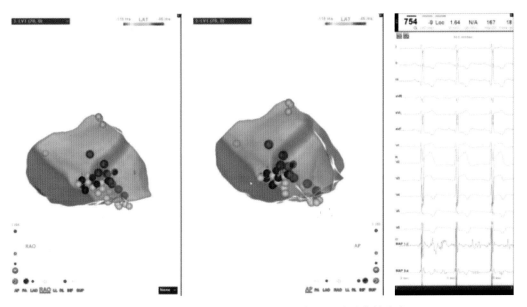

图3-6-5　消融后左室间隔Carto三维图，消融点的分布

消融后室性期前收缩消失

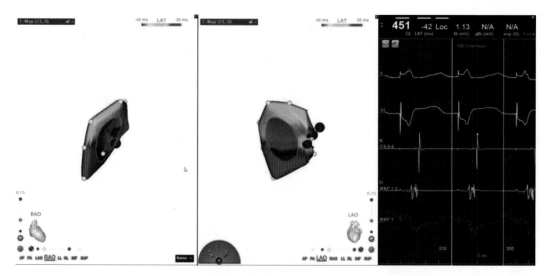

图3-8-3　$C_{1\sim2}$附近获满意靶点，以功率模式，40W消融

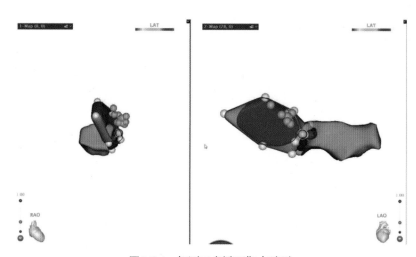

图3-9-4　标测三尖瓣环靶点消融

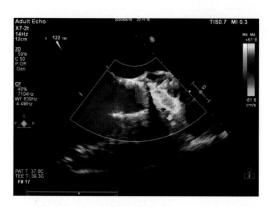

图4-1-12　食管超声监测：人工主动脉瓣瓣周漏

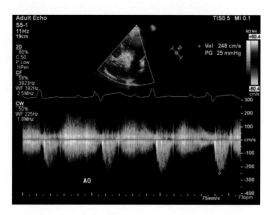

图4-1-15　心脏超声（2020年6月28日）：流速248cm/s

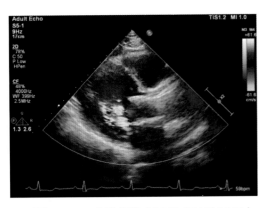

图 4-1-17　心脏超声（2020年7月29日）：
左室长轴切面

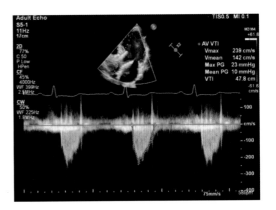

图 4-1-18　心脏超声（2020年7月29日）：
流速239cm/s

托拉塞米（mg）　　吹塞米（mg）　　托伐普坦（mg）
螺内酯（mg）　　氢氯噻嗪（mg）　　布美他尼（mg）

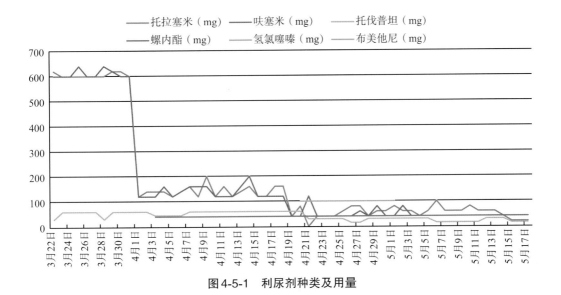

图 4-5-1　利尿剂种类及用量

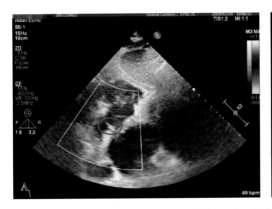

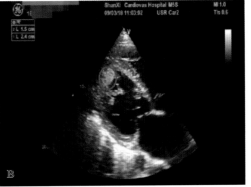

图 4-6-2　经胸超声心动图
A.继发孔型房间隔缺损；B.左室心尖部血栓

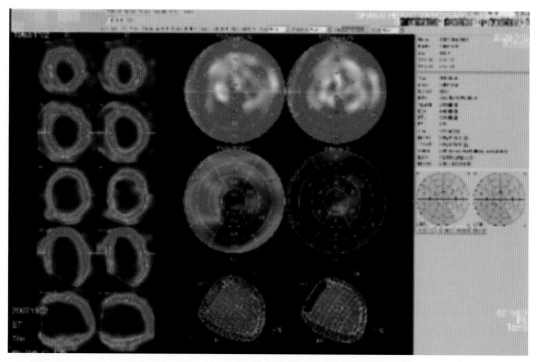

　　EDV：440ml，ESV 391ml，EF 11%，左心室各壁运动及室壁增厚率均弥漫性中-重度减低。左心室整体收缩功能重度减低

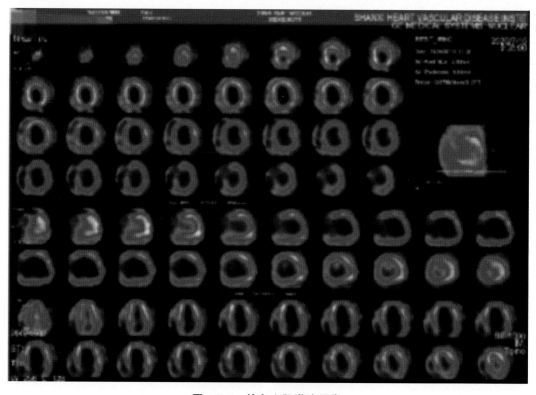

图4-6-6　静息心肌灌注显像

左心室心腔明显增大，左心室心肌血流灌注弥漫性不均匀减低，以下壁为著

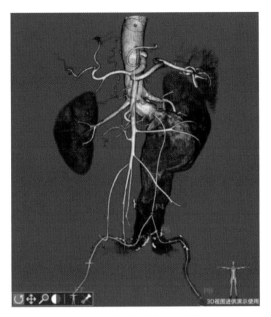

图5-1-3　腹主动脉CTA重建

肾下腹主动脉瘤，累及双侧髂总动脉

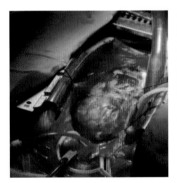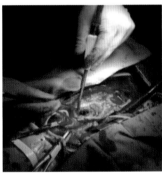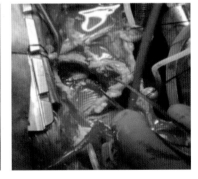

图7-2-2　术中图片

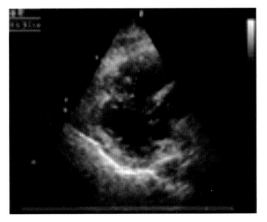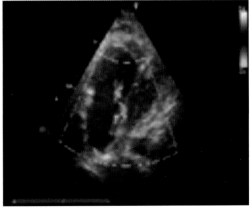

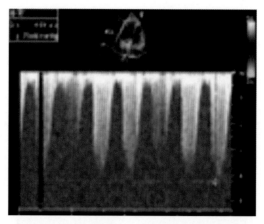

图8-1-4　心脏超声（2018年10月17日）

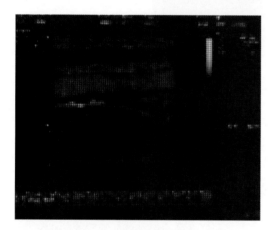

图10-15-4　颈动脉超声造影（1）

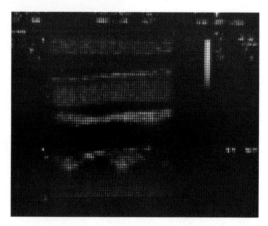

图10-15-5　颈动脉超声造影（2）

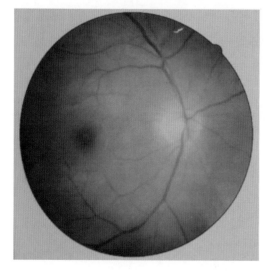

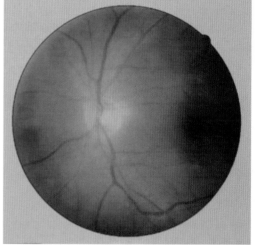

图11-3-3　眼底检查